Norman Kingeter, Rob Schapink

Rudolf Steiners Angaben zur Heileurythmie

Norman Kingeter, Rob Schapink

Rudolf Steiners Angaben zur Heileurythmie

Krankengeschichten aus Arlesheim und Stuttgart

RUDOLF STEINER VERLAG

Gefördert durch das
Institut für Eurythmietherapie der
Alanus Hochschule für Kunst und Gesellschaft,
Alfter bei Bonn.

1. Auflage 2023

Einbandgestaltung: Finken & Bumiller, Stuttgart
Satz: Klementz Publishing Services, Freiburg
Druck und Bindung: Florjančič tisk, Maribor
Printed in Slovenia

ISBN 978-3-7274-5339-7

www.steinerverlag.com

Inhalt

Krankengeschichten

Anhang

Vorwort

> *«Fasse Künftiges*
> *Durch Vergangnes*
> *Hoff' auf Werdendes*
> *Durch Gewordenes ...»*[1]

Im zeitlichen Umkreis des hundertsten Begründungsjahres der Heileurythmie entstanden verschiedene Monografien, oftmals nach jahrelangen Studien und Recherchen, die die Besonderheit und spezifische Qualität dieser therapeutischen Kunst in einer Weise ans Licht stellten, die Ende des 20. Jahrhunderts noch in weiter Ferne schien. Über viele Jahrzehnte waren nicht nur die ursprünglichen Hinweise und Erläuterungen Rudolf Steiners bewahrt und bewegt worden, sondern auch therapeutische Übungswege und Traditionen, die sich daraus gebildet hatten. Die Heileurythmie erwies ihre Wirksamkeit, oft in verblüffender Weise, im Zusammenspiel einer Therapiekomposition, mitunter auch in und durch sich selbst; es bildeten sich Ausbildungsstätten und -seminare, die im Dienst der Lebenspraxis standen. In den letzten Jahren erschienen dann in dichter Folge Grundlagenwerke zur Heileurythmie in ihrer geschichtlichen Entwicklung und menschenkundlichen wie sozialen Gesamtgestalt, die ein tieferes Verständnis dessen gestatten, was 1921 begonnen wurde und sich seither – unter nicht unerheblichen Schwierigkeiten – weiter ausgestaltet hat. Forschung, Lehre und Praxis der Heileurythmie wie auch der gesamten Anthroposophischen Medizin werden von diesen Arbeiten, die der Freien Hochschule für Geisteswissenschaft und ihrer medizinischen Sektion zugehörig sind, in erheblichem Maße profitieren.[2]

Einen besonderen Rang innerhalb dieser Aufarbeitungen nimmt die vorliegende Publikation von Norman Kingeter und Rob Schapink ein. Die Autoren haben alle überlieferten Krankengeschichten durchgearbeitet, die Vorschläge Rudolf Steiners für heileurythmische

1 Rudolf Steiner: *Briefe und Meditationen für Ita Wegman*, Arlesheim 2018, S. 55.

2 Vgl. unter anderem Beatrix Hachtel: *Heileurythmie als Geisteswissenschaft*, Berlin 2017; Peter Selg: *Der Kampf um die Heileurythmie im Spannungsfeld von therapeutischer Gemeinschaft, Anthroposophischer Gesellschaft und Hochschule*, Arlesheim 2018; Wilburg Keller Roth: *System und Methode der Heil-Eurythmie*, Dornach 2021.

Therapieelemente enthalten – und zwar sowohl im medizinischen als auch im heilpädagogischen Kontext. Norman Kingeter und Rob Schapink sichteten das gesamte vorhandene Dokumentenmaterial und lebten sich intensiv in die Krankengeschichten ein, stellten methodische, medizinische und therapeutische Fragen. Niemand hatte vor ihnen diesen Gesamtüberblick und niemand setzte sich bislang so intensiv auch mit dem auseinander, was aus der ursprünglichen klinischen Situation im Verlauf der Überlieferung und Tradierung geworden ist. Kingeter und Schapink aber intendierten von Anfang an nicht nur eine Vertiefung ihrer eigenen Erkenntnis- und Therapiepraxis, sondern eine Veröffentlichung und Zur-Verfügung-Stellung des in den Archiven geborgenen (und verborgenen) Materials. Sie bauen auf seine weitere Durchdringung und Reflexion durch Menschen, die im Therapie- und Ausbildungsbereich verantwortlich tätig sind. Obwohl die Autoren eine vorbildliche Kommentierungsarbeit im medizinischen Verständnis der Krankengeschichten und Therapieangaben geleistet haben, geht es ihnen erkennbar nicht um finale Deutungen, sondern um einen sich intensivierenden fachlichen Dialog – innerhalb ihrer Berufsgruppe und der gesamten anthroposophischen Ärzte- und Therapeutenschaft. Und dies auch dort, wo sie zu anderen Ergebnissen als die Überlieferung kommen oder Therapieangaben nicht symptombezogen, sondern im Hinblick auf das Wesensgliedergefüge und seine Dynamik sehen und überzeugend zur Darstellung bringen. Studiert man ihre Veröffentlichung nicht nur als Geschichtswerk, sondern als originelles, ursprungsnahes Lehrbuch der Heileurythmie anhand von 69 sorgfältig dokumentierten und kommentierten Krankengeschichten, so wird deutlich, dass es hier letztlich um Erkenntnis- und Fähigkeitsbildung für die Gegenwart und Zukunft geht. Gefragt ist und verlangt wird eine Schulung der medizinisch-therapeutischen Urteilskraft, die sich nicht lediglich auf autorisierte und tradierte «Angaben» stützt, sondern diese ernst nimmt und zum Ausgangspunkt der eigenen Arbeit macht. Genau dies erhoffte sich wohl Rudolf Steiner.

Peter Selg

Ita Wegman Institut
Arlesheim, 9. November 2022

Einleitung

Als vor hundert Jahren die ersten Patientinnen und Patienten in die Klinisch-Therapeutischen Institute in Arlesheim und Stuttgart kamen, erhielten sie Hilfe durch die dort tätigen Ärztinnen und Ärzte, und vielfach auch therapeutische Ratschläge von Rudolf Steiner, der sich am Krankenbett oder in Besprechungen mit ambulant Ratsuchenden viel Zeit für Anamnese und Beratung nahm. Im Rahmen dieser Empfehlungen gab Rudolf Steiner häufig auch Hinweise, wie die neu begründete Eurythmietherapie[1] die sonstige Behandlung unterstützen und ergänzen könnte.

Die Krankengeschichten wurden ganz unterschiedlich dokumentiert, manche sind sehr ausführlich mitgeschrieben worden und durch klinische, zum Teil auch private Dokumente ergänzt, andere sind nur stichwortartig überliefert. Die meisten der in den Archiven und Manuskriptdrucken durchgearbeitet vorliegenden Krankengeschichten wurden in Arlesheim von den Ärztinnen Hilma Walter und Margarete Bockholt und in Stuttgart von dem Arzt Friedrich Husemann und nachträglich von Anthonie Gerrit Degenaar erstellt. Margarete Bockholt, der die Eurythmietherapie ein besonderes Anliegen war, hat in ihrem 1962 veröffentlichten Buch *Grundelemente der Heileurythmie* viele der eurythmietherapeutischen Anregungen Steiners wiedergegeben. Dabei hat sie zu jeder Lautfolge, die individuellen Patienten gegeben wurden, eine Zusammenfassung der jeweils zugehörigen Krankengeschichte geschrieben. Dank ihr blieben die vielen Falldarstellungen und Lautfolgen im Bewusstsein der Eurythmietherapeutinnen und -therapeuten.

Der von Rudolf Steiner im April 1921 in Dornach abgehaltene Heileurythmiekurs und Kirchner-Bockholts *Grundelemente der Heil-*

1 Der traditionell im Deutschen verwendete Begriff, der ursprünglich von Rudolf Steiner eingeführt und benutzt wurde, ist Heileurythmie. Wir verwenden in diesem Buch jedoch, wo immer möglich, die heute international verständliche Bezeichnung Eurythmietherapie.

eurythmie waren in den letzten Jahrzehnten die Grundlage der Eurythmietherapie-Ausbildung. Auch in der Praxis sind diese beiden Werke die wichtigsten Quellen, die für die therapeutische Arbeit mit den Patienten konsultiert werden.

In der Beschäftigung mit den beiden Werken fällt auf, dass Therapieempfehlungen häufig nicht kongruent sind. Zum Beispiel wird im Heileurythmiekurs zur Behandlung der «Tendenz zum Dicklichsein» die große O-Übung empfohlen. Eine Patientin mit der Diagnose Adipositas erhält in der Klinik aber eine rein konsonantische Übungsreihe (siehe Krankengeschichte KG 56). Umgekehrt wird der im Heileurythmiekurs für Durchfall angegebene Laut N auch Patientinnen verordnet, bei denen keine entsprechende Verdauungsstörung bekannt ist (siehe KG 40, 41, 68, 69). Diese Abweichungen können irritieren und Fragen hinsichtlich der zugrunde liegenden Diagnosen und Verordnungskriterien aufwerfen. Deswegen werden hier all jene Krankengeschichten aus den Anfängen der Anthroposophischen Medizin, bei denen die Patientin oder der Patient Rudolf Steiner vorgestellt wurde und von diesem, neben weiteren medizinischen Verordnungen, Eurythmietherapie empfohlen bekommen hat, möglichst genau und in allen überlieferten Einzelheiten dokumentiert. Durch die Zusammenstellung und Offenlegung der vorhandenen Quellen und der darin gemachten – einander zuweilen widersprechenden – Angaben wird ein neuer Blick auf die Eurythmietherapie und die Anwendung einzelner Lautfolgen möglich. Die in diesem Buch gesammelten Fälle wurden zudem kontextualisiert und kommentiert. Bei der Beschäftigung mit den hier in ihrer überlieferten Form wiedergegebenen Krankengeschichten ist es unbedingt erforderlich, den medizinhistorischen Kontext zu berücksichtigen, in dem sie stehen. Sowohl die Terminologie der Diagnosen wie auch die Behandlungsmethoden haben sich in den letzten hundert Jahren erheblich verändert. Viele Medikamente, die heute eingesetzt werden, waren zu jener Zeit noch nicht entwickelt. Auch die Dokumentation der Anamnese und des Verlaufs sind nicht mit heutigen Standards zu vergleichen und zu beurteilen.

Für die Arbeit an diesem Projekt wurde Material aus dem Ita Wegman Archiv Arlesheim und zu einem kleinen Teil auch aus anderen Archiven gesichtet. Da mancher Patient, manche Patientin sowohl in

Stuttgart als auch in Arlesheim behandelt wurde und die Ärztinnen, Ärzte und Therapeuten sich auch untereinander austauschten, sind Krankheitsverläufe des Öfteren mehrfach dokumentiert. Bei dem Studium dieser Quellen fielen immer wieder Unstimmigkeiten auf, insbesondere in den von Margarete Kirchner-Bockholt und Hilma Walter überlieferten Lautfolgen. Auch in der Indikation wurden von den dokumentierenden Ärztinnen zuweilen andere Schwerpunkte gesetzt. Dies mag zum Teil daran liegen, dass Margarete Kirchner-Bockholt bei der Zusammenstellung der Therapieangaben für ihr Buch Anfang der 1960er-Jahre nicht alles Material zur Verfügung gehabt hat, so wie es heute im Ita Wegman Archiv gesammelt vorliegt. Aufgrund des hier verfolgten Wunsches einer möglichst vollständigen Dokumentation der Krankengeschichten werden diese Unstimmigkeiten in einzelnen Fällen offenkundig, sie werden aufgelistet und, wo möglich, kommentiert, um sie in ein plausibles Verhältnis zu der jeweiligen Krankengeschichte zu setzen. Bei diesen Vergleichen abweichender Angaben werden auch Rudolf Steiners Kriterien für die Wahl der eurythmietherapeutischen Lautfolgen transparenter, die ganz wesentlich auf seiner Diagnose des Wesensgliedergefüges gründen, auf die er in den Gesprächen mit den Patienten und der behandelnden Ärzteschaft großen Wert legte. Näheres dazu wird in dem Kapitel «Wesensgliederdiagnose als Leitprinzip für die Lautfolgen» ausgeführt. Viele überlieferte Behandlungsrichtlinien müssen in diesem Zusammenhang neu betrachtet und zum Teil wohl auch korrigiert werden.

Anliegen dieses Buches ist es, mit der umfassenden Zusammenstellung des vorhandenen Materials, soweit es in den einschlägigen Archiven ermittelt werden konnte, einen Überblick über die konkreten eurythmietherapeutischen Behandlungsanweisungen zu geben und damit ein besseres Verständnis für die Methodik und Herangehensweise Rudolf Steiners zu schaffen. In Zusammenarbeit mit dem Institut für Eurythmietherapie an der Alanus Hochschule für Kunst und Gesellschaft ist es das Ziel dieser Aufarbeitung, eine wissenschaftliche Grundlage zu liefern, auf der Eurythmietherapeutinnen und -therapeuten aufbauen und eine eigene, sachgemäße Therapie durchführen können. Für Ärztinnen und Ärzte bietet sich dadurch die Möglichkeit, die prozessualen Übungsanweisungen der Eurythmietherapie im Zusammenhang mit den weiteren medizinischen Verordnungen zu studieren und damit das Verständnis der Behandlungen zu vertiefen und zu erweitern.

Der überwiegende Teil der erhaltenen Krankenakten, Patientenkarten, Tagesverläufe und Notizen der behandelnden Ärztinnen und Therapeuten befindet sich heute im Ita Wegman Archiv, Arlesheim. Auf den dortigen Fundus stützt sich die vorliegende Zusammenstellung hauptsächlich. Daneben wurden weitere publizierte und unveröffentlichte Dokumente konsultiert. Die wichtigsten der hier herangezogenen Quellen werden im Folgenden kurz vorgestellt.

Zur Quellenlage

Außer den allgemeinen Angaben, die Rudolf Steiner 1921/22 in seinen Vorträgen über Heileurythmie (GA 315) gemacht hat, sind jene neun eurythmietherapeutischen Behandlungsbeispiele weithin bekannt, die in der von Rudolf Steiner und Ita Wegman verfassten und 1925, ein halbes Jahr nach Steiners Tod, erschienenen Schrift *Grundlegendes für eine Erweiterung der Heilkunst nach geisteswissenschaftlichen Erkenntnissen* (GA 27) als «charakteristische Krankheitsfälle» beschrieben sind.[2] Ebenso die eurythmietherapeutischen Hinweise, die Steiner im Rahmen des Heilpädagogischen Kurses (GA 317) gegeben hat. Neben diesen stark rezipierten und im Rahmen der Rudolf Steiner Gesamtausgabe (GA) publizierten Äußerungen liegt umfangreiches Archivmaterial zu einzelnen Patientinnen und Patienten vor.

Am ausführlichsten dokumentiert sind die Krankengeschichten in den fünf von Hilma Walter unter thematischen Gesichtspunkten zusammengestellten und zwischen 1950 und 1971 im Manuskriptdruck publizierten Bänden: *Die Pflanzenwelt. Ihre Verwandtschaft zur Erden- und Menschheitsentwicklung* (1971), *Abnormitäten der geistig-seelischen Entwicklung in ihren Krankheitserscheinungen und deren Behandlungsmöglichkeiten* (1955), *Die sieben Hauptmetalle. Ihre Bezie-*

2 Zu diesen Krankengeschichten siehe auch die ausführliche Dokumentation bei Peter Selg: *«Und in der Tat, dies wirkte». Die Krankengeschichten des Buches «Grundlegendes zu einer Erweiterung der Heilkunst nach geisteswissenschaftlichen Erkenntnissen» von Rudolf Steiner und Ita Wegman*, Dornach 2007.

hungen zu Welt, Erde und Mensch (1966), *Der Krebs und seine Behandlung* (1953) und *Grippe, Encephalitis und Poliomyelitis, Zur Pathogenese und Behandlung* (1950). Hilma Walter, die langjährige enge Mitarbeiterin Ita Wegmans, hat jeweils die ihr vorliegenden Klinikaufzeichnungen und Patientenakten konsultiert und ausgewertet. Es waren dies insbesondere ihre eigenen Mitschriften der Konsultationen und die von ihr angelegten Notizbücher und maschinenschriftlichen Abschriften.

Mit Otto Palmers Zustimmung ordnete Thon Degenaar[3] 1928 die Hinweise, die Rudolf Steiner während seiner Stuttgarter Konsultationen gegeben hatte, und stellte unter dem Titel *Krankheitsfälle und andere medizinische Fragen besprochen mit Dr. Rudolf Steiner, gesammelt im Klinisch-Therapeutischen Institut in Stuttgart* eine Dokumentation zusammen, die als Manuskriptdruck exklusiv an Ärzte abgegeben wurde.[4]

Viele der diesen Zusammenstellungen zugrunde liegenden Notizen haben sich ebenso erhalten wie unmittelbare Dokumente der Behandlung vor Ort, darunter Anamneseformulare und Patientenkarten, medizinisch-therapeutische Tagesverläufe vom Klinisch-Therapeutischen Institut Arlesheim wie auch dem Klinisch-Therapeutischen Institut Stuttgart, die bezüglich der eurythmietherapeutischen Behandlung im hier infrage kommenden Zeitraum zwischen 1921 und 1924 ausgewertet wurden. Die Stuttgarter Patientendokumentationen befinden sich, soweit sie erhalten sind, heute teils im Ita Wegman Archiv, Arlesheim, teils im Rudolf Steiner Archiv, Dornach. Im Ita Wegman Archiv wurden neben den die Stuttgarter Fälle betreffenden Mappen aus dem Nachlass Friedrich Husemanns (Signatur: IWA.07.D.01.01 bis IWA.07.D.01.03) vor allem die folgenden für dieses Forschungsvorhaben zentralen Bestände eingesehen und ausgewertet: der Nachlass Hilma Walters (IWA.03.D.01.02), der Bestand «Krankengeschichten» mit den alphabetisch geordneten Patientendokumentationen (IWA.01.D.03.11 bis IWA.01.D.03.18) sowie die von

3 Anthonie Gerrit Degenaar, genannt Thon Degenaar (1902–1982), Mediziner, auch mit Eurythmietherapie und Heilpädagogik befasst.

4 Eine Neuauflage der Sammlung, herausgegeben von der Medizinischen Sektion am Goetheanum, erschien 2008 im Verlag am Goetheanum unter dem Titel *Krankengeschichten*.

Hilma Walter erstellte Dokumentation der «Patientenbesprechungen mit Dr. Steiner» (IWA.01.D.03.01 bis IWA.01.D.03.03). Hilma Walter hat darin wie auch in drei in ihrem Nachlass erhaltenen Notizbüchern die mit Rudolf Steiner besprochenen Krankengeschichten zusammengefasst. Eines dieser Notizbücher enthält, alphabetisch angeordnet, die eurythmietherapeutischen Angaben Rudolf Steiners, in den andern sind die Krankengeschichten nach Krankheitsbild oder Patientennamen geordnet. Dieses Material wie auch vereinzelte Notizbucheintragungen von Ita Wegman aus den Jahren 1921–1924 (IWA.01.D.10.02 und IWA.01.D.10.03) wurden ergänzend herangezogen.

Was die Eurythmietherapie im engeren Sinne betrifft, so konnte vor allem auf das Behandlungsbuch Heileurythmie (IWA.03.D.01.01) mit Eintragungen zu konkreten eurythmietherapeutischen Behandlungsverläufen von Margarete Bockholt, Erna van Deventer-Wolfram, Julia Bort und Käthe Krebs zurückgegriffen werden, das vom September 1922 bis ins Jahr 1925 geführt wurde. Auch auf Basis dieser Notizen hat Margarete Kirchner-Bockholt das 1962 erschienene und bis heute aufgelegte Buch *Grundelemente der Heileurythmie* verfasst, zu dessen Angaben die verschiedenen hier angeführten Quellen immer auch in Bezug gesetzt werden.

Zum Aufbau des Buches

Die neunundsechzig in diesem Buch geschilderten Krankengeschichten sind so gegliedert, dass die Beschreibung des Behandlungsverlaufs und des jeweils vorhandenen Materials immer dem gleichen Aufbau folgt. In einer kurzen Einleitung wird zunächst der Patient oder die Patientin vorgestellt und die jeweilige Krankengeschichte zusammenfassend mit den Eckdaten des Klinikaufenthalts und Behandlungsverlaufs dargestellt. Aussagen von Rudolf Steiner bezüglich der Wesensgliederkonfiguration und zur Konstitution werden hier zur besseren Einordnung des Folgenden ebenfalls bereits angeführt.

Anschließend werden alle für den Fall relevanten Quellen aufgeführt und die Krankengeschichte im Wortlaut der jeweils ausführlichsten Quelle beziehungsweise der Erstpublikation dokumentiert. In der Regel sind dies die ausgearbeiteten Ausführungen von Hilma Walter oder Thon Degenaar, manchmal aber auch die exemplarischen Darstellungen in *Grundlegendes für eine Erweiterung der Heilkunst* oder andere vorhandene Quellen.

Unter der Rubrik «Ergänzendes Material» werden ergänzende oder abweichende Dokumente angeführt, jedoch nur dann, wenn sich daraus neue Erkenntnisse in Bezug auf die Krankengeschichte und die eurythmietherapeutische Behandlung gewinnen lassen. Zumeist handelt es sich dabei um ausgewählte Abschnitte aus den Patientendokumentationen, um Berichte über die Gespräche mit Rudolf Steiner (Nachlass Friedrich Husemann: «Patientenbesprechung mit Dr. Steiner») oder um Notizen von Ita Wegman, Hilma Walter und anderen. Andere die Ausführungen in der primären Quelle wiederholende und bestätigende Passagen wurden aus Redundanzgründen weggelassen; Ähnliches gilt für die Behandlung und Medikation. Ist zu der Krankengeschichte eine Patientenmeditation von Rudolf Steiner bekannt, wird diese im Wortlaut wiedergegeben.[5]

In dem folgenden Abschnitt «Eurythmietherapie» wird die eurythmietherapeutische Behandlung beschrieben, soweit hierzu Angaben vorliegen. Wichtigste Quelle für den Verlauf der Eurythmietherapie ist das «Behandlungsbuch Heileurythmie», in dem die behandelnden Therapeutinnen ihr Vorgehen und die etwaigen Erfolge dokumentiert haben. An der jeweiligen Handschrift ist ersichtlich, wer die Therapie durchgeführt hat. Sofern Margarete Kirchner-Bockholt in *Grundelemente der Heileurythmie* auf die Krankengeschichte zu sprechen gekommen ist, werden die dort dokumentierten Angaben ebenfalls angeführt.

Abschließend folgt ein Kommentar, der die Besonderheiten der jeweiligen Krankengeschichte und der eurythmietherapeutischen Behandlung kritisch beleuchtet und dabei insbesondere auf die Berücksichtigung der Wesensgliederspezifik im Therapieverlauf eingeht. Diese Kommentare erheben keinen Anspruch auf Vollständigkeit, sondern wollen vor allem zu eigenem Forschen anregen.

5 Siehe auch Peter Selg: *Patienten-Meditationen von Rudolf Steiner*, Arlesheim 2019.

Bei der Wiedergabe des Quellenmaterials wurden Rechtschreibung und Orthografie den heutigen Regeln angepasst. Der Übersichtlichkeit und besseren Lesbarkeit halber wurden bei Übernahmen aus den frühen, je unterschiedlich gestalteten Manuskriptdrucken und Publikationen zudem Auszeichnungen und Untergliederungen moderat vereinheitlicht. Diese Bücher liegen in einschlägigen Bibliotheken vor und sind leicht überprüfbar. Bei dem Behandlungsbuch, das für die in den ersten Jahren am Klinisch-Therapeutischen Institut Arlesheim durchgeführte Eurythmietherapie der erste und authentischste Zeuge ist, folgt die Transkription hingegen dem Original.

Hingewiesen sei an dieser Stelle noch auf eine Besonderheit des Quellenmaterials: Die bei der Aufnahme in die Klinik, sei es stationär oder ambulant, notierten Daten zur Person, insbesondere Name, Alter und Herkunft, sind nach mündlichen Angaben aufgenommen und wurden dann meist ungeprüft in die weiteren Dokumentationen übernommen. Sie weichen daher zuweilen von den in Biografien, Nachrufen oder anderen Überlieferungen zu den jeweiligen Personen ermittelten Daten ab.

Die Eurythmietherapie am Klinisch-Therapeutischen Institut Arlesheim wurde in dieser Anfangszeit vor allem von Margarete Bockholt, Julia Bort und Käthe Krebs (unter Aufsicht von Margarete Bockholt) durchgeführt, kurzzeitig, im Oktober 1922, auch von Erna van Deventer-Wolfram. Im Behandlungsbuch Heileurythmie (Abb. S. 21), das im Herbst 1922 angelegt wurde, dokumentierten die behandelnden Therapeutinnen den jeweiligen Verlauf der Eurythmietherapie tage- oder wochenweise. Dazu wurden die Blätter in der Mitte gefaltet, links wurden die Übungen eingetragen und rechts die Beschreibung der Ausführung durch den jeweiligen Patienten. Dieses System wurde allerdings nicht durchgehend angewendet, und mit der Zeit wurde diese Aufzeichnungsmethode fallen gelassen und sowohl die Übungen als auch die Ausführung durch die Patientinnen und Patienten wurden untereinandergeschrieben.

Meist war es Margarete Bockholt, die im Behandlungsbuch die Angaben Rudolf Steiners für die Eurythmietherapie vermerkte. Wörtliche Verordnungen gab sie in der Form wieder, dass sie in der Regel gleich zu Beginn des Eintrags «*R. St.:*» und daran anschließend die

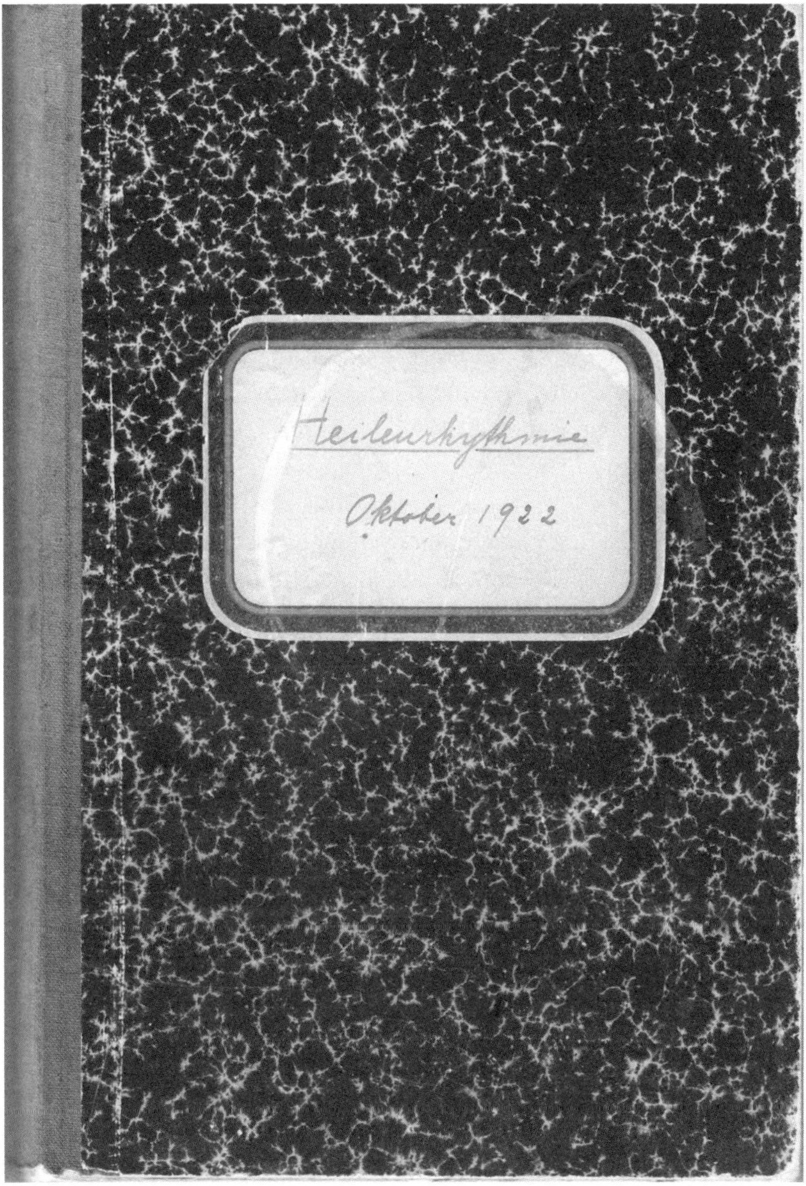

Behandlungsbuch Heileurythmie mit Dokumentationen der Therapieverläufe von September 1922 bis März 1925

Übung niederschrieb. Manchmal notierte Margarete Bockholt auch, wie Rudolf Steiner sich zu den ausgeführten Übungen äußerte oder wenn er noch zusätzliche Angaben hinzufügte (vgl. zum Beispiel KG 8). An drei Stellen versah Erna van Deventer ihre Aufzeichnungen im Behandlungsbuch Heileurythmie am Ende ebenfalls mit dem Vermerk «(Dr. St.)». Allerdings tat sie dies nicht, um eine Therapieverordnung Rudolf Steiners zu markieren, sondern sie wies ihn damit als den Verfasser des dort wiedergegebenen Wahrspruchs aus, den sie mit den Patienten gearbeitet hatte.[6]

Im Rahmen des Archivprojekts konnten alle in den Patientendokumentationen überlieferten Unterlagen verglichen werden. Dabei wurde ersichtlich, dass Rudolf Steiners Angaben zu den Lautfolgen von Margarete Kirchner-Bockholt wiederholte Male anders aufgenommen wurden als von Hilma Walter (vgl. etwa die Krankengeschichten KG 3, 10, 24). Diese Abweichungen beziehen sich sowohl auf die Reihenfolge (KG 3, 24) wie auch auf die Lautwahl (KG 10).

6 *Behandlungsbuch Heileurythmie*, S. 8, 11, 17.

Die Klinisch-Therapeutischen Institute in Arlesheim und Stuttgart von 1921 bis 1924

Im Juni 1921 wurde in Arlesheim die erste Klinik eröffnet, die auf anthroposophischer Grundlage arbeitete. Ita Wegman, bereits seit 1902 Schülerin Rudolf Steiners, war seit Abschluss ihrer Facharztausbildung 1917 in Zürich als Frauenärztin tätig. Im September 1920 hatte sie in Arlesheim aus eigenen Mitteln ein Haus gekauft, das sie als medizinisch-therapeutischen Behandlungsort einrichten ließ. Während der Umbauarbeiten begann sie im Januar 1921 zudem mit Sprechstunden in einer eigenen Praxis in Basel. Am 8. Juni 1921 besichtigte Rudolf Steiner die bezugsbereiten Räumlichkeiten in Arlesheim; eine Woche später kamen die ersten Patienten in die neue Klinik. Über den Besuch Steiners berichtet Ita Wegman rückblickend folgendermaßen:

> Unvergesslich wird für mich der Moment bleiben, als Rudolf Steiner zum ersten Male das Klinisch-Therapeutische Institut in Arlesheim besuchte. Es war noch ein kleiner Anfang; ein Landhaus, das in einem schönen Garten stand, wurde von mir angekauft, umgebaut und zur Klinik eingerichtet mit Platz für zwölf bis fünfzehn Patienten. «Versuchen Sie alles aus eigener Kraft zu gestalten», sagte er einmal zu mir, als die Rede war, dass das Klinisch-Therapeutische Institut entstehen sollte. Und ich gestaltete es auch aus eigener Initiative, aus eigener Kraft, wie mir angeraten wurde. [...] Mit klopfendem Herzen zeigte ich ihm die Zimmer, die in den verschiedenen Farben gemalt, das Behandlungszimmer, die Veranden, was wird er sagen? Und unvergesslich bleibt mir der Moment, als wir in der obersten Etage angelangt zur offenen Veranda uns begaben, [...] Rudolf Steiner sich mir zuwendete, mir die Hand gab und die Worte aussprach, dass er mit mir arbeiten wolle, und dass es ihm Freude

gemacht, dass das Institut zustande gekommen ist, dem er den Namen Klinisch-Therapeutisches Institut geben wollte und für das er jetzt mit mir zusammen einen Prospekt ausarbeiten wollte.[7]

Sowohl in der Arlesheimer Klinik wie auch im Klinisch-Therapeutischen Institut in Stuttgart, das im Herbst desselben Jahres unter der Leitung von Otto Palmer eröffnet wurde, besprach Rudolf Steiner mit den behandelnden Ärzten einzelne Fälle und machte in Rücksprache mit den Erkrankten und nach ausführlicher Anamnese verschiedentlich Therapievorschläge.

Dies war bis zum 21. September 1924 regelmäßig der Fall[8]; ab dann war Rudolf Steiner wegen seiner eigenen Krankheit nicht mehr in der Lage, die Konsultationen beziehungsweise Besprechungen mit den Ärztinnen und Ärzten durchzuführen. Rudolf Steiner kam meist montags und mittwochs zwischen neun und elf Uhr, aber auch am Sonntag in die Arlesheimer Klinik, er besuchte die Patienten in den Zimmern oder nahm an den Sprechstunden in Ita Wegmans ‹blauem› Behandlungszimmer teil. Viele von den Gesprächen, die er in Arlesheim mit den Patientinnen und Patienten führte, wurden von Hilma Walter, der engsten Mitarbeiterin Ita Wegmans, mitgeschrieben und später von ihr in Maschinenschrift übertragen. Diese Typoskripte publizierte Walter verschiedentlich in – meist themenorientierten – Zusammenstellungen. Dadurch ist sehr viel über Rudolf Steiners Art und Methode der Anamnese bekannt geworden, und dank dieser Überlieferung gewinnen der jeweilige Krankheitsverlauf und der Behandlungsprozess viel an Nachvollziehbarkeit.

In der folgenden Darstellung zu Geschichte und Mitarbeitenden der beiden ersten anthroposophischen Kliniken werden nur die für den Kontext der eurythmietherapeutischen Behandlung relevanten Fakten angeführt, und wir beschränken uns darauf, die Persönlichkeiten vorzustellen, die im engeren Sinne mit den Dokumentationen aus den Klinisch-Therapeutischen Instituten verbunden sind, also vor allem Hilma Walter, Margarete Kirchner-Bockholt und Friedrich Husemann. Zu ihnen wie zu den in diesen Jahren ebenfalls sehr für

7 J. E. Zeylmans van Emmichoven: *Wer war Ita Wegman. Eine Dokumentation,* Band 1: *1876–1925*, Dornach 2004, S. 92f.

8 Ebd., S. 322f.

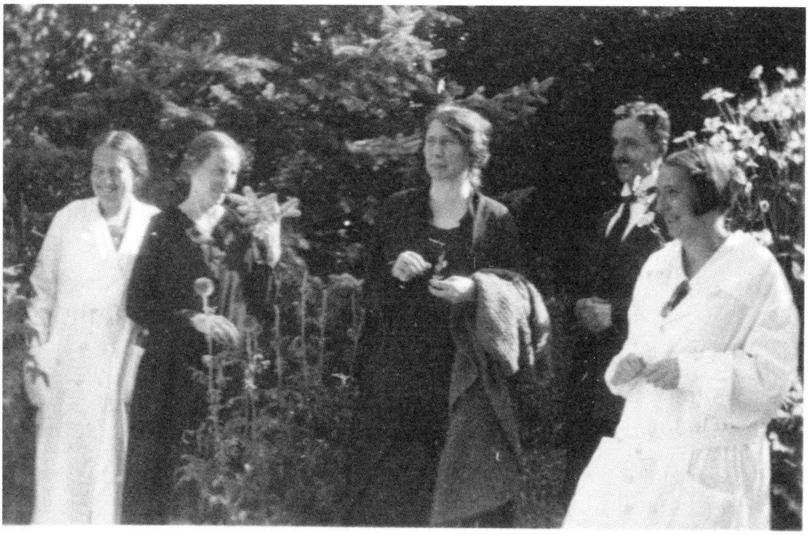

Madeleine van Deventer, Hilma Walter, Ita Wegman, Otto Schickler und Margarete Bockholt (v.l.n.r.) im Garten des Klinisch-Therapeutischen Institutes Arlesheim, September 1926

die Ausübung und Entwicklung der Heileurythmie engagierten Ärztinnen Julia Bort und Maria Glas liegen neben verschiedenen Publikationen auch Berichte zur Biografie vor.[9]

Hilma Walter war von Beginn an im Klinisch-Therapeutischen Institut in Arlesheim ärztlich tätig.[10] Walter wurde am 26. Oktober 1893 in Mannheim geboren und studierte Medizin, am Anfang sogar gegen den Willen ihrer Eltern. Beim ersten Ärztekurs, den Rudolf Steiner im Frühjahr 1920 in Dornach abhielt, begegnete sie Ita Wegman, die sie einlud, im Klinisch-Therapeutischen Institut als Ärztin mitzuarbeiten. Hilma Walter, die sich zu dieser Zeit in einer inneren Krise befand und einen Berufswechsel überlegte, sagte spontan zu. Sie nahm auch am zweiten Ärztekurs sowie am Heileurythmiekurs teil, und als die Arlesheimer Klinik am 15. Juni 1921 eröffnet wurde, gehörte sie zu den ersten Mitarbeiterinnen. Neben Ita Wegman und Hilma Walter arbeiteten dort Käthe Krebs als Pflegefachfrau, Mien

9 Als Überblick vor allem Peter Selg (Hrsg.): *Anthroposophische Ärzte. Lebens- und Arbeitswege im 20. Jahrhundert*, Dornach 2000.

10 Ebd., S. 175ff.

Viehoff als Pflegehilfe und Martha Staub als Praxishilfe. Hilma Walter wurde eine sehr enge Mitarbeiterin von Ita Wegman und widmete sich zusammen mit dem Chemiker Oskar Schmiedel intensiv der Herstellung neuer Medikamente. Durch den relativ frühen Tod Ita Wegmans 1943 musste sie die historisch-dokumentarische Arbeit zu den Patientenbesprechungen mit Rudolf Steiner, die als gemeinsames Projekt der beiden Ärztinnen geplant war, allein durchführen.

Im August 1922 stieß die 27-jährige Margarete Bockholt als Assistenzärztin zu dem Team der Ärztinnen des Klinisch-Therapeutischen Instituts. Sie hatte kurz vor ihrem Examen gestanden, als sie 1921 als Assistenzärztin in Rostock einen Vortrag von Eugen Kolisko hörte und von der Freien Hochschule für Geisteswissenschaft in Dornach erfuhr. Unmittelbar darauf ging sie nach Stuttgart und begann bei Alice Fels eine Eurythmieausbildung. Marie Steiner lud sie nach Dornach ein, um ihre Ausbildung dort fortzusetzen, und binnen Jahresfrist begann Margarete Bockholt ihre Arbeit am Klinisch-Therapeutischen Institut in Arlesheim. Ihre großen Interessengebiete waren die Eurythmietherapie und die Heilpädagogik; auch wenn sie am Heileurythmiekurs im April 1921 nicht teilgenommen hat, wurde sie zur prägenden Therapeutin. Auch Margarete Bockholt erinnerte sich an die Besprechungen mit Rudolf Steiner in der Arlesheimer Klinik:

> Für jeden seiner Besuche bereiteten wir sorgfältig alles vor. Analysen und Untersuchungsbefunde lagen bereit; er sah sich alles genauestens an. Dann aber, als die Patienten vor ihm standen, war seine Methode völlig verschieden von der hergebrachten. In scharfer Konzentration schaute er auf den Patienten, sein Blick wandte sich den Wesensgliedern dieses Menschen zu; ihm war es möglich, mit exaktem Hellsehen die Ursache der Krankheit zu erforschen.[11]

Das Klinisch-Therapeutische Institut in Stuttgart wurde im August 1921, nur wenige Monate nach der Arlesheimer Klinik, eröffnet und von Otto Palmer geleitet. Es war mit seinen 25 Betten im sogenannten Ottilienhaus auf der Gänseheide (heute Adelheidweg 4) im Stuttgarter Osten untergebracht, einem seit 1886 bestehenden Sanatori-

11 M. J. Krück von Poturzyn (Hrsg.): *Wir erlebten Rudolf Steiner*, Stuttgart 1957, S. 104.

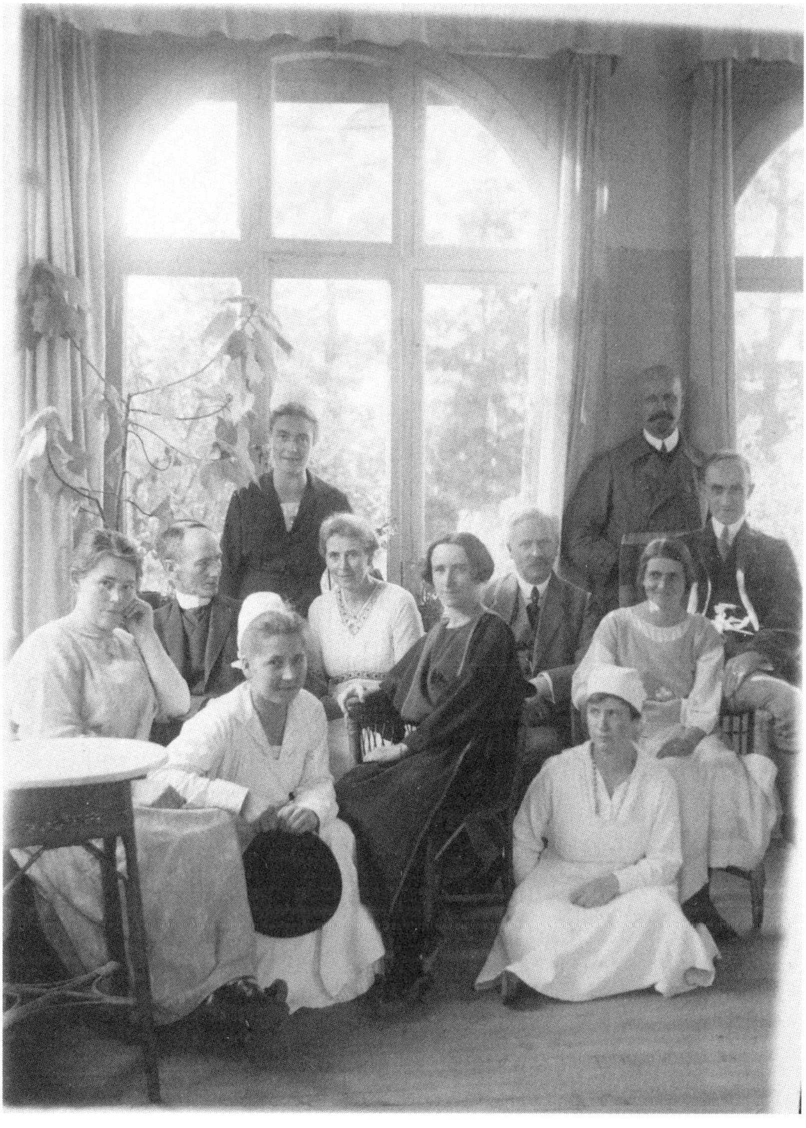

Mitarbeitende des Klinisch-Therapeutischen Instituts Stuttgart, stehend hinten: Schwester Gertrud und Ludwig Noll; sitzend (v. l. n. r.): Frau Müller, Felix Peipers, Schwester Elisabeth, Frau Palmer, Frau Peipers, Otto Palmer, Schwester Nelly, Minnie Husemann, Friedrich Husemann

um für Nervenkranke, das die anthroposophische Aktiengesellschaft zur Förderung wirtschaftlicher und geistiger Werte «Der Kommende Tag» zu diesem Zwecke erworben hatte. Das Ärztekollegium der neuen Stuttgarter Klinik war männlich: Bis 1924 waren dort neben dem 54-jährigen Otto Palmer die Mediziner Ludwig Noll, Felix Peipers und Friedrich Husemann tätig.

Otto Palmer schilderte 1927 seine Erinnerungen an die gemeinsamen Krankenbesuche, die stattfanden, wenn Rudolf Steiner in die Stuttgarter Klinik kam:

> Ich sehe ihn das Zimmer betreten, wo der Kranke sich schon innerlich auf des Doktors Erscheinen voller Erwarten vorbereitet hat. Gütig und liebevoll begrüßt er den Patienten durch Hinstrecken der Hand, und während der Arzt über den Fall selbst berichtet und die getroffenen Maßnahmen schildert, hat bereits der geistige Blick auf dem Kranken geruht, und das Urteil über den Fall steht bereits fest, wenn der Doktor aus diesem heraus noch Fragen an den Patienten richtet, die dasselbe durch die gegebenen Antworten bestätigen sollen. Hatte der Patient den Wunsch, den Doktor allein zu sprechen, so wurde ihm dies in den meisten Fällen bereitwilligst gewährt, und dies Alleinsein mit dem Doktor war trotz der stets knapp bemessenen Zeit oft ein recht langes.[12]

Auch von den ambulant Behandelten, die sich «von nah und fern in der Klinik einfanden, wenn ein Besuch des Doktors in Aussicht stand», berichtet Palmer, und von den zielbewussten Fragen, die Rudolf Steiner dann jeweils stellte: «Dabei wurde einem dann immer wieder von Neuem klar, wie der Doktor aus der Disharmonie der geistig-seelischen Wesensglieder seine Diagnosen stellte und wie es ihm darauf ankam, vorzubeugen einer Krankheit der physischen Organe.»[13]

Die Besprechungen mit Rudolf Steiner verliefen also so, dass ihm zunächst der Anamnesebericht und die Ergebnisse der ärztlichen Untersuchung mitgeteilt wurden. In der Regel stellte er der Patientin oder dem Patienten dann selbst Fragen, oft ging es dabei um Er-

12 Otto Palmer: «Ein Dank an Dr. Rudolf Steiner», in: *Natura* Nr. 9, 1927, S. 271–275, hier S. 274 f.

13 Ebd., S. 275.

eignisse aus deren Kindheit oder Jugend, wobei «manchmal überraschende Dinge herauskamen».[14]

Das beschreibt auch der aus Westfalen stammende Friedrich Husemann (1887–1959), der 1921 mit einer abgeschlossenen psychiatrischen Facharztausbildung an das Klinisch-Therapeutische Institut Stuttgart kam, als mit 34 Jahren jüngster der vier dort tätigen Ärzte. Über die Konsultationen mit Rudolf Steiner vermerkte er rückblickend: «Offensichtlich war Dr. Steiner bei diesen Besprechungen intensiv innerlich tätig, ehe er aus seiner geisteswissenschaftlichen Erkenntnis heraus den Krankheitsbefund darstellte und eine Therapie empfahl; aber das war von Fall zu Fall verschieden. Und immer hatte man das Erlebnis, dass er mit liebevollem Interesse und innerer Freude sich dieser Aufgabe widmete. Auch wenn er – wie meistens – anstrengende Sitzungen hinter sich hatte, erschien er frisch und elastisch.»[15]

Aus Patientinnensicht schilderte dagegen Ingeborg Goyert (siehe KG 26) in ihrer Autobiografie *May I help you*[16] das Klinikleben und die Begegnungen und Besprechungen mit Rudolf Steiner. Goyert war acht Jahre alt und schwer an Kinderlähmung erkrankt, als sie Rudolf Steiner im Oktober 1922 zunächst im Klinisch-Therapeutischen Institut Stuttgart erlebte. Steiner kannte sie bereits von Besuchen in Köln, wo Ingeborg mit ihren anthroposophisch tätigen Eltern lebte. Später wurde die junge Kranke im Klinisch-Therapeutischen Institut Arlesheim stationär aufgenommen; dort hat sie Rudolf Steiner viele Male gesehen und erlebt, auch als jemanden, der sich ihrer Krankheit annahm. Ihre Schilderung ist ein authentischer Bericht aus der ereignisreichen Anfangszeit der beiden Klinisch-Therapeutischen Institute in Arlesheim und Stuttgart.

> Anfang Oktober 1922 wurden meine Mutter und ich zur Konsultation in die Klinik von Otto Palmer in Stuttgart bestellt. Das Zimmer, in dem

14 Vgl. Friedrich Husemann: Vorwort zu A. G. van Degenaar: *Krankengeschichten. Krankheitsfälle und andere medizinische Fragen, besprochen mit Rudolf Steiner*, Dornach 2008, S. 9f.

15 Ebd., S. 9 f.; zu Friedrich Husemann siehe ferner Friedwart Husemann, Werner Priever: *Friedrich Husemann. Eine Biographie*, Dornach 2008.

16 Ingeborg Goyert: *May I help you*, Paderborn 1999.

meine Mutter und ich untergebracht waren, war hellblau gestrichen, das Fenster befand sich gegenüber der Tür, und das milde Licht der herbstlichen Morgensonne drang hinein. Mein Bett stand so, dass ich die Tür sehen konnte, das Bett meiner Mutter an der gegenüberliegenden Wand in gleicher Richtung. Im Raum herrschte eine feierliche Stille. Ich konnte wieder sitzen und wartete in dieser Haltung auf Rudolf Steiner. Er stand als Erster in der Tür. Seine schwarze Kleidung ließ ihn klein erscheinen vor den mächtigen, gestärkten, weißen Kitteln der Ärzte. Rudolf Steiner ging direkt auf mein Bett zu, schlug die Decke am Fußende etwas zurück und setzte sich an dieser Stelle des Bettes nieder. Das Zimmer füllte sich: Dr. Palmer, Dr. Noll, Dr. Friedrich Husemann, Dr. Julia Bort, einige Assistenten und Studenten, darunter auch Gerhard Suchantke. Dann wurde es still. Dr. Steiner nahm die gelähmten Füße in die Hand, den linken Fuß, dann den rechten, und bewegte jeden kurz auf und ab.

Dann verfiel er in ein langes, tiefes Sinnen. Mir schien, es währte eine Ewigkeit. Dann stand er wortlos auf, ging auch an meiner Mutter wortlos vorbei und verließ mit den Ärzten das Zimmer.

Dies geschah in den ersten Oktobertagen 1922, also während des Jugendkurses am 3. bis 15. Oktober 1922. Am 20. Oktober 1922 spricht Rudolf Steiner in Dornach bereits während seines Vortrages «Geistige Zusammenhänge in der Gestaltung des menschlichen Organismus» von den Ursachen der «bitterbösen Kinderlähmung». [...]

Die letzte Konsultation mit Rudolf Steiner in Stuttgart fand Mitte Juli 1923 statt. Meine Abneigung gegen die Behandlung mit Elektrizität kam zur Sprache. Es wurde von Dr. Steiner streng empfohlen, nie wieder zu elektrisieren.[17]

Ingeborg Goyert schildert auch ihre letzte Begegnung mit dem bereits schwer erkrankten Rudolf Steiner im September 1924 in Arlesheim.

Anfang September fand im Sonnenhof in Gegenwart von Frau Dr. Wegman und – ich glaube – Dr. Bockholt die letzte Konsultation statt. Es war an einem Spätnachmittag, die Abendsonne schien friedenstiftend ins Zimmer. Frau Dr. Wegman schien sehr besorgt. Rudolf Steiner saß, blass und erschöpft, weit zurückgelehnt, in Decken mit Wärmflaschen

17 Ebd., S. 27–29.

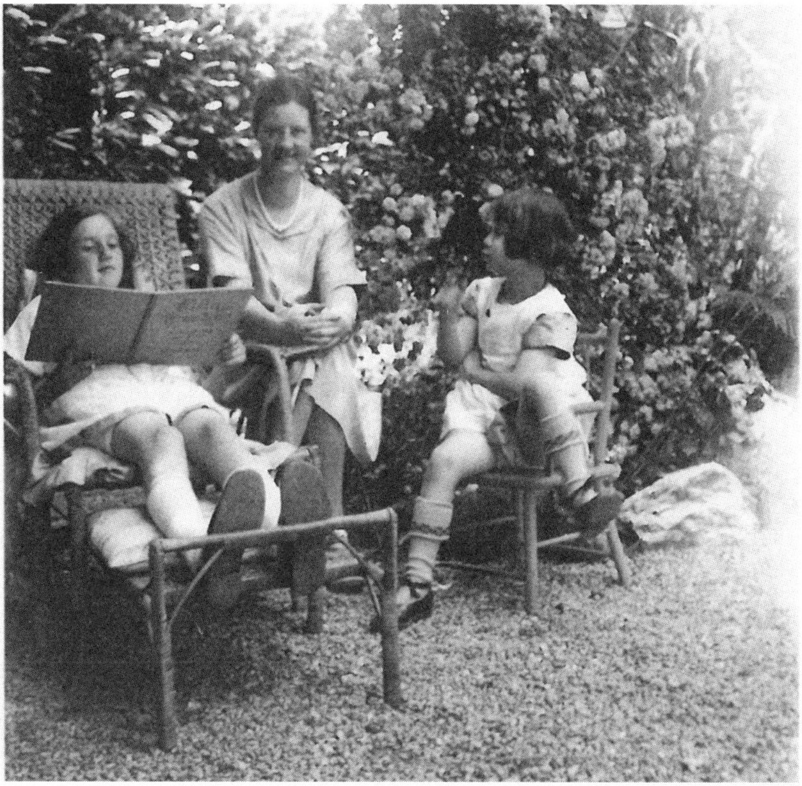

Inge Goyert (links, liegend)

eingehüllt, in einem alten Ledersessel. Die Hände, so schien es mir, waren noch sehr kräftig; sie lagen auf der Decke, aber von ihnen ging bereits das Durchscheinende, das Leuchtende aus. Das alles erschien im Antlitz wie gesteigert zur höchsten Transparenz. Die Augen leuchteten warm und mild und doch wie weit entrückt, aus Himmelsfernen und Erdentiefen gleichzeitig strahlend.[18]

Friedrich Husemann, dessen großes Anliegen es war, die anthroposophische Medizin lehr- und lernbar zu machen, hielt von 1920 an öfters medizinische Vorträge in Dornach. Er war es auch, der die Konsultationen in Stuttgart mitstenografierte und die maschinen-

18 Ebd., S. 35 f.

schriftlichen Übertragungen dann unter den Ärzten des Kollegiums verteilte (wobei die Berichte später auch mit denen der Arlesheimer Klinik ausgetauscht wurden). Seine Dokumentationen der in Stuttgart stattgefundenen Konsultationen und die den dort behandelten Patientinnen und Patienten gegebenen eurythmietherapeutischen Lautfolgen wurden von dem jungen Arzt Thon Degenaar erst nach Rudolf Steiners Tod zu einer Veröffentlichung zusammengestellt.

Anthonie Gerrit Degenaar, genannt Thon Degenaar, wurde am 13. Dezember 1902 in Dordrecht geboren und begann mit 17 Jahren sein Medizinstudium an der Universität von Amsterdam.[19] Er wurde von seinem lebenslangen Freund Leendert Mees als Philosoph charakterisiert, der in seinen Publikationen immer mit größter Sorgfalt und Gründlichkeit vorgegangen sei. Thon Degenaar hörte 1923 zum ersten Mal Vorträge von Rudolf Steiner und wurde 1924 Mitglied der Anthroposophischen Gesellschaft. Er nahm an verschiedenen Kursen Rudolf Steiners in dessen letztem Lebensjahr teil. Nach seinem Examen 1928 ging er nach Stuttgart in die Klinik von Otto Palmer, die dieser seit der Auflösung des Kommenden Tags 1924 alleine führte.[20]

Über die Durchführung der Eurythmietherapie in der Stuttgarter Klinik ist nur wenig bekannt. Elisabeth Maier, die Schwägerin von Lory Maier-Smits, hat am Heileurythmiekurs teilgenommen. Sie kam an die Stuttgarter Klinik und hat auf ihrem Krankenbett noch die 20-jährige Ilse Kändler (später Ilse Rolofs) in Heileurythmie ausgebildet. Nach schwerer Krankheit starb Elisabeth Maier jedoch erst 25-jährig im März 1923. Ob Elisabeth Maier oder Ilse Kändler in der Stuttgarter Klinik Patienten behandelt haben, ist nicht bekannt.

Auch in anderen Städten wurde Rudolf Steiner während seiner Vortragsreisen zu Patientenbesprechungen gebeten, oft zusammen mit Ita Wegman. So beispielsweise im November 1923 in Den Haag, wo Willem Zeylmans eine Klinik eröffnet hatte, im Mai 1924 in Paris

19 Zur Biografie Degenaars siehe die Nachrufe von L. F. C. Mees und Sophia Degenaar-Serlé: L. F. C. Mees: «Herinneringen aan Thon Degenaar», in: *Mededelingen van de Anthroposophische Vereniging in Nederland*, Jg. 37, Nr. 7/8, S. 239–241; Sophia Degenaar-Serlé et al. (Hrsg.): *A. G. Degenaar. Zur anthroposophischen Medizin*, 1989.

20 Kunstmuseum Stuttgart, Andreas Neider, Harald Schukraft: *Rudolf Steiner in Stuttgart*, Stuttgart 2011, S. 127.

und im Laufe des Frühjahrs und Sommers desselben Jahres in Arnheim und London.[21]

Im Juni 1924, während des Landwirtschaftlichen Kurses, brachte der Breslauer Arzt Ludwig Engel mehr als einmal Patienten mit nach Koberwitz, wo er sie Rudolf Steiner vorstellte (siehe KG 4). Engel berichtete darüber ausführlich.[22]

Vom 25. Juni bis zum 7. Juli 1924 fand schließlich in Dornach der Heilpädagogische Kurs statt, bei dem vor einem vertrauten Kreis von zwanzig Teilnehmenden acht Kinder aus dem heilpädagogischen Heim Lauenstein bei Jena und sechs Kinder aus dem Sonnenhof in Arlesheim besprochen wurden. Die besondere Stimmung dieses Kurses, bei dem die besprochenen Kinder vom Sonnenhof in Arlesheim jeweils anwesend waren, wird von Albrecht Strohschein beschrieben.[23] Die Ausführungen, die Rudolf Steiner im Heilpädagogischen Kurs zu den eurythmietherapeutischen Übungen und ihren Wirkungen macht, unterscheiden sich von seinen Äußerungen im Heileurythmiekurs. Vor den Zuhörenden des Heilpädagogischen Kurses ging er auf spezifische Wesensgliederwirkungen ein, verbunden mit einfachen Beschreibungen der Bewegungen. Diese abweichende Herangehensweise macht deutlich, dass sich Rudolf Steiner jeweils an der Berufsgruppe orientierte, für die er sprach, und auf deren spezielle Bedürfnisse in der Praxis einging. Es ist aber auch erlebbar, wie sich die Behandlung beispielsweise von erwachsenen Patientinnen und von Kindern mit besonderen Bedürfnissen unterscheidet.

Die Ärztin Julia Bort (1896–1955) hatte ihr Medizinstudium bereits mit 22 Jahren abgeschlossen; als sie die Anthroposophie kennenlernte, begann sie die Ausbildung an der Eurythmieschule von Alice Fels in Stuttgart. Ab 1924 war sie im Klinisch-Therapeutischen Institut Arlesheim als Ärztin tätig und führte auch eurythmietherapeutische Behandlungen durch (siehe zum Beispiel KG 45). Sie übernahm zusätzlich die Verantwortung für die Kinder des Sonnenhofs.

---

21 Vgl. dazu Selg: *Anthroposophische Ärzte*, S. 56.

22 Die Aufzeichnungen Engels sind publiziert in: *Rundbrief der Medizinischen Sektion*, Nr. 19, 1996, S. 222.

23 M. J. Krück v. Poturzyn (Hrsg.): *Wir erlebten Rudolf Steiner. Erinnerungen seiner Schüler*, 2. Aufl. Stuttgart 1957, S. 223 ff.

Lautfolgen in der Eurythmie und Eurythmietherapie

Schon ganz früh, in den Anfängen der Eurythmie als einer neuen Bewegungskunst, wie sie Rudolf Steiner von etwa 1912 an zunächst für die achtzehnjährige Lory Smits entwickelt hat, wurden aus den einzelnen Lautgesten der Eurythmie Laut- und Wortfolgen zusammengestellt. In den ersten Lehrstunden zur Eurythmie, die vom 16. bis 24. September 1912 in Bottmingen bei Basel stattfanden, wurden zunächst einmal die einzelnen Laute in der eurythmischen Bewegung erarbeitet. Am ersten Tag des Bottminger Kurses, der auch als «dionysischer Kurs» bekannt ist, waren es die Vokalbewegungen, am zweiten Tag begann man mit den Konsonanten. Als die ersten fünf Konsonanten behandelt waren, machte Rudolf Steiner, wie sich Lory Maier-Smits erinnert, zur Anwendung und Wirkung dieser Lautreihe die folgende grundsätzliche Erläuterung: «Wenn Sie später einmal mit Kindern oder Erwachsenen zu tun haben werden, die aufgeregt, unruhig und nervös sind, dann kann diese Lautfolge D F G K H eine beruhigende und lösende Wirkung ausüben.»[24]

Im Anschluss daran wurden fünf weitere Konsonanten durchgenommen, und diese fasste Rudolf Steiner dann ebenfalls als Lautfolge zusammen: L M N P Q. Zur Anwendung dieser Lautreihe meinte Rudolf Steiner: «Diese Gruppe nun wirkt exzitierend, anregend. Die müssen Sie Menschen machen lassen, die müde, abgespannt und schläfrig in Ihre Stunde kommen. Da werden sie wieder wach, angeregt und interessiert.»[25]

Einige Tage später, am 22. September, wurde dann das erste Wort eurythmisiert: Halleluja. «Das bedeutet», so Rudolf Steiner erklärend: «Ich reinige mich von allem, was mich am Anblick des Höchs-

24 Rudolf Steiner: *Die Entstehung und Entwicklung der Eurythmie*, GA 277a, 5. Aufl. Basel 2022, S. 64.

25 Ebd., S. 68.

ten hindert.»[26] Steiner regte zudem an, dieses Wort mit einem Pentagramm als Raumform zu verbinden, und das sowohl einzeln als auch und besonders in einer Gruppe von fünf Personen, die das Halleluja gleichzeitig «wie ein Wesen» formen sollten. Als die ebenfalls anwesende Marie von Sivers erstaunt bemerkte, dass das ungeheure Kräfte geben müsse, entgegnete Rudolf Steiner: «Ja, meinten Sie denn, wir wollen nur tanzen? Wir wollen doch auch kranken Menschen helfen.» Unter seine Zeichnung des Pentagramms schrieb er wie zur Bekräftigung dieses Wunsches die mit der Ausführung verbundene Wirkung: «Festigung des Ae[ther]-Leibes».[27]

Anhand dieser Aussagen aus den Anfangszeiten der Eurythmie wird sofort erlebbar, dass schon von Beginn an auch das therapeutische Element betont und berücksichtigt wurde, ja dass es in der Eurythmie selbst veranlagt ist. Das Prinzip, verschiedene Lautbewegungen in einer je spezifischen Zusammensetzung zu bewegen und gesundheitsfördernd anzuwenden, wurde im Laufe der Zeit immer weiterentwickelt. Als Rudolf Steiner dann, angeregt durch die Frage der Eurythmistinnen Elisabeth Baumann und Erna Wolfram, vom 12. bis zum 17. April 1921, parallel zum zweiten Ärztekurs (GA 313) einen Kurs über Heileurythmie hielt (abgedruckt in GA 315), der von Ärztinnen und Ärzten, von Medizinstudierenden und Eurythmistinnen besucht wurde, erfuhr die Eurythmie eine radikale Umwandlung, die ihre Anwendung im medizinischen Kontext ermöglichte. In diesem *Heileurythmiekurs* ging es nicht um die Angabe konkreter Lautfolgen, es standen vielmehr die Besprechung einzelner Lautbewegungen und ihnen zuzuordnende symptombezogene Gesichtspunkte im Vordergrund. Am Krankenbett, im Klinisch-Therapeutischen Institut in Arlesheim wie auch in jenem in Stuttgart, gab er dagegen öfters konkrete eurythmietherapeutische Verordnungen und auch ganz bestimmte Lautfolgen, die dann von den Patientinnen und Patienten in Zusammenarbeit mit den Therapeutinnen der Klinik durchgeführt wurden. Die spezifisch eurythmietherapeutischen Bewegungen, die

26 Ebd., S. 110.

27 Ebd., S. 111. Zur Beziehung eurythmietherapeutischer Angaben auf die Wesensglieder und zur Bedeutung der Wesensgliederdiagnostik siehe ausführlich das vorangegangene Kapitel.

mit dem Heileurythmiekurs ihre grundsätzliche Form erhalten hatten, fanden hier ihre praktische Anwendung.

Das Kombinieren verschiedener Bewegungsqualitäten in einer Lautfolge ist vergleichbar mit dem Sinnzusammenhang in der Sprache, der bei der Bildung eines Wortes aus einzelnen Lauten entsteht. Die Lautfolgen können so auch als therapeutisches Wort verstanden werden; als ein sich in der Zeit entwickelnder, differenzierter Bewegungsprozess.

Im Anhang (S. 483–494) wird eine Reihe von Lautfolgen beschrieben, die Rudolf Steiner im Laufe der Zeit für pädagogische, gesundheitsfördernde und therapeutische Zwecke entwickelt hat. Berücksichtigt wurden dabei nicht nur genuin therapeutische Lautfolgen aus der Entstehungszeit der Heileurythmie, sondern auch solche aus der Frühzeit der Eurythmie, denen klare pädagogische oder gesundheitsfördernde Wirkungen zugeordnet sind. Die Lautfolgen müssen immer in ihrem jeweiligen Zusammenhang betrachtet werden. Die Ausführung generell gesundheitsfördernder oder pädagogischer Übungen unterscheidet sich von der therapeutischen Anwendung der je spezifischen Lautfolgen bei erkrankten Menschen.

Wesensgliederdiagnose als Leitprinzip für die Lautfolgen

In diesem Kapitel möchten wir näher eingehen auf die in der Einleitung bereits angedeuteten Unterschiede zwischen den eurythmietherapeutischen Angaben, die Rudolf Steiner im Heileurythmiekurs gemacht hat, und seinen konkreten Behandlungsvorschlägen am Krankenbett. Es stellt sich die Frage, wie diese Abweichungen zu erklären sind und ob sich gegebenenfalls bestimmte therapeutische Prinzipien ausmachen lassen, die ihnen zugrunde liegen. Bevor alle neunundsechzig Krankengeschichten dokumentiert werden, sollen hier daher einige grundsätzliche Überlegungen angestellt werden bezüglich der Kriterien, die Rudolf Steiner bei der Wahl der jeweils vorgeschlagenen eurythmietherapeutischen Lautfolgen geleitet haben. Ausgangspunkt dafür ist der Vergleich dreier Krankengeschichten, bei denen Rudolf Steiner trotz unterschiedlicher medizinischer Diagnose die gleiche Lautfolge für die Therapie vorgeschlagen hat. In allen drei Fällen nehmen die Angaben für die Eurythmietherapie auf die Wesensgliederkonfiguration Bezug; es steht jeweils die Regulation der Ich-Organisation im Vordergrund. Es scheint also, so unsere These, dass die Wesensgliederdiagnose für die Wahl der Eurythmietherapie eine wichtige Rolle spielt. Dazu im Folgenden das konkrete Beispiel.

Die konsonantische Lautfolge L M S R schlägt Rudolf Steiner bei drei verschiedenen Patientinnen als Therapie vor (Krankengeschichten KG 9, 10 und 50). Die drei Patientinnen, zwei von ihnen sind Schwestern, leiden unter unterschiedlichen Erkrankungen; die medizinische Diagnose ist also jeweils eine andere. Die eine der beiden Schwestern (KG 9) ist stark untergewichtig aufgrund einer schweren Essstörung, die andere (KG 50) hat rheumatische Beschwerden und eine leichte Schilddrüsenüberfunktion. Als Gemeinsamkeit, so Steiner, liegt eine luetische Grundlage* vor. Die dritte Patientin (KG 10) erhält laut Hilma Walter dieselbe Lautreihe L M S R bei der Diagnose «chronische Durchfälle». Die eurythmietherapeutischen Angaben, die Rudolf Steiner in diesen drei Fällen macht, sind also wohl kaum als symptombezogen zu verstehen. Es müssen andere Kriterien für die Verordnung gelten.

Das übereinstimmend vorgeschlagene therapeutische Konzept für die beiden Schwestern, nämlich die eurythmietherapeutische Angabe und die Injektionen mit Sassaparillwurzel D5, bezieht sich, so auch Hilma Walter,[28] auf die luetische Grundlage. In der Beschreibung der Fälle in den *Grundelementen der Heileurythmie* von Margarete Kirchner-Bockholt wird der Hinweis auf die luetische Grundlage allerdings nicht erwähnt. In ihrem Buch spricht Kirchner-Bockholt nur von einer gleichen Konstitution und stellt die für die ältere Schwester gegebene Diagnose «übersteigerte Intellektualität und Magersucht» in den Vordergrund. Die daraus entstandene Tradition zur eurythmietherapeutischen Behandlung der Anorexie muss jedoch angesichts der weiteren Belege zu Diagnose und Lautfolge hinterfragt werden. Da bei der Syphilis das Verhältnis der Ich-Organisation zum physischen Organismus ein besonderes ist, erlaubt diese Gemeinsamkeit ganz andere Rückschlüsse bezüglich der Indikation der Lautreihe L M S R. Die spezifische Wesensgliederkonfiguration bei der Syphilis hat Rudolf Steiner im Vortrag vom 31. Dezember 1923 wie folgt beschrieben:

> Die eigentliche syphilitische Erkrankung beruht im Wesentlichen darauf, dass zu stark für das Stoffwechsel-Gliedmaßen-System, vorzugsweise also für das Stoffwechselsystem, die Ich-Organisation des Menschen in Anspruch genommen wird. Gewissermaßen gleitet die Ich-Organisation des Menschen in den Unterleib hinunter. Und alle die Krankheitssymptome, die auftreten, rühren eben davon her, dass die Ich-Organisation zu stark in den Unterleib hinuntergleitet. Dadurch entstehen eben jene Prozesse, die durch die Ihnen bekannten Symptome zum Ausdruck kommen, jene Prozesse, die ein Überwiegen der Ich-Organisation über die ätherische Organisation, die in diesem Trakt des menschlichen Organismus nicht da sein soll, bewirken. Es ist eben einfach eine zu starke

28 Hilma Walter: *Die sieben Hauptmetalle. Ihre Beziehungen zu Welt, Erde und Mensch*, Dornach 1966, Nr. 142, S. 286 f.

Ich-Organisation im Sexualtrakt vorhanden. Das ist der Tatbestand. Man muss auf diesen Tatbestand zunächst sehen, weniger auf die Infektion und so weiter; auf diesen Tatbestand muss man sehen, denn der ist da. Und von diesem Tatbestand muss eigentlich die Heilung ausgehen.[29]

Es geht also im Falle der Syphilis und mithin bei den sogenannten syphilitischen Belastungen um eine veränderte Wirksamkeit der Ich-Organisation, die therapeutisch ausgeglichen werden soll. Als Schlussfolgerung kann man sagen, dass die Lautreihe L M S R in den beiden oben beschriebenen Fällen Teil des therapeutischen Konzeptes ist, und zwar, indem sie die Ich-Organisation reguliert. Die verbreitete Anwendung dieser Lautreihe bei *Anorexia nervosa* ist demzufolge nur dann sinnvoll, wenn bei diesem Krankheitsbild im konkreten Fall eine Regulation der Ich-Organisation als notwendig erachtet wird. Ob die Aussage Steiners, dass die anorektische Patientin «mehr zu sich kommen müsse», ebenfalls unter dem Gesichtspunkt des Verhältnisses der Ich-Organisation zu Ätherleib und physischem Leib betrachtet und neu verstanden werden kann, sei dahingestellt.

Was nun den dritten Fall, die Krankengeschichte 10 (ausführlich beschrieben auf S. 107), betrifft, so fällt zunächst einmal auf, dass Hilma Walter und Margarete Kirchner-Bockholt für die Behandlung unterschiedliche Lautreihen dokumentieren. Während Hilma Walter die Lautfolge L M S R angibt, notiert Kirchner-Bockholt in ihren 1962 publizierten *Grundelementen der Heileurythmie* für diese unter chronischen Durchfällen leidende Patientin die Konsonanten L S N R. Sie betont dort, dass die von ihr dokumentierte Reihe oft mit der Lautreihe L M S R verwechselt würde, und sie bezieht das N auf das Symptom des bestehenden Durchfalls, entsprechend der Angabe Rudolf Steiners im Heileurythmiekurs.[30] Die anderen Konsonanten werden von ihr hingegen nicht symptombezogen beschrieben oder interpretiert. Kirchner-Bockholt erwähnt lediglich allgemein eine «Ich-Schwäche im Seelenorganismus».

29 Rudolf Steiner: *Physiologisch-Therapeutisches auf Grundlage der Geisteswissenschaft,* GA 314, 4. Aufl. Dornach 2011, S. 201.

30 Vortrag, Dornach, 15. April 1921, in: *Heileurythmie,* GA 315, 6. Aufl. Basel 2021, S. 61.

Rudolf Steiner seinerseits hat für die Ausführung der Heileurythmie bei dieser Patientin noch angegeben, dass die Laute vor allem mit den Beinen geübt werden sollen. Er beschreibt in seiner Wesensgliederdiagnostik der Patientin, dass die Ich-Organisation nicht gut in den Organismus eingreife, die Patientin nur astralisch lebe und der Ätherleib dadurch gepresst werde. Weiterhin beschreibt er Ermüdung als einen erwünschten Zustand, um den Ätherleib als eigentlichen Heiler ‹herauszubekommen›. Für den Bezug der Wesensglieder untereinander ist Ermüdung gleichbedeutend mit einem verhältnismäßigen Abschwächen von Ich und Astralleib. Indem Ich und Astralleib sich bei Ermüdung etwas aus physischem Leib und Ätherleib lösen, wird der Ätherleib befreit, ätherische Kräfte stehen dem Organismus also wieder zur Verfügung.[31]

Bei allen drei Fällen, in denen er eurythmietherapeutisch die Lautfolge L M S R empfiehlt, geht Rudolf Steiner in der Besprechung ausführlich auf das Wesensgliedergefüge der Patientinnen ein. Er stellt jeweils einen Regulierungsbedarf bezüglich der Ich-Organisation fest, den es therapeutisch in den Griff zu bekommen gilt. Spezifische Übungen für einzelne Symptome gibt er in seinen Kommentaren hingegen keine an. So lässt sich in der Zusammenschau der drei Krankengeschichten klar ein gemeinsames therapeutisches Ziel ausmachen: die Regulation der Ich-Organisation. Bei der luetischen Grundlage der beiden Schwestern ist es ein zu tiefes Eingreifen, bei der Patientin mit den chronischen Durchfällen ein mangelhaftes Eingreifen. Wenn wir davon ausgehen, dass für alle drei Patientinnen, wie von Hilma Walter dokumentiert, dieselbe Lautreihe L M S R angegeben wurde, reguliert sich durch diese Lautfolge sowohl ein zu tiefes wie auch ein mangelhaftes Eingreifen der Ich-Organisation. Für die eurythmietherapeutische Behandlung ist hier also die Wesensgliederdiagnose das Leitprinzip. Dies lässt sich auch durch andere ausführlich dokumentierte Krankengeschichten belegen.

In der nachfolgenden Tabelle sind alle Lautfolgen aus den hier dokumentierten Krankengeschichten aufgeführt, die in Zusammenhang mit einer Regulation der Ich-Organisation stehen. Bemerkens-

31 Vgl. dazu Rudolf Steiner: *Die Geheimwissenschaft im Umriss*, GA 13, 32. Aufl., Basel 2021, S. 84.

wert dabei ist, dass Rudolf Steiner zur Regulierung der Ich-Organisation nur Konsonanten auswählt. Entsprechend der Einteilung der Konsonanten in vier grundlegende Kategorien, wie sie Steiner im dritten Vortrag des Heileurythmiekurses vornimmt, sind hier alle vier Bildungsprinzipien: Stoßlaut, Blaselaut, Wellenlaut und Zitterlaut, vertreten.[32] Die Wirkung dieser vier Konsonanten auf den Organismus und die einzelnen Organe wird im vierten Vortrag mit den Worten *regulieren* beziehungsweise *regeln* beschrieben.[33]

Die Zusammenschau der Hinweise im Heileurythmiekurs und der Verordnungen in den konkreten, hier vorliegenden Krankheitsfällen legt nahe, dass Rudolf Steiner den Behandelnden verschiedene Wege anbietet: einerseits die Behandlung von Symptomen und andererseits die konstitutionelle Behandlung eines spezifischen Wesensgliedergefüges. Diese beiden Wege schließen sich nicht aus, sondern können kombiniert werden. Sowohl die Konstitution des Patienten oder der Patientin wie auch akute Beschwerden können eurythmietherapeutisch behandelt werden. Für das Verständnis der Angaben ist das Auseinanderhalten der unterschiedlichen Herangehensweisen jedoch essenziell.

Betrachtet man alle in diesem Buch dokumentierten Fälle, so lässt sich feststellen, dass Rudolf Steiner bei der Besprechung und Behandlung konkreter, ihm persönlich vorgestellter Patienten in der Regel die Wesensgliederkonfiguration als Leitprinzip wählt. Im Heileurythmiekurs hingegen wählt Steiner einen symptombezogenen Ansatz und gibt eurythmietherapeutische Übungen an, die jeweils bei ganz spezifischen Symptomen heilsam wirken. Selbstverständlich sind die symptombezogenen Angaben des Heileurythmiekurses auch immer als systemisch wirkend, also auf den ganzen Menschen bezogen zu verstehen.

Durch diese zwei unterschiedlichen Ansätze entstehen in der Begegnung mit den Patientinnen große Möglichkeiten für die Eurythmietherapie.

---

32 Vgl. den Vortrag, Dornach, 14. April 1921, in: *Heileurythmie*, GA 315, 6. Aufl. Basel 2021, S. 43 f.

33 Vgl. die Formulierungen im Vortrag, Dornach, 15. April 1921, in: *Heileurythmie*, GA 315, 6. Aufl. Basel 2021, S. 58–61.

Tab. 1: Ich-Organisation. Schematische Darstellung der eurythmietherapeutischen Angaben Rudolf Steiners in Bezug zu klinischem Krankheitsbild und Wesensgliederdiagnostik

Diagnose	Lautreihe	Aussagen Rudolf Steiners zur Wesensgliederkonfiguration
Leichte Hyperthyreose, Ermüdbarkeit bei «luetischer Grundlage» (KG 9)	L M S R *, **	«Als Untergrund ist eine luetische Grundlage vorhanden. Dazu kommen die übrigen Symptome, die für sich behandelt werden müssen.»
Chronische Durchfälle (KG 10)	L M S R **	«Hier ist es das Ich. Sie lebt eigentlich nur so, wie wenn sie auf ihrem Körper sitzen würde mit ihrem Ich, und lebt astralisch. Alles geht darauf hin, den Ätherleib herauszukriegen.» «Wenn Sie recht müde sind, dann kriegen wir so den Ätherleib heraus, und er ist der eigentliche Heiler. Sie ist so ein bisschen, dass es presst, ihr Astralleib presst jetzt auf ihren Körper. Das ist aber ganz gut, dadurch kommt der Ätherleib mehr mit dem astralischen Leib zusammen.»
Poliomyelitis und luetische Grundlage (KG 27)	S R T **	«Die Muskeln sind ja alle da, und ich möchte bei ihr beginnen zuerst mit einer Kieselsäure-Badekur. Da kriegen wir eine Stärkung der ganzen Ich-Organisation.»
Parese nach Lumbalpunktion (KG 28)	L R T P *	«Unorientiertheit des Ich»
Hereditär progressiver Muskelschwund (KG 29)	L R T P **	«Es liegt vor bei Ihnen eine Unfähigkeit, Muskelsubstanz zu bilden. Es gibt einen aufsteigenden und absteigenden Prozess in der Muskelbildung. Das Eiweiß wird im Ätherleib zu einer gewissen Stufe gebracht, dann greift der Astralleib ein. Und sobald es in den Astralleib kommt, wird es wieder abgebaut, wird es von der astralischen und Ich-Organisation durchströmt und durchlebt. Und das Letztere geschieht bei ihm nicht.»

Diagnose	Lautreihe	Aussagen Rudolf Steiners zur Wesensgliederkonfiguration
Epilepsie (KG 32)	S R L M ***	«Also alles, was die Ich-Organisation fördert.»
Anorexia nervosa bei «luetischer Grundlage» (KG 50)	L M S R *, **	Sie «muss mehr zu sich kommen». «Als Untergrund ist eine luetische Grundlage vorhanden. Dazu kommen die übrigen Symptome, die für sich behandelt werden müssen.»

* Handschriftliche Eintragung Rudolf Steiners auf der Patientenkarte
** Durch Hilma Walter dokumentierte Äußerung von Rudolf Steiner
*** Äußerung von Rudolf Steiner; handschriftliche Eintragung auf Patientenkarte durch Friedrich Husemann

Polare Bewegungsdynamiken bei Paresen und Störungen der Atemorganisation

In diesem Kapitel werden eurythmietherapeutische Angaben fallübergreifend in Beziehung zueinander gesetzt, um so zu einer Charakterisierung der übergeordneten Bewegungsdynamik zu gelangen.

Von den 69 Krankengeschichten mit eurythmietherapeutischen Angaben Rudolf Steiners, die vorliegen, betreffen neun unterschiedliche Fälle von Paresen. Für all diese Formen von partiellen Lähmungen gibt Rudolf Steiner je eine spezifische Konsonantenreihe. Der genauen Lautfolge kommt dabei eine Bedeutung zu, die im Folgenden im Hinblick auf das methodische und dynamische Vorgehen in der Therapie diskutiert werden soll. Im Mittelpunkt steht dabei der Fall einer Patientin mit Multipler Sklerose, für den eine Fülle von Material überliefert und hier ausführlich dokumentiert ist (siehe Krankengeschichte KG 24, S. 197). Am Beispiel dieser Krankengeschichte möchten wir eine eurythmietherapeutische Kontextualisierung vornehmen. Vergleichend werden dazu alle uns bekannten eurythmietherapeutischen Angaben Rudolf Steiners für Patientinnen und Patienten mit Paresen zusammengetragen und in einer Tabelle wiedergegeben (Tabelle 2). Danach wird die Frage gestellt, ob sich daraus der eurythmietherapeutische Prozess, den Rudolf Steiner bei Paresen anregt, besser verstehen lässt. Anschließend werden die eurythmietherapeutischen Angaben, die Rudolf Steiner bei Störungen der Atemorganisation gegeben hat, aufgelistet (Tabelle 3) und hinsichtlich des eurythmietherapeutischen Bewegungsprozesses untersucht. Am Schluss werden beide Bewegungsdynamiken nebeneinandergestellt. Das Material der Krankengeschichte 24 wird hier hinsichtlich der Details und des spezifischen Krankheitsverlaufs vorausgesetzt.

Die Patientin ist aller Wahrscheinlichkeit nach an einer schubförmigen Multiplen Sklerose erkrankt, wobei sich anhand der überlieferten Krankenakten nicht mit Sicherheit sagen lässt, ob eine sekundäre Progredienz vorliegt. Es besteht jedenfalls, was die spezifische Diagnose der Parese betrifft, eine spastische Lähmung bei nicht infektiöser, autoimmunbedingter Erkrankung.

Zu dieser Krankengeschichte gibt es sehr viele und ausführliche Hinweise bezüglich Diagnostik und Therapie, sowohl medizinische als auch eurythmietherapeutische. Von Rudolf Steiner liegen im Rahmen der Diagnostik eine Beschreibung der Wesensglieder sowie sehr konkrete Angaben für eine medikamentöse und eurythmietherapeutische Behandlung vor. Als Medikament empfiehlt Steiner Injektionen von *Medulla oblongata* und erläutert zugleich, welchen Tieren das Rückenmark entnommen werden kann und welche Wirkung auf die Wesensglieder dadurch intendiert wird. Bezüglich der Eurythmietherapie gibt es nicht nur eine Lautfolge von Rudolf Steiner, sondern auch Angaben zur meditativen Ausführung dieser Lautfolge. Weiterhin finden sich in der Dokumentation des Therapieverlaufs durch Margarete Bockholt und in den Aufzeichnungen von Hilma Walter Notizen zum weiteren Befinden der Patientin und ihrem neuerlichen Klinikaufenthalt im Jahr 1927 sowie der Hinweis, dass sie einige Jahre später verstorben sei. Zur Konstitution der Patientin gibt es allerdings keine genaueren Angaben.

Wenn wir die von Rudolf Steiner handschriftlich notierte Lautfolge L S R T (vgl. Abb. S. 205) mit der von Margarete Kirchner-Bockholt überlieferten (T L R S) vergleichen, fällt auf, dass die Konsonanten zwar übereinstimmen, ihre Reihenfolge jedoch von Kirchner-Bockholt abweichend wiedergegeben ist. Umso erstaunlicher ist die Bemerkung von Kirchner-Bockholt, dass die Reihenfolge T L R S – sie betont dies in ihrem Buch *Grundelemente der Heileurythmie* ausdrücklich – die ursprüngliche Angabe gewesen sei. Tatsächlich notiert Kirchner-Bockholt die Angabe T L R S nicht nur in den *Grundelementen der Heileurythmie,* sondern auch zu Beginn des Therapieverlaufs im Behandlungsbuch Heileurythmie. Dass Margarete Kirchner-Bockholt das Behandlungsbuch um 1960 beim Verfassen ihres Buches zur Verfügung stand, wird daran deutlich, dass sie in *Grundelemente der Heileurythmie* die Behandlungsnotizen einer anderen Therapeutin aus dem Buch wörtlich zitiert.[34] Die Patientenkarte mit der Lautfolge in der Handschrift von Rudolf Steiner lag ihr hingegen höchstwahrscheinlich nicht vor, da sie sich sonst in ihrem Buch daran orientiert hätte.

Aus dem von Margarete Bockholt 1923 aufgezeichneten Therapieverlauf wird jedoch deutlich, dass sie in der Arbeit mit der Patientin die Reihenfolge der Übungen nochmals anders aufgebaut hat. In den fast zwei Monaten der Therapie übt sie die Laute mit der Patientin in der Reihenfolge L S T R, also näher an den Angaben Rudolf Steiners, aber von diesen ebenso abweichend wie von ihren späteren Notizen.

Auch Hilma Walter weicht in ihren Notizen von der ursprünglichen Angabe Rudolf Steiners ab. In den alphabetisch geordneten Notizbüchern, in denen sie die Fälle und Therapien wiederholt neu zusammenstellt, schreibt sie neben der korrekten Wiedergabe der von Rudolf Steiner auf der Patientenkarte notierten Reihenfolge L S R T auch einige Male, wohl versehentlich, L R S T.

Natürlich ist es in der konkreten Arbeit mit den Patientinnen und Patienten selbstverständlich, dass die Therapie sich jeweils an deren aktuellen Möglichkeiten und Bedürfnissen orientiert; es ist also verständlich, wenn Margarete Bockholt in der Praxis mit der Patientin von den Angaben Rudolf Steiners abgewichen ist und die Laute so geübt hat, wie es den Möglichkeiten der Kranken entsprach. Tatsächlich hat sie die ersten beiden Laute in der von Steiner angegebenen Reihenfolge geübt und ist erst danach von dieser abgewichen.

Da sie in *Grundelemente der Heileurythmie* die vermeintlich ursprüngliche Reihenfolge so deutlich betont, lässt sich vermuten, dass sie den jeweiligen Reihenfolgen sehr wohl eine Bedeutung zumaß. Allerdings traten in der Praxis Ungenauigkeiten auf, deren Ursache unklar bleibt.

Setzt man voraus, dass Rudolf Steiner seinerseits der Reihenfolge der Konsonanten als Komposition zumindest eine gewisse Bedeutung beigemessen hat, stehen wir vor der Aufgabe, diese Bedeutung herauszufinden, um mit dem Kompositionsprinzip möglicherweise auch einen Schlüssel für ein eurythmietherapeutisches Vorgehen in

34 Siehe KG 45, S. 346.

die Hand zu bekommen. Ausgehend vom Heileurythmiekurs, wäre hier zunächst die Unterteilung der Konsonanten in unterschiedliche Lautgruppen zu berücksichtigen. Relevant ist hier vor allem die Einteilung in Stoß-, Blase-, Zitter- und Wellenlaute.[35] Diese Einteilung in Stoß-, Blase-, Zitter- und Wellenlaute weist auf dynamische Verhältnisse im Sinne der von Rudolf Steiner dargestellten Ätherarten hin.[36] Die Stoßlaute, die in ihrer Gestaltung aus der Bewegung zur Form kommen, zeigen so ein Verhältnis zum Lebensäther. Polar stehen dazu die Blaselaute in ihrem Verhältnis zum Wärmeäther. Klang- und Lichtätherdynamik wiederum zeigen sich in den Bewegungen des Wellenlautes L beziehungsweise des Zitterlautes R.

Im angesprochenen Fall der Lähmung bei Multipler Sklerose beginnt die eurythmietherapeutische Lautreihe mit dem Wellenlaut L. Auch in anderen Fällen von Paresen empfiehlt Rudolf Steiner Konsonantenreihen, die mit dem L beginnen. Bei einer dieser Krankengeschichten hat Kirchner-Bockholt die Reihenfolge ebenfalls abweichend notiert. Es handelt sich um einen Patienten, der unter progressivem Muskelschwund leidet (KG 29, S. 242) und der die gleiche eurythmietherapeutische Lautfolge ausführen soll wie ein 17-jähriger Patient, dessen Lähmung von einer Lumbalpunktion herrührt (KG 28, S. 230). Auf der Patientenkarte des 17-Jährigen ist in der Handschrift von Rudolf Steiner die Lautfolge L R T P notiert. Kirchner-Bockholt hingegen schreibt sowohl im Behandlungsbuch wie auch später in *Grundelemente der Heileurythmie* die Reihenfolge P T L R auf.

Auffällig ist nicht nur, dass Rudolf Steiner in diesen beiden Fällen von Lähmung eine Lautfolge gibt (L S R T und L R T P), die mit dem Wellenlaut beginnt, sondern dass er zudem die Stoßlaute am Ende platziert, während diese bei Kirchner-Bockholt in beiden Fällen am Anfang stehen.

Die nachfolgende Zusammenstellung der eurythmietherapeutischen Angaben Rudolf Steiners bei Erkrankungen mit Lähmungserscheinungen zeigt, welche Lautfolgen von ihm in diesen Fällen

35 Vgl. dazu den dritten Vortrag des *Heileurythmiekurses*, GA 315, 6. Aufl. Basel 2021, S. 41–47.

36 Ernst Marti: *Die vier Äther. Zu Rudolf Steiners Ätherlehre*, 8. Aufl. Stuttgart, 2016.

überhaupt gegeben wurden (siehe Tabelle 2). Deutlich wird bei der Zusammenstellung auch, dass diese Reihen nie mit einem Stoßlaut beginnen. Die härteren Stoßlaute kommen vielmehr immer am Ende der Lautfolge. Eine Ausnahme ist der weiche Stoß- bzw. Lebensätherlaut M. Bei dem Prozess, den Rudolf Steiner bei Paresen anregt, wird also erst am Ende die Lebensätherdynamik eingesetzt und nicht, wie die Angaben bei Kirchner-Bockholt nahelegen, am Anfang.

Weiterhin fällt auf, wie häufig der Lichtätherlaut R in diesen Reihen auftaucht, meist direkt vor dem Lebensätherlaut. Einzig beim letzten der hier aufgelisteten Fälle kommt er nicht vor, und auch bei den beiden allgemeinen Angaben, Konsonanten zu üben, wird das R natürlich nicht explizit genannt.

Der erste Fall der Tabelle (KG 23) ist der einzige, bei dem auch Vokale angegeben werden, jeweils im Wechsel auf zwei Konsonanten folgend. Dieser Fall ist der vierte in dem von Rudolf Steiner und Ita Wegman gemeinsam verfassten Buch *Grundlegendes für eine Erweiterung der Heilkunst*,[37] und er wird dort ausführlich beschrieben.

Der oben genannten Patientin mit Multipler Sklerose (KG 24) wird empfohlen, die eurythmietherapeutische Lautfolge (L S R T) zunächst als Meditation zu machen und sich meditativ auch mit dem Thema «Wärme» zu beschäftigen. Durch die Angabe, dass die Patientin die eurythmietherapeutischen Konsonantenbewegungen zuerst meditativ aufnehmen soll, wird deutlich, dass Rudolf Steiner die Wirkung von bewusstseinsbasierten, imaginativen Lautbewegungen schon 1923 in die Therapie miteinbezogen hat.

37 Rudolf Steiner, Ita Wegman: *Grundlegendes für eine Erweiterung der Heilkunst nach geisteswissenschaftlichen Erkenntnissen*, GA 27, 8. Aufl. Basel 2014, S. 107–114.

Tab. 2: Paresen. Eurythmietherapeutische Angaben Rudolf Steiners bei verschiedenen Formen von Paresen (im Vergleich mit der Überlieferung durch Margarete Kirchner-Bockholt)

Diagnose	Angabe Rudolf Steiner	Angabe bei Margarete Kirchner-Bockholt
Spastische Parese rechts, Postenzephalitis (KG 23)	S M A / L M I / T M U (****)	S M A / L M I / T M U
Multiple Sklerose (KG 24)	L S R T (*)	T L R S
Pseudotabes (KG 25)	L M R S (***)	–
Polioenzephalitis (KG 26)	Konsonanten mit dem Stab (**)	Konsonanten mit dem Stab
Poliomyelitis und luetische Grundlage (KG 27)	S R T (**)	S R T
Parese nach Lumbalpunktion (KG 28)	L R T P (*)	L R T P
Progressive Muskeldystrophie (KG 29)	L R T P (**)	P T L R
Progressive Muskelatrophie (KG 30)	R M B (**)	R M B
Hysterische Lähmung (KG 53)	Konsonanten in der Vorstellung (**)	Konsonanten in der Vorstellung

* Handschriftliche Eintragung auf der Patientenkarte durch Rudolf Steiner

** Durch Hilma Walter dokumentierte Äußerung von Rudolf Steiner

*** Äußerung von Rudolf Steiner; handschriftliche Eintragung auf Patientenkarte durch Hilma Walter

**** Äußerung von Rudolf Steiner; handschriftliche Eintragung auf Patientenkarte durch Margarete Bockholt

Nachdem sich gezeigt hat, dass bei der Behandlung von Paresen eine spezifische Bewegungsdynamik im Vordergrund steht, ist es aufschlussreich, die eurythmietherapeutischen Angaben zu den Störungen der Atemorganisation danebenzustellen (Tabelle 3). Bei den Reihenfolgen der hier gegebenen Lautfolgen fällt auf, dass sie jeweils stoßlautig beginnen und damit also bewegungsdynamisch polar angeordnet sind zu den Lautfolgen bei Paresen, die stoßlautig enden.

Tab. 3: Störungen der Atemorganisation. Eurythmietherapeutische Angaben Rudolf Steiners bei verschiedenen Formen gestörter Atemorganisation (im Vergleich mit der Überlieferung durch Margarete Kirchner-Bockholt)

Diagnose	Angabe Rudolf Steiner	Angabe bei Margarete Kirchner-Bockholt
Asthma bronchiale (KG 1)	K R A**	
Allergische Rhinopathie (KG 2)	T S R M A**	T S R M A
Kurzatmigkeit (KG 3)	M N R **	R M L
Stottern (KG 4)	G K A I**	G K A I

** Durch Hilma Walter dokumentierte Äußerung von Rudolf Steiner

Angesichts der Gemeinsamkeiten der hier dokumentierten Angaben Rudolf Steiners zur Behandlung von Störungen der Atemorganisation mit durchweg stoßlautigem Beginn ist die heute traditionell bei Asthma angewendete Lautfolge L A O U M zu hinterfragen. Diese bewährte und aus der Lautdynamik auch verständliche Reihe wird von der Ärztin Maria Glas ausführlich beschrieben, wobei sie die Lautfolge allerdings als L L L A O U M angibt.[38] Sowohl die Lautfolge selbst

38 Maria Glas: *Experience in Remedial Eurythmy*, Privatdruck Stroud/Gloucestershire. 1971, S. 26 f. Glas weist in ihrer Beschreibung darauf hin, dass diese Lautfolge L L L A O U M bei kindlichem Asthma erfolgreich sei.

wie auch die von Glas verwendeten Bilder («nach den Sternen greifen im A, das Geschenk in den Armen halten im O») sind zwar weit verbreitet; im eurythmietherapeutischen Zusammenhang lassen sie sich jedoch nicht auf Rudolf Steiner zurückführen, sie werden weder im Heileurythmiekurs noch bei einzelnen Patienten so angeregt. Bei einem Patienten mit Asthma bronchiale, dessen Krankengeschichte hier dokumentiert ist (KG 1), empfiehlt Rudolf Steiner vielmehr die Lautfolge K R A, die der oben entwickelten Logik polarer Bewegungsdynamik folgt.

In der Gesamtschau jener Krankengeschichten, die sich im engsten Sinne auf das rhythmische System beziehen (KG 1, 2, 3 und 6: O S R), fällt auf, dass Rudolf Steiner den Konsonanten R bei der Eurythmietherapie durchweg einsetzt, den sonst sehr häufig verordneten Wellenlaut L jedoch nicht.

Eurythmietherapie mit Beinen und Füßen

In elf der in diesem Buch zusammengestellten Krankengeschichten macht Rudolf Steiner ergänzend zu der von ihm vorgeschlagenen Eurythmietherapie und den jeweiligen Lautfolgen spezifische Angaben zur Ausführung, nämlich, die eurythmietherapeutischen Bewegungen jeweils mit den Beinen beziehungsweise Füßen zu gestalten.

Die folgende Liste stellt all jene eurythmietherapeutischen Empfehlungen Rudolf Steiners zusammen, bei denen eine Ausführung mit den Beinen oder Füßen explizit empfohlen wurde. Mit aufgelistet sind jeweils Angaben zur Erkrankung – die Ausführungsangaben beziehen sich alle entweder auf epileptische Erkrankungen oder solche des Magen-Darm-Traktes – sowie zur Wesensgliederkonfiguration und zu seelischen Aspekten, falls überliefert. Wie die Bewegungen bei den einzelnen Patientinnen und Patienten genau ausgeführt wurden, ist nicht überliefert.

Bei drei Fällen, in denen eine spezielle Ausführung mit den Beinen oder Füßen empfohlen wird, liegt ein Anfallsleiden vor, bei acht Fällen eine Verdauungsstörung (entweder Neigung zu Durchfall oder zu Verstopfung). Bei acht Fällen wird eine besondere seelische Situation benannt, die immer den Charakter einer besonderen Wachheit zeigt. Das weist auf einen Astralleib hin, der weniger leibwirksam, sondern bewusstseinsbildend tätig ist. Auch bei epileptischen oder epileptiformen Anfällen gelingt es dem Astralleib nicht, vollständig im Leib tätig zu sein. Was die Verdauungsstörungen betrifft, so handelt es sich bei den Verstopfungen um ein zu schwaches Eingreifen und bei den Durchfällen um ein zu starkes Eingreifen des Astralleibes.[39]

39 «[...], wenn das Ätherische vom Astralischen zu stark beeinflusst wird; das ist dann der Fall, wenn sich das Astralische sehr stark in der Darmorganisation zum Ausdruck bringt, wenn man also bei jeder Gelegenheit, wo man ein bisschen Angst hat, gleich Durchfälle kriegt.» Rudolf Steiner: Vortrag, Dornach, 28. Oktober 1922, in: *Heileurythmiekurs,* GA 315, 6. Aufl. Basel 2021, S. 123.

Die Zusammenschau der Fälle zeigt auf, dass die Übungen, die speziell mit den Beinen oder Füßen ausgeführt werden sollen, eine Regulation der Astralleibtätigkeit zum Ziel haben.

Tab. 4: Eurythmietherapie mit Beinen und Füßen. Krankengeschichten mit eurythmietherapeutischen Angaben für Beine und/oder Füße im Bezug zur jeweiligen Wesensgliederorganisation

KG Nr.	**Eurythmie-therapie**	**Epilepsie**	**Verdauung**	**Seelische Aspekte**	**Wesensglieder, Konstitution, Bemerkungen**
10	LMSR mit Beinen und Armen	–	Chronische Durchfälle	seelisch labil	«wie wenn sie auf ihrem Körper sitzen würde mit ihrem Ich, und lebt astralisch»
19	Konsonanten und Fußheil-eurythmie	–	Bauchbe-schwerden, dünner Stuhlgang	«kritisch», star-ke Müdigkeit bis zu Schwin-delanfällen, Angstgefühle	Klimakterium*
33	I A U mit den Beinen L M R mit den Armen	Epilep-tiforme Anfälle	schlechte Verdauungs-tätigkeit	lebhaft, in der Schule sehr aufgeweckt, sehr reif und gründlich im Urteil	Anfälle vor und während der Menstruation
34	A mit den Beinen	Epilepsie	Stuhlgang hart und träge	kindlich, heiter, ausgelassen (bis zur Über-treibung)	Astralleib im Kopf zu stark gelockert und dadurch Anlass zur trägen Verdauung und rückwirkend nach oben zu den Krampfanfällen Störungen in der sexuellen Entwicklung

KG Nr.	Eurythmie-therapie	Epilepsie	Verdauung	Seelische Aspekte	Wesensglieder, Konstitution, Bemerkungen
35	A mit den Beinen springen	Epilepsie	Verdauung neigt zu Verstopfung	Anfälle meist in Zusammenhang mit der Periode und nach seelischen Emotionen	Anfälle meist in Zusammenhang mit der Periode und nach seelischen Emotionen.
45	IOA LMS (Beinbewegung nicht näher definiert)	–	Neigung zu Durchfällen	Schwindelanfälle, Angstzustände, Weinkrämpfe, Pavor nocturnus	«nicht genug Sauerstoff im Kopf» starke Eigenwirkung und Überempfindlichkeit des Astralleibes bei einer schwachen Ich-Organisation
47	Beinübungen, viel E	–	Verdauung ist träge, mit vielen Gasen	schnell im Auffassen, willensstark, heiterer Stimmung	Gestörtes Gleichgewicht zwischen Astral- und Ätherleib, verursacht durch mangelhafte Ausbildung der embryonalen Ernährungsorgane, der Allantois
54	Heileurythmie Beine, Füße	–		nervöses Verhalten	Sulfurische Konstitution
58	S U, L A mit den Füßen	–			
60	RLMN hauptsächlich mit den Beinen	–			

KG Nr.	Eurythmie-therapie	Epilepsie	Verdauung	Seelische Aspekte	Wesensglieder, Konstitution, Bemerkungen
68	LSNM Beinübungen	Albuminurie	Erhält Clairo-Tee	–	

Um die Gründe für diese besondere Art der Ausführung und deren Wirkungsweise verstehen zu können, sind die Erklärungen Rudolf Steiners im Heileurythmiekurs hilfreich. Das polare Wirkprinzip wird an verschiedenen Stellen benannt. Im fünften Vortrag dieses Kurses zeigt er zwei Übungen auf – B mit Beinbeugung und M mit Kopfschütteln –, deren Wirksamkeit sich jeweils auf Körperregionen bezieht, die den bewegten Körperteilen entgegengesetzt wird.[40] Gegen Kopfschmerzen wird eine Beugung der Beine angegeben, und bei Unregelmäßigkeiten im Bauch, die sich durch Schmerzen äußern, empfiehlt Steiner eurythmietherapeutisch eine Beugung des Kopfes. Im Vortrag vom 28.10.1922[41] werden weitere Beispiele angeführt. So sind es hier die Übungen für das Schielen, bei welchen Steiner einer Ausführung der I-Bewegung mit den kleinen Zehen die größte Wirkung zuschreibt. Für Zuckungen im Kopf wird das U mit den Beinen empfohlen. Das Prinzip fasst er an dieser Stelle folgendermaßen zusammen: «Für alles dasjenige, was im unteren Menschen abnorm ist, wirkt normalisierend dasjenige, was im oberen Menschen als Ausgleich geschaffen wird, und umgekehrt.»[42]

Die Konsonantenbewegungen mit den Beinen wirken also einerseits allgemein den Astralleib regulierend und berücksichtigen andererseits auch eine polare Wirksamkeit auf den Kopfbereich.

Für den Konsonanten L liegt, was die Angaben Rudolf Steiners bezüglich der Ausführung betrifft, eine besondere Situation vor, die im Folgenden kurz dargestellt wird. Schon früh, in den Anfangszeiten

40 Rudolf Steiner: Vortrag, Dornach, 16. April 1921, in: *Heileurythmie,* GA 315, 6. Aufl. Basel 2021, S. 70.

41 Rudolf Steiner: Vortrag, Dornach, 28. Oktober 1922, in: *Heileurythmie,* GA 315, 6. Aufl. Basel 2021, S. 123.

42 Ebd., S. 121.

der Eurythmie, gab Steiner eine Reihe von Hinweisen zur Qualität und Ausführung eurythmischer Gebärden, so auch zum L. Am zweiten Tag des sogenannten Dionysischen Kurses, den er vom 16. bis 24. September 1912 in Bottmingen bei Basel abhielt, besprach Rudolf Steiner zwei Konsonantenreihen: «die anregende und die beruhigende Reihe» (siehe Kapitel «Lautfolgen in der Eurythmie und Eurythmietherapie», S. 34). Für den Laut L ist folgende Aussage überliefert: «Nur dürfen sie diesen Laut nie mit den Füßen ausdrücken wollen».[43] In einer dazu vorliegenden handschriftlichen Notizbucheintragung Steiners heißt es: «L kann man nie mit Füßen markieren».[44] Diese beiden Zitate aus der Anfangszeit der Eurythmie können als Widerspruch zu den über zehn Jahre später gegebenen Empfehlungen an Patienten verstanden werden. Denn bei den hier behandelten Krankengeschichten KG 10, 58, 60 und 68 wird als einer der Laute, die mit den Beinen und Füßen bewegt werden sollen, auch das L genannt.

Um diese Unstimmigkeit zu verstehen, sollte zunächst einmal der Kontext berücksichtigt werden, in dem die Konsonantenbewegungen 1912 ganz aus einem seelischen Erleben und mit Naturbildern eingeführt wurden. Weiterhin sind die verwendeten Verben «ausdrücken» und «markieren» zu beachten, mit denen gerade das Gegenteil einer nach innen gerichteten therapeutischen Wirksamkeit beschrieben wird. Außerdem muss die Entwicklung der Eurythmie hin zur Eurythmietherapie mit ihren Bewegungsmetamorphosen berücksichtigt werden sowie die individuelle Situation der Patientinnen und Patienten.

43 Rudolf Steiner: *Die Entstehung und Entwickelung der Eurythmie*, GA 277a, 3. Aufl. Dornach 1998, S. 22f.

44 Die handschriftlich überlieferte Notiz Rudolf Steiners ist wiedergegeben in dem Band: *Die Entstehung und Entwickelung der Eurythmie*, GA 277a, 3. Aufl. Dornach 1998, S. 22.

1 Asthma bronchiale

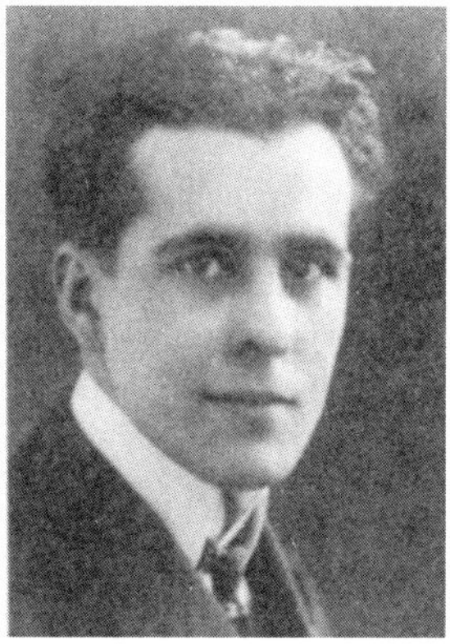

Martin Borchart

Der Patient hatte zwei Beratungen mit Rudolf Steiner. Die erste Besprechung fand im Klinisch-Therapeutischen Institut in Stuttgart im September 1923 statt, die zweite ein Jahr später, im September 1924, nun im Klinisch-Therapeutischen Institut in Arlesheim. In Stuttgart wurde der Patient vom 29. August bis zum 22. November 1923 stationär behandelt. Am 18. September 1923 wurde er Rudolf Steiner vorgestellt.

Martin Borchart (1894–1971) ist 29 Jahre alt, als er sich in Stuttgart vorstellt; es wird eine ausführliche Anamnese erhoben und Asthma bronchiale* diagnostiziert. Borchart lebt zu dieser Zeit in Dresden und wird als großer, jugendlich aussehender Mann beschrieben, gut ernährt, mit dunkler Haarfarbe und dunklen Augen. Seit sieben Jahren leidet er immer wieder unter Asthmaanfällen, die erstmals 1916, während des Ersten Weltkriegs, bei einem «Übungskurs für den Gaskampf» auftraten. In den vergangenen zwei Jahren sind die Anfälle vermehrt aufgetreten, und zwar seitdem Borchart sein Theologiestudium beendet hat und von Marburg nach Dresden gezogen ist, wo der geweihte Priester der Christengemeinschaft mit dem Aufbau einer Gemeinde beschäftigt ist, und sie verschwinden, wenn er die Stadt verlässt oder auch nur sich an dem höher gelegenen rechten Elbufer aufhält.[1] Die Asthmaanfälle treten meistens in der Nacht zwischen drei und vier Uhr auf. Rudolf Steiner nimmt in seinen Therapievorschlägen auf die Wesensglieder Bezug und äußert, dass

1 Zur Biografie Martin Borcharts siehe auch Rudolf F. Gädeke: *Die Gründer der Christengemeinschaft. Ein Schicksalsnetz. 48 Kurzbiografien,* 2. Aufl. Stuttgart 2021, S. 255–264.

die Schwierigkeit des Ausatmens durch eine Verstärkung der astralischen Tätigkeit in den Bronchien behandelt werden soll. Er empfiehlt Arsen in Form von Inhalationen mit Levico-Wasser, um diese Tätigkeit anzuregen. Für den Bronchialkatarrh wird dazu noch Zinnober D20 gegeben. Dazu soll der Patient in der Eurythmietherapie die Lautfolge K R A ausführen.

Die Krankengeschichte

Unveröffentlichte Quellen: Patientenkarte (unausgefüllt; IWA.01.D.03.11), maschinenschriftlicher Bericht über das Stuttgarter Gespräch mit Rudolf Steiner (IWA.01.D.03.01), kurzer Bericht in Zusammenstellung von Behandlungsempfehlungen Rudolf Steiners (IWA.07.D.01.02), Notizbucheintragungen Hilma Walters (IWA.03.D.01.02, NB II, III, S. 174 und IV), Brief Borcharts an Ita Wegman vom 22. September 1924, den dieser im Vorfeld seiner Behandlung in Arlesheim an Ita Wegman schickte (IWA.01.D.03.11).

Veröffentlichte Quellen: A. G. van Degenaar: Krankengeschichten, *Nr. 14, S. 21f.; Hilma Walter:* Die sieben Hauptmetalle, *Nr. 86, S. 253. Die Wiedergabe der Krankengeschichte folgt der Darstellung Hilma Walters.*

Asthma bronchiale

Anamnese: Die ersten Asthmaerscheinungen traten mit 22 Jahren (1916) während eines Übungskurses für den Gaskampf auf. Alle Symptome vergingen aber damals nach einstündiger Ruhe wieder vollständig.

Während eines Aufenthaltes in Marburg, 24- bis 28-jährig, wieder dreimal Asthmaanfälle in Verbindung mit starkem Bronchialkatarrh*. Mit 28 Jahren Übersiedlung nach Dresden. Dort war er seitdem jeden Monat vielleicht nur 14 Tage frei von Asthma. Die Anfälle verschwanden, sobald der Patient von Dresden abreiste. Nach der Rückkehr stellten sie sich anfangs erst am dritten Tag wieder ein, neuerdings aber schon in der ersten Nacht. Die Zeit der Anfälle ist meist zwischen 3 und 4 Uhr morgens. Sie halten oft wochenlang an, sodass der Patient manchmal schon acht bis zehn Nächte auf einem Stuhl zubrachte.

Eine Behandlung mit Asthma-Injektionen (Prunus spinosa, Nicotiana, Gencydo) durch das Klinisch-Therapeutische Institut in Stuttgart brachte insofern eine Besserung, als die Anfälle während der Zeit der Einspritzungen nicht mehr so stark waren wie vorher. Aber der Bronchialkatarrh blieb bestehen.

Der Patient ist von großer, stattlicher Statur, in gutem Ernährungszustand. Sein Aussehen ist relativ jugendlich, seine Haare und Augen sind dunkel.

Im September 1923, anlässlich einer Beratung im Klinisch-Therapeutischen Institut in Stuttgart, riet Dr. Steiner damals zu Levico-Inhalationen, und zwar jeden Tag ein Mal, so zubereitet: das Wasser zum Kochen bringen, das Levicowasser hineingeben und schütteln, sodass das Wasser aber kochend bleibt und der Patient den Dampf inhaliert. Auf einen Liter Wasser 1/5 Liter Levicowasser. Für den Bronchialkatarrh außerdem noch Zinnober D12 (Degenaar).

Dazu sagte Dr. Steiner u. a.: «Es handelt sich um eine Schwierigkeit des Ausatmens. Wenn man eine Zeit lang dieses Hindernis wegbringt, wird es nachher besser gehen. Arsen soll eine regere Intensität seiner astralischen Tätigkeit in den Bronchien bewirken und dadurch die Hemmungen für die Ausatmung wegschaffen.»

November/Dezember 1923 war der Patient im Engadin wegen einer Dämpfung* der linken Lungenspitze.

Januar 1924 eine leichte Lungenentzündung.

September 1924 ist es so: Wenn der Patient sich in einem Vorort von Dresden aufhält, der auf das rechte Elbufer etwa 100 m höher liegt, ist er anfallsfrei, auch wenn er ab 11 Uhr vormittags den Tag in Dresden verbracht hat. Doch sobald er versucht, eine Nacht in Dresden zu bleiben, kommt der Anfall in der Nacht. Deshalb empfiehlt Dr. Steiner: Levico-schwach-Wasser einen Teelöffel auf ¼ Glas Wasser in drei Portionen täglich einnehmen. Als Heileurythmie: K R A.

Ergänzendes Material

Aufzeichnung des Gesprächs mit Rudolf Steiner

In der Mappe «Patientenbesprechungen mit Dr. Steiner» (IWA.01.D.03.01) finden sich Aufzeichnungen Hilma Walters von einem Gespräch Martin Borcharts mit Rudolf Steiner, das laut handschriftlicher Notiz auf einem der Typoskripte am 18. September 1923 in Stuttgart stattgefunden hat.

[Borchart]: Ich habe Asthma und dies jetzt besonders in Dresden. Und ich möchte fragen, ob es notwendig wäre, zu wechseln mit der Stadt?

Dr. Steiner: Sie haben also entschieden bemerkt, dass es schlimmer geworden ist in Dresden?

– Ja.

– Seit wann haben Sie das Asthma?

– Das Asthma ist mit 22 Jahren aufgetreten bei einem Gaskursus.

– Früher hatten Sie keine asthmatischen Anfälle?

– Nein.

– Wie lange ist das her?

– Seit sieben Jahren.

– Und es ist bald nach diesem Gaskursus das Asthma aufgetreten?

– Während des Kursus, dann eine Pause längere Zeit. Dann wurde ich Flieger und da wurde ich ab und zu kurzatmig.

– Haben Sie schon Kuren probiert?

– Jetzt vor ganz kurzer Zeit habe ich mit dem Asthma-Mittel (Injektionen mit Zitrone, Prunus spinosa und Tabak) angefangen. Da hatte ich während der Zeit der Einspritzungen niemals so starke Anfälle wie vorher. Aber trotzdem hatte ich meinen Bronchialkatarrh.

– Und jetzt haben Sie wieder Asthma?

– Nein, wenn ich weg bin von Dresden nicht, da geht es besser.

– Also ich glaube, dass da gleich helfen würden Arsenik-Inhalationen.

[wahrscheinlich die anwesende Ärztin]: Mit Levico-Wasser?

– Ja ... In diesem Fall können Sie einfach das Wasser zum Kochen bringen, das Levico-Wasser hineinbringen und schütteln, so, dass es aber kochend bleibt und er den Dampf inhaliert. Ich denke auf ein Liter Wasser ein fünftel Liter Levico-Wasser. Ich glaube davon wird er gesund, ohne wegzugehen von Dresden. Jeden Tag einmal eine Inhalation. Ich glaube, dass dies wesentlich darin besteht. Spüren Sie nicht etwas, wie wenn Ihnen wehtäte das Ausatmen?

– Ja. Das Ausatmen macht mir Schwierigkeiten.

– So, wie wenn das Ausatmen anstoßen würde an die Atmungswerkzeuge? Wenn man diese Versteifung, dieses Hindernis wegschafft, dann wird es ganz gut gehen. Für den Bronchialkatarrh Nr. 72[2] (Zinnober D20).

---

2 Die Nummer verweist auf die Klassifizierung der ersten Heilmittel in der sogenannten Arlesheimer Nummernliste (IWA.01.D.03.05), in der die medizini-

Eurythmietherapie

K R A

Notizbücher Hilma Walter

In drei Notizbüchern Hilma Walters wird die Reihe K R A als eurythmietherapeutische Lautfolge für Martin Borchart angegeben.

Kommentar

Diese Krankengeschichte ist die einzige, bei der eine gesicherte eurythmietherapeutische Angabe von Rudolf Steiner bezüglich Asthma bronchiale vorliegt. Asthma wird von Steiner als eine Verkrampfung beschrieben, als eine «Überwirkung», bei der der Nerven-Sinnes-Prozess in den Atmungsprozess gerutscht sei.[3] Die empfohlene Verstärkung der Gliedmaßentätigkeit ist hier als polarer Behandlungsansatz zu verstehen (vgl. dazu ausführlich das Kapitel «Polare Bewegungsdynamiken bei Paresen und Störungen der Atemorganisation», S. 44).

Der Hinweis Steiners, dass die astralische Tätigkeit in den Bronchien verstärkt werden soll, stimmt mit der eurythmietherapeutischen Lautfolge K R A überein. Der harte Stoßlaut K wird bezüglich seiner Qualität und der Indikation als stark bewegungsfördernd beschrieben.[4] Auch beim als Zitterlaut beschriebenen R ist die Bewegung gesteigert.[5] Eine Verstärkung astralischer Tätigkeit führt immer auch zu einer Erhöhung der Beweglichkeit. So notierte Rudolf Steiner in einem Notizbuch mit Aufzeichnungen zur Sinneslehre: «Der Astralleib gibt im Physischen Bewegung».[6] Durch die Steigerung der Be-

---

schen Präparate aus der Anfangszeit des Klinisch-Therapeutischen Instituts Arlesheim verzeichnet sind.

3 Rudolf Steiner: Vortrag, Dornach, 18. April 1921, in: *Geisteswissenschaftliche Gesichtspunkte zur Therapie,* GA 313, 5. Aufl. Dornach 2001, 147 f.

4 Rudolf Steiner: Vorträge, Dornach, 14. und 15. April 1921, in: *Heileurythmie,* GA 315, 6. Aufl. Basel 2021, S. 45f., S. 58.

5 Siehe auch das Kapitel «Polare Bewegungsdynamiken bei Paresen und Störungen der Atemorganisation», S. 44.

6 Notizbuch NB 210, abgedruckt in: *Beiträge zur Rudolf Steiner Gesamtausgabe* Nr. 34, 1971, S. 23.

wegung wird der Tendenz zur Versteifung generell entgegengewirkt. Im Falle des Asthma bronchiale soll der allgemein angeregte Astralleib bis in den Atmungsvorgang hinein lösend wirken. Das allgemeine Vokalisieren wird von Steiner zur «Normalisierung des Atmens» empfohlen.[7] Dadurch wird das A, welches eine starke Beziehung zum leiblich wirksamen Astralleib hat,[8] am Ende der Lautfolge verständlich.

Auch bei anderen Störungen der Atemorganisation beginnen die von Steiner angegebenen Lautfolgen mit Stoßlauten. Mit Ausnahme der Angabe für den Patienten mit Stottern (Krankengeschichte KG 4, S. 75) findet sich in den betreffenden Reihen zudem immer der Konsonant R, der als rhythmischer Konsonant auf rhythmische Vorgänge im menschlichen Organismus einwirkt (vgl. KG 2, S. 63, KG 3, S. 69).[9]

Die in der Praxis bei Asthma bronchiale häufig angewendete Lautfolge L A O U M wurde bei den Archivrecherchen in keiner der Patientenakten aus der Zeit zwischen 1921 und 1924 gefunden. Es kann deshalb davon ausgegangen werden, dass diese Lautfolge von Rudolf Steiner so nicht für die Behandlung von Asthma bronchiale angegeben worden ist. Wahrscheinlich ist sie im Laufe der Zeit entwickelt worden, wobei Zeitpunkt und Urheber nicht bekannt sind. Die Ärztin Maria Glas beschreibt die Lautfolge L L L A O U M als eine gute Asthma-Übung für Kinder, die jedoch bei Erwachsenen nicht in der gleichen Weise zuverlässig wirke.[10]

---

7 Rudolf Steiner: Vortrag, Dornach, 13. April 1920, in: *Heileurythmie,* GA 315, 6. Aufl. Basel 2021, S. 34.

8 Ebd.

9 Vgl. dazu Rudolf Steiners Ausführungen im dritten Vortrag des Heileurythmiekurses, Dornach, 14. April 1921, in: *Heileurythmie,* GA 315, 6. Aufl. Basel 2021, S. 44 f., 59.

10 Maria Glas: *Experience in Remedial Eurythmy,* Stroud/Gloucestershire 1971, S. 26 f.

2 Heuschnupfen

Der Patient war wiederholt zu Konsultationen im Klinisch-Therapeutischen Institut in Arlesheim; wann Beratungen mit Rudolf Steiner stattfanden, ist nicht überliefert.

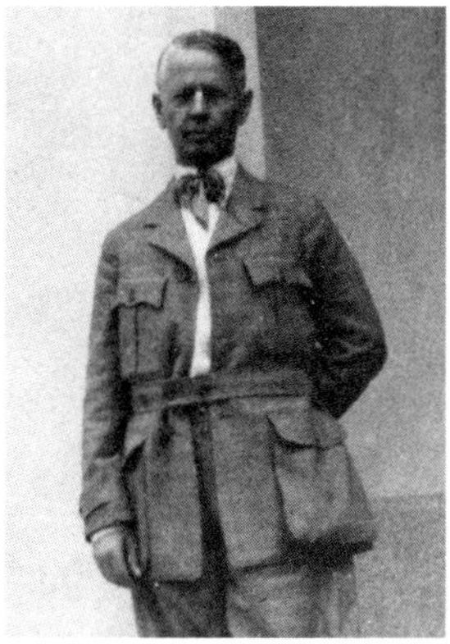

Henry Babad Monges

Henry Babad Monges (1870–1954), Architekt, Verleger und späterer Generalsekretär der Anthroposophischen Gesellschaft der USA, war von Herbst 1919 bis Juni 1921 in der Schweiz; auch danach hielt er sich wiederholt in Dornach auf, sicher in Arlesheim war er im Februar 1924.[11] Monges wird als mittelgroß beschrieben, schlank und grazil gebaut. Seit seiner Kindheit leidet er an einer Pollenallergie, an «Heufieber», wie es damals überwiegend hieß. Durch eine mehrjährige Gencydo-Behandlung beruhigen sich seine Symptome sehr eindrücklich. Monges bekam Gencydo, das ab 1922 auch für den pharmazeutischen Verkauf zugelassene, auf Basis von Zitrone und Quitte entwickelte Heuschnupfenmittel, in Form von Injektionen, Nasenspülungen und Salben. Gemäß der erhaltenen Aufzeichnungen von Hilma Walter erhielt er als Medikament zusätzlich Zinnober D20 und eurythmietherapeutisch die Lautreihe T S R M A. Da sich keine Patientenkarte erhalten hat, wurde Henry Monges wohl «nur ambu-

11 Zu Leben und Engagement von Henry B. Monges siehe auch Henry Barnes: *Into the Heart's Land. A Century of Rudolf Steiner's Work in North America*, Great Barrington 2005, S. 68 ff.

lant gesehen und beraten».[12] Sein Fall wurde jedoch als sechster in das von Rudolf Steiner gemeinsam mit Ita Wegman verfasste Buch *Grundlegendes für eine Erweiterung der Heilkunst* (1925) aufgenommen. Monges selbst berichtete, nachdem er das Mittel drei Sommer lang genommen hatte, von seinen positiven Erfahrungen mit Gencydo; seine Schilderung wurde von der Internationale Laboratorien AG in einem offiziellen Bericht zu dem Präparat publiziert.[13]

Die Krankengeschichte

Unveröffentlichte Quellen: Krankenblatt mit zusätzlichem handschriftlichem Bericht (IWA.01.D.03.14), Notizbucheintragungen sowie hand- und maschinenschriftliche Notizen von Hilma Walter (IWA.03.D.01.02), zweiseitiger Bericht über eine Unterredung mit Rudolf Steiner im Anschluss an die Verlesung eines Aufsatzes von Friedrich Husemann (undatiert; IWA.07.D.01.02), Eintrag im Behandlungsbuch Heileurythmie (IWA.03.D.01.01, S. 134), handschriftliche Notiz zur Meditation (IWA.01.D.03.07)

Veröffentlichte Quellen: A. G. van Degenaar: Krankengeschichten, *S. 125f.; Rudolf Steiner, Ita Wegman:* Grundlegendes für eine Erweiterung der Heilkunst, GA 27, S. 117 f.; *Margarete Kirchner-Bockholt:* Grundelemente der Heileurythmie, *S. 196. Hier wiedergegeben wird die Schilderung in* Grundlegendes für eine Erweiterung der Heilkunst, *wo die «Heufieberbehandlung» von Henry Monges der sechste Fall ist, ohne dass hier jedoch auf die heileurythmische Behandlung eingegangen würde.*[14]

Wir hatten einen Patienten mit schweren Heufiebererscheinungen. Derselbe litt schon seit Kindheit darunter. Er kam in unsere Behand-

12 Peter Selg: *«Und in der Tat, dies wirkte». Die Krankengeschichten des Buches «Grundlegendes zu einer Erweiterung der Heilkunst nach geisteswissenschaftlichen Erkenntnissen» von Rudolf Steiner und Ita Wegman. Eine Dokumentation,* Dornach 2007, S. 143.

13 Internationale Laboratorien Aktiengesellschaft: *Die Erfahrungen im Jahre 1923 mit ‹Gencydo› bei der Behandlung von Heuschnupfen,* o. O., o.J. [Arlesheim, 1923], S. 2–5.

14 Vgl. auch die Angaben in Hilma Walter: *Die sieben Hauptmetalle. Ihre Beziehungen zu Welt, Erde und Mensch,* Dornach, 2. Auflage 1999, Nr. 167, S. 301.

lung im 40. Lebensjahr. Für diesen Krankheitszustand haben wir unser «Gencydo»-Präparat. Dasselbe wurde bei dem Patienten in der Zeit angewendet, in der – es war im Mai – die Krankheit am heftigsten auftrat. Wir behandelten den Patienten mit Injektionen und lokal durch Pinselung mit der «Gencydo»-Flüssigkeit in der Nase. Nachdem eine deutliche Besserung zu einer Zeit eingetreten war, in der der Patient in früheren Jahren von den Heufiebererscheinungen noch schwer geplagt wurde, machte derselbe eine Reise und konnte uns von derselben berichten, dass er sich unvergleichlich wohler als in früheren Jahren befand. Im nächsten Jahre war er zur Heufieberzeit wieder auf einer Reise von Amerika nach Europa und hatte nur einen viel leichteren Anfall als früher. Die Wiederholung der Behandlung ergab für dieses Jahr einen durchaus erträglichen Zustand. Um die Heilung gründlich zu machen, wurde die Behandlung auch im nächsten Jahre vorgenommen, trotzdem ein eigentlicher Anfall nicht vorhanden war. Für ein weiteres Jahr schilderte Patient wörtlich seinen Zustand folgendermaßen: «Im Frühling 1923 begann ich die Behandlung wieder, weil ich neue Attacken erwartete. Ich fand, dass meine Nasenschleimhaut weit weniger empfindlich als früher war. Ich musste mich arbeitend aufhalten inmitten von Grasblüten und Pollen erzeugenden Bäumen. Auch ritt ich den ganzen Sommer hindurch über heiße und staubige Straßen. Aber mit Ausnahme eines einzigen Tages traten keinerlei Symptome von Heufieber den ganzen Sommer auf; ja, ich habe allen Grund zu glauben, dass der einzige Tag mir nur eine Erkältung brachte und keinen Heuschnupfenanfall. Seit 35 Jahren war dies das erste Jahr, dass ich ungehindert mich aufhalten und arbeiten konnte in einer Umgebung, in der ich in früheren Jahren eine wahre Hölle erlebte.»

Ergänzendes Material

Aufzeichnungen Hilma Walter

Die Aufzeichnungen von Hilma Walter (IWA.03.D.01.02) halten noch die folgenden weiteren Ordinationen fest.

1) Biodoron bei Kopfschmerz

2) Wegen Muskel/Nerven-Schmerzen und Blasenschwäche: Einreiben der schmerzhaften Stellen mit Zitrone, heiße Fußbäder mit Lindenblütentee, dann Schwitzen, Antimon-Salbe für die Blase

3) Gencydo-Behandlung als Injektionen, Nasenspülung und Salbe; Kupfersalbe am Leib. Als Heileurythmie nach Angabe von Dr. Steiner die Lautfolge T S R M A
4) Zusätzlich zur Gencydo-Behandlung auf Rat von Dr. Steiner noch Zinnober. Die übliche Dosis war D20.

Meditation

Auf einem Blatt sind, wahrscheinlich von Margarete Bockholt, handschriftlich folgende Meditationsangaben Rudolf Steiners festgehalten.

Zum Schutz gegen außen. Man stelle sich vor von einer blauen Aura umgeben. Dann meditiere man das Folgende:

Die äußere Hülle meiner Aura verdichte sich. Sie umgebe mich mit einem undurchdringlichen Gefäß gegenüber allen unreinen, unlauteren Gedanken und Empfindungen. Sie öffne sich nur der göttlichen Weisheit.

Eurythmietherapie

T S R M A

Behandlungsbuch Heileurythmie

(Eintragung von Margarete Bockholt, S. 134)

Mr. Monges, Amerikaner

Dr. St: T, S, R, M, A (viel)
springend

Grundelemente der Heileurythmie

(Kapitel XII: Konsonanten und Vokale in gemischten Reihen, S. 196)

T S R M A bei Heuschnupfen (Allergien).

Der Patient litt außerdem an Nerven- und Muskelschmerzen. Er klagte auch über Kopfschmerzen und zeitweise auftretende Blasenschwäche.

Kommentar

Auch wenn das Alter des Patienten bei der Schilderung des Falles in *Grundlegendes für eine Erweiterung der Heilkunst* mit vierzig Jahren angegeben wird, kann es sich nur um den 1870 in Texas geborenen Henry B. Monges handeln, der im September 1919 für zwei Jahre nach Dornach kam, dort Deutsch lernte und nach seiner Rückkehr in die USA Übersetzungen der Werke Steiners publizierte.

A. G. Degenaar berichtet von einem Gespräch der Stuttgarter Ärzte mit Rudolf Steiner im Anschluss an die Verlesung eines Aufsatzes von Friedrich Husemann, in dem es um die Steigerung der Konzeptionszahl im Frühjahr mit dem Pollengehalt der Luft ging. Steiner wies darin auf eine gemeinsame Ursache der Pollenempfindlichkeit und der Empfindlichkeit der Sexualsphäre hin. Den Schwerpunkt legte er dabei auf das Einhergehen von Pollenallergien mit einer «erhöhten Sensibilität der Nervenkomplexe des ganzen Geruchsorgan-Systems».[15] In dieser von Degenaar publizierten Unterredung verwies Steiner zusätzlich darauf, dass das amerikanische Heufieber anders sei als das europäische, und kommt dabei auch auf Henry Monges zu sprechen.[16]

Bei der konkreten eurythmietherapeutischen Behandlung von Henry Monges geht es denn auch darum, die sensiblen Nervenkomplexe gewissermaßen abzudichten gegen das, was von außen auf sie eindringt. Auch bei der Meditation für diesen Patienten geht es um eine Art ‹Abdichten› gegen «unreine Gedanken und Empfindungen». Die von Margarete Bockholt dokumentierte Ausführungsanweisung, dass nämlich die Konsonanten mit Sprüngen durchzuführen sind und das A «viel» gemacht werden soll, scheint von Rudolf Steiner zu stammen.

Die hier gegebene Lautfolge T S R M A ist eine der am intensivsten beforschten eurythmietherapeutischen Übungen. Sie wurde in Gruppenstudien mit insgesamt 51 Personen an der Alanus Hochschule in Alfter bei Bonn untersucht, und es wurden in Kooperation mit dem

---

15 A. G. van Degenaar: *Krankengeschichten. Krankheitsfälle und andere medizinische Fragen, besprochen mit Rudolf Steiner,* 2. Aufl. Dornach 2008, S. 125 f.

16 Vgl. auch den zweiseitigen maschinenschriftlichen Bericht im Ita Wegman Archiv (IWA.07.D.01.02).

ARCIM (Academic Research in Complementary and Integrative Medicine) Institute und der Universität Witten/Herdecke umfangreiche Daten erhoben. Eine Teilauswertung der Daten, bei welcher 80 % der Studienteilnehmenden eine Besserung der allergischen Symptome beschreiben, wurde 2021 in *Der Merkurstab* publiziert.[17]

17 Petra Ehrler, Albrecht Warning, Kristian Schneider, Eduard Helmert, Sibylle Stiller, Jan Vagedes, Annette Weißkircher: «Die Wirksamkeit der heileurythmischen Therapielautreihe TSRMA bei allergischer Rhinopathie – Eine qualitative Inhaltsanalyse nach Mayring», in: *Der Merkurstab* Jg. 74, 2021, Heft 1, S. 37–44.

3 Kurzatmigkeit, Brustkrämpfe

Die Patientin war vom 31. Januar 1922 bis zum 3. April 1922 in stationärer Behandlung im Klinisch-Therapeutischen Institut in Arlesheim, danach wurde sie ambulant weiterbehandelt. Insgesamt wurde sie, soweit bekannt, Rudolf Steiner fünfmal vorgestellt, und zwar am 18., 21. und 27. Februar sowie am 1. April 1922, und dann erneut am 28. November 1923.

Helena Johanna Gerlach de Boer (1868–1956) wird als mittelgroße Frau mit kräftigem Muskelbau beschrieben. Ihre ursprünglich dunkelbraunen Haare sind mittlerweile grau meliert; ihre Bewegungsart ist schnell. Als sie Anfang 1922 für einen stationären Aufenthalt in das Klinisch-Therapeutische Institut nach Arlesheim kommt, leidet sie seit zwei Jahren an einer dauerhaften Schwellung der Oberlippe, die sich zeitweilig über die ganze Wange ausbreitet. Nach zwei Monaten wird sie entlassen. Ita Wegman begegnet ihr kurz darauf in Den Haag, wo sie erfährt, dass Frau de Boer trotz Erkältung keine Schwellung an der Lippe gehabt habe. Im November 1923 ist die Patientin erneut bei Rudolf Steiner, bei dieser Konsultation stehen anfallsartige Brustkrämpfe und Kurzatmigkeit im Vordergrund, die vor allem nachts auftreten und Schlafstörungen verursachen. Rudolf Steiner verordnet Zinnober D20 zum Gurgeln und nun auch Heileurythmie. Nachdem er die Patientin zunächst die Laute L und M anhaltend sprechen lässt, empfiehlt er eurythmietherapeutisch die Lautfolge *M N R*. Auch erwähnt Rudolf Steiner, dass die Patientin mit 27 Jahren eine «luetische Belastung» erfahren habe. In diesem Zusammenhang beschreibt er bezüglich der Wesensglieder, dass der ganze Astralleib schwach geworden sei.

Die Krankengeschichte

Unveröffentlichte Quellen: Patientenkarten vom April 1921 und November 1923 (IWA.01.D.03.11), Anamneseformular und Krankenkurve vom Januar bis April 1922 (IWA.01.D.03.11), drei Typoskripte Hilma Walters (IWA.01.D.03.01), Notizbucheintragungen Hilma Walters (IWA.03.D.01.02, NB II, NB III, S. 171f.)

Veröffentlichte Quellen: Hilma Walter: Die sieben Hauptmetalle, *Nr. 160, S. 296–298. Die Dokumentation folgt dieser sehr ausführlichen Darstellung.*

Chronisch-entzündliche Schwellung der Oberlippe, Brustkrämpfe

Anamnese, 31. Januar 1922: Als Kind ägyptische Augenkrankheit*, sonst gesund. Menarche mit 12 Jahren. Mit 15 Jahren, nach einer Erkältung, 14 Tage lang steif mit Gliederschmerzen. Mit 20 Jahren Masern, Keuchhusten und Starrkrampf; war dabei wie scheintot (nach Beobachtung des Arztes). In späteren Jahren öfter Influenza; auch einmal Angina. Mit etwa 40 Jahren Lungenspitzenkatarrh* beiderseits. Patientin ist verheiratet, hat drei normale Geburten und eine Fehlgeburt durchgemacht. Menopause eingetreten mit 40 Jahren, seitdem ergraut. Nach dem 40. Lebensjahr: mehrere Jahre Schmerzen in den Beinen, war wie gelähmt da und konnte nur wenige Schritte gehen. Mit 45 Jahren Dysenterie*. Letztes Jahr zweimal Brustkrampf mit Schmerzen am ganzen Rumpf und dem Gefühl, als ob die Kehle zugeschnürt wäre.

Jetzt kommt Patientin wegen folgenden Leidens: Sie hatte mit etwa 32–35 Jahren zum ersten Mal eine akute erysipelartige Schwellung an der Oberlippe und wurde inzidiert*. Nach 16 Jahren zweiter Anfall von Erysipel*, ebenfalls an der Oberlippe, angeblich verursacht durch Infektion im Krankenhaus. Danach öfter Rezidive solcher Schwellungen der Oberlippe, die die letzten zwei Jahre zum Dauerzustand geworden sind und manchmal auch bei Verschlimmerung auf die ganze linke Wange übergreifen. Dabei keine Schmerzen. Wärme verschlimmert aber das Schwellen.

Der Appetit ist gut.

Das Einschlafen war immer schwierig; im Schlaf dann viele Träume und Schwierigkeiten im Aufwachen.

Befund: Mittelgroß (1,55 m), von 61 kg Gewicht und kräftigem Muskelbau. Haare grau meliert (ursprünglich dunkelbraun). Die Oberlippe ist leicht verdickt und fühlt sich etwas derb an, ist auch etwas gerötet. Sonst frische Gesichtsfarbe.

Patientin ist rasch in ihren Bewegungen, in ihrer Stimmung etwas wechselnd, regt sich auch leicht auf, wenn etwas nicht so geht, wie sie es sich denkt. Das Gehen geht gut. Die Augen waren immer etwas schwach und sind jetzt etwas weitsichtig. Gehör und Geruchssinn sind gut. Urin: o. B.

Verlauf (ab 1. Februar 1922): Erysidoron 1 und 2; Umschläge Oberlippe Urtica dioica / Urtica dioica-Salbe abwechseln; Schwitzpackung; eine Zitrone pro Tag. Sowohl die Umschläge wie die Salbe werden nicht vertragen und müssen nach und nach weggelassen werden. Die Lippen wurden im Laufe der ersten Woche mehr irritiert, wurden hart und rot; fingen auch an zu jucken nach der Salbe.

Nach einigen Tagen ohne Lokalbehandlung klingt dieser Reizzustand ab. Lippe noch geschwollen. Patientin klagt über Herzklopfen und Müdigkeit.

18. Februar: Besuch Dr. Steiner

Hinweise auf Weiterbehandlung sind: Antimon-Salbenverband Lippe und linke Wange, Einreiben der Fersen mit Hyoscyamus niger 1 % als Salbe. Letzteres wegen Klagen über Herzklopfen.

Der Salbenverband wird als unangenehm und oft beklemmend empfunden. Lippe und linke Wange sind geschwollen, hart und gerötet.

21. Februar: Zweiter Besuch Dr. Steiner

1. Tag: Antimon-Salbenverband; 2. Tag: Umschläge mit starker Verdünnung von Acid. Hydrochloric.; 3. Tag: Uranpechblende. Am 2. und 3. Tag außerdem 2 × 5 Tropfen Phosphor D6. Die Salbenverbände werden mit Stanniol abgedichtet.

27. Februar: Dritter Besuch Dr. Steiner

Patientin hat Temp. 38,4°. Lippe und Wange rot geschwollen. Man hat den Eindruck, dass die Antimonsalbe und die feuchten Umschläge mit Acid. Hydrochloric. nicht gut vertragen werden. Es wird der Versuch empfohlen, die Antimonsalbe wasserfrei herzustellen.

4. März: Die Lippe und Wange öfter ziemlich gerötet und infiltriert, versuchsweise wird nur das Uranpechblende-Pflaster aufgelegt. Außerdem Baunscheidt* am Rücken.

1. April: Lippe und Wange waren tageweise ganz gut und weich; die Lippe ist augenblicklich nur leicht gerötet und nicht wesentlich geschwollen. Hatte vorübergehend Lumbago*. Dr. Steiner empfiehlt, die Behandlung mit Antimon, Uranpechblende und Acid. Hydrochloric. äußerlich und Phosphor innerlich im oben angegebenen Rhythmus durchzuführen. Nur sollen die Acid. Hydrochlor.-Umschläge am Rücken gemacht werden und Antimonpaste statt Antimonsalbe verwendet werden.

3. April: Entlassung und ambulante Weiterberatung. Laut Bericht vom Sommer 1922 ist trotz starker Erkältung keine Schwellung der Lippe eingetreten.

November 1923: Die Lippe ist im Ganzen besser. Es gibt noch Rückfälle, sie werden aber seltener und schwächer. Patientin klagt jetzt vor allem über krampfartige Zustände in der Brust mit Kurzatmigkeit und dem Gefühl, als ob die Kehle zugeschnürt würde. Außerdem oft große Müdigkeit, Magenbeschwerden und Neigung zu Durchfällen. Wegen der Krämpfe schläft Patientin oft erst gegen Morgen ein. Urin: Spuren von Eiweiß im Sediment, Leukozyten*.

28. November 1923: Besuch Dr. Steiner

Dr. Steiner: Wann haben Sie graue Haare bekommen?

Patientin: Mit 40 Jahren.

- Wann das Klimakterium*?
- Mit 40 Jahren.
- Wie viele Geburten?
- Drei und eine Fehlgeburt.
- Die Kur soll sie fortsetzen mit einer Modifikation. Aber nun kommt sie augenblicklich hauptsächlich wegen der Krämpfe, und wann kommen diese?
- Meistens nachts.
- Und husten Sie zuweilen?
- Ja, wenn der Krampf eintritt.
- Versuchen Sie einmal ein L zu sprechen und zu halten. Da kommt kein Hustenreiz. Versuchen Sie ein M so zu sprechen, und da kommt dann ein Hustenreiz. Wollen Sie nicht auch einmal ein bisschen Heileurythmie machen? M N R. Sie haben das Gefühl, dass Sie nicht richtig ausatmen können?

– Ja.
– Und ist der Krampf schmerzhaft?
– Nein, nur ein Druck, und sehr unangenehm.
– Ich möchte, dass Sie zuerst gurgeln würden mit Zinnober in derselben Dosierung wie Präparat Nr. ... (= D20),[18] und zwar 3 × am Tage, damit wir etwas gegen diesen Krampf ankämpfen können. Ich möchte in den Antimonsalbenverband Merkur hineintun, denn es liegt doch leise Luetisches zugrunde, Merkur vielleicht D10 in dieser Salbe. Nein, lassen wir die Antimonsalbe so wie sie ist und geben ihr Quecksilber D10 innerlich.

Die jetzigen Zustände hängen schon damit zusammen, und das wird durch die Heileurythmie besser. Allmählich ist der ganze Astralleib schwach geworden. Sie ist etwas luetisch belastet worden mit 27 Jahren.

Ergänzendes Material

Aufzeichnungen Hilma Walter

Auf einem Typoskript der Krankengeschichte (IWA.01.D.03.01) vermerkt Hilma Walter am Ende noch folgendes Postskriptum:

PS: Auf der Patientenkarte steht von Dr. Bockholt eingetragen als Heileurythmie *R M L*.

Eurythmietherapie

M N R

Notizbücher Hilma Walter

In den Notizbüchern Hilma Walters ist als Lautfolge jeweils *M N R* angegeben. Auf der Patientenkarte von 1923 ist die Angabe R M L notiert, darunter hat Hilma Walter nachträglich und Bezug nehmend auf das Typoskript, in dem das Gespräch mit Steiner festgehalten ist (siehe die Wiedergabe oben), vermerkt: «(in der Nachschrift findet sich M N R)».

18 Auslassung im Original.

Kommentar

Die eurythmietherapeutische Lautfolge steht in dieser Krankengeschichte in Zusammenhang mit der Atemwegsproblematik und der sogenannten luetischen Belastung der Patientin. Zinnober D20 wurde auch im ersten der hier wiedergegebenen Fälle (KG 1, S. 57), dem Patienten mit Asthma bronchiale, verordnet. Anschließend an die von Rudolf Steiner gestellte Frage, ob die Patientin Heileurythmie machen wolle, notiert Hilma Walter die Lautfolge M N R. Wie es zu den von Steiners Verordnung abweichenden Angaben von Margarete Bockholt auf der Patientenkarte kam, ließ sich nicht ermitteln. In ihrem Buch *Grundelemente der Heileurythmie* erwähnt Kirchner-Bockholt diese Krankengeschichte nicht; eine Eintragung im Behandlungsbuch zur Durchführung der Eurythmietherapie existiert ebenfalls nicht. Die von ihr auf der Patientenkarte notierte, abweichende Lautfolge ist auch inhaltlich wenig plausibel.

Die mit zwei Stoßlauten beginnende und mit dem rhythmischen Laut R endende Lautfolge M N R entspricht vom Aufbau den Lautfolgen bei Störungen der Atemorganisation (siehe Kapitel «Polare Bewegungsdynamiken bei Paresen und Störungen der Atemorganisation», S. 44). Die zweite notierte Reihe R M L würde diesem Aufbau nicht entsprechen. Das L, welches beim Sprechen keinen Hustenreiz auslöst, wäre hier weniger nachvollziehbar.

4 Stottern

Der Patient hatte im Juni 1924 eine Beratung mit Rudolf Steiner in Koberwitz, im Dezember 1925 kam er dann wegen anderer Beschwerden zur Behandlung nach Arlesheim ins Klinisch-Therapeutische Institut.

Paul Strohmenger aus Grammersdorf bei Lübeck, 32-jährig, wird als klein und von blasser Gesichtsfarbe beschrieben. Er ist mit sieben Jahren vom Balkon gefallen und hat seitdem eine Sprachstörung. Gaumenlaute am Anfang eines Wortes kann er nicht gut aussprechen, stottert dabei. Während des Landwirtschaftlichen Kurses im Juni 1924 konsultiert er Rudolf Steiner in Koberwitz wegen seines Sprachfehlers. Steiner empfiehlt ihm Nicotiana D3 und gibt ihm als Eurythmietherapie die Lautfolge G K A I an (eventuell auch G K I A, siehe unten). Ende 1925 wird Herr Strohmenger im Klinisch-Therapeutischen Institut in Arlesheim vorstellig wegen chronischer Sinusitis. Aus dieser Zeit stammen eine Patientenkarte und daran anschließend auch Notizbucheintragungen von Hilma Walter und Ita Wegman, welche die Angaben Rudolf Steiners festhalten.

Die Krankengeschichte

Unveröffentlichte Quellen: Patientenkarte vom Dezember 1925 (IWA.01.D.03.17), Notizbucheintragungen Hilma Walters (IWA.03.D.01.02, NB II, NB III, S. 383), Notiz Ita Wegmans «Therapie für Stottern»

Veröffentlichte Quellen: Ludwig Engel: «Patientenvorstellungen in Koberwitz», in: Rundbrief der Medizinischen Sektion, *Nr. 19, 1996, Fall*

Nr. 20, S. 230; Hilma Walter: Die Pflanzenwelt, *Nr. 130, S. 203; Margarete Kirchner-Bockholt:* Grundelemente der Heileurythmie, *S. 69f. Die Dokumentation folgt der Darstellung Hilma Walters.*

Sprachstörung nach Schock, Sinusitis

Anamnese, 31. Dezember 1925: Seit acht Wochen Kopfweh in der Stirn, besonders früh. Vorher ein Jahr viel Schnupfen gehabt, beide Seiten gleich beteiligt; Schnupfencreme tat gut. Hat immer starke Speichelabsonderung gehabt; Speichel zähflüssig. Weint sehr leicht bei Erregung. Ist morgens am fähigsten, geistig zu arbeiten, abends schläfrig.

Patient sprach mit Dr. Steiner in Koberwitz wegen seines Sprachfehlers; bekam G, K, A, I heileurythmisch; per os Nicotiana D3. Konnte damals Gaumenlaute, wenn mit ihnen ein Wort begann, nicht aussprechen, stotterte dabei; oder stotterte bei Befangenheit. Beim Lesen oder Rezitieren allein niemals Störungen im Sprechen.

Stuhlgang, Verdauung o. B.*; guter Appetit.

Schlaf: gut, träumt viel, auch früher in der Nacht viel gesprochen. Hat starken Drang zur «Philosophie der Freiheit» und zu Erkenntnismäßigem, träumt dann von Problemen.

Mit 28 Jahren durch Quetschung Zeigefinger verloren.

Mit 7 Jahren Schock durch Fall vom Balkon (5 m hoch), danach nicht bewusstlos, doch linke Achsel ausgerenkt und linker Arm lahm. Seitdem auch die Sprachstörung.

Befund: Klein von Wuchs, blasse Gesichtsfarbe. Stottert etwas, trägt Brille. Supraorbital* beide Trigeminuspunkte* empfindlich, links und rechts eitriges Nasensekret.

Ordination: Kamillendampf-Inhalation; Phosphor D5: zweimal täglich; Meerrettich-Umschläge auf die Stirn.

10.1.1926: Befinden gebessert.

Ergänzendes Material

Auf der Patientenkarte von 1925 ist vermerkt, dass der Patient Mitglied der Anthroposophischen Gesellschaft und auch Mitglied der Freien Hochschule für Geisteswissenschaft sei. Als Teilnehmer des Landwirtschaftlichen Kurses konsultierte er Rudolf Steiner im Juni 1924 in Koberwitz, worüber der begleitende Arzt Ludwig Engel berichtet.[19]

Ein Landwirt in den Dreißigerjahren, der am Kurs teilnahm, klagte über recht eigenartige Beschwerden. «Ich stottere», sagte er zu Dr. Steiner, «aber nicht im alltäglichen Leben. Es ist eigentlich nur ein Wort, das ich nicht ohne zu stottern aussprechen kann, nämlich: My – My – Mysterium von Go – Go – Golgatha!» Der Patient berichtete, dass er in seiner Jugend einen Unfall gehabt hätte – er sei vom Scheunenboden hinunter auf den Kopf gefallen. Dr. Steiner verordnete, soweit ich mich erinnere, Nicotiana D6 innerlich und als Heileurythmie: M und G.

Eurythmietherapie

G K A I

Notizbücher Hilma Walter

In den Notizbüchern von Hilma Walter wird Herr Strohmenger dreimal erwähnt, und dreimal gibt es einen Eintrag zum Thema Stottern. Obwohl Hilma Walter die Patientenkarte ausgefüllt und dort die eurythmietherapeutische Lautfolge G K I A notiert hat, schreibt sie in ihren Notizbüchern beide Male: G K A I. Ergänzend vermerkt sie: «Schwierigkeit mit G» (NB III, S. 383) beziehungsweise «kann das G schwer aussprechen» (NB II). Ferner notiert sie sich zum Stottern allgemein und teilweise mit Rückverweis auf Paul Strohmenger:

Notizbuch II

Übung: Zwischen jedem Wort ein tiefer Atemzug.

[...]

Stottern = Störung zwischen Blutzirkulation und Atmung; Buch S. 118[20] siehe Strohmenger.

19 Ludwig Engel: «Patientenvorstellungen in Koberwitz», in: *Rundbrief der Medizinischen Sektion*, Nr. 19, 1996, Fall Nr. 20, S. 230.

20 Gemeint ist Rudolf Steiner, Ita Wegman: *Grundlegendes zu einer Erweiterung der Heilkunst* [1925], 8. Aufl. Basel 2014, S. 129.

Notizbuch III, S. 391

Hexameter deklamieren lassen, am besten griechisch, ganz langsam. Beinübungen Eurythmie. Ursache aufsuchen.

Notizbuch III, S. 389

Fall von Dr. Husemann

Colchicum D6

Pyrit

Übung: Zwischen jedem Wort ein Atemzug

[Seitlich ergänzend, wohl übernommen aus dem Notizbuch von Ita Wegman, s. u.] Nicotiana D3, Pyrit D6 oder D8, Colchicum D15

Übung: Zwischen jedem Wort ein Atemzug.

Notizbuch IV

W. K. VIII., s. 13 W. K. [Weihnachtskurs][21]

Prädominierende gestaltende Kraft

Vokalisierende heileurythmische Übungen

A E I O U.

Notizbuch Ita Wegman

Therapie für Stottern

Nicotiana D3, Pyrit D6 oder D8, Colchicum D15

H.Eurythmie K. G. A. I.

Grundelemente der Heileurythmie

(Kapitel V: Die Vokal-Reihen, S. 69f.)

A E I O U wird angewendet beim *Stottern*. Bei dieser Vokalreihe ist zu beachten, dass man mit «A» und «E», mit den Inkarnationslauten, beginnt, und dann das «I» besonders stark hervorhebt, weil es die Wendung in

21 Gemeint ist der vom 2. bis 9. Januar 1924 in Dornach abgehaltene Kurs für Ärzte und Studierende der Medizin. Dort besonders der achte Vortrag, Dornach, 9. Januar 1924, in: *Meditative Betrachtungen und Anleitungen zur Vertiefung der Heilkunst*, GA 316, 5. Aufl. Dornach 2008, S. 134, in dem Rudolf Steiner detailliert auf das Stottern eingeht. Siehe dazu auch den nachfolgenden Fall Nr. 5, S. 82.

die Exkarnationslaute «O» und «U» vollzieht. Es entsteht dadurch ein gelöstes, verstärktes Atmen. Wir kombinieren die Vokalreihe mit dem Hexameter-Rhythmus.

Die Übung kann in folgender Form gemacht werden: Wir gehen mit «A», «E» und «I» rückwärts, wechseln in der Zäsur vom linksbetonten «I» in das rechtsbetonte und gehen mit «I», «O», «U» vorwärts, alles im Hexameter-Rhythmus. Vorn stehend erfolgt dann der Wechsel vom «U» ins «A».

Neben dieser Harmonisierungsübung der Atmung verwenden wir beim Stottern weitere Übungen, die wir aus der Art der Störung ablesen müssen. Da kommt es besonders darauf an, welche Konsonanten nicht gut gebildet werden können.

So haben wir die Übung «G K A I» für ein Kind, das Schwierigkeiten mit den Gaumenlauten hatte.

Außerdem gab Rudolf Steiner die Anweisung, dass man Übungssätze mit Konsonanten, die das Kind nicht sprechen kann, ohne zu stottern, bilden solle. Diese Sätze lässt man das Kind im Gehen sprechen, und diese gleichen Konsonanten werden auch eurythmisiert. Er fügte noch hinzu, dass nervöses Stottern in der Kindheit sich später oft verliert und nicht zu seriös angesehen werden muss.

Kommentar

Die Vorstellung von Herrn Strohmenger im Klinisch-Therapeutischen Institut in Arlesheim erfolgt Ende Dezember 1925, also acht Monate nach Rudolf Steiners Tod. Der Grund für die Konsultation ist eine Sinusitis, eine Entzündung der Nebenhöhlen, die nicht ursächlich mit dem Stottern zusammenhängt. Bei der Anamnese hält Hilma Walter jedoch fest, dass Paul Strohmenger 1924 in Koberwitz wegen seiner Sprachstörung eine Unterredung mit Rudolf Steiner hatte, und sie notiert auch die damals gemachten therapeutischen Angaben.

Dabei fällt allerdings auf, dass die eurythmietherapeutische Lautreihe unterschiedlich dokumentiert wurde. Auf der Patientenkarte notierte Hilma Walter die Lautreihe G K I A, in ihren Notizbüchern findet sich dagegen durchweg die Reihenfolge G K A I. Auch Margarete Kirchner-Bockholt gibt die Reihenfolge als G K A I wieder, allerdings spricht sie von einem «Kind», das Schwierigkeiten gehabt habe, die Gaumenlaute zu sprechen. Diese Darstellung bildet die von Hilma Walter beschriebene Situation eines erwachsenen Mannes nur sehr ungenau ab.

Der Breslauer Arzt Ludwig Engel berichtet, dass man nur zu einer Konsultation mit Rudolf Steiner kam, wenn man als Patient von ihm galt, und fügt hinzu: «Es hatte sich wohl bei den Kursteilnehmern herumgesprochen, dass man nur an Dr. Steiner herankönne, wenn man von Dr. Engel als Patient vorgestellt würde. So kam es denn, dass sich die Zahl der ‹Erkrankten› in Kürze vermehrfachte.»[22] Engel kannte Strohmenger also möglicherweise nicht als einen langjährigen Patienten und verfolgte wohl auch den weiteren Behandlungsverlauf nicht, sodass sich die Abweichungen der Potenz und der eurythmietherapeutischen Angaben in seinem Bericht daraus erklären könnten. Er fügt jedenfalls selbst hinzu: «soweit ich mich erinnere». Die Anamnese von Hilma Walter 1925 kann daher als genauer betrachtet werden, da sie sich direkt auf den Bericht von Paul Strohmenger bezieht, der die Verordnung über längere Zeit angewandt und genau erinnert haben dürfte. Ob Rudolf Steiner in Koberwitz noch das M verordnet hat, bleibt unklar.

In ihren Notizbüchern hält Hilma Walter noch weitere Angaben zum Stottern fest, die hier ebenfalls aufgeführt wurden. So notiert sie, dass dem Stottern ganz allgemein eine Störung zwischen Blutzirkulation und Atmung zugrunde liege. Sie hält dazu die folgenden Übungen fest: Deklamieren von Hexametern, betonte Atemzüge zwischen den Worten, eurythmische Beinübungen, vokalisierende heileurythmische Übungen, A E I O U sowie G K A I (siehe auch KG 5, S. 82).

Das hier mit der gemischten Reihe aus Konsonanten und Vokalen angewendete Therapieprinzip weicht von dem Therapievorschlag für Stottern im sogenannten Jungmedizinerkurs ab, wo insbesondere in Bezug auf das kindliche Stottern ein Arbeiten «mit der gewöhnlichen

---

22 Ludwig Engel: «Patientenvorstellungen in Koberwitz», in: *Rundbrief der Medizinischen Sektion*, Nr. 19, 1996, 20. Fall, S. 222.

Vokalfolge a, e, i, o, u» und allgemein «vokalisierende heileurythmische Übungen» empfohlen werden.[23]

Das mag einerseits durch die individuelle Situation Paul Strohmengers begründet sein, dessen Sprachstörung besonders bei Gaumenlauten, mit denen die Reihe beginnt, auftrat. Andererseits können die Gesichtspunkte berücksichtigt worden sein, die im Kapitel «Polare Bewegungsdynamiken bei Paresen und Störungen der Atemorganisation» (S. 44) bezüglich der Anwendung der Stoßlaute am Beginn von Lautreihen für Atemstörungen ausgeführt wurden.

23 Rudolf Steiner: Vortrag, Dornach, 9. Januar 1924, in: *Meditative Betrachtungen und Anleitungen zur Vertiefung der Heilkunst*, GA 316, 5. Aufl., Dornach 2008, S. 134.

5 Stottern

Der Patient wurde vermutlich im März 1924 im Klinisch-Therapeutischen Institut in Arlesheim eurythmietherapeutisch behandelt.

Daniel Suzon, 17 Jahre, Amerikaner, kommt wegen seines Stotterns in das Klinisch-Therapeutische Institut Arlesheim. Außer einem Eintrag in das Behandlungsbuch Heileurythmie haben sich keine Unterlagen zu seinem Aufenthalt erhalten. Dort ist als Datum der Behandlung lediglich der Monat «März» notiert. Aufgrund der Reihenfolge der Patienten in diesem fortlaufend geführten Buch und weil bei der Eintragung auf die Angaben Rudolf Steiners im Jungmedizinerkurs vom Januar 1924 Bezug genommen wird, dürfte Daniel Suzon im März 1924 behandelt worden sein. Er übt – dies wird als Anweisung Rudolf Steiners festgehalten – Hexameter, rezitierend, gehend, taktierend und mit Vokalen. Der Eintrag im Behandlungsbuch hält noch fest, dass er sich dadurch freier fühlt, über den weiteren Krankheitsverlauf ermöglichen die erhaltenen Unterlagen jedoch keinen Aufschluss.

Die Krankengeschichte

Unveröffentlichte Quellen: Eintrag im Behandlungsbuch Heileurythmie (IWA.03.D.01.02, S. 141)

Es liegen zur Krankengeschichte keine weiteren Dokumente vor.

Eurythmietherapie

Hexameter

Behandlungsbuch Heileurythmie

(Eintragung von Margarete Bockholt, S. 141)

Daniel Suzon, 17 Jahre, Amerikaner

Stotterer

Dr. St[einer]: Hexameter

rezitieren und gehen

Weihnachtskurs (a e i o u)

März jeden Tag beinahe eine halbe Stunde

Hexameter teils rezitieren

" gehen und taktieren

" mit Vokalen.

Er selbst fühlt sich freier im Sprechen, auch sein Lehrer findet, dass es nicht mehr ganz so schlimm ist.

Während des Rezitierens stottert er nie, im Gespräch immer noch z[iemlich] viel.

Kommentar

Aus dem Eintrag zum Verlauf der Eurythmietherapie lässt sich schließen, dass Margarete Bockholt die behandelnde Heileurythmistin war. Die Eintragung «Weihnachtskurs (a e i o u)» bezieht sich auf den achten Vortrag des sogenannten Jungmedizinerkurses für Ärzte und Studierende der Medizin[24], in dem Rudolf Steiner bei einer Anlage zum Stottern Vokalübungen empfiehlt. Dort erläutert er differenziert: «ich will ganz gewiss nicht in einer dilettantischen Weise davon sprechen, dass das Stottern dieses oder jenes ist, es können natürlich die mannigfaltigsten Schädigungen da sein. Aber unter al-

24 Rudolf Steiner: Vortrag, Dornach, 9. Januar 1924, in: *Meditative Betrachtungen und Anleitungen zur Vertiefung der Heilkunst*, GA 316, 5. Aufl., Dornach 2008, S. 134.

len Umständen wirken diese Schädigungen beim Stottern so, dass eine prädominierende gestaltende Kraft vorhanden ist, und man wird gerade daher beim Stottern vokalisierende heileurythmische Übungen machen, und zwar gerade in der Reihenfolge, wie sie das Vokalische naturgemäß im Menschen, ich möchte sagen zum richtigen menschlichen Offenbaren bringen, gerade in der Form anwenden, sodass man in der Tat bei Kindern, die zum Stottern Anlage haben, heileurythmisch einfach mit der gewöhnlichen Vokalfolge a, e, i, o, u, wenn man die nötige Ausdauer und Liebe hat, außerordentlich viel wird erreichen können.»[25]

Diesen Ausführungen Steiners folgt auch die Angabe von Kirchner-Bockholt in ihren *Grundelementen der Heileurythmie:* «‹A E I O U› wird angewendet beim Stottern.»

Über die Anwendung des Hexameters als Versmaß äußert sich Rudolf Steiner im sogenannten Dramatischen Kurs folgendermaßen: «Das Wesen des Hexameters besteht darinnen, dass er, weil er der Vers für die Mitteilung, für die Erzählung sein will, weil er die Mitteilung ist, die Beine des Menschen abfängt und den Rhythmus der Beine hineinbringt. Nicht umsonst sagen wir Versfüße. Man muss, wenn man den Hexameter richtig fühlen will, auch fühlen, dass man den Hexameter nicht bloß sprechen kann, sondern dass man ihn gehen kann. Und man kann den Hexameter gehen.»[26]

Dem Versmaß des Hexameters liegt das Verhältnis 1:4 (Einheiten von jeweils drei Daktylen mit einer Pause) zugrunde, das eine Entsprechung findet in den 18 Atemzügen und 72 Pulsschlägen des Menschen in der Minute, wodurch eine Regulation von Atem und Puls bewirkt wird.[27] Über das gesunde Verhältnis von Atem und Puls, das Hilma Walter beim Stottern als gestört bezeichnet (vgl. ihren Notizbucheintrag zu KG 4 in NB II, oben S. 77), äußert sich Ru-

25 Rudolf Steiner: Vortrag, Dornach, 9. Januar 1924, in: *Meditative Betrachtungen und Anleitungen zur Vertiefung der Heilkunst,* GA 316, 5. Aufl., Dornach 2008, S. 134.

26 Rudolf Steiner: Vortrag, Dornach, 7. September 1924, in: *Sprachgestaltung und Dramatische Kunst,* 4. Aufl. Dornach 1981, S. 99.

27 Dirk Cysarz, Dietrich von Bonin, Peter Heusser, Maximilian Moser, Henrik Bettermann: «Wirkungen von Sprachtherapie auf die kardiorespiratorische Interaktion. Teil 1: Synchronisation durch Hexameter-Rezitation», in: *Der Merkurstab,* Jg. 58, 2005, Heft 2, S. 98–105.

dolf Steiner folgendermaßen: «Wenn der Vorgang, der sich abspielt zwischen Puls und Atem, in Ordnung ist, dann ist der untere Mensch mit dem oberen Menschen in einer richtigen Verbindung und dann muss eigentlich der Mensch, wenigstens innerlich, wenn nicht äußere Verletzungen an ihn herantreten, im Grunde gesund sein.»[28]

Beachtenswert in diesem Zusammenhang ist die Kombination des Rezitierens mit den eurythmietherapeutischen Elementen Gehen, Taktieren und Vokalisieren.

28 Rudolf Steiner: Vortrag, Dornach, 11. Februar 1923, in: *Erdenwissen und Himmelserkenntnis*, GA 221, 4. Aufl. Basel 2015, S. 80.

6 Herzinsuffizienz

Der Patient war 1923 zur stationären Behandlung im Klinisch-Therapeutischen Institut in Stuttgart. Ob Rudolf Steiner ihn persönlich gesehen hat, ist aus der Krankenakte nicht ersichtlich, doch hat er Angaben zur Therapie gemacht.

Hermann Kühn, 50 Jahre, Konsul im damals finnischen Wiborg, kommt wegen Herzinsuffizienz in die Behandlung. Der Patient hat, so die Anamnese, im Alter von 43 Jahren eine Koronarsklerose sowie eine Arteriosklerose entwickelt, und es wurde damals eine Vergrößerung des Herzens festgestellt. Hermann Kühn stellt sich 1923 im Klinisch-Therapeutischen Institut in Stuttgart vor; der Fall wird mit Rudolf Steiner besprochen. Medikamentös bekommt Kühn Injektionen mit Belladonna D5 und Prunus spinosa D5 verordnet, ferner Aurum D6 innerlich und dazu Rosmarinbäder. Eurythmietherapeutisch wird die Lautfolge O S R angegeben. Wie lange Hermann Kühn in Stuttgart behandelt wurde, lässt sich den vorhandenen Unterlagen nicht entnehmen. Er verstirbt am 29. Juli 1923 in Wiborg.

Die Krankengeschichte

Unveröffentlichte Quellen: handschriftliche Aufzeichnungen von Friedrich Husemann sowie maschinenschriftliche Notizen zu Diagnose und Therapie, Patientenkarte inkl. Abrechnung der Behandlung (IWA.07.D.01.02), maschinenschriftliche Notiz eines Gesprächs von Rudolf Steiner mit Margarete Bockholt über einen anderen Fall von Herzinsuffizienz (IWA.07.D.01.02). Die Wiedergabe folgt der handschriftlichen Darstellung Friedrich Husemanns.

Anamnese: Erblichkeit: 0. Als Kind Masern, Scharlach, Diphtherie und Windpocken. Mit 7 Jahren (nach Scharlach oder Masern) Gelenkrheumatismus in Armen und Knien. Im 15. Jahr wieder Gelenkrheumatismus und anschließend Chorea*; die Letztere dauerte eigentlich länger als der Rheumatismus. Bekam viel Salizyl. Herzklappenfehler. Sehr starker Raucher. Mit 21 Jahren wieder Rheumatismus, etwa vier Wochen lang, an Armen und Beinen. Sehr starke Schmerzen.

1916 oder 1917 begannen von Zeit zu Zeit (alle paar Wochen) eigentümliche Anfälle: Auf der rechten oder linken Schulter tritt ein starkes Stechen auf, das etwa zehn Minuten dauert. Wenn er dann aufsteht und geht, verschwindet das sofort. Sonst hält der Schmerz so intensiv an, dass er glaubt, ohnmächtig werden zu müssen. Dabei läuft ihm das Wasser im Mund zusammen.

Außerdem bekommt er infolge von Aufregungen und Anstrengungen Anfälle von Herzklopfen. Ende August sehr starker Anfall von Herzklopfen, beschleunigtem Puls (140); Dauer etwa 2 Tage. Konnte einige Nächte nicht schlafen. Stertoröses Atmen*.

Schlaf gut. Appetit nicht groß. Gedächtnis nach dem Kriege schlechter, aber im Ganzen gut.

Prof. Deycke[29] konstatierte 1916 Vergrößerung des Herzens nach rechts und links, unreine Töne, akzent. 2. Aorten, ton. Puls 78, verlangsamte Regulation nach Anstrengungen. Blutdruck systolisch 180, diastolisch 98.

Bekam Mitte März Sklerodoron, abends 1 Tabl. vier Wochen lang, 2–3 Wochen Pause.

Befund: Herz nicht wesentlich vergrößert. Puls: o.B. Blutdruck 130. Sklerotische Geräusche. Urin: Esbach* ½ Promille E!

Diagnose: Coronarsklerose und allgemeine Arteriosklerose.

Therapie: Erste Woche morgens und abends 1 Tabl. Sklerodoron. Zweite Woche abends 1 Tabl. / 2 × tgl. 1 Teel. Birkensaft. Sonntags: 2 M. Aurum D15.

Kommt zur klinischen Behandlung.

Befund: Herz nach rechts und links vergrößert. Systolisches Geräusch*. Leber stark vergrößert. Beide Beine ödematös geschwollen. Pulsus irregularis perpetuus*!

29 Georg Deycke (1865–1938), Internist und Tuberkuloseforscher, 1913–1932, Direktor des Allgemeinen Krankenhauses in Lübeck.

Diagnose: Herzinsuffizienz auf Grundlage alter Myokarditis* und Endokarditis*.

Therapie Dr. Steiner: 1. Tag Inj. Belladonna D5; 2. Tag Inj. Prunus spinosa D5; 3. Tag Aurum D6 innerlich. Bäder mit Rosmarin. Heileurythmie: O S R

Eurythmietherapie

O S R

Über die Ausführung der Eurythmietherapie gibt es in den vorliegenden Unterlagen keine Angaben; der Bericht von Friedrich Husemann gibt lediglich die verordnete Lautfolge O S R an.

Kommentar

Diese Krankengeschichte liegt in der Handschrift von Friedrich Husemann vor und wurde bislang nicht publiziert. Die Anamnese deutet auf eine frühe Belastung hin. Die Gesundheit von Herrn Kühn war schon seit seiner Kindheit beeinträchtigt. Die als Gelenkrheumatismus bezeichneten Entzündungen traten im Alter von sieben Jahren nach einer Scharlach- oder Maserninfektion auf. Der Rheumatismus könnte auch im Zusammenhang mit einer möglichen, nicht erwähnten Streptokokkeninfektion stehen. Ob bei der von Husemann gestellten Diagnose «Herzinsuffizienz auf Grundlage alter Myokarditis und Endokarditis» eine Streptokokkeninfektion der Auslöser war, ist möglich, aber nicht belegt. Erschwerend kommt, was das Herz betrifft, der Nikotinabusus hinzu. Es wird nicht berichtet, ob Herr Kühn während des Kriegs Militärdienst geleistet hat. Aber der Kommentar, dass das Gedächtnis seit dem Krieg schlechter geworden sei, könnte ein Hinweis auf eine seelische Belastung bis hin zu einer Traumafolgestörung sein.

Leider ist das Datum von Kühns Aufenthalt in der Stuttgarter Klinik nicht genau dokumentiert. Laut den Notizen Friedrich Husemanns ist er zum Zeitpunkt des Behandlungsbeginns aber bereits schwerstens erkrankt; er verstirbt Presseberichten zufolge am 29. Juli

1923 an seinem Wohnort Wiborg. Das einzige schriftlich festgehaltene Datum in den Krankenakten ist eine Notiz auf der Patientenkarte vom 8. Oktober 1923, wo die Bezahlung des Honorars von 50 finnischen Mark bestätigt wird. Dieses Datum wird in der typografischen Abschrift als Behandlungsdatum vermerkt, was aber aus genannten Gründen nicht möglich ist.

Die Behandlung der Herzinsuffizienz wird von Rudolf Steiner in zweifacher Weise angelegt. Einerseits wird eine Regulierung des Astralleibes angestrebt, andererseits die Stärkung des Ätherleibes. Bei der von Rudolf Steiner im Fall von Hermann Kühn empfohlenen Lautreihe geht es zentral um die Regulation der leiblichen Wirksamkeit des Astralleibes. Alle drei der von Rudolf Steiner hier für die Eurythmietherapie genannten Laute unterstützen dieses Ziel. Die Wirkung der O-Übung wird im Heileurythmiekurs so beschrieben, dass damit eine Tendenz zum Dicklichwerden bekämpft werden kann.[30] Dabei ist die Angabe zu beachten, dass die Bewegung des Nach-unten-Gleitens immer schneller auszuführen ist. Die Beschleunigung des Tempos bedeutet eine stärkere Wirksamkeit, ein stärkeres Eingreifen von Astralleib und Ich. Bei einem Patienten mit schwerer Herzinsuffizienz dürfte diese Art der Ausführung, wenn überhaupt, nur sehr behutsam unter Berücksichtigung der Belastbarkeit erfolgen. An gleicher Stelle weist Steiner darauf hin, dass das O den Menschen als Seele offenbart, er beschreibt also eine bewusste Wirksamkeit des Astralleibes. Die eurythmietherapeutische S-Übung wiederum wird im Heileurythmiekurs mit einer Regulierung der Gasbildung in Zusammenhang gebracht. Hier ist das Ziel, das Luftelement durch den Astralleib zu ergreifen und zu integrieren. Der dritte Laut schließlich, das R, zeigt in seiner Beziehung zum Lichtäther ebenfalls eine intensive Beziehung zum Astralleib. Das R ergreift durch seine umfassende Bewegungsqualität das Luftelement.

Während Rudolf Steiner bei der eurythmietherapeutischen Behandlung von Hermann Kühn die Laute also so wählt, dass sie auf den Astralleib wirken, deuten seine Angaben in einem anderen Fall von Herzinsuffizienz darauf hin, dass mit der medikamentösen Behand-

30 Rudolf Steiner: Vortrag, Dornach, 13. April 1921, in: *Heileurythmie,* GA 315, 6. Aufl. Basel 2021, S. 31.

lung besonders der Ätherleib angesprochen wird. Bei einer Patientin mit schwerer Herzinsuffizienz gab Rudolf Steiner in einem Gespräch mit Margarete Bockholt am 4. Mai 1923, also etwa zur selben Zeit, die folgenden therapeutischen Hinweise: «Man muss den Ätherleib anregen. Äußerlich Zitrone, innerlich ganz stark Prunus spin. D 1 (10 %) mehrmals am Tage, namentlich vor dem Schlafen, sodass der ganze Ätherleib von zwei Seiten her in Angriff genommen wird. Da liegen absolut dichte Ablagerungen vor, Buttersäure* und Ähnliches.»[31] Wie schon im Falle von Herrn Kühn empfiehlt Steiner hier die Verabreichung von Prunus spinosa, er bringt dieses Medikament dabei mit der Anregung des Ätherleibes in Verbindung. Bei Herrn Kühn wird zusätzlich Belladonna verabreicht, das als Giftpflanze eine starke Beziehung zur astralischen Wirksamkeit besitzt,[32] sowie ein anregendes Rosmarinbad.

31 So der von A. G. van Degenaar wiedergegebene Wortlaut in: *Krankengeschichten*, Dornach 2008, S. 14.

32 Matthias Girke: *Innere Medizin*, 2. Aufl. Berlin 2012, S. 294.

7 Neigung zu Morbus Basedow

Eine erste Besprechung der Patientin mit Rudolf Steiner fand im Herbst 1923 in Penmaenmawr statt. Im darauffolgenden Jahr wurde sie vom 16. Mai an im Klinisch-Therapeutischen Institut Arlesheim behandelt, wo sie am 4. Oktober 1924 verstorben ist. Für den Beginn der stationären Behandlung und für Ende Juli 1924 sind Beratungen mit Rudolf Steiner dokumentiert.

Ellen Sparks, zu Beginn ihres Klinikaufenthalts 61 Jahre alt, wird als kleine Frau von blassgrauem Aussehen beschrieben. Sie leidet an Ödemen, die an einen myxödematösen* Zustand erinnern, wie er im Zusammenhang mit Schilddrüsenerkrankungen auftreten kann. Innerhalb des ihrer Behandlung vorangegangenen Jahrzehnts sind verschiedene Krankheitssymptome aufgetreten. Rudolf Steiner, der Ellen Sparks bereits im Vorjahr in Penmaenmawr gesprochen und ihr therapeutische Empfehlungen gegeben hat, sieht in den Symptomen eine «nicht zum Ausbruch gekommene Basedow-Erkrankung*». Er verordnet verschiedene Mittel und Anwendungen, die er handschriftlich auf der Patientenkarte vermerkt, darunter auch Eurythmietherapie, und zwar die Lautfolge S M I A. Die Wirkung der Behandlungen ist wechselhaft. Im Juli 1924 erkrankt die Patientin zudem an einer Grippe, von der sie sich nur schlecht erholt. Ende Juli empfiehlt Rudolf Steiner noch zwei Tierpräparate, die als Injektionen gegeben werden sollen: Schnecke D6 in die Bauchwand und Schneckenschale D6 im Rücken. Dadurch soll eine Astralleibschwäche beeinflusst werden, die für den ungeordneten Schlaf/Wach-Rhythmus der Patientin verantwortlich ist. Dennoch verschlechtert sich Ende September der Zustand der Patientin, und am 4. Oktober 1924 verstirbt sie in der Klinik. Um rückblickend die genaue Todesursache zu benennen, bräuchte es weitere Informationen. Es könnten die Folgen der Grippe, eine dekompensierte Hypothyreose* oder auch andere Leiden die Ursache gewesen sein.

Die Krankengeschichte

Unveröffentlichte Quellen: zwei Patientenkarten vom Mai 1924 (IWA.07.D.01.02), dreiseitiges Typoskript der Krankengeschichte von Hilma Walter und Notizzettel mit den therapeutischen Angaben (IWA.01.D.03.03), Notizbucheintragungen Hilma Walters (IWA.07.D.01.02, NB II, NB III, S. 373f., NB IV), Eintragung im Behandlungsbuch Heileurythmie (IWA.03.D.01.01, S. 147)

Veröffentlichte Quellen: Hilma Walter: Die sieben Hauptmetalle, *Nr. 35, S. 226f; Margarete Kirchner-Bockholt:* Grundelemente der Heileurythmie, *S. 196. Die Wiedergabe der Krankengeschichte folgt der Darstellung Hilma Walters.*

«Nicht zum Ausdruck gekommener Basedow»

Anamnese: Als Kind Scharlach, Masern; sonst gesund. Periode war regelmäßig und ohne wesentliche Beschwerden. Menopause seit dem 43. Jahre. Mit 15 ½ Jahren Basedow, davon nach sieben Jahren geheilt. Mit 25 Jahren Anämie. Mit 35 Jahren Diphtherie. Mit 51 Jahren Exophthalmus* mit Schilddrüsenvergrößerung; bekam Thyreoidin, wurde danach sehr schwach und müde; die Augen traten etwas zurück. Mit 58 Jahren Bauchoperation, angeblich wegen Verwachsungen am Colon* (Ileus*). War danach drei Monate ganz wohl, dann fing sie an mit myxödematösen* Symptomen: geschwollene Gliedmaßen, sie waren hart und steif, das Gesicht auch ganz verändert. Das dauerte eine Zeit lang, bis sie wieder Thyreoidin[33] nahm. Dann fühlte sie sich in den letzten drei Jahren im Allgemeinen besser, ist aber sehr leicht müde, hat bisweilen wieder ein Steifheitsgefühl in den Beinen. Manchmal hat sie das Gefühl, als sei ihr Gehirn ganz leer, und sie muss dann sofort zu Bett gehen.

Herbst 1923 Begegnung mit Dr. Steiner in Penmaenmawr. Sie bekam den Rat, Aurum einzunehmen, im Winter in Italien zu sein, dann im Frühjahr zu einer Kur nach Arlesheim zu kommen. Jetzt klagt Patientin über Fla-

33 Thyreoidin, Präparat aus der getrockneten oder gepulverten Schilddrüse des Schafes, früher bei Myxödem, Kropf, Fettsucht und Morbus Basedow angewendet.

tulenz*, Müdigkeit und Schlaflosigkeit, auch dass sie immer schon viel mit dem Magen zu tun hatte. Sie leidet außerdem an Obstipation und benötigt Nachhilfe mit Clairotee, hat zuletzt auch schon Tartar. stib. D3 zweimal täglich 5 Tropfen und Carbo bet. zum Einnehmen erhalten.

Befund: klein, blassgraue Haut und das ganze Aussehen etwas an myxödematösen Zustand erinnernd.

Dr. Steiner sagt zur Erklärung: «Hier liegt ein nicht zum Ausdruck gekommener Basedow vor», und rät zu Scleron, das zweimal pro Tag gegeben wird, außerdem zu Tee von Rentierflechte, Injektionen von Colchic. autumnale D15, Sitzbäder mit Antimon 5% auf 10 Liter, Heileurythmie S M I A.

Verlauf: Die Colchicum D15-Injektionen werden jeden zweiten Tag gegeben, die Antimonsitzbäder dreimal wöchentlich. Patientin klagt die ersten Wochen viel über Blähungen und aufgetriebenen Leib, Müdigkeit im Kopf, kann wenig gehen, vermisst angeblich ihre Thyreoidintabletten, die sie dann ab 13. Juni wieder erhält, und fühlt sich danach etwas besser. Nach einigen etwas besseren, wenn auch noch im Zustand wechselnden Wochen, ab 10. Juli wieder weniger gut. Es entwickelt sich eine Grippe, von der sich Patientin nur sehr schwer erholt. Die Temperatur bleibt wochenlang erhöht (bis 37,8 abends). Patientin schläft wenig in der Nacht, hat öfter Magen- oder Nierenschmerzen, ist tagsüber schlapp; Diurese etwas erschwert, häufige, aber kleine Urinmengen. Die obige Behandlung musste durch diese interkurrente Erkrankung unterbrochen werden.

Ende Juli 1924 rät Dr. Steiner zu Injektionen von Schnecke D6 (Tier) in die Bauchwand, Schneckenschale D6 in den Rücken mit der Erklärung: «Es liegt jetzt vor ein Nichteingreifenwollen des Astralleibes, daher ein ungeordnetes Schlafen und Wachen.»

16. August 1924: Nach den Injektionen ist immer die erste Nacht schlecht und schlaflos, aber dann der nächste Tag viel besser. Im Ganzen ist Patientin frischer und wohler als vorher, nur hat sie sehr schlechten Appetit.

22. August 1924: Nach Aussetzen der Injektionen wird der Zustand wieder schlimmer. Patientin ist fast die ganze Nacht wach und schläft am Tage, schläft auch mitten in einem Gespräch oder in einer Beschäftigung ein, wacht ebenso leicht wieder auf. Klagt oft über Augenschmerzen. Die Diurese ist 300 bis 500 pro Tag.

19. September 1924: Patientin war teilweise besser, hatte öfter gute Nächte; auf Equisetumbehandlung (Kompressen, Darmklistiere, Vaginalspülungen) auch etwas bessere Diurese (tageweise bis zu 1000 ccm).

Ab 26. September 1924: Wieder Verschlechterung. Patientin kommt allmählich mehr und mehr in einen soporösen* Zustand und ist am 4. Oktober 1924 gestorben.

Ergänzendes Material

Patientenkarte

Auf der Patientenkarte ist von Rudolf Steiner selbst die Lautfolge S M I A notiert worden (siehe Abb.).

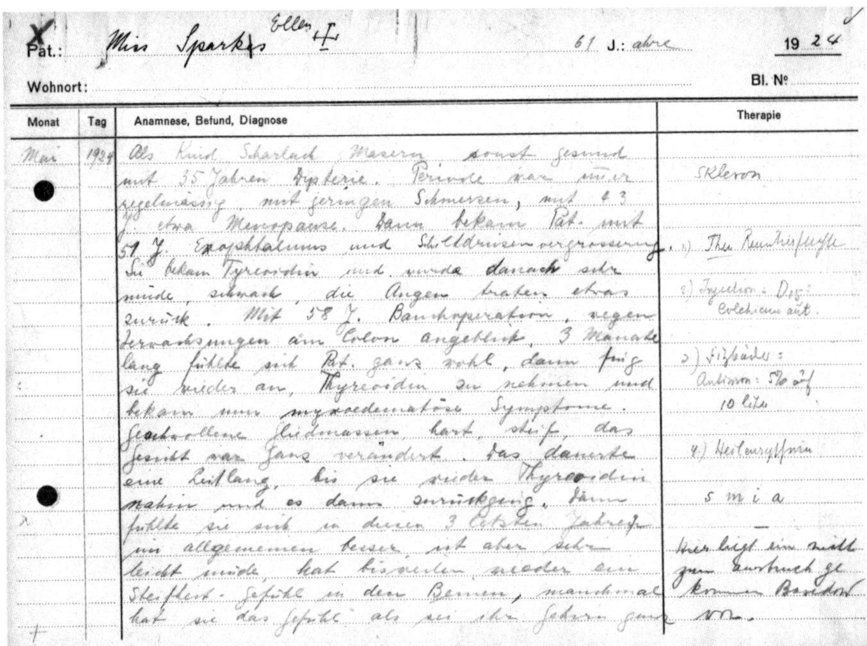

Pat.: Miss Sparks Ellen † 61 J.: alre 19 24

Wohnort:

Bl. No

Monat	Tag	Anamnese, Befund, Diagnose	Therapie
Mai	1924	Als Kind Scharlach, Masern, sonst gesund, mit 35 Jahren Diphterie. Periode war immer regelmässig, mit geringen Schmerzen, mit 43 J. etwa Menopause. Dann bekam Pat. mit 51 J. Exophthalmus und Schilddrüsenvergrösserung. Sie bekam Tyreoidin und wurde danach sehr müde, schwach, die Augen traten etwas zurück. Mit 58 J. Bauchoperation, wegen Verwachsungen am Colon angeblich. 3 Monate lang fühlte sich Pat. ganz wohl, dann fing sie wieder an, Thyreoidin zu nehmen und bekam nun myxoedematöse Symptome. Geschwollene Gliedmassen, hart, steif, das Gesicht war ganz verändert. Das dauerte eine Zeitlang, bis sie wieder Thyreoidin nahm und es dann zurückging. Dann fühlte sie sich in diesen 3 letzten Jahren im allgemeinen besser, ist aber sehr leicht müde, hat bisweilen wieder ein Steifheit-Gefühl in den Beinen, manchmal hat sie das Gefühl als sei ihr Gehirn ganz	Skleron 1.) Thee Rauchierfleyte 2.) Injection: D15 Colchicum aut. 3.) Sitzbäder: Antimon: 5% auf 10 Liter 4.) Heileurythmie s m i a Hier liegt ein nicht zum Ausbruch gekommener Basedow vor.

Patientenkarte von Ellen Sparks mit Rudolf Steiners handschriftlicher Eintragung der eurythmietherapeutischen Lautfolge S M I A

Aufzeichnungen Hilma Walter

Ein dreiseitiges Typoskript mit der Krankengeschichte (IWA.01.D.03.03) enthält ein vermutlich von Hilma Walter stammendes Postskriptum.

P.S.: Laut einer Notiz war für die Patientin auch Melilotus angegeben (?).

Notizbücher Hilma Walter

In einem Notizbuch (NB II, IWA.07.D.01.02) notiert Hilma Walter eine ausführliche Aussage Rudolf Steiners zur Struma, in der es unter anderem heißt:

Bei Kropfbildung ist immer eine außerordentliche Schwäche im Astralleib vorhanden, die sich lokalisiert.

Eurythmietherapie

S M I A

Behandlungsbuch Heileurythmie

(Eintrag von Margarete Bockholt)

Keine Eurhythmie [bisher]	teils Hyper-, teils Hypotrophie* der Schilddrüse.
Dr. St.	S M I A ~~I~~[34]

Eurhythmie überhaupt sehr schwierig, fast kein Gefühl für Rhythmus. Laute etwas leichter, aber sehr kontrahiert.

Grundelemente der Heileurythmie

(Kapitel XII: Konsonanten und Vokale in gemischten Reihen, S. 196)

S M I A bei Schilddrüsenüber- und -unterfunktion.

Die Patientin war klein, blass, gedunsen, myxödematös, schnell ermüdbar und klagte über Steifigkeit in den Beinen und über Blähungen. Rudolf Steiner bezeichnete diesen Zustand als Hypo- und Hypertonie der Schilddrüse, eine nicht durchgekommene Basedow-Erkrankung.

34 Das I am Ende ist zweimal durchgestrichen, das zwischen M und A positionierte I dürfte nachträglich dort eingefügt worden sein. Dies legt auch der engere Wortzwischenraum nahe.

Kommentar

Die Durchführung der Eurythmietherapie war laut der behandelnden Therapeutin Margarete Bockholt mit Schwierigkeiten verbunden. Zeitraum und Frequenz der Behandlung wurden allerdings nicht dokumentiert, so lässt sich wenig über den konkreten Therapieverlauf, etwaige Probleme oder Fortschritte aussagen.

Auch die verschiedenen in den Dokumentationen für die Diagnose verwendeten Begriffe tragen wenig zur Klärung bei. Im Behandlungsbuch Heileurythmie notiert Margarete Bockholt «teils Hyper-, teils Hypotrophie der Schilddrüse», was aus medizinischer Sicht keinen Sinn ergibt. In ihrem Buch *Grundelemente der Heileurythmie* schreibt sie später, dass Rudolf Steiner den Zustand als Hypo- und Hypertonie der Schilddrüse bezeichnet habe, was aus heutiger Sicht ebenfalls fragwürdig erscheint. Die Diagnose «Hyper- und Hypotrophie der Schilddrüse» ist zudem nur im Behandlungsbuch Heileurythmie zu finden und ist wahrscheinlich von dort in abgewandelter Form in Kirchner-Bockholts Buch übernommen worden. Auf der Patientenkarte selbst steht direkt unterhalb der von Rudolf Steiner notierten Therapiemaßnahmen, jedoch nicht von seiner Hand: «Hier liegt ein nicht zum Ausdruck gekommener Basedow vor.» Diese Formulierung übernimmt Hilma Walter dann in die von ihr publizierte Darstellung der Krankengeschichte, und in ihrem Notizbuch vermerkt sie: «Neigung zu Basedow».

Eine Kombination von M. Basedow und Myxödem ist selten. Unbehandelt kann eine Hashimoto-Thyreoiditis, eine chronische Entzündung der Schilddrüse, zu Ödemen führen, und auf dem Boden einer Hashimoto-Thyreoiditis kann sich auch ein M. Basedow entwickeln.

In seiner Beschreibung der Metamorphose des Kehlkopfes im ersten Vortrag des Heileurythmiekurses stellt Rudolf Steiner den Zusammenhang der Schilddrüse mit dem Vorderhirn dar und bezeichnet sie als «mehr dem Brustmenschen angehöriges Denkorgan».[35]

Der Hinweis Steiners von Ende Juli 1924, dass es sich bei der Patientin um ein «Nichteingreifenwollen des Astralleibes» handelt,

35 Rudolf Steiner: Vortrag, Dornach, 12. April 1921, in: *Heileurythmie*, GA 315, 6. Aufl. Basel 2021, S. 21.

deckt sich mit der allgemeinen Aussage Steiners (siehe oben, Notizbuch Hilma Walter), dass bei Kropfbildung eine Schwäche des Astralleibes vorliege. In den medizinischen Vorträgen, die Rudolf Steiner parallel zum Heileurythmiekurs gehalten hat, bespricht er den Morbus Basedow und empfiehlt dort «sinnvolle konsonantierende Bewegung» als eurythmietherapeutische Maßnahme.[36] Diese Empfehlung mag den bei Kirchner-Bockholt zu findenden Hinweis erklären, bei Schilddrüsenerkrankungen die Konsonanten L M S zu üben, wofür es so konkret aber keine belegte Angabe Rudolf Steiners gibt.[37] Steiners Ausführungen über diese Konsonanten im Zusammenhang mit dem Atmungsprozess[38] legen eine Anwendung dieser Lautfolge jedoch nahe (siehe Kapitel «Lautfolgen in der Eurythmie und Eurythmietherapie», S. 34). In der für die Behandlung von Ellen Sparks angegebenen Lautfolge erscheinen ebenfalls die Konsonanten S und M, nicht jedoch das L; die beiden Konsonanten werden hier vielmehr mit den Vokalen I und A verbunden. In dem oben genannten Vortrag führt Steiner noch aus, wie bei entzündlichen Erkrankungen vornehmlich konsonantische Bewegungen zur Anwendung kommen und bei sklerotischen Erkrankungen mehr die vokalischen. Eine gemischte Reihe wie die vorliegende berücksichtigt beide Aspekte und könnte im Zusammenhang mit den durch Kirchner-Bockholt verwendeten polaren Begriffen stehen.

36 Rudolf Steiner: Vortrag, Dornach, 18. April 1921, in: *Geisteswissenschaftliche Gesichtspunkte zur Therapie*, GA 313, 5. Aufl. Dornach 2001, S. 153.

37 Siehe auch KG 8, S. 98.

38 Rudolf Steiner: Vortrag, Dornach 1. Januar 1924, in: *Physiologisch-Therapeutisches auf Grundlage der Geisteswissenschaft*, GA 314, 4. Aufl., Dornach 2011, S. 190f.

8 Leichte Form von Morbus Basedow

Die Patientin wurde von November 1923 bis Januar 1924 ambulant im Klinisch-Therapeutischen Institut in Arlesheim behandelt. Eine Beratung mit Rudolf Steiner fand Mitte Januar 1924 statt.

Frau Withers leidet unter Symptomen, die einen Morbus Basedow* vermuten lassen. Es treten Kopfschmerzen auf, sobald sie sich betätigt. Rudolf Steiner sieht die Patientin etwa zwei Monate nach Behandlungsbeginn und bewertet die Schwere ihrer Erkrankung als eher gering. Zusätzlich zu dem bereits verordneten Medikament Kupferglanz (Chalkosin, Cu_2S), empfiehlt er noch Zinnglanz. Dosierung und Darreichungsform sind nicht dokumentiert. Außerdem empfiehlt er für die bereits seit Längerem durchgeführte Eurythmietherapie Übungen mit Vokalen.

Die Krankengeschichte

Unveröffentlichte Quellen: Typoskript zur Besprechung mit Rudolf Steiner (IWA.01.D.03.18), Notizbucheintragungen Hilma Walters (IWA.03.D.01.02, NB II, NB IV), Eintragung im Behandlungsbuch Heileurythmie (IWA.03.D.01.01, S. 120)

Veröffentlichte Quellen: Hilma Walter: Die sieben Hauptmetalle, *Nr. 99, S. 261; die Darstellung folgt dieser Publikation.*

«Leichter Anflug von Basedow»

Januar 1924 Beratung [mit Dr. Steiner]: Es lagen Beschwerden vor, die auf Basedow hinwiesen. Dafür hat die Patientin bereits Kupferglanz zum Einnehmen erhalten. Doch geht es ihr angeblich nicht gut. Wenn sie etwas tut, bekommt sie Kopfschmerzen.

Dr. Steiner sieht die Patientin und äußert sich wie folgt: «Die Heileurythmie müsste auf das Vokalisieren verlegt werden, und das wird sich auch ganz gut machen. Aber das subjektive Befinden kann nicht sehr schlecht sein.» – «Sie sind nicht sehr krank. Nun, wir werden Ihnen ein Mittel geben, das wir Ihnen gleich sagen werden.»

Und Dr. Steiner empfiehlt zusätzlich zum Kupferglanz, «damit es reguliert wird nach dem Kopfe, etwas Zinnglanz», mit dem Vermerk: «Es ist ein ganz leichter Anflug von Basedow.»

Als Heileurythmie:

A – 4 Schritte vorwärts,

L – 4 Schritte rückwärts

L U Vokale

Liebe-E-Übung

Ergänzendes Material

Aufzeichnungen Hilma Walter

Auf einem Typoskript von Hilma Walter (IWA.01.D.03.18), das die Beratung mit Rudolf Steiner wiedergibt, ist als Datum des Gesprächs der 17. Januar 1924 angegeben. Die Aufzeichnung des Gesprächsverlaufs entspricht der oben abgedruckten Wiedergabe mit Ausnahme der dort am Ende «als Heileurythmie» angegebenen Übungen. Diese finden sich in dieser Form nur in Notizbucheintragungen Hilma Walters aus späterer Zeit.

Eurythmietherapie

Vokale

Behandlungsbuch Heileurythmie

(Eintragungen von Margarete Bockholt)

Miss Withers, 45 J. Basedow, seit 10 Jahren

Montag, den 10. Nov.	Liebe-E Bew.
– Sa. 16. Nov.	Ballen u. Spreizen Eurythm. Gehen A – E (Verehrung)
17–25 Nov.	die gleichen Übungen Rhythmen (Jamb, Trochäus) I A O
25 N. – 1. Dez.	nach der ersten Woche fühlte sich Pat. wesentlich besser u. die Augen waren auch objektiv zurückgetreten. Gerade in den letzten Tagen wieder ein wenig schlechter; sie macht jeden Tag zu Haus Liebe-E, I A O.
3 Dez. – 7. D.	~~a – l~~ I A O A – L L mit X-Beinen S mit O-Sprung Spirale einwickeln mit M
7 D. – 17.	Vokale Übungen wie bisher Aussetzen über die Weihnachtszeit
15. Jan	Dr. St[einer] findet sie nicht schlecht verordnet viel *Vokale*
24. Jan.	*abgereist*. Augen sind zurückgegangen. Allgemeinbefinden besser, aber noch leicht müde.

Notizbücher Hilma Walter

In zwei Notizbucheintragungen (IWA.03.D.01.02) notiert Hilma Walter zu der Patientin zunächst die Angabe «Vokalisieren», erst danach – und in NB II sogar nachträglich mit Asteriskus markiert unten auf der Seite – listet sie die konkreten Laute und Übungen auf, die sie dann auch in der publizierten Version der Krankengeschichte angibt.

Kommentar

In den verschiedenen Dokumentationen der Krankengeschichte sind für die Unterredung mit Rudolf Steiner unterschiedliche Daten festgehalten. Margarete Bockholt notiert im Behandlungsbuch mit dem Therapieverlauf für den 15. Januar 1924, einen Dienstag, die Einschätzung Rudolf Steiners der Patientin. Das Typoskript Hilma Walters mit dem Gesprächsverlauf hingegen ist auf den 17. Januar 1924 datiert. Laut Christoph Lindenberg sind am 14. und am 18. Januar Konsultationen im Klinisch-Therapeutischen Institut belegt.[39]

Der Verlaufsdokumentation von Margarete Bockholt zur eurythmietherapeutischen Behandlung von Frau Withers ist zu entnehmen, dass die Patientin ambulant behandelt wurde und ihre Übungen zu Hause machte. Auffällig ist dabei, dass die von Bockholt notierten Daten und Wochentage nicht übereinstimmen. Es ist anzunehmen, dass die Behandlung 1923/24 stattfand. Die Position im chronologisch geführten Behandlungsbuch Heileurythmie weist klar auf einen Behandlungsbeginn im Herbst 1923 hin. Die Ungenauigkeiten bei den Eintragungen deuten allerdings darauf hin, dass diese nicht immer unmittelbar während beziehungsweise im Anschluss an die Behandlung gemacht wurden.

Die Zusammenschau aller bei dieser Patientin erwähnten eurythmietherapeutischen Übungen zeigt folgendes Bild:

Angabe Steiner (Überlieferung Walter):	Vokalisieren
Angabe Walter (Notizbucheintrag):	A – 4 Schritte vorwärts, L – 4 Schritte rückwärts, L U Vokale, Liebe-E-Übung
Eintrag Behandlungsbuch (Bockholt):	I A O, A–L, L M S, Liebe-E, Vokale

39 Christoph Lindenberg: Rudolf Steiner. Eine Chronik, Stuttgart 1988, S. 562.

Bei der Konsultation riet Steiner Frau Withers: «Die Heileurythmie müsste auf das Vokalisieren verlegt werden.» Die Bemerkung legt nahe, dass er auf die Übungen, die Frau Withers im November, Dezember zunächst machte, angesprochen wurde und diese von Margarete Bockholt stammten. Auf jeden Fall korrigierte Rudolf Steiner mit der Anweisung, zu vokalisieren, die bisherige Therapie. Bei den weiteren von Hilma Walter in ihren Notizbüchern Frau Withers zugordneten Übungen ist nicht klar, ob diese ebenfalls von Rudolf Steiner gegeben wurden; die Eintragungen dürften von Hilma Walter nachträglich gemacht worden sein, als sie Krankengeschichten und Therapieangaben alphabetisch in diese Bücher übertrug. Sie entsprechen teilweise den von Margarete Bockholt im November, Dezember mit Frau Withers durchgeführten Übungen, und vielleicht hat die im Behandlungsbuch Heileurythmie notierte Bemerkung Rudolf Steiners, dass er sie nicht schlecht finde, Walter dazu veranlasst, die Übungen in ihre Notizbücher zu übertragen und in die publizierte Fassung der Krankengeschichte aufzunehmen. Da sie sonst sehr darum bemüht ist, die genauen Angaben Rudolf Steiners aufzuzeichnen und wiederzugeben, ist dieses Vorgehen sehr untypisch und möglicherweise einem Versehen geschuldet.

In Margarete Kirchner-Bockholts Zusammenstellung *Grundelemente der Heileurythmie* wird diese Krankengeschichte nicht erwähnt. Allerdings findet sich dort die allgemeine therapeutische Angabe «L M S bei Basedow»[40], für die von ihr jedoch kein konkreter Fall angeführt wird und für die auch sonst kein Hinweis von Rudolf Steiner gefunden werden konnte. Im parallel zum Heileurythmiekurs gehaltenen Ärztekurs empfiehlt Rudolf Steiner «sinnvolle konsonantierende Bewegungen» zur Behandlung des Morbus Basedow.[41] Wie bereits im Kapitel «Lautfolgen in der Eurythmie und Eurythmietherapie», S. 34, und in der vorangegangenen Krankengeschichte (KG 7) erläutert, steht diese Konsonantenreihe in Bezug zum Atmungsprozess und entspricht in etwa den Übungen, die Margarete Bockholt vor der Korrektur durch Rudolf Steiner mit Frau Withers durchgeführt hat.

40 Siehe auch KG 7, S. 91.

41 Rudolf Steiner: Vortrag, Dornach, 18. April 1921, in: *Geisteswissenschaftliche Gesichtspunkte zur Therapie*, GA 313, 5. Aufl. Dornach 2001, S. 153.

Die von Rudolf Steiner bei der Vorstellung von Frau Withers im Hinblick auf deren konkrete Symptome gemachte eurythmietherapeutische Angabe des Vokalisierens kann auch im Zusammenhang gesehen werden mit den Angaben, die er im zweiten Vortrag des Heileurythmiekurses macht, wo die vokalischen Bewegungen bei Kopfschmerzen empfohlen werden, die ja bei dieser Patientin ein auffälliges Symptom sind.[42]

42 Rudolf Steiner: Vortrag, Dornach, 13. April 1921, in: *Heileurythmie*, GA 315, 6. Aufl. Basel 2021, S. 34f.

9 Leichte Hyperthyreose, Ermüdbarkeit bei «luetischer Grundlage»

Die jugendliche Patientin kam zusammen mit ihrer Schwester und Mutter im August 1924 ins Klinisch-Therapeutische Institut Arlesheim. Sie wurde dort behandelt, und am 20. September 1924 fand eine Beratung mit Rudolf Steiner statt, die jedoch mehr ihre Schwester betraf.

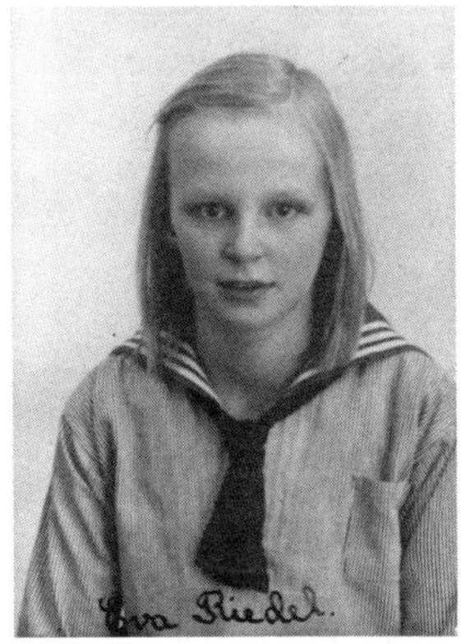

Eva Margarete Riedel

Eva Margarete Riedel, 16 Jahre, Schwedin, wird als sehr große, hellblonde, blass aussehende junge Frau beschrieben. Sie kommt zusammen mit ihrer Schwester Annemarie (siehe KG 27, S. 221) zur Behandlung ins Klinisch-Therapeutische Institut in Arlesheim. Laut Anamnese vom 24. August 1924 leidet sie vor allem morgens unter großer Müdigkeit, neigt zu Furunkelbildung und hat überdies rheumatische Beschwerden im Nacken. Ihre Schilddrüse ist etwas vergrößert, und ihre großen Augen stehen leicht vor. Ihr Puls ist leicht erhöht. Am 20. September verordnet Rudolf Steiner ihr und ihrer Schwester ergänzend zur bisherigen Behandlung Injektionen mit Sarsaparill-Wurzel D5 und Eurythmietherapie. Sie erhalten beide die gleiche Lautfolge: L M S R mit der Begründung, dass bei beiden eine «luetische Belastung» vorliege.

Die Krankengeschichte

Unveröffentlichte Quellen: Patientenkarte vom August 1924 (IWA.01.D.03.16), zwei maschinenschriftliche Anamnese-

berichte (IWA.01.D.03.03), Notizbucheintragungen Hilma Walters (IWA.03.D.01.02, NB II, NB III, S. 339)

Veröffentlichte Quellen: Hilma Walter: Die sieben Hauptmetalle, *Nr. 142, S. 286 f.; Margarete Kirchner-Bockholt:* Grundelemente der Heileurythmie, *S. 179. Die Wiedergabe der Krankengeschichte folgt der Darstellung Hilma Walters.*

Ermüdbarkeit, rheumatische Beschwerden, leichte Hyperthyreose

Anamnese, 24. August 1924: Patientin hat erst mit 2 Jahren laufen gelernt und in den ersten Kinderjahren Keuchhusten, Wasserpocken und Masern gehabt. Mit 6 Jahren leichter Gelenkrheumatismus. Mit 10 Jahren Scharlach und nochmals Wasserpocken. Mit 13 Jahren Diphtherie, auch Neigung zu rheumatischen Gelenkschmerzen. 14/15 Jahre alt hatte sie nach einer Angina einen schweren Gelenkrheumatismus, lag damals drei Monate zu Bett und machte daran anschließend eine Kur in Wildbad. Menarche mit 15 Jahren, Periode o. B.

Die jetzigen Beschwerden sind: sehr große Ermüdbarkeit. Besonders am Morgen ist Patientin sehr müde. Auch besteht Neigung zu Furunkelbildung und zu Rheumatismus im Nacken. Appetit, Verdauung und Schlaf sind gut.

Befund: Patientin ist sehr groß, schmal, hellblond und blass. Die Schilddrüse ist etwas vergrößert, die großen Augen stehen leicht vor. Die Muskulatur ist schlaff. Herz: leicht nach links verbreitert, systolisches Geräusch an der Spitze, Aktion leicht erregt. Lungen o. B. Im Urin Spuren von Eiweiß, sonst o. B.

Die *Ordinationen* waren: Colchicum innerlich und als Injektion, Waldon III, Kupferglanz D2.

Dr. Steiner empfiehlt bei dieser Patientin – gelegentlich einer Beratung im September 1924, die ältere Schwester betreffend –, die bisherige Kur weiter fortzusetzen und ihr gemeinsam mit der Schwester als Heileurythmie zu geben: L M S R, als Injektion: Sarsaparill-Wurzel D5 mit dem Hinweis: «Als Untergrund ist eine luetische Grundlage vorhanden. Dazu kommen die übrigen Symptome, die für sich behandelt werden müssen.»

Eurythmietherapie

L M S R

Grundelemente der Heileurythmie

(Kapitel XI: Konsonantenreihen, S. 179; die Kommentierung gilt vornehmlich der Schwester.)

L M S R bei einer 17-jährigen Patientin mit übersteigerter Intellektualität und Magersucht (Anorexia mentalis). Menarche mit 12 Jahren. Nach großen Aufregungen zwei Jahre später war die Periode wieder ausgeblieben, und es traten nach jeder Nahrungsaufnahme Magenschmerzen auf, die zur absoluten Nahrungsverweigerung führten. Im Wesen war die Patientin überintellektuell und starrsinnig. Neben vielen anderen Behandlungen bekam sie von Rudolf Steiner diese Konsonantenreihe, die auch ihre Schwester mit gleicher Konstitution üben sollte.

Kommentar

Im Kapitel über die Ich-Organisation «Wesensgliederdiagnose als Leitprinzip für die Lautfolgen» ist dieser Krankheitsfall bereits ausführlich kommentiert worden (siehe S. 37).

Die medikamentöse Behandlung der Patientin weist zwei unterschiedliche Stränge auf. Die Verabreichung von Colchicum und Kupferglanz deutet auf eine gezielte Behandlung der Schilddrüse hin,[43] die Sarsaparill-Injektionen hingegen dienen einer konstitutionellen Behandlung der «luetischen Grundlage».

Die einzige Gemeinsamkeit der Diagnosen beider Schwestern ist die «luetische Grundlage», also eine familiäre Disposition oder Vorbelastung. Das gemeinsame therapeutische Ziel besteht dementsprechend in einer Regulation der Ich-Organisation, auf welche die verordnete Konsonantenfolge abzielt.

43 «[...] und Sie können nun Versuchsreihen anstellen, wie Colchicum autumnale ein Heilmittel wird, gegen Schilddrüsenvergrößerung.» Rudolf Steiner: Vortrag, Stuttgart, 28. Oktober 1922, in: *Physiologisch-Therapeutisches auf Grundlage der Geisteswissenschaft*, GA 314, 4. Aufl., Dornach 2011, S. 171.

10 Chronische Durchfälle

Die Patientin wurde vom 29. August bis zum 22. November 1923 im Klinisch-Therapeutischen Institut Arlesheim behandelt. Am 7. und am 24. Oktober 1923 wurde sie Rudolf Steiner vorgestellt.

Frau Baumgartner ist eine mittelgroße, 40-jährige Frau aus Schweden mit blonden Haaren. Als sie im August 1923 in Arlesheim vorstellig wird, leidet sie bereits seit zwei Jahren an morgendlichen Durchfällen, die anfangs von Fieber begleitet waren. Es besteht eine Anfälligkeit für parasitäre Erkrankungen. Frau Baumgartner ist blass und zeigt starke Abmagerungserscheinungen. Seit dem Auftreten dieser körperlichen Symptome ist sie auch seelisch labil, sie kann sich nur schwer beherrschen und weint viel. Verdauungsbeschwerden treten in ihrer Familie sehr häufig auf. Ihr Vater ist im Alter von 48 Jahren mit ähnlichen Beschwerden gestorben, und ihr ältester Bruder hat die gleichen Symptome. Als die Patientin ihm vorgestellt wird, äußert sich Rudolf Steiner über ihre Wesensgliederkonfiguration folgendermaßen: Der Astralleib zeige eine starke Dominanz, sodass die Ich-Organisation nicht genügend eingreifen und der Ätherleib sich nicht frei entfalten könne. Rudolf Steiner empfiehlt als Therapie ein kombiniertes Eisenpräparat. Dazu soll Frau Baumgartner Schwefelbäder bekommen, und sie soll viel Eurythmietherapie praktizieren. Die Lautangabe auf der Patientenkarte ist: L M S R. Bezüglich der Ausführung heißt es dort: «namentlich mit den Beinen, auch mit den Armen». Margarete Kirchner-Bockholt gibt für diese Krankengeschichte in ihrem Buch *Grundelemente der Heileurythmie* abweichend die Lautfolge L S N R an. – Nach fast vier Monaten verlässt die Patientin im November 1923 die Klinik auf dem Wege der Besserung. Sie verstirbt, so die Unterlagen, 1929 an einem Karzinom.

Die Krankengeschichte

Unveröffentlichte Quellen: Patientenkarten vom 29. und 30. August 1923 (IWA.01.D.03.11), Typoskript der Krankengeschichte sowie der Besprechungen mit Rudolf Steiner vom 7. und 24. Oktober 1923 (IWA.01.D.03.01), Typoskript zu Gesprächen mit Rudolf Steiner (IWA.07.D.01.02), Notizbucheintragungen Hilma Walters (IWA.03.D.01.02, NB II, NB III, S. 156, NB IV), Eintragungen im Behandlungsbuch Heileurythmie (IWA.03.D.01.01, S. 104f.)

Veröffentlichte Quellen: Nach Hilma Walter: Der Krebs und seine Behandlung, *Nr. 23, S. 47–49; Margarete Kirchner-Bockholt:* Grundelemente der Heileurythmie, *S. 181. Die Wiedergabe folgt der Darstellung Hilma Walters.*

Chronische Durchfälle

Anamnese, 30. August 1923: Patientin war bis zum 38. Jahre immer gesund mit Ausnahme einer Blinddarmoperation und einer Tubenschwangerschaft*. Seit zwei Jahren leidet sie an Verdauungsbeschwerden. Beginn auch mit Fieber bis 38 Grad und Durchfall. Nach zwei Tagen war das besser, doch nach acht Tagen setzte wieder Durchfall mit Fieber ein. Seitdem immer wieder Anfälle von Durchfall, der in der Regel dann morgens gegen 7 Uhr auftritt. Der Stuhl ist dann manchmal wie Wasser. Ab Mai 1922 wurde es besonders schlecht. Der Stuhl ist fast nie mehr fest; dabei während der Anfälle auch Schmerzen im Leib, doch kein Fieber. Der Appetit war dabei nicht schlecht, aber das Gewicht ging zurück. Wurde im Winter 1923 viel behandelt mit Lichtbädern, Klistieren aus Stärkewasser, Karlsbader Salz und Salzsäure. Danach ließen die starken Durchfälle nach, der Stuhl wurde etwas fester, aber nie regelmäßig. Auch begannen die Durchfälle seit Juli von Neuem.

Der Vater der Patientin hatte ein ähnliches Leiden und starb mit 48 Jahren. Auch er hatte immer am Morgen dünnen Stuhl, dabei großen Appetit auf Saures. Zuletzt wurde der Durchfall wie Blut, auch sehr übel riechend, begleitet mit Fieber. Die Ärzte sagten, er habe Bazillen. Der älteste Bruder, jetzt 48 Jahre, leidet seit vier Jahren an der gleichen

Krankheit. Der jüngste Bruder ist auch magenkrank, leidet aber mehr abwechselnd an Durchfall und Verstopfung. Ein anderer Bruder wurde vor fünf Jahren an Magengeschwüren operiert.

Befund: Große bis mittelgroße Patientin mit blondem Haar, blasser Gesichtsfarbe und deutlichen Zeichen von beträchtlicher Abmagerung. Gewicht: 67,1 kg. Der Leib ist weich, die Bauchdecke sehr schlaff. Die Narbe in der Blinddarmgegend ist etwas eingezogen; in der rechten Oberbauchgegend leichte diffuse Druckempfindlichkeit. Am Herzen besteht ein leises systolisches Geräusch: Der Puls ist labil. Die Lungen sind ohne besonderen Befund. Die Diurese* ist etwas vermindert. Urin: frei von Eiweiß und Zucker. Stuhl: dünn, nicht schleimig, enthält Askarideneier*, Blutprobe negativ. Blut: Erythrozyten* 6.1 Mill., Hämoglobin 85 % nach Sahli*.

Unter dem Eindruck, dass hier bei dieser Patientin die Ich- und astralische Organisation nicht richtig untertauchen konnten in die Verdauungs- und aufbauenden Stoffwechselprozesse, und die Außenwelt zu stark nach innen vordringen konnte, wurde zunächst mit folgender Behandlung begonnen: neben Diät warme Wermut-Leibwickel nach jeder Mahlzeit, Knoblauch-Klistiere, Knoblauchmilch zu trinken, Carbo veg. 5 % innerlich. Dazu auch allmählich: Leibmassage mit Kupfersalbe, Heileurythmie, Tartarus stib. D3 innerlich.

Dabei ging es tageweise ganz ordentlich, der Stuhlgang konnte dann geformt sein, erfolgte auch meist nur einmal pro Tag. Im Stuhl waren auch allmählich keine Askarideneier mehr zu finden. So konnte mit der Knoblauchbehandlung ausgesetzt werden. Doch in der fünften Woche fühlte sich Patientin weniger gut, hatte eine Erkältung, vorübergehend auch Ohrschmerzen und klagte manchmal auch über Herzbeklemmung.

So sah die Patientin am 7. Oktober 1923 Dr. Steiner.

Er sagte: Da hängt alles davon ab, dass wir Eisen ins Blut hineinkriegen, dann bessern sich die Zustände. Nun ist es eigentlich höchste Zeit, dass man es machen kann. Ich würde nun meinen, sich fragend an die Patientin richtend: Haben Sie auch einen leichten Nasenausfluss?

Patientin: Nicht jetzt, doch sonst.

– Nicht Ohrenausfluss?

– Nein.

– Haben Sie immer gut gehört?

– Ja.

– Denken Sie leicht oder schwer?
– Etwas schwer jetzt.
– Vergessen Sie leicht?
– Ja, jetzt beginnt es damit.
– Wir müssten eine dem kieselsauren Eisen möglichst ähnliche mineralische Grundlage haben, dann müssten wir haben Urtica dioica, Eisenhammerschlag und Samen von Anisum vulgare. Jetzt müssten wir versuchen, dieses zu geben. Also geben wir zuerst das kieselsaure Eisen in 3. Dezimale, dann Urtica D4 vielleicht, jetzt den Eisenhammerschlag, auch D3, und Anisum so stark, als man es kriegen kann. Und das müssten wir wiederum mischen im Verhältnis 1:1. Das müsste sie innerlich bekommen. Dann müsste sie baden in etwas Schwefel.

Dann müsste sie aber noch viel Eurythmie machen, namentlich mit den Beinen, auch mit den Armen: *L M S R*. Da ist ein kontinuierlicher Mutterboden für alles mögliche Parasitäre, was irgendwo auftritt, besonders stark auftritt. Würmer könnten auch im Darm sein. Das Blut zerfällt, wird etwas faulig, bevor es erneuert wird. Bei dem Umtausch geht das faulige Blut nicht leicht weg, sondern verteilt sich im Status nascendi* im Körper. Das wird mit dem 50. Jahre mit dem Tode endigen, wenn man nicht Eisen geben wird. Hier ist es das Ich. Sie lebt eigentlich nur so, wie wenn sie auf ihrem Körper sitzen würde mit ihrem Ich, und lebt astralisch. Und das kann man nur erreichen mit obigen Mitteln, z. B. Eisenhammerschlag: Man nützt die Verbindung des Eisens mit den äußeren Wirkungen aus; es ist als Kruste in den Eisenhütten zu erhalten.

Die Reaktion war: Patientin begann zu schwitzen, vor allem in der Nacht, manchmal starke Schweißausbrüche; klagte dann über Anfälle von Herzbeklemmung und hatte vorübergehend rheumatische Beschwerden in den Schultern, Oberarmen und im Rücken, auch gelegentlich einmal zuckende und brennende Schmerzen im ganzen Körper. Das begann allmählich Patientin etwas zu beunruhigen.

Daraufhin sah Dr. Steiner sie wieder am 24. Oktober 1923 und sagte das Folgende: «Das macht nichts, wenn es in der nächsten Zeit auch scheinbar schlecht geht. Sie müssen über diese Krise weg. Denken Sie sich das so, wie wenn Sie einmal etwas anderes essen müssen. Ich möchte, dass Sie ganz müde würden, dann wird es sich sehr gut ausheilen lassen. Wenn Sie recht müde sind, dann kriegen wir so den Ätherleib heraus, und er ist der eigentliche Heiler. Sie ist so ein bisschen, dass es presst, ihr Astralleib presst jetzt auf ihren Körper. Das ist aber ganz gut, dadurch kommt der Ätherleib mehr mit dem astralischen Leib zusammen.

Alles geht darauf hin, den Ätherleib herauszukriegen: das kieselsaure Eisen aus der Haut, Urtica dioica aus dem oberen Brustteil, Eisenhammerschlag aus der Gegend des Zwerchfells. Es meinen immer die Leute, sie müssen unmittelbar eine Besserung des Leidens haben. Das ist aber ganz falsch.»

Dies ermutigte zur Fortsetzung der Kur. Es traten auch zunächst noch mehr oder weniger die genannten Beschwerden auf: besonders das Herz beunruhigte Patientin wiederholt stark während der Nacht, während die Darmbeschwerden mehr und mehr in den Hintergrund traten. Doch war Patientin auf dem Wege der Besserung, als sie am 23. November 1923 die Klinik verließ.

Viel Näheres ist über das weitere Ergehen dieser Patientin nicht bekannt, nur dass sie im Jahre 1929 an einem Karzinom gestorben ist (mit 46 Jahren).

Ergänzendes Material

Aufzeichnungen zu den Besprechungen vom 7. Oktober 1923

In einem Typoskript, auf dem mehrere Besprechungen mit Rudolf Steiner vom 7. Oktober 1923 aufgezeichnet sind (IWA.07.D.01.02), sind noch folgende Angaben zur seelischen Befindlichkeit von Frau Baumgartner festgehalten:

Pat. gibt noch an, dass sie in den letzten zwei Jahren – vorher war sie immer ganz gesund – auch psychisch sich verändert hat, konnte sich weniger beherrschen und weinte viel.

Aufzeichnungen Hilma Walter

In einem fünfseitigen Typoskript zur Krankengeschichte von Frau Baumgartner (IWA.01.D.03.01) findet sich noch ein ergänzender Kommentar zu den gewünschten Wirkungen der therapeutischen Maßnahmen hinsichtlich der Wesensglieder, wahrscheinlich von Hilma Walter verfasst.

So sollte vor allem durch das kombinierte Eisenpräparat Astralleib-Ich-Organisation angeregt werden, sich wieder mehr auch zu beteiligen an der Verdauungstätigkeit und Eingliederung der Nahrungssubstanzen. Auch sollte der einseitig im Abbau sich betätigende Astralleib in dieser abbauenden Tätigkeit eingeordnet werden der Ich-Organisation, wie sie normalerweise wirkt im Nerven-Sinnessystem. Insbesondere die Schwefelbäder waren in dieser Richtung gedacht. Und die heileurythmischen Übungen waren so gewählt, dass sie beide Wirkungen in sich vereinigten.

Eurythmietherapie

L M S R

Behandlungsbuch Heileurythmie

(Eintragungen von Margarete Bockholt)

Frau Baumgartner aus Helsingfors 40 J.

nie Eurythmie	Verdauungsstörungen (Krankengeschichte)
27/9	Gehen, I Strecken Symp. Antip.
28/9	Unwohl sehr müde nur kurze Wiederholung
1/10	Gehen im Wollen um zu verlangen, dass eine Anspannung im ganzen Körper da ist, da sonst zu verträumt. I Bej. – Vern.
2, 3, 4, 5, 6/10	dasselbe
7/10	Dr. Steiner verordnet ihr sehr viel Eurythmie u. zwar L, S, N, R
8–9/10	L u. N geübt.
10–11/10	fühlt Pat sich nicht gut, Herzkrämpfe, keine Eurythmie
12, 13, 15/10	angefangen S zu üben, was ihr sehr schwer fällt
16–19/10	das gleiche, Pat. ist die letzten Tage sehr müde, klagt über starke Nachtschweisse u. über viel Herzbeschwerden

20/10	keine Eurythmie, da sehr schwach.
21/10	Dr. St. versichert, dass das sehr gut ist, dass Pat. müde ist, darf sich nur nicht deprimieren lassen u. muss tüchtig weiter machen, auch mit Eurythmie.
22–27/10	wenig Eurythmie, meistens nur mit den Armen u. Füssen allein, da Pat. nicht bis zum Surihof[44] kommen kann.

Notizbücher Hilma Walter

In zwei Notizbüchern (IWA.03.D.01.02) hat Hilma Walter Angaben zur Behandlung von Frau Baumgartner eingetragen, beide Male mit der Lautreihe: L M S R. Die detailliertere Angabe findet sich in Notizbuch IV, wo es heißt:

Baumgartner, Frau, 40 J.

Verdauungsschwäche, chron. Durchfälle

L M S R namentlich mit den Beinen, auch mit den Armen.

Patientenkarte

Auf der Patientenkarte vom 30. August 1923 (IWA.01.D.03.11) ist rechts in der Spalte «Therapie» bezüglich Eurythmie notiert:

Heileurythmie: Namentlich mit den Beinen u. Armen; L, M, S, R

Grundelemente der Heileurythmie

(Kapitel XI: Konsonantenreihen, S. 181)

L S N R bekam eine 40-jährige Patientin, die seit zwei Jahren an morgendlichen Durchfällen litt, die akut mit Fieber begonnen hatten. Rudolf Steiner sagte: «Da hängt alles davon ab, dass wir Eisen ins Blut hineinkriegen, dann bessern sich die Zustände. Nun ist es eigentlich höchste Zeit, dass man es machen kann.» Es handelte sich um einen fauligen Blutzerfall, der den Mutterboden für Parasitäres bildete. Dies kam von einer Ich-Schwäche in dem Seelenorganismus. «Sie lebt eigentlich nur

44 Suryhof ist der frühere Name des Sonnenhofes in Arlesheim. Bevor dieser als heilpädagogisches Heim geführt wurde, wohnten dort Patienten des Klinisch-Therapeutischen Institutes.

so, wie wenn sie *auf* ihrem Körper sitzen würde mit ihrem Ich, und lebt astralisch.» Es kam deswegen darauf an, dass sie *viel* Eurythmie machte – die angegebene Konsonantenfolge namentlich mit den Beinen, aber auch mit den Armen. So wurde die Übung in der Klinik Arlesheim angegeben. Zuweilen sind für diesen Fall irrtümlich andere Laute genannt worden, zum Beispiel L M S R; aber das N ist gerade wichtig, um die Durchfälle zu bekämpfen.

Kommentar

Bei dieser Krankengeschichte fällt auf, dass Hilma Walter und Margarete Kirchner-Bockholt für dieselbe Patientin unterschiedliche Lautreihen dokumentieren. Zudem betont Kirchner-Bockholt in ihren *Grundelementen der Heileurythmie*, dass die von ihr dokumentierte Reihe oft mit der – so auch auf der Patientenkarte festgehaltenen – Lautreihe L M S R verwechselt würde. Sie bezieht dann das von ihr mit der Patientin geübte beziehungsweise im Behandlungsbuch eingetragene N auf das Symptom des bestehenden Durchfalls. Dies entspricht der Angabe im Heileurythmiekurs, wo Rudolf Steiner hinsichtlich der dort gegebenen N-Übung bemerkt: «Das ist eine Bewegung, die außerordentlich stärkend auf die Darmtätigkeit wirkt in der Richtung, dass man sie anwenden soll bei Diarrhöe-Neigungen».[45] Die anderen Konsonanten werden von ihr dagegen nicht symptombezogen beschrieben oder entsprechend interpretiert. Kirchner-Bockholt erwähnt jedoch die «Ich-Schwäche in dem Seelenorganismus» und die Bedeutung, die der Eurythmie hier bei einer konstitutionellen Behandlung zukommt.

Rudolf Steiner wiederum betont in seiner Wesensgliederdiagnostik der Patientin, dass die Ich-Organisation nicht gut in den Organismus eingreife, die Patientin nur astralisch lebe und der Ätherleib gepresst werde. Weiterhin beschreibt er Ermüdung als einen erwünschten Zustand, um auf diese Weise den Ätherleib als eigentlichen Heiler ‹herauszubekommen›. Indem Ich und Astralleib sich bei Ermüdung etwas vom physischen Leib und Ätherleib lösen, wird der Ätherleib befreit.

45 Rudolf Steiner: Vortrag, Dornach, 15. April 1921, in: *Heileurythmie,* GA 315, 6. Aufl. Basel 2021, S. 61.

Ermüdung ist in dieser Hinsicht gleichbedeutend mit einem Abschwächen von Ich und Astralleib im Zusammenspiel der Wesensglieder.

Wie im Kapitel «Wesensgliederdiagnose als Leitprinzip für die Lautfolgen» ausgeführt, ist es bei der Beurteilung einer Therapie und für das Verständnis der von Rudolf Steiner gemachten eurythmietherapeutischen Angaben zentral, die konstitutionelle Behandlung eines spezifischen Wesensgliedergefüges auf der einen und die Behandlung von Symptomen auf der anderen Seite klar auseinanderzuhalten. Sowohl die Konstitution des Patienten oder der Patientin als auch ihre akuten Beschwerden können eurythmietherapeutisch behandelt werden. Diese beiden Wege der eurythmietherapeutischen Behandlung schließen sich nicht aus, sondern können kombiniert werden. Wenn wir in der oben beschriebenen Krankengeschichte die Regulation der Ich-Organisation als den wesentlicheren Aspekt betrachten, dann ist anzunehmen, dass Rudolf Steiner tatsächlich die von Hilma Walter dokumentierte Lautfolge L M S R angegeben hat. Interessant ist in diesem Zusammenhang auch die Krankengeschichte KG 68, S. 467, bei der die empfohlene Lautreihe das N enthält, gleichzeitig jedoch dazu Clairotee* verordnet wird.

Bemerkenswert ist zudem, dass Steiner zur Regulierung der Ich-Organisation ausschließlich Konsonanten auswählt. Entsprechend der Konsonanteneinteilung im dritten Vortrag des Heileurythmiekurses sind bei der Lautfolge L M S R alle vier Bildungsprinzipien Stoßlaut, Blaselaut, Wellenlaut und Zitterlaut vertreten.[46] Die Wirkung dieser vier Konsonanten wird im vierten Vortrag dieses Kurses mit den Worten «regulieren» beziehungsweise «regeln» genauer beschrieben und erläutert.[47]

Bei Frau Baumgartner gibt Steiner für die Ausführung der Heileurythmie zudem an, dass die Laute vor allem mit den Beinen geübt werden sollen. Vergleichbare Angaben finden sich bei den Krankengeschichten KG 19, 33, 45, 47, 54, 60 (siehe Kapitel «Eurythmietherapie mit Beinen und Füßen», S. 52).

46 Vgl. den Vortrag, Dornach, 14. April 1921, in: *Heileurythmie*, GA 315, 6. Aufl. Basel 2021, S. 43 f.

47 Rudolf Steiner: Vortrag, Dornach, 15. April 1921, in: *Heileurythmie*, GA 315, 6. Aufl. Basel 2021, S. 58–61.

11 Darmkoliken

Die Patientin wurde am 15. August 1921 als erste Patientin im Klinisch-Therapeutischen Institut Stuttgart behandelt. 1922 kam es zu einem zweiten, wohl längeren Klinikaufenthalt. Am 9. September 1922 fand eine Besprechung mit Rudolf Steiner statt.

Auguste Stölting, geb. 1876, ist bei ihrem ersten Klinikaufenthalt 46 Jahre alt und unverheiratet; sie musste sich bereits einer größeren Bauchoperation unterziehen. Dabei wurde ihr ein 25 cm langes Stück des Dünndarms entfernt, sie leidet in der Folge an Obstipation und kommt damit als erste Patientin überhaupt in die Arlesheimer Klinik. Etwa ein Dreivierteljahr später, am 1. April 1922, wird ihr der Blinddarm entfernt, drei Monate später kommt sie mit heftigen Darmkoliken erneut in das Klinisch-Therapeutische Institut. Rudolf Steiner empfiehlt Kamillenkompressen, Einlauf mit Kamille, Pfefferminztee, mit wenig Paprika gewürzte Speisen und Zwischenmahlzeiten. Als Eurythmietherapie verordnet er die Lautfolge L M O und erläutert dazu: «Macht man diese Übung hintereinander, dann drückt man den Ätherleib zu einem Ganzen zusammen.»

Die Krankengeschichte

Unveröffentlichte Quellen: Typoskript mit Notizen zu den Besprechungen vom 5. September 1922 (IWA.07.D.01.02), Typoskript mit Anamnese und Angaben Steiners (IWA.01.D.03.03)

Veröffentlichte Quellen: A. G. van Degenaar: Krankengeschichten, *Nr. 98, S. 75; Margarete Kirchner-Bockholt:* Grundelemente der Heileurythmie, *S. 195. Die Wiedergabe folgt der Darstellung Degenaars.*

Nach Ulcus pylori* Gastroenterostomie*. Schlechte Verdauung, Kopfschmerzen. 1921 Kongestionen*.

Therapie: Tee Sennis 50, fruct. carvi und anisi ana 25, Kephalodoron, Aconit D4, Arnica D3, Wechselfußbäder. Noch immer Obstipation.

Coecum*-Entfernung (*1. April 1922*). 21. Juni 1922 plötzlich heftige Darmkoliken mit Brechneigung. Kein Stuhl, Blähungen.

Therapie: Kamillenkompressen, Kamilleneinlauf, Pfefferminztee, danach wieder besser. Kann allmählich wieder essen.

Dr. Steiner: sanfte paprizierte Speisen und Suppen. Zwischenmahlzeiten. Heileurythmie: L M O. «Macht man diese Übung hintereinander, dann drückt man den Ätherleib zu einem Ganzen zusammen.»

Ergänzendes Material

Aufzeichnungen zu den Besprechungen vom 5. September 1922

Auf einem Typoskript mit Notizen zu den Besprechungen vom 5. September 1922 (IWA.07.D.01.02) findet sich zusätzlich zu den maschinenschriftlichen Angaben Rudolf Steiners noch folgende handschriftliche Eintragung zu Frau Stölting:

Erste Pat. der Klinik. 25 cm Dünndarm weggenommen wegen nicht-funktionieren dieses Teiles. Aufn.: 15 Aug 1921

Eurythmietherapie

L M O

Grundelemente der Heileurythmie

(Kapitel XII: Konsonanten und Vokale in gemischten Reihen, S. 195)

L M O bei Darmkoliken und Meteorismus*.

Eine 43-jährige Patientin mit jahrelangen Magen-Darm-Beschwerden und Obstipation wurde nach Operationen von heftigen akuten Koliken befallen. Von der verordneten Lautfolge sagte Rudolf Steiner: «Macht man diese Übung hintereinander, dann drückt man den Ätherleib zu einem Ganzen zusammen.»

Kommentar

Bei der Patientin sind durch die chirurgischen Eingriffe die Übergangsstellen vom Magen zum Dünndarm und vom Dünndarm zum Dickdarm in Mitleidenschaft gezogen. Der Dünndarm ist mit seinem starken Bezug zum Flüssigen als der am stärksten ätherische Teil der Darmorganisation aufzufassen. Der elementare Prozess, der sich beim Übergang vom Magen in den Dünndarm vollzieht, kann als ein Übergang vom eher luftigen Element (Magen) in das flüssige Element (Dünndarm) betrachtet werden. Der Übergang vom Dünndarm in den Dickdarm als Prozess, der vom flüssigen zum festen Element führt. Durch die beiden Bauchoperationen haben genau an diesen Übergangsstellen Resektionen stattgefunden, durch die elementare Prozesse der Verdauung beeinträchtigt sind. Die akuten Symptome bei der zweiten Klinikaufnahme sind vermutlich in Zusammenhang mit einem Briden-Ileus* aufgetreten. Bei dieser Form des Darmverschlusses entsteht durch narbige, bindegewebige Verwachsungen infolge chirurgischer Eingriffe eine mechanische Passagestörung des Darmes.

Bemerkenswert ist die Äußerung Rudolf Steiners über die Wirkung der Lautfolge L M O. Die Formulierung, dass mit dieser Übung der Ätherleib «zu einem Ganzen» zusammengedrückt werden könne, beschreibt einen verdichtenden Prozess. Daraus kann der Schluss gezogen werden, dass durch die chirurgischen Eingriffe der Ätherleib eine Tendenz zum Auseinanderfallen gezeigt hat, dem nun mithilfe der Eurythmietherapie entgegengewirkt werden soll.

Das Therapiekonzept ist als ein Ganzes zu betrachten, als ein Prozess, bei dem zuerst eine Schmerz- und Krampflösung durch Kamille stattfinden soll, um danach durch «sanfte paprizierte», also leicht gewürzte Speisen die Verdauung langsam wieder anzuregen. Durch die vielen Zwischenmahlzeiten wird die Nahrungsaufnahme rhythmisiert. Der Astralleib wird nach anfänglicher Beruhigung langsam wieder angeregt, in der Verdauung regulierend wirksam zu sein. Die Eurythmietherapie wird von Steiner mit dem Hinweis ihrer Wirkung auf den Ätherleib angegeben. Die Ausführungsbeschreibung «hintereinander» weist auf die rhythmische, zeitliche Gestaltung der Bewegungen hin. Dynamisch betrachtet führt die Abfolge L M O von der Bewegung zur Ruhe, und die Formulierung, etwas «zu einem Ganzen» zu verbinden, beschreibt eine synthetisierende, lebensätherische Geste.

Als Ganzes scheinen hier die Medikation und die Anwendungen stark auf den Astralleib zu wirken, und die Eurythmietherapie ergänzt von der ätherischen Seite den Heilungsprozess. Somit kann diese Krankengeschichte als gutes Beispiel für ein integratives anthroposophisches Therapiekonzept betrachtet werden.

12 Pankreasschwäche, Verdacht auf Bauchfelltuberkulose

Der Patient kam am 30. Juni 1923 in das Klinisch-Therapeutische Institut Arlesheim, wo er bis zum 10. Juli 1923 blieb. Rudolf Steiner hat ihn vermutlich am 2. Juli 1923 gesehen.

Der fünfjährige Walt Rosenberg kommt mit seiner Mutter für ungefähr zehn Tage zur Untersuchung ins Klinisch-Therapeutische Institut nach Arlesheim. Er ist, trotz seiner Abmagerung und den Durchfällen im Wechsel mit Obstipation, unter denen er leidet, ein munteres und fröhliches Kind. Rudolf Steiner spricht über eine Funktionsstörung der Bauchspeicheldrüse und verordnet Pankreas-Injektionen D6 vom Rind. Als Eurythmietherapie gibt er die Lautfolge I E Ei an.

Die Krankengeschichte

Unveröffentlichte Quellen: 3 Typoskripte mit knapper, annähernd identischer Schilderung der Krankengeschichte (IWA.01.D.03.03 und IWA.07.D.01.02), Notizbucheintragungen Hilma Walters (IWA.03.D.01.02, NB II, NB III, S. 349, NB IV), Eintragungen im Behandlungsbuch Heileurythmie (IWA.03.D.01.01, S. 89)

Veröffentlichte Quellen: A. G. van Degenaar: Krankengeschichten, *Nr. 145, S. 101; Margarete Kirchner-Bockholt:* Grundelemente der Heileurythmie, *S. 77. Die Wiedergabe der Krankengeschichte folgt der Darstellung Degenaars.*

Leidet abwechselnd an Obstipation und Durchfällen, in der letzten Zeit ist er abgemagert, der Appetit ist gut, in den letzten Tagen erfolgt Stuhlgang nur auf Klistier und ist hart und schleimig.

Dr. Steiner: Die Hautfarbe ist dunkler als bei anderen Kindern.

Ordination: Pancreas (Rind) D6 als Injektion.

Dr. Steiner: Es handelt sich um eine mangelhafte Absonderung der Bauchspeicheldrüse und es wäre nicht ausgeschlossen, dass die Befürchtung einer Bauchtuberkulose* (seine Schwester ist mit drei Jahren an Bauchfelltuberkulose mit miliarer Aussaat* gestorben) begründet sein könnte. Die Einspritzungen müssen so sein, dass er richtig Fieber bekommt.

Heileurythmie: I E Ei

Eurythmietherapie

I E Ei

Behandlungsbuch Heileurythmie

Die Eintragungen zur Durchführung der Behandlung stammen von Käthe Krebs. Auf der rechten Seite des Eintrags sind sie durch eine abschließende Bemerkung von der Hand Margarete Bockholts ergänzt.

Früher keine Eurhythmie.

Walt Rosenberg. 5 Jahre Obstipation. Pankreaserkrankung[48]

3/7. *E. I. Ei* (nach Ordination)
in Gedichtchen

4/7. + *I* in Spiral

6/7. *I. E. Ei.* m. Händen u. Fingern

7/7. 9/7. + *I. A. O. I E Ei* [m. Händen u. Fingern] u. Füssen

10/7 Nach Hause gereist.

Margarete Bockholt schreibt:

Der Junge hat es sehr gern, da die Behandlung jetzt vorwiegend prophylaktisch ist, da die äußeren Symptome abgeklungen sind, verweigert die Mutter weitere Behandlung.

48 Die Diagnose Pankreaserkrankung wurde von Margarete Bockholt hinzugefügt; vermutlich handelt es sich um eine nachträgliche Ergänzung.

Grundelemente der Heileurythmie

(Kapitel V: Vokalreihen, S. 77)

I E Ei gab Rudolf Steiner an für ein Kind, das in Gefahr war, an einer Bauchspeicheldrüsen-Tuberkulose zu erkranken. Leider war das Kind nur kurze Zeit in Behandlung, und so können wir über die Wirkung dieser Übung nichts sagen.

Kommentar

Rudolf Steiner stellt eine Schwäche der Bauchspeicheldrüse fest. Von der medikamentösen Behandlung erwartet er eine Fieberreaktion, also ein verstärktes Eingreifen der oberen Wesensglieder. Die eurythmietherapeutisch verordnete Lautfolge ist rein vokalisch. Vokalisieren wird auch bei schwacher, träger Verdauung empfohlen.[49] Die Wirkung der E-Übungen beschreibt Rudolf Steiner als regulierend auf das Verhältnis des astralischen und ätherischen Organismus,[50] wobei in diesem Fall wohl eine verstärkte Wirksamkeit des Astralleibes das Ziel ist. Zur Anwendung kommt dabei auch der Laut Ei, der im Heileurythmiekurs nicht besprochen wurde und sonst, soweit bekannt, nur einmal, bei einer Patientin mit Brusttumor (vgl. KG 16, S. 140), verordnet wurde. Auffallend bei der empfohlenen Lautfolge ist, dass das Ei zusammen mit seinen Komponenten E und I erscheint. Im Lauteurythmiekurs werden die Diphthonge allgemein als flüssige Bewegungen bezeichnet,[51] und bei der Beschreibung der Bewegung des Ei im zweiten Vortrag spricht Rudolf Steiner über das liebevolle Anschmiegen, das darin zum Ausdruck kommt.[52]

Die Eurythmietherapie wurde von Käthe Krebs, einer Pflegefachfrau, durchgeführt, die seit 1921 im Klinisch-Therapeutischen Insti-

49 Rudolf Steiner: Vortrag, Dornach, 13. April 1921, in: *Heileurythmie,* GA 315, 6. Aufl. Basel 2021, S. 35.

50 Rudolf Steiner: Vortrag, Stuttgart, 28. Oktober 1922, in: *Heileurythmie,* GA 315, 6. Aufl. Basel 2021, S. 123.

51 Rudolf Steiner: Vortrag, Dornach, 2. Juli 1924, in: *Eurythmie als sichtbare Sprache,* GA 279, 6. Aufl. Basel 2019, S. 150.

52 Rudolf Steiner: Vortrag, Dornach, 25. Juni 1924, in: *Eurythmie als sichtbare Sprache,* GA 279, 6. Aufl. Basel 2019, S. 51f.

tut mitarbeitete. Sie hat die täglichen Übungen im Behandlungsbuch festgehalten. Im Behandlungsbuch Heileurythmie sind die Behandlungen, die von Käthe Krebs durchgeführt wurden, wie auch in diesem Fall, zusätzlich von Margarete Bockholt kommentiert. Diese Tatsache legt nahe, dass sie die Eurythmietherapie begleitet hat.

13 Verdauungsschwäche

Die Patientin kam am 23. Januar 1924 in das Klinisch-Therapeutische Institut Arlesheim und wurde noch am selben Tag Rudolf Steiner vorgestellt. Die genaue Dauer ihres Aufenthalts ist nicht überliefert.

Ellen Blume, geb. Krebs[53], ist bei ihrem Klinikaufenthalt 25 Jahre alt und wird als zarte, mittelgroße Frau beschrieben, die sehr blass, mager und etwas abgehärmt wirkt. Sie ist blond und hat ein eher melancholisches Temperament. Sie leidet seit zwei Jahren an einer schwachen Verdauung, einhergehend mit Magendruck nach dem Essen und starker Müdigkeit, und wurde mit diesen Beschwerden bereits im Oktober 1922 eurythmietherapeutisch behandelt. Auch besteht zuweilen eine Gelbsucht, und die Patientin hat sogar Gallenkoliken. Zu den Wesensgliedern äußert Rudolf Steiner, dass sich der Astralleib immer mehr von den Verdauungsorganen zurückziehe und in sich schwach geworden sei. Die Behandlung besteht vor allem aus Kupfer in verschiedenen Anwendungen, Abwaschungen mit Levico-Wasser, Waldon I und einer strengen Diät. Eurythmietherapeutisch wird angeregt, alle fünf Vokale zu machen und anschließend die Patientin peripherische Reize empfinden zu lassen, zum Beispiel durch ein Senfmehl-Fußbad oder durch Reiben der Fußsohlen mit den eigenen Handflächen.

---

53 Ellen Blume ist die Schwester der Pflegefachfrau Käthe Krebs, sie scheint den Brand des Goetheanums Silvester 1922 und die Weihnachtstagung 1923 miterlebt zu haben. Sie hat sich seit mindestens 1921 mit Eurythmie beschäftigt und stellt während ihres Klinikaufenthalts einen Antrag auf Aufnahme in die Freie Hochschule für Geisteswissenschaft.

Die Krankengeschichte

Unveröffentlichte Quellen: Patientenkarte vom Januar 1924 (IWA.03.D.01.02), Typoskript der Krankengeschichte sowie maschinenschriftlicher Bericht der Besprechung mit Rudolf Steiner (IWA.01.D.03.11), Notizbucheintragungen Hilma Walters (IWA.03.D.01.02, NB II, NB IV), Meditationsangabe Rudolf Steiners (Kopie RSA I A NZ 5344); Eintragungen im Behandlungsbuch Heileurythmie vom Oktober 1922, S. 22–26.

Veröffentlichte Quellen: Hilma Walter: Die sieben Hauptmetalle, Nr. 113, S. 270f.; Ita Wegman: «Krankengeschichten» in: Beiblatt der Zeitschrift Natura, *1. Jg., Nr. 1, S. 9–14, hier S. 11f.; Peter Selg:* Patientenmeditationen von Rudolf Steiner, *S. 81f. Die Darstellung folgt Hilma Walter.*

Verdauungsschwäche, Verkümmern des Astralleibes

Anamnese, 23. Januar 1924: Patientin war als Kind bis zum 7. Jahr sehr schwächlich, hatte dreimal Lungenentzündung, sonst noch Masern und Windpocken. Nach dem 7. Jahre war sie wesentlich kräftiger. Mit 12 Jahren machte sie eine schwere Dysenterie* durch, mit 23 Jahren eine Diphtherie*. Menarche mit 13 bis 14 Jahren; die Perioden waren ohne Beschwerden, meist nur alle sechs bis acht Wochen und nicht sehr stark. Vom 14. bis 23. Jahre war Patientin vollständig gesund. Mit 23 Jahren Heirat. Ein Kind von acht Monaten ist gesund. Der Verlauf der Geburt war sehr gut und rasch, doch mit großem Dammriss*, der genäht werden musste. Jetzt besteht seit zwei Jahren eine zunehmende Müdigkeit, besonders gegen Abend, sodass Patientin nie mehr einem Vortrag bis zu Ende folgen kann. Oktober 1923 hatte Patientin eine Gallensteinkolik* mit Gelbsucht. Seitdem besteht starke Abmagerung mit Magendrücken bei Genuss von fetten Speisen. Auch besteht seit der Verheiratung starker gelblicher Ausfluss aus der Scheide. Der Stuhlgang ist etwas angehalten, der Appetit gut. Der Schlaf ist sehr gut. Patientin schläft schnell ein und ist morgens erfrischt.

Befund: Patientin ist eine zarte, mittelgroße Frau, stark abgemagert, sehr blass, etwas abgehärmt, von blondem Typ mit nach der melancholischen Seite hinneigendem Temperament. Ihr Gewicht ist 43,5 kg, das Hämoglobin 93% nach Sahli*. Über der Lunge ist das Atmungsgeräusch am rechten Unterlappen etwas abgeschwächt und etwas unrein.

Am 23. Januar 1924 fand folgende Unterredung und Beratung durch Dr. Steiner statt.

[Dr. Steiner:] Mir ist besonders wichtig, dass Sie Magendruck bekommen nach Genuss von fetten Speisen und auch nach Kartoffelessen. Haben Sie vor dem Magendruck auch einen schlechten Geschmack im Mund?

[Patientin:] Wenn ich jetzt z.B. ein Ei esse, habe ich den ganzen Tag einen galligen Geschmack im Mund.

– Mich interessiert nur zu wissen, ob dieser sogenannte gallige Geschmack eintritt, nachdem Sie gegessen haben, oder auch, nachdem Sie schon lange vorher nichts gegessen haben?

– So ungefähr eine Stunde nach dem Essen.

– Und nachher dauert dieser Magendruck an oder vergeht er verhältnismäßig bald?

– Es ist verschieden, ich habe sogar oft dieses Gefühl bis zum Morgen, und dann ist es vorbei.

– Ist eine Veränderung eingetreten nach dem Dammriss?

– Nein, die Gallengeschichte ist nachher gekommen, aber früher habe ich auch schon öfter Magenbeschwerden gehabt. Der Gallengeschmack ist wie damals bei der Gelbsucht.

– Können Sie diesen Gallengeschmack mit einem anderen Geschmack vergleichen? Dann würde ich probieren, ein ranziges Fett zu geben und zu versuchen, ob dieser Geschmack ähnlich ist.

– Ranziger Buttergeschmack ist ganz anders.

– Ist der Geschmack von Anfang an gleich oder geht er allmählich über ...?

– Ja, er ist immer gleich.

– Haben Sie öfter einmal hier auf der Brust etwas gehabt?

– Ja (Flechte?), hier auf der rechten Seite.

Dr. Steiner zu den Ärzten: Sie hat tatsächlich in sich die Neigung, nach und nach den Astralleib vollständig zu verkümmern, und es ist höchste Zeit, dafür etwas zu tun. Sie hat, glaube ich, nicht Gallengeschichten. Es ist von Anfang an eine Unfähigkeit in ihr, die Lebertätigkeit ordentlich zu entwickeln. Nach und nach würde der ganze Astralleib atonisch werden in den Gedärmen. Daher innerlich und äußerlich sie mit Kupfer behandeln, Kupfergürtel. Dann müsste sie mit Arsenikwasser, wo vielleicht in ¼ Liter Wasser 1/8 Liter Levico gelöst ist, den ganzen Oberleib täglich abgerieben bekommen. Und dann eine Meditation. Dann müsste sie Heileurythmie machen, und zwar müsste sie zunächst machen alle fünf Vokale zuerst. Und dann könnte es ihr nicht schaden, wenn man versuchen würde, geradezu im Anschluss an die Heileurythmie sie zum Bewusstsein peripherischer Reize zu bringen, indem man die Handflächen braucht und die Fußflächen vielleicht ein paar Minuten reibt und sie diesen Reiz empfinden lässt.

Bezüglich Diät: Sie soll genährt werden mit möglichst viel Pflanzenfett. Waldon wird ganz gut sein und sonst auch gar kein tierisches Fett und jeden Tag eine Kartoffel mit Butter bestrichen vorläufig. Ihr ganz die Kartoffeln zu entziehen, das ist nicht zweckmäßig. Es ist bloß, um Reize der Nahrungsüberwindung hervorzurufen. Die Kartoffel muss ja vergoren werden; sie wird zuerst zu Zucker, Dextrin und muss dann vergoren werden. Wenig Zerealien.

Verlauf: Die obige Behandlung wurde durchgeführt: das Kupfer innerlich als D5 bis D3 im Rhythmus drei Tage und drei Tage Pause, äußerlich als Kupfersalbe 0,4%, indem man täglich den Leib und hauptsächlich die Milzgegend einmassierte, ferner als Kupfergürtel. Auch die Diät wurde, wie angegeben, kurze Zeit streng durchgeführt. Dann wurde allmählich, nachdem die Patientin sich zu erholen begann, die Diät auch wieder reichhaltiger gestaltet. Dabei ging auch die Erholung sehr rasch vor sich.

Ergänzendes Material

Ita Wegman berichtet über die Krankengeschichte von Ellen Blume im *Beiblatt der Zeitschrift Natura,* 1. Jg., Nr. 1, S. 11 f. (Ausgabe zum Thema Kupfer), und geht dabei besonders auf die Behandlung ein.

Die geisteswissenschaftliche Untersuchung ergab mithilfe von Dr. Steiner bei der Patientin, dass der Astralleib die Neigung hat, nach und nach vollständig in sich zu verkümmern und sich mehr und mehr von den Verdauungsorganen zurückzuziehen. Dadurch die Unfähigkeit, zu verdauen und die Lebertätigkeit ordentlich zu entwickeln. Daher die Gallenbeschwerden. Auch besteht die Gefahr, dass die Atonie weiter auf die Gedärme übergreift und die ganze Verdauungstätigkeit völlig darniederliegen würde. Der erste Anfang dazu zeigte sich schon darin, dass der Stuhlgang unregelmäßig und träge war.

Das gegebene Heilmittel war in diesem Falle Kupfer. Durch die Atonie und Verkümmerung des Astralleibes konnte nicht ein richtiges Sich-Verbinden mit dem Ätherleib stattfinden, was für eine gesunde Verdauungstätigkeit, die, wie wir wissen, ein Vergeistigungsprozess ist, notwendig wäre. Die Folge ist ein nicht richtiges Assimilieren in dem Lymph- und Blutsystem, wodurch eine Stoffwechselstörung mit Unterernährung entsteht, die sich äußerte in dem Blasswerden der Haut, der Abmagerung und dem Müdigkeitsgefühl.

Kupfer musste hier also einwirken auf die Funktionen der Lymph- und Blutbildung. Man gab in diesem Falle Kupfer innerlich, in der fünften bis dritten Potenz und in dem Rhythmus von drei Tagen und drei Tagen Pause. Außerdem äußerlich Kupfersalbe, indem man täglich den Leib und hauptsächlich die Milzgegend damit einmassierte. Auch ließ man Patientin einen Kupfergürtel um den Leib tragen und wurde zur weiteren Anregung des Astralleibes noch täglich eine Abreibung am Oberkörper mit einer Arsenlösung, in diesem Falle mit verdünntem Levico-Wasser (1 Teil Levico-Starkwasser auf 2 Teile Wasser) gemacht. Weiter wurden verordnet peripherische Reize an den Handflächen und Fußsohlen durch Reiben oder zum Beispiel durch ein kurzes Fußbad mit Zusatz von Senfmehl; als Heileurhythmie die fünf Vokale und als Diät ein langsames Gewöhnen an die einzelnen Nahrungsstoffe, die nicht mehr ertragen wurden. Dies geschah in der Weise zum Beispiel, dass man die Mahlzeiten in kleinen Abständen verabreichte, für den Anfang nur täglich eine Kartoffel mit etwas Butter gab; im Übrigen sollten die Speisen mit pflanzlichem Fett zubereitet – Patientin erhielt auch Waldon I –, wenig Zerealien gegeben und tierisches Fett vermieden werden. Diese Diät wurde kurze Zeit streng durchgeführt, um Reize für die Nahrungsüberwindung hervorzurufen. Dann wurde allmählich, nachdem die Patientin sich zu erholen begann, die Diät auch wieder reichhaltiger gestaltet. Die Erholung ging sehr rasch vor sich.

Meditation

Vermutlich im März 1924 erhielt Ellen Blume von Rudolf Steiner die folgende Meditation.[54]

54 Abgedruckt in: Rudolf Steiner: *Mantrische Sprüche. Seelenübungen II*, GA 268, 2. Aufl. Basel 2015, S. 170.

Morgens:

In meinem Herzen
Wohnt die Kraft
Die mich belebt.
Ergreife ich sie
Mit meinem Willen
Trägt sie mich
Auch gesund durch das Leben.

Abends:

Schau ich um mich
Seh' ich der Sonne
Lichtestaten.
Schau ich in mich
Seh' ich der Seele
Geisteswillen.
Ich bin Licht im Geiste,
Geist im Lichte.

Eurythmietherapie

Fünf Vokale, periphere Reize

Notizbücher Hilma Walter

Die Angaben in den Notizbüchern Hilma Walters entsprechen der Wiedergabe in der von ihr publizierten Krankengeschichte. Zweimal wird die Angabe notiert, dass Ellen Blume die fünf Vokale machen und man sie anschließend zu Bewusstsein der peripherischen Reize bringen solle.

Kommentar

Bei der Behandlung Ellen Blumes fällt auf, dass die innerlich verabreichten Medikamente und die Diät durch äußere Anwendungen wie Einreibung, Kupfergürtel und Abwaschungen ergänzt werden; insbesondere Kupfer wird innerlich und äußerlich verabreicht. Bei der Eurythmietherapie wird das gleiche Prinzip angewendet: Es werden zunächst alle fünf Vokale geübt, und daran anschließend sollen «peripherische Reize» ausgelöst werden. Durch die beiden, einander ergänzenden Teile der Behandlung wird angeregt, das Bewusstsein ganz stark bis in die Peripherie des Körpers hinein auszudehnen. Damit wird die Ausführungsbeschreibung für die Vokale, die Gliedmaßen von innen zu fühlen, gesteigert. Diese gesteigerte Wahrnehmung entspricht einer intensiveren Verbindung von Astralleib und physischem Leib.

Im zweiten Vortrag des Heileurythmiekurses bezieht Rudolf Steiner die vokalische Eurythmietherapie ganz explizit auch auf Verdauungsschwäche: «Dann wird man merken, dass, wenn die Verdauung des Menschen schwach ist, träge ist, dass man gerade durch diese Übungen günstig eine zu träge Verdauung und dann natürlich auch alles das, was man als zusammenhängend betrachten muss mit einer zu trägen Verdauung, dass man das ganz besonders fördern kann nach der guten Seite hin.»[55] Diese Indikation scheint im vorliegenden Fall zuzutreffen und wird dadurch verständlich.

55 Rudolf Steiner: Vortrag, Dornach, 13. April 1921, in: *Heileurythmie,* GA 315, 6. Aufl. Basel 2021, S. 35.

14 Chronische, schwere Obstipation

Die Patientin wurde am 31. Januar 1924 im Klinisch-Therapeutischen Institut Arlesheim stationär aufgenommen, sie dürfte mindestens bis zum 30. März 1924 geblieben sein, da sie bis zu diesem Zeitpunkt Eurythmietherapie erhielt. Es gab drei Besprechungen mit Rudolf Steiner; nur von der zweiten ist das genaue Datum bekannt: Sie fand am 17. März 1924 statt.

Charlotte Scheltema, Mitte 30, nach eigenen Angaben auf Sumatra geboren, Musiklehrerin in Berlin und seit 1920 Mitglied der Anthroposophischen Gesellschaft, leidet seit mehreren Jahren unter einer schweren, chronischen Obstipation. Sie ist mittelgroß, eine hagere, blass aussehende Frau in schlechtem Ernährungszustand. Seit einem Jahr hat sie auch Herzbeschwerden, zudem besteht eine Neigung zu Furunkulose. Rudolf Steiner macht bei den Besprechungen verschiedentlich Aussagen zur Wesensgliederkonfiguration, ebenso sind diesbezügliche Angaben von Ita Wegman überliefert. In der ersten Beratung sagt Rudolf Steiner, der Astralleib müsse angeregt werden, um zur Wirksamkeit zu kommen, er sei ganz «ausgespannt». Aus der zweiten Konsultation ist die Äußerung überliefert, dass die Ätherkräfte wieder angeregt werden müssten. In diesem Zusammenhang empfiehlt Rudolf Steiner Eurythmietherapie.

Die weitere Medikation, die Rudolf Steiner in den verschiedenen Beratungen anregt, ist vielfältig: Er empfiehlt Bäder abwechselnd mit Hyoscyamus niger (Bilsenkraut) und Prunus spinosa (Schlehdorn), Kupfervitriol D6 innerlich, Anissamentee. Später dann Antimon D6 und Austernschale D6. Für die Eurythmietherapie wird alles, was die Patientin mit den Beinen machen kann, angeraten, dazu die Lautfolge M I L A B U.

Die Krankengeschichte

Unveröffentlichte Quellen: Patientenkarte vom Januar 1924 (IWA.01.D.03.16), Typoskript der Krankengeschichte, maschinenschriftliche Notiz zur Besprechung vom 17. März 1924 sowie handschriftliche Notiz zu Medikation und Eurythmietherapie (IWA.01.D.03.17), Notizbucheintragungen Hilma Walters (IWA.03.D.01.02, NB II, NB III, S. 362 f., NB IV), Eintragung im Behandlungsbuch Heileurythmie (IWA.03.D.01.01, S. 144)

Veröffentlichte Quellen: Hilma Walter: Die sieben Hauptmetalle, *Nr. 148, S. 290f.; die Wiedergabe folgt dieser Darstellung.*

Stark reduzierter Ernährungszustand, Magenptose, Furunkulose**

Anamnese: Die Patientin ist in Sumatra geboren. Als Kind bis zum 9. Jahr war sie, mit Ausnahme von Masern und Keuchhusten, immer gesund und kräftig und hatte nur mit 4 Jahren, bei ihrer Rückkehr aus Indien, eine Furunkulose im Gesicht und auf dem Kopf. Seit dem 9. Jahr ist sie schwächlich, sie wurde magerer, war sehr depressiv und litt sehr unter dem Wesen der Mutter. Mit 15 Jahren Blinddarmoperation. Seitdem Neigung zu Verstopfung. Mit 23 Jahren wurde eine Magensenkung konstatiert und dafür ein Jahr Ruhe und Mastkur* verordnet. Mit 28 Jahren Scharlach; alle die folgenden Jahre war die Patientin nie ganz gesund, sie war sehr oft traurig und vernachlässigte ihren Körper. Mit 30 Jahren ist Patientin zur Anthroposophie gekommen, wurde dadurch ruhiger und zufriedener und konnte auch eine Zeit lang mehr arbeiten. Doch mit 32 Jahren trat eine Mittelohrentzündung auf und viele Furunkel im Gehörgang. Die Verdauung wurde immer träger und träger.

Jetzt hat die Patientin kaum noch Appetit, kann nur wenig vertragen, am besten Obst. Sie hat das Gefühl, als ob sie die Speisen lange im Magen trägt. Der Stuhl ist ganz zäh und trocken. Auch hat sie in Nase und Rachen fast immer ein trockenes Gefühl, wie von Schleim, der sich nicht lösen will. Im letzten Jahr auch Herzbeschwerden. Diese kommen anfallsweise, beginnen mit Stichen in der Herzgegend, dann tritt ein Gefühl auf wie ein sinnloses Kreisen im Herzen; Beine und Arme werden dabei ganz kalt. Diese Anfälle sind in letzter Zeit etwas seltener geworden. Die Neigung zu Furunkulose* besteht weiter. Der Schlaf ist gut; die Patientin schläft leicht ein, wacht aber schwer und müde auf, sie träumt nicht viel.

Befund: mittelgroße, hagere, blass aussehende Patientin in stark reduziertem Ernährungszustand. Der Magen ist vergrößert, es bestehen Plätschergeräusche. Sonst ergeben sich keine organischen Besonderheiten, doch Neigung zu Furunkulose. Urin frei von Eiweiß und Zucker. Stuhl: Blutprobe negativ, kein Anhalt für Parasiten.

Dr. Steiner: «Da muss man den Astralleib zur Wirksamkeit kriegen, er ist ganz ausgespannt, sie schläft gut. Man müsste ihr Bäder geben von Bilsenkraut 5% (ganze Pflanze), sodass im Bad ziemlich viel ist. Dadurch wird der Astralleib so, dass er arbeitet im physischen Leib. Drei Wochen lang. Die Kur muss in Etappen verlaufen.»

Dazu bemerkte Dr. Wegman: «Den Wärmemantel der Erde, das Astralische, das die Atmosphäre abschließt, leiten wir über auf das Sonnengeflecht.»

Zweite Beratung mit Dr. Steiner am 17. März 1924: «Bäder mit Bilsenkraut fortsetzen, aber diese abwechselnd mit Prunus spinosa-Bädern. Es muss das ganze abgestorbene Äthersystem belebt werden. In Heileurythmie alles, was sie mit den Beinen machen kann.» Dazu empfiehlt Dr. Steiner die Lautfolge: M I L A B U. Außerdem: Anissamentee, Kupfervitriol D6 innerlich.

Dr. Wegman: «Prunus wirkt stark auf den Astralleib, der dann prickelnd auf den Ätherleib wirkt.»

Ein später von Dr. Steiner erfolgter Rat war: Antimonspiegel D6 innerlich: Mo, Mi, Fr, So. Austernschale D6 innerlich: Di, Do, Sa. Dazu erhielt die Patientin noch Magenkompressen und Leibmassage.

Eurythmietherapie

M I L A B U

Behandlungsbuch Heileurythmie

(Eintragung von Margarete Bockholt)

Frl. Scheltema. Musiklehrerin, Berlin, 33 Jahre

chronische, schwere Obstipation

20–30/III

Dr. St. alle Übungen, die stark mit den Beinen gemacht werden müssen.
G, K, L
[angefangenes L wurde mit zwei Strichen durchgestrichen]
E mit Armen und Beinen

Noch gar keinen Erfolg, obwohl mit Massage unterstützt wird

Dr. St.

Handschriftliche Notiz zu Medikation und Heileurythmie

Auf einem Zettel sind die Medikation sowie die Angaben zur Heileurythmie festgehalten (IWA.01.D.03.17). Während auf der Patientenkarte keine Heileurythmie notiert ist und im Behandlungsbuch Heileurythmie nur Rudolf Steiners Bemerkung festgehalten ist: «alles das, was sie mit den Beinen machen kann», findet sich hier die Angabe der Lautfolge M I L A B U.

Frl. Scheltema

Abwechselnd Bäder mit

Prunus spinosa und

Hyoscyamus,

Diät, Magenkompressen

Leibmassage; Heileurythmie

M I L A B U

als Ther

innerlich Cu Vitriol

Therapeuten Kurve verschicken

Notizbücher Hilma Walter

Zur Behandlung von Charlotte Scheltema gibt es in drei Notizbüchern Hilma Walters Eintragungen (IWA.03.D.01.02). In allen dreien heißt es: In «Heileurythmie alles das, was sie mit den Beinen machen kann»; nur einmal (NB III, S. 363) wird die Lautreihe M I L A B U erwähnt.

Kommentar

Aus den Äußerungen Rudolf Steiners zu den Wesensgliedern lässt sich als Therapieziel die Verstärkung der Wirkung des Astralleibes und die Belebung des Ätherleibes formulieren. Hilma Walter notiert für die Eurythmietherapie mehrfach den Hinweis Steiners, dass mit den Beinen gearbeitet werden soll, der sich auch in der Gesprächsnotiz zu der Besprechung vom 17. März findet, sowie die Lautfolge M I L A B U. Die Therapie, die am 20. März, drei Tage nach der zweiten Konsultation mit Rudolf Steiner beginnt, wird von Margarete Bockholt durchgeführt. Im Behandlungsbuch notiert sie zwar, dass laut Steiner Übungen gemacht werden sollen, bei denen stark mit den Beinen gearbeitet werden müsse, die Lautreihe M I L A B U erwähnt sie jedoch nicht.[56] Stattdessen werden die Konsonanten G, K, L und der Vokal E geübt, wie sie selbst vermerkt, allerdings ohne therapeutischen Erfolg. In ihrem Buch *Grundelemente der Heileurythmie* wird der Fall nicht erwähnt.

Ob die Ausführung der Lautfolge M I L A B U mit den Beinen vorgesehen war, wird nirgends erwähnt, ist aber durchaus vorstellbar. Die in der Lautreihe (M) I (L) A (B) U enthaltene Vokalreihe I A U ist die gleiche wie bei Fräulein Schaafhausen (KG 33, S. 271), die I A U für die Beine, L M R für die Arme erhält. Auch tauchen die Vokale I A U in der Lautfolge L I M A R U und S M A L M I T M U auf (KG 44, S. 341 und KG 23, S. 183).

Wie in den anderen Krankengeschichten, bei denen eurythmietherapeutische Bewegungen mit den Beinen ausgeführt werden sollen (siehe Kapitel «Eurythmietherapie mit Beinen und Füßen», S. 52), ist das Therapieziel eine Regulation der organisch wirksamen Astralleibtätigkeit.

56 Nur notiert sie am Ende der Dokumentation im Behandlungsbuch noch einmal «Dr. St.» ohne weitere Eintragung, hier könnte man eine zusätzliche Angabe von Rudolf Steiner vermuten. Ob es sich hier um die Lautfolge M I L A B U handelt, ist nicht mit Sicherheit zu sagen, aber durchaus möglich.

15 Verdauungsbeschwerden, Lebensmittelunverträglichkeit

Die Patientin war von 3. Mai 1924 bis zum 7. Juni 1924 stationär im Klinisch-Therapeutischen Institut Arlesheim. Eine Beratung mit Rudolf Steiner fand am 30. Mai 1924 statt.

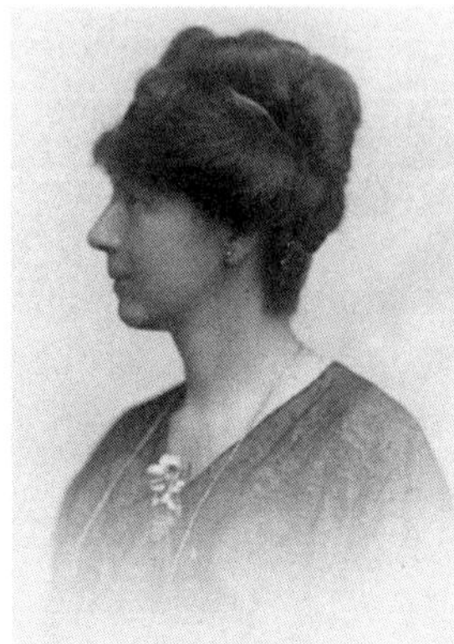

Mabel Cotterell

Mabel Cotterell (1872–1968) ist 51 Jahre alt, als sie wegen Magen-Darm-Beschwerden in das Klinisch-Therapeutische Institut Arlesheim kommt. Sie ist mit sechs Geschwistern in den englischen West Midlands aufgewachsen. Während des Ersten Weltkriegs arbeitete sie in der Wohlfahrtsabteilung des Munitionsministeriums; die ausgebildete Lehrerin ist auch journalistisch und als Übersetzerin tätig.[57] Der Anthroposophie bleibt Mabel Cotterell ein Leben lang verbunden, und sie steht bis in das hohe Alter in Kontakt mit Dornach.

Als sie nach Arlesheim in die Klinik kommt, hat sie schon seit längerer Zeit Verdauungsbeschwerden und kann Milch und Apfelsäure schlecht vertragen. Sie ist abgemagert, leidet unter Obstipation, Blähungen und allgemeiner Körperschwäche. Bezüglich der Wesensgliederkonfiguration äußert sich Rudolf Steiner dahingehend, dass der Astralleib angeregt werden solle. Er schlägt verschiedene Maßnah-

57 Zur Biografie Mabel Cotterells vgl. den Eintrag auf der Website von The Devil's Porridge Museum: www.devilsporridge.org.uk/worker-of-the-week-mabel-cotterell (zuletzt abgerufen: 22.03.2022), der allerdings ohne Erwähnung ihrer Verbindung zur Anthroposophie auskommt, sowie die wenigen Erwähnungen bei Crispian Villeneuve: *Rudolf Steiner in Britain. A Documentation of his Ten Visits*, Forest Row 2004, Bd. 2, S. 1051–1055.

men vor: Die Lebergegend soll mit Ferrumsalbe und Salpetersäure eingerieben werden. Weiterhin werden Clairotee* und Eurythmietherapie: L R T M verordnet.

Die Krankengeschichte

Unveröffentlichte Quellen: Patientenkarte vom 13. Mai 1924 (IWA.01.D.03.11), Typoskript der Krankengeschichte mit handschriftlichen Korrekturen (IWA.01.D.03.11), Typoskript mit Ordination Rudolf Steiners (loses Blatt bei IWA.01.D.03.11), Notizbucheintragungen Hilma Walters (IWA.03.D.01.02, NB III, S. 186, NB IV), Eintragungen im Behandlungsbuch Heileurythmie (IWA.03.D.01.01, S. 76)

Veröffentlichte Quellen: Hilma Walter: Die sieben Hauptmetalle, *Nr. 74, S. 247; Margarete Kirchner-Bockholt:* Grundelemente der Heileurythmie, *S. 179. Die Wiedergabe der Krankengeschichte folgt der Darstellung Hilma Walters.*

*Verdauungsbeschwerden, Obstipation, Meteorismus**

Anamnese: Patientin klagt über Verdauungsbeschwerden, chronische Obstipation und Meteorismus. Insbesondere Obst und Milch kann sie nicht vertragen. Sie magert auch in letzter Zeit ab und wiegt jetzt nur noch 45,5 kg.

Die Untersuchung des Abdomens ergibt Plätschergeräusch und Schmerzen bei Druck auf die Lebergegend, keine Resistenz. Die Haut und Konjunktiven* haben einen Stich ins Gelbliche. Der Urin ist frei von Eiweiß und Zucker. Der Stuhl ist frei von Blut.

Ordination: Ferrumsalbe 5% zum Einreiben der Leber, Clairotee*, Heileurythmie: L R T.

25. Mai 1924: Die Heileurythmie und die Lebereinreibungen tun gut. Doch deprimiert es die Patientin, dass ein Versuch, Äpfel zu essen, ihr nicht bekommen und auch wieder, wie schon vorher, Hautjucken auf dem Kopf ausgebrochen ist.

30. Mai 1924: Beratung mit Dr. Steiner: «Zu den bisherigen Übungen kann vielleicht noch M dazukommen. Es ist doch, dass sie nicht essen darf, wo Apfelsäure darinnen ist. Es wird die Verdauung schon besser, wenn sie alles vermeidet, wo Apfelsäure darinnen ist, auch Birnen. Dagegen kann sie gut essen: Kirschen, Preiselbeeren usw. Wir müssen eben doch versuchen, auch ihren Astralleib in Bewegung zu bringen. – Nun, die heileurythmischen Bewegungen sind sehr gut. Arsenik würde bei ihr nicht sehr helfen, weil es peripher stark ist, also müssten wir versuchen, sie zu massieren in der Lebergegend mit Salpetersäure, damit wir gerade von der Lebergegend aus noch den Astralleib in Bewegung bringen. Mit Ferrumsalbe soll außerdem weiter massiert werden.»

Verwendet wurde eine einprozentige Salpetersäuresalbe.

Eurythmietherapie

L R T M

Behandlungsbuch Heileurythmie

(Eintragungen von Margarete Bockholt)

Miss Cotteret[58] 50 J.

Obstipation, allgemeine Körperschwäche, kein Tumor

9/Mai	L stehend mit X-Beinen
11/ "	dasselbe und R-Übung
14/V	R fällt sehr schwer, aber Pat. fühlt sich schon jetzt frischer u. stärker nach den Übungen
16/V	L – R
18/V	"
22/V	L – R – T Verdauung regelmässiger spontan
24/V	dazu A – L ✳ in dieser Form [also in der abgebildeten Sternform]
26/V	*Dr. St.* zu diesen Übungen noch M
28/V	Pat. ist sehr froh über das M, fühlt sich viel besser.
30/V	L – R – M – T – (A – L)
1/VI	"
3/VI	"
6/VI	A – L – R – M – T (A – L)

58 Die Patientenkarte wie auch der Eintrag im Behandlungsbuch Heileurythmie lauten auf «Miss Cotteret», Hilma Walter überliefert diese Namensform wie auch die Angabe «Miss Cotterell», die wohl die korrekte ist. Hier wird die Identität der Patientin mit der Engländerin Mabel Cotterell als gegeben angesehen.

Notizbücher Hilma Walter

In zwei Notizbüchern Hilma Walters findet sich ein kurzer Eintrag zu Miss Cotteret beziehungsweise Miss Cotterell, festgehalten ist dabei jeweils die Lautfolge L T R M in dieser Reihenfolge.

Grundelemente der Heileurythmie

(Kapitel XI: Konsonantenreihen, S. 179)

L R T war mit einer Patientin, die an Obstipation, Magendruck und Übelkeit litt, schon eine Zeit lang geübt worden in der Klinik Arlesheim. Als sie Rudolf Steiner gezeigt wurde, bejahte er diese Maßnahme und fügte zu diesen Lauten noch das M hinzu.

Kommentar

Die eurythmietherapeutische Behandlung bei Miss Cotterell wurde von Margarete Bockholt durchgeführt. Nach den vorliegenden Unterlagen hat sie die Therapie selbstständig begonnen, zunächst mit dem Konsonanten L, gefolgt von R und T. Ergänzend zu diesen Übungen hat Rudolf Steiner bei einer Besprechung am 26. oder 28. Mai 1924 noch das M angeregt.[59] Die zu Beginn geübten Konsonanten sind also wahrscheinlich nicht von Rudolf Steiner verordnet worden, wurden aber von ihm befürwortet.

Die von Margarete Bockholt notierte Übung «A–L» ist eine Übung, die sie öfters angewendet hat und genau wie hier angegeben in einer Sternform ausführen ließ. Dabei werden die Sternenwege mit einem A in den Armen gelaufen, am Ende des Weges wird dann eine L-Geste ausgeführt.

59 In der Dokumentation Hilma Walters wird als Termin für die Beratung mit Rudolf Steiner der 30. Mai genannt; Margarete Bockholt trägt Steiners Angabe jedoch mit Datum vom 26. Mai in das Behandlungsbuch ein, dürfte sie also zu diesem Zeitpunkt bereits umgesetzt haben.

16 Status nach Brustoperation

Stationärer Aufenthalt im Klinisch-Therapeutischen Institut in Arlesheim vom 26. November 1922 bis zum 23. Januar 1923. Die Patientin wurde zu Beginn ihres Klinikaufenthalts Rudolf Steiner vorgestellt; das genaue Datum ließ sich nicht ermitteln.

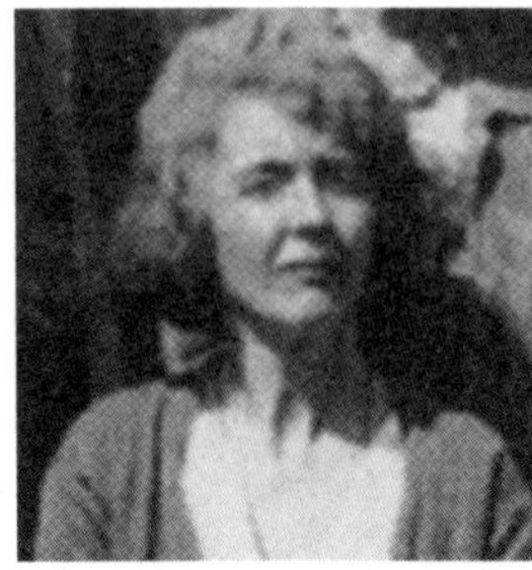

Dorothy Osmond während der Summerschool in Westonbirt (Kent), 1934

Dorothy Sophia Osmond (1889–1978) stammt aus England und ist 33 Jahre alt, als sie in die Arlesheimer Klinik kommt: eine schlanke, mittelgroße Frau mit dunklem, gewelltem Haar und leicht bräunlichem Teint. Sie hat, so die Beschreibung, große braune Augen und einen sehr feinen Humor, sei jedoch von melancholischem Temperament.[60] Dorothy Osmond ist das älteste von drei Kindern, ihr Elternhaus wird von ihr nicht als glücklich erlebt: Sie fühlt sich von ihrer Mutter nicht verstanden und der Alkoholmissbrauch ihres Vaters überschattet das Familienleben stark. Nach der Schule macht Dorothy eine Ausbildung zur Sekretärin; sie wird Privatsekretärin eines chilenischen Ministers und lernt die spanische Sprache. Dorothy Osmond ist über viele Jahre Mitglied der Theosophischen Gesellschaft in England und steht der dortigen Bibliothek vor, von 1915–1918 ist sie Sekretärin von D. N. Dunlop, dem Präsidenten der Theosophischen Gesellschaft in England. Dort begegnet ihr das Werk Rudolf Steiners, und sie wird Mitglied der Anthroposophischen Gesellschaft. Im August 1922 werden bei ihr ein Knoten in der rechten Brust und eine

60 Vgl. Crispian Villeneuve: *Rudolf Steiner in Britain. A Documentation of his Ten Visits,* 2 Bde., Forest Row 2004, Bd. 1, S. 540.

geschwollene Lymphdrüse in der rechten Achselhöhle festgestellt. Die Brust wird amputiert, es folgt eine Bestrahlung. Eine gesicherte Krebsdiagnose kann jedoch nach der Operation nicht gestellt werden. Die Patientin kommt zur Weiterbehandlung ins Klinisch-Therapeutische Institut Arlesheim. Dort werden ihr von Rudolf Steiner Viscum pini- und Lycopodium-Injektionen empfohlen. Dazu gibt ihr Steiner für die Eurythmietherapie die Lautfolge O E M L Ei B D und notiert diese Reihe in vertikaler Abfolge auf der Patientenkarte (siehe Abb. S. 143).

Dorothy Osmond bekommt im Jahr 1922 zudem zwei Meditationen von Rudolf Steiner; die erste erhält sie bereits im April, also noch vor ihrer Tumordiagnose. Steiner dürfte zeitig von ihrer Krankheit erfahren haben und soll, wie Vera Crompton-Burnett berichtet, von der Osmond auch Eurythmieunterricht erhielt, Anfang November 1922, gleich bei seiner Ankunft in London, nach ihr gefragt und sie besucht haben.[61] Dorothy Osmond hat die Injektionskuren in den darauffolgenden Jahren wiederholt. Sie war noch lange Jahre als Übersetzerin von Steiners Schriften tätig und ist 1978, einen Tag nach ihrem 89. Geburtstag, verstorben.

Die Krankengeschichte

Unveröffentlichte Quellen: Patientenkarte vom November 1922 sowie Krankenkurve (IWA.01.D.03.15), Typoskript der Krankengeschichte (IWA.01.D.03.02), zwei Eintragungen in Notizbücher Hilma Walters (NB III, S. 315, NB IV, IWA.03.D.01.02), Notizbucheintragungen von Ita Wegman (NB 17, IWA.01.D.10.02, NB 60, IWA.01.D.10.03)

Veröffentlichte Quellen: Peter Selg: Patientenmeditationen von Rudolf Steiner, *S. 108–120; Hilma Walter:* Der Krebs und seine Behandlung, *Nr. 39, S. 67; Margarete Kirchner-Bockholt:* Grundelemente der Heileurythmie, *S. 197. Die Wiedergabe folgt der Darstellung von Hilma Walter.*

61 Vera Crompton-Burnett: «Prelude to Eurythmy in England», zitiert nach Crispian Villeneuve: *Rudolf Steiner in Britain,* Forest Row 2004, Bd. 2, S. 821. Zur Biografie von Dorothy Osmond siehe auch den Nachruf von Jesse Darrell in: *News Sheet for Members,* Vol. 55, 1978, Nr. 3.

Status nach Mamma-Amputation

Anamnese, 26. November 1922: Im August 1922 wurde ein Knoten in der rechten Brust bemerkt sowie eine geschwollene Drüse in der rechten Axilla. Der Hausarzt hielt die Geschwulst zunächst für gutartig. Einen Monat später ging die Patientin zu ihrer Beruhigung noch einmal zu diesem Arzt, der dann glaubte, dass es sich doch um eine bösartige Geschwulst handle, und sie zur Operation schickte. Die nachträgliche Untersuchung ergab keine sichere Diagnose auf Krebs. Doch wurde Patientin nach der Operation drei Tage lang je vier Stunden mit Radium bestrahlt. Zur Zeit fühlt sie sich ganz wohl.

Die Patientin ist mittelgroß, schlank gebaut und von hagerem Typ; hat dunkles gewelltes Haar und leicht bräunlichen Teint. Die Operationsnarbe ist gut verheilt und ohne Besonderheit.

Für diese Patientin empfahl Dr. Steiner: Viscum Pini 5% als Injektion, Lycopodium 0,5% als Injektion. Diese Injektionen sollten im Wechsel gemacht werden. Die Lycopodium-Injektionen sollten einer zu starken Viscumwirkung entgegenwirken.

Dazu war folgende Lautfolge als Heileurythmie gegeben: O E M L Ei oder I B D.

Mit dieser Kur wurde in der Klinik begonnen. Patientin bekam täglich eine Injektion abwechselnd Viscum Pini 5% und Lycopodium 0,1%. Fühlte sich dabei wohler denn je und ging nach Abschluss einer Injektionsserie (von je 7 Injektionen) nach Hause [England], um die Kur dort weiter durchzuführen. – Entlassung am 7. Januar 1923.

Soweit bekannt, wurde in der Folgezeit diese Injektionskur auch in größeren Abständen noch wiederholt. In der Klinik zuletzt nochmals Dezember 1928 / Januar 1929. Patientin hat auch neben ihrer Heileurythmie später viel Kunsteurythmie gemacht und ist, soweit wir wissen, bis heute (1953) gesund geblieben.

Ergänzendes Material

Meditation

Dorothy Osmond erhielt von Rudolf Steiner im Jahr ihrer Behandlung zwei Meditationen, die erste davon im April 1922 während Steiners Aufenthalt in Stratford-upon-Avon anlässlich der Tagung «New Ideals

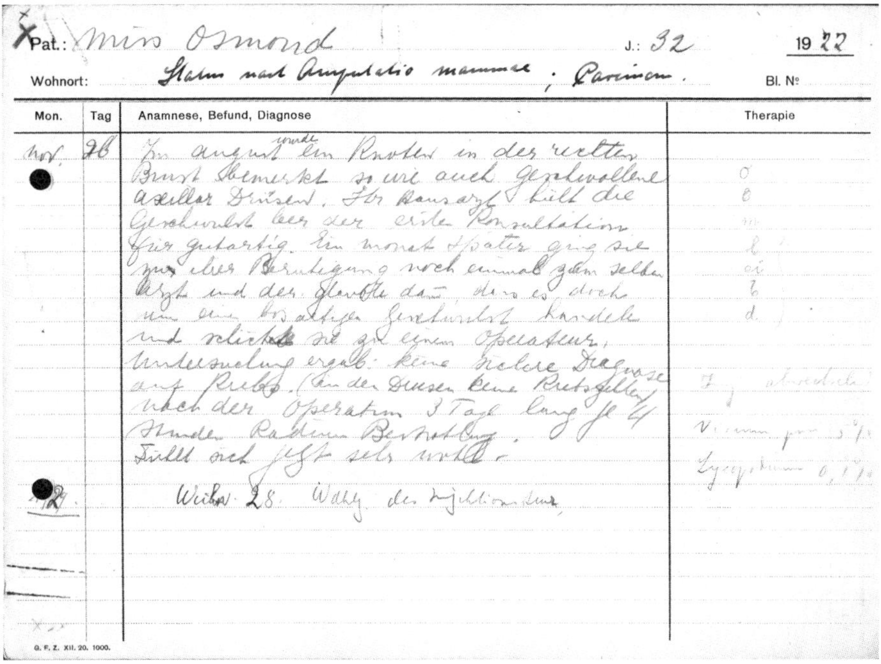
Pat.: Miss Osmond J.: 32 1922

Wohnort: Status nach Amputatio mammae; Parisian.

Mon.	Tag	Anamnese, Befund, Diagnose	Therapie
Nov.	26	Im August wurde ein Knoten in der rechten Brust bemerkt so wie auch geschwollene axillar Drüsen. Ihr Hausarzt hielt die Geschwulst bei der ersten Konsultation für gutartig. Ein Monat später ging sie zur ihrer Beruhigung noch einmal zum selben Arzt und der glaubte dass es doch um eine bösartige Geschwulst handele und schickte sie zu einem Operateur. Untersuchung ergab: keine sichere Diagnose auf Krebs. (In den Drüsen keine Krebszellen) Nach der Operation 3 Tage lang je 4 Stunden Radium Bestrahlung. Fühlt sich jetzt sehr wohl.	O E M L Ei B D
		Weiter 28. Wahl des Injektionsdus	[illegible]

G. F. Z. XII. 20. 1000.

Patientenkarte von Dorothy Osmond, November 1922, mit handschriftlicher Eintragung der eurythmietherapeutischen Lautfolge O E M L Ei B D durch Rudolf Steiner

in Education», also bereits ein halbes Jahr vor ihrem Klinikaufenthalt. Rudolf Steiners Niederschrift der Meditation hat sich erhalten und lautet wie folgt:

Abends: 4–5 Minuten Rückschau auf das Tagesleben (in umgekehrter Zeitfolge).

Abends: Die folgende Meditation, 4–5 Minuten:

Ich fühle mich im Lichtesraum (dabei Vorstellung der lichterfüllten Welt ringsherum)

Licht webt mir den Ätherleib (Vorstellung des eigenen Körpers bestehend aus Licht)

Ich fühle mich in der Farbenwelt (Vorstellung eines Farbenmeeres, in dem Sie selbst sind)

Die Farbenwelt des Geistes gibt mir die Seele (Vorstellung der eigenen Seele)

In Licht und Farbe
Denket, fühlet und will
Mein Selbst.

Morgens: Vorstellung eines schwarzen Kreuzes mit sieben leuchtenden Sternen, dazu meditieren, 4–5 Minuten:

Mein Selbst
Denket, fühlet und will
Durch Licht und Farbe
Ich ruhe still
In meinem höhern Selbst
Mein Ich
In Christus.

Dazu die 6 Übungen: Gedankenkonzentration etc., wie sie in «Geheimwissenschaft» stehen.[62]

Die zweite Meditation, die Rudolf Steiner Dorothy Osmond gab, ist ebenfalls auf das Jahr 1922 datiert, doch lässt sie sich nicht näher in den Jahresverlauf oder gar den Krankheitsverlauf der Patientin einordnen und steht möglicherweise in einem anderen Kontext als dem der unmittelbaren Behandlung im Klinisch-Therapeutischen Institut. Sie lautet wie folgt:

Licht überleuchtet mich
Liebe durchwärmet mich
Ich fühle Licht
Ich fühle Wärme.[63]

62 Rudolf Steiner: *Seelenübungen I*, GA 267, 3. Aufl. Basel 2018, S. 393. Der originale Notizzettel, NZ 5273, befindet sich im Rudolf Steiner Archiv, Dornach. Vgl. zu dieser und der folgenden Meditation sowie zur Geschichte von Dorothy Osmond auch die ausführliche Darstellung von Peter Selg: *Patientenmeditationen von Rudolf Steiner*, Arlesheim 2019, S. 108–112.

63 Rudolf Steiner auf einem Notizzettel (NZ 5886), abgedruckt in: *Mantrische Sprüche. Seelenübungen II*, GA 268, 2. Aufl. Basel 2015, S. 82.

Trägt man der Entwicklung von Krebserkrankungen und Rudolf Steiners Sichtweise diesbezüglich Rechnung, so mag man diese beiden Meditationen, die Dorothy Osmond erhalten hat, auch als – wie es Peter Selg ausgedrückt hat – «prophylaktische» Meditationen verstehen[64] und damit in einen therapeutischen Kontext rücken.

Eurythmietherapie

O E M L Ei B D

Notizbücher Hilma Walter und Ita Wegman

Heileurythmische Übungen für Dorothy Osmond finden sich in den Notizbüchern von Hilma Walter und Ita Wegman. Die Lautfolge als solche wurde dreimal notiert.

Hilma Walter, Notizbuch III: O E M L Ei B D
Hilma Walter, Notizbuch IV: O E M L Ai B D, wobei das *Ai* durchgestrichen und durch *Ei* korrigiert wurde. Dort ist zusätzlich die Bemerkung eingetragen, dass Miss Heckford die gleiche Übung erhalten habe.
Im Notizbuch Ita Wegmans (NB 17) steht die Lautfolge O E M L Ei B D, wobei das *Ei* durch *Ai* überschrieben wurde.

Zu der als Vergleich angeführten Miss Heckford, auch sie Engländerin, steht in einem Notizbuch von Ita Wegman (NB 60) Folgendes:

Miss Heckford, 50 J., 65 Handside Lane, Welwyn Garden City Herts [Hertfordshire]:

Operation 7 months

Ca an Arm

X Strahlen, vorher sehr deprimiert, nach der Operation alles wieder gut, ist auch dicker geworden

Schlaf gut, Appetit gut

Mutter has es auch

64 Peter Selg: *Patientenmeditationen von Rudolf Steiner*, Arlesheim 2019, S. 112.

eben wie Grossfather
Father Tuberkulose died,
Sister " "
Keine Drüsen
Kur wie Miss Osmond

Hilma Walter hat diese Notizen von Ita Wegman zur Krankengeschichte von Miss Heckford auf einem weiteren Blatt (IWA.01.D.03.15) in etwas abgewandelter Form in ihre Unterlagen übernommen, allerdings lässt sie die Bemerkung «Ca an Arm» aus unbekanntem Grund weg. Ihr Notizblatt trägt unten noch den Vermerk «Nicht gedruckt».

Mrs Heckford, 50 J. Notizen v. Dr. Wegman
Operation vor 7 Monate
Röntgenbestrahlung
Vorher schon sehr deprimiert
Nach der Operation alles wieder gut, ist auch dicker geworden.
Schlaf gut; Appetit gut
Mutter u. Großvater ebenso an Ca leidend
Vater und Schwester an Tbc gestorben
Ordination:
Die gleiche Kur wie Miss Osmond (Ca Nr. 39), dies war:
Viscum pini 5% als Injektion
Lycopodium 5% pro Mill als Injektion
Heileurythmie: O, E, M, L, Ei, B, D

Grundelemente der Heileurythmie

(In *Grundelemente der Heileurythmie,* S. 197 f., wird die Dorothy Osmond verordnete Eurythmietherapie als exemplarische postoperative Behandlung von Krebspatienten dargestellt.)

O E M L Ei B D war für eine 32-jährige Patientin mit operiertem und nachbestrahltem Mamma-Karzinom gegeben worden.

Man kann durch diese Reihe wichtige Hinweise für die Behandlung von Krebsgeschwülsten bekommen. – In der Reihe stehen Vokale und Konsonanten im Wechsel. Außerdem sind sowohl Vokale wie Konsonanten in paarweiser Polarität zueinander: «O» mit «E», «M» mit «L», «B» mit «D».

«L M» kennen wir als Atemübung – hier haben wir die Umstellung in «M L», die nicht ohne Bedeutung ist. Beim Karzinomkranken überwiegt die Einatmung gegenüber der Ausatmung. Wir müssen daher besonders die Ausatmung aktivieren, deshalb steht das «M» hier an erster Stelle.

Die Patientin, die diese Lautfolge bekam, war Engländerin. Bei anderen, Deutsch sprechenden Patientinnen wurde anstelle des «Ei» oft «I» geübt.

Häufig kommen operierte Krebskranke zur Behandlung, die Lymph-Stauungen haben. Diese treten besonders nach Brustoperationen an den Armen auf. Bei diesen gestauten, zumeist kalten Armen müssen Übungen zur Erwärmung und Durchdringung gemacht werden: «L M», «A» und «I» mit Händen und Fingern sind besonders geeignet. Eine wunderbare Übung ist das «Liebe-E» dabei, und wenn es möglich ist auch «Ich denke die Rede». Unsere Erfahrung zeigt, dass schnellere Beweglichkeit, bessere Narbenbildung immer durch Heileurythmie erzielt werden kann.

Kommentar

Die Aufzeichnung der Lautfolge in der Handschrift Rudolf Steiners (Abb. S. 143) zeigt an fünfter Stelle eindeutig ein «ei». Dass es sich hier, wie Margarete Kirchner-Bockholt vermutet, um eine Anpassung an die englische Muttersprache der Patientin handelt, ist eher unwahrscheinlich. Bei anderen nicht deutschsprachigen Patienten sind keine vergleichbaren Lautverschiebungen überliefert. Auch notieren sich Ita Wegman und Hilma Walter jeweils einmal Ai statt Ei, was sie dann jedoch korrigieren, wenn auch in gegensätzliche Richtung. Die Korrektur von Ei in Ai durch Ita Wegman ist wahrscheinlich durch die Aussprache im Verhältnis zur holländischen Sprache begründet. Sowohl das deutsche Ei als auch das englische I würden im Niederländischen phonetisch als Ai realisiert, obwohl dieser Umlaut als solcher in der niederländischen Sprache nicht existiert. Deswegen kann man davon ausgehen, dass Ita Wegman diesen Laut nach dem Gehör notiert hat.

In den Aufzeichnungen von Wegman und Walter wird zudem Miss Heckford erwähnt, eine Patientin, die ebenfalls ein Krebsleiden entwickelt hat – auch wenn die genaue Art des Tumors bei ihr nicht genannt wird – und die die gleiche Behandlung wie Miss Osmond bekam, sowohl medikamentös als auch eurythmietherapeutisch. In ihrem Fall hat Hilma Walter dann die Lautfolge mit Ei notiert.

Die zwei Meditationen, die Miss Osmond bekommen hat, können, wie von Peter Selg beschrieben, unter Umständen im Zusammenhang mit ihrer Konstitution und als auf diese einwirkend betrachtet werden. Interessant ist, dass in der kürzeren Meditation die Motive von Licht und Wärme angesprochen werden, die auch in der Reihe O E M L Ei B D als Bewegungsqualitäten erscheinen.

17 Menorrhagien* bei Uterus myomatosus*

Die Patientin war im Mai 1924 für drei Wochen im Klinisch-Therapeutischen Institut Arlesheim; ein zweiter Klinikaufenthalt, diesmal im Klinisch-Therapeutischen Institut in Stuttgart, dauerte vom 23. Mai 1924 bis zum 18. Juni 1924. Eine Konsultation mit Rudolf Steiner fand während des Aufenthaltes in Arlesheim statt.

Theresia Trommsdorff (1878–1969) ist eine mittelgroße, blass aussehende Frau. Sie ist gut genährt, leidet unter starken und verlängerten Regelblutungen und bekommt deshalb bei ihrem Aufenthalt in Arlesheim von Rudolf Steiner folgende Verordnung: Injektionen von Hausspinne beziehungsweise Hyoscyamus mit der Erklärung, dass der Astralleib nicht richtig in die Unterleibsorgane eingreife, zur innerlichen Anwendung zudem Opium D5. Während der Blutung soll sie Zitronensaft trinken und auch mit Zitronensaft spülen. Eurythmietherapeutisch erhält sie die Lautfolge R S L M.

Die gebürtige Mainzerin ist seit 1909 mit Wilhelm Trommsdorff verheiratet und gehört zu den esoterischen Schülerinnen Steiners. In den frühen 1920er-Jahren ist sie in Dornach, erlebt dort auch den Brand des Goetheanums mit; aktiv ist sie später vor allem auch im Frankfurter Zweigleben. Frau Trommsdorff ist 1969 in Frankfurt an einem Herzleiden verstorben.[65]

Die Krankengeschichte

Unveröffentlichte Quellen: Ordinationsnotiz sowie hand- und maschinenschriftlicher Krankenbericht (IWA.01.D.03.03), Eintrag im Behand-

65 Vgl. auch den Nachruf von Charlotte Schneider-Schrey in: *Mitteilungen aus der Anthroposophischen Arbeit in Deutschland* 1969, H. 90, S. 299f.

lungsbuch Heileurythmie (IWA.03.D.01.01, S. 150), Notizbucheintragungen Hilma Walters (IWA.03.D.01.02, NB II, NB III, S. 399)

Veröffentlichte Quellen: Hilma Walter: Der Krebs und seine Behandlung, *Nr. 49, S. 70f., A. G. van Degenaar:* Krankengeschichten, *Nr. 58, S. 34f.; Margarete Kirchner-Bockholt:* Grundelemente der Heileurythmie, *S. 180. Der weiter unten stehende Teil der Dokumentation entspricht der Darstellung in der Zusammenstellung Degenaars.*

Menorrhagien

Befund: Mittelgroße, sehr blasse Patientin, in gutem Ernährungszustand.

Wegen bestehender Menorrhagien erhält die Patientin bei einem vorübergehenden Aufenthalt auf Anraten von Dr. Steiner folgende Ordinationen:

1. Heileurythmie: R S L M. Injektionen von Hausspinne oder Hyoscyamus mit der Erklärung, dass der Astralleib nicht richtig in die Unterleibsorgane eingreift.

2. Opium D5 innerlich. Während der Blutung Zitronensaft trinken. Zitronensaft zum Spülen.

Nach drei Wochen Aufenthalt [im Klinisch Therapeutischen Institut in Arlesheim]: Vom 23. Mai bis 18. Juni 1924 als Patient im Klinisch-Therapeutischen Institut, Stuttgart.

Der *Bericht* lautet:[66] Anfang Mai von der Treppe gerutscht. Auf dem Gesäß lokaler Schmerz. Drei Tage später Schmerzen in den Knien ohne Schwellung, auch im Kreuz. Vom Kreuz abwärts eine gewisse Schwerfälligkeit. Letzte Menstruation durch den Fall verlängert. Vor dem Beginn der Menstruation krampfartige ziehende Kreuz- und Leibschmerzen, auch beiderseits abwärts ziehend. Fluor albus. Im rechten Knie beim Strecken leichtes Knirschen. Menstruation wechselt zwischen sehr stark und sehr schwach.

Therapie: Spülung mit Tormentilla und Majoran, abwechselnd mit Zitronenwasser. Im August 1923 Darmkatarrh*, auch Lungen- und Rachenkatarrh. Wegen Menorrhagien* Menodoron.

Es besteht Ektropion*. Wechselnde Beschwerden in den Beinen.

66 Der nun folgende Bericht ist bis auf kleinere Abweichungen identisch mit der Darstellung bei A. G. van Degenaar: *Krankengeschichten,* Nr. 58, S. 47f. und von dort übernommen. Einzig der Nachtrag findet sich nur bei Hilma Walter.

Verordnung: Ruhe. Abwechselnd einen Tag lauwarmes Vollbad mit Zusatz eines 15%igen alkoholischen Auszugs von Equisetum (70 ccm pro Vollbad), am zweiten Tag Bidet-Unterleibsdampf mit Kamillenblüten-Infus, 20 bis 25 Minuten lang. Alle 5 Minuten 1 Tropfen Eukalyptus-Öl mit verdampfen lassen. Nachher Ausspülung mit einer Abkochung von Salbeiblättern, 3 Esslöffel pro Liter und Zusatz von dem Saft einer halben Zitrone pro Liter. Täglich Massage beider Beine mit 5%iger Hyoscyamus-Salbe, jedes Bein 15 Minuten lang. Danach Anlegen einer elastischen Binde um die Beine. Innerlich Equisetum D3–6, zweimal täglich 5 Tropfen. Zwischen zwei Menstruationen 7 Tage hindurch täglich eine Injektion mit Hyoscyamus D5, täglich Heileurythmie R S L M; jeden zweiten Tag Lauteurythmie.

Nachtrag: Späterhin erhielt Patientin noch eine Behandlung mit Viscum-pini-Injektionen 0,5–10%. Soweit bekannt ist die Patientin einige Zeit nach Beendigung des Krieges an den Folgen eines Herzleidens gestorben.

Ergänzendes Material

In einem Notizbuch von Hilma Walter und auf einer Notiz aus dem Archivordner «Patientenbesprechungen mit Dr. Steiner» steht in Bezug auf die Krankengeschichte von Frau Trommsdorff die Bemerkung: «Es liegt das Gleiche vor wie bei Frau Kopp.» Diese Aussage ist als Zitat ausgewiesen und stammt wohl von Rudolf Steiner. Frau Kopp befand sich zu dieser Zeit ebenfalls stationär in der Arlesheimer Klinik, war aber schon im März 1924 eingetreten. Der Fall von Frau Kopp wird von Hilma Walter als Krankengeschichte Nr. 29 in *Der Krebs und seine Behandlung* (S. 57f.) ausführlich dargestellt. Hier sei nur eine kurze Zusammenfassung wiedergegeben:

Frau Kopp, 50 Jahre, wurde vom 21. März 1924 bis zum 14. Juni 1924 im Klinisch-Therapeutischen Institut in Arlesheim behandelt. Sie leidet neben Menorrhagien auch an Wucherungen im Uterus [Uterus myomatosus]. Zu den 14-tägigen Blutungen kommen Anfälle von Atemnot hinzu sowie Beklemmungen auf der Brust und Herzklopfen. Vor Eintritt der Periode hat sie jeweils heftige Kopfschmerzen. Der Stuhlgang ist träge, die Urinausscheidung wechselnd. Es werden unter anderem Injektionskuren von Viscum-Pini 0,5% im Wechsel mit Carbo Veg. D30 verordnet. In Bezug auf die Wesensgliederkonfiguration bei Frau Kopp äußert sich Rudolf Steiner folgendermaßen: «Der geschwächte Astralleib muss zu einer größeren Konsistenz gebracht werden. Das wäre natürlich gut, das schwammige Gewebe wegzunehmen. Das ist aber sekundär, und ich glaube, dass es besser wird nachher. Der Astralleib nimmt die Gebärmutter gar nicht auf, deshalb immer Periode.»

Rudolf Steiner empfiehlt bei ihr Injektionen von Kreuzspinnengift D10, Rosmarinbäder sowie äußerliche Einreibungen mit dem Gewebe der Kreuzspinne 5% (auf Astralleib wirkend) oder mit dem Saft von Hyoscyamus.

Eurythmietherapie

R S L M, Lauteurythmie

Behandlungsbuch Heileurythmie

Aus dem Behandlungsbuch geht hervor, dass Margarete Bockholt die behandelnde Therapeutin war. Sie hat allerdings keinen Therapieverlauf beschrieben, sondern lediglich die von Rudolf Steiner gegebene Lautfolge notiert:

Dr. St: R S L M.

Notizbücher Hilma Walter

In den Notizbüchern von Hilma Walter ist die Therapie für Theresia Trommsdorff zwei Mal eingetragen, einmal mit der Lautfolge R L S M, einmal mit der abweichenden Lautfolge R S L M. Bei der zweiten Eintragung steht zudem die Notiz: «Es liegt das Gleiche vor wie bei Frau Kopp.»

Grundelemente der Heileurythmie

(Kapitel XI: Konsonantenreihen, S. 180)

R S L M wurde einer 44-jährigen Patientin verordnet, bei der nach einem Fall starke Blutungen auftraten, «weil der Astralleib nicht richtig in die Unterleibsorgane eingriff».

Kommentar

Von der Aussage ausgehend, dass bei Frau Trommsdorff und Frau Kopp «das Gleiche vorliegt», stellt sich zuallererst die Frage, worauf diese Gleichheit gründet. Es könnte sich bei beiden um die gleiche Wesensgliederkonfiguration handeln, oder es könnten die gleichen Krankheitssymptome vorliegen, Frau Trommsdorff hätte also neben den Menorrhagien ganz konkret auch Wucherungen in der Gebärmutter wie Frau Kopp. Da Frau Trommsdorff später – wann genau, ist nicht bekannt – ebenfalls eine Viscum-pini-Injektionskur bekommt, scheint es naheliegend, dass auch bei ihr eine Veranlagung zu Wucherungen bestand.

Auffallend ist die in der Aufzeichnung der Krankengeschichte durch Degenaar erwähnte Ergänzung, Theresia Trommsdorff solle jeden zweiten Tag Lauteurythmie ausführen. Diese Verordnung ist in den ursprünglichen Akten von Hilma Walter nicht angeführt, obwohl Rudolf Steiner die Patientin in Arlesheim zuerst gesehen hat und die Behandlung dort begonnen wurde.

Betrachtet man die Lautfolge R S L M unter eurythmietherapeutischen Aspekten, so zeigt sie einerseits eine starke Betonung rhythmischer Komponenten und andererseits einen deutlichen Bezug zu den Reihen, die in Zusammenhang mit einer Regulierung der Ich-Organisation stehen (siehe dazu auch das Kapitel «Wesensgliederdiagnose als Leitprinzip für die Lautfolgen», S. 37).

Die Therapie der Astralleibschwäche in den Unterleibsorganen könnte unter diesem Gesichtspunkt in einer Regulierung der Ich-Organisation bestehen.

Die verordneten Substanzen Kreuz- beziehungsweise Hausspinne und Hyoscyamus wurden auch in KG 30 (Progressive Muskelatrophie) verordnet. Das übereinstimmende Therapieziel ist, das Eingreifen des Astralleibes zu verstärken. Die eurythmietherapeutische Gemeinsamkeit beider Krankengeschichten sind die Konsonanten R und M. Bei der Erkrankung im weiblichen Unterleib kommt der rhythmische Wellenlaut L[67] dazu, sowie der Blaselaut S, bei der Lähmung der Mus-

67 Rudolf Steiner: Vortrag, Dornach, 14. April 1921, in: *Heileurythmie*, GA 315, 6. Aufl. Basel 2021, S. 45.

kulatur endet die Reihe mit dem Stoßlaut B, der vorzeitig gestoppt wird. Für die Verordnung liegt keine Originalhandschrift von Rudolf Steiner vor. Weshalb Hilma Walter in ihren Notizbüchern einmal abweichend die Reihenfolge R L S M notiert, ist unklar.

18 Wiederholte Fehlgeburten

Die Patientin hatte am 19. September 1923 eine Konsultation mit Rudolf Steiner[68]*, am 31. September 1923 äußerte sich Steiner erneut zu ihrem Fall.*

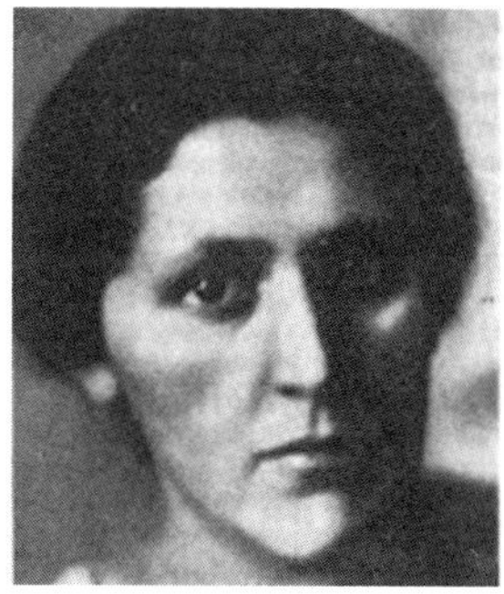

Maria Rulni

Maria Rulni, geb. Winterberg (1890–1964), ist 33 Jahre alt, als sie wegen wiederholter Fehlgeburten zur Konsultation kommt. Sie ist gelernte Schneiderin und Kunsthandwerkerin, daneben längere Zeit im Landbau tätig.[69] Rudolf Steiner sieht keine physische Ursache für die Fehlgeburten. Der «Ätherkörper» sei ähnlich wie der ihrer Schwester, Klara Boerner, geb. Winterberg, bei der jedoch keine Fehlgeburten bekannt sind.

Therapeutisch schlägt Steiner zwar Berberis-Injektionen vor, der Schwerpunkt der Behandlung liegt aber auf der seelisch-geistigen Ebene. Angesprochen wird hier eine Beschäftigung mit «Himmelsverhältnissen» und meditativ-künstlerisches Arbeiten. Auf die Frage der Patientin, ob Eurythmie helfen könne, rät Rudolf Steiner zu einer

68 Rudolf Steiner ist am 18. September 1923 in Stuttgart zu «ausführlichen Konsultationen» im Klinisch-Therapeutischen Institut und reist am 19. September zurück nach Dornach. Von Konsultationen in Arlesheim ist nichts überliefert. Siehe Christoph Lindenberg: *Rudolf Steiner. Eine Chronik,* Stuttgart 1988, S. 537.

69 Zu Maria Rulni vgl. auch den Nachruf von Franz Rulni in: *Was in der Anthroposophischen Gesellschaft vorgeht. Nachrichtenblatt,* 45. Jg., Nr. 16, 18.4.1965, S. 66 f., sowie das Lebensbild von Klara Boerner in: *Mitteilungen aus der Anthroposophischen Arbeit in Deutschland,* 19. Jg., 1965, Nr. 71, S. 71 f.

exakten Ausführung der Lautfolge *M L R* mit den Armen bei gleichzeitigem ruhigem Gehen.

Die Krankengeschichte

Unveröffentlichte Quellen: Typoskripte der Besprechung mit Rudolf Steiner (IWA.01.D.03.03; IWA.07.D.01.02), Typoskript mit Kurzfassung der Äußerungen Steiners (IWA.01.D.03.16)

Veröffentlichte Quellen: A. G. van Degenaar: Krankengeschichten, Nr. 83, S. 66f.; *Margarete Kirchner-Bockholt:* Grundelemente der Heileurythmie, *S. 180.* Die Wiedergabe folgt der Darstellung Degenaars.

Dr. Steiner: Es ist doch gewiss teilweise eine Antipathie gegen das Kind vorhanden. Nehmen Sie an, Sie haben erlebt ein Gefühl, das zunächst im Unterleib seinen Ursprung zu haben schien und dann ganz anders wurde; oder aber auch umgekehrt, wie etwas erst süß ist und im Leib sauer wird. Es ist tatsächlich meine Meinung diese, dass, wenn Sie ein Kind haben wollten, so würde man nicht viel durch eine Kur herbeiführen müssen. In diesen Dingen liegen starke karmische Ursachen, die vielleicht modifiziert würden, wenn das Kind geboren werden könnte unter Umständen in den Sommermonaten. Dann könnte ich mir denken, dass das eine Hilfe bringen könnte. Sie haben eben einfach gewisse Zustände während der Schwangerschaft, die nur paralysiert werden können durch die äußeren Naturverhältnisse, wenn Sie Ende Juni/Juli/August zum Gebären finden könnten. Es kommt auf die Richtung an, in der die Zeit geht.

Patientin: Liegt eine Schuld vor?

- Dass Sie sich nicht richtig verhalten haben, das liegt tiefer; das ist Wirkung. Man kann die Wirkungen nie auslöschen, wenn man die Ursachen nicht auslöschen kann. Es liegt kaum etwas im physischen Leib, sondern alles im Ätherleib.
- Kann ich das nicht ändern?
- Ich würde das nicht gerade ändern in Bezug auf das Gebären von Kindern. Wie ist es im Beruf? Ich würde Ihnen raten, wenn Sie eine künstlerische Ader haben, so versuchen Sie die Arbeit aus der Meditation hervorgehen zu lassen: Hie und da mal etwas, nicht alles. Zuerst eine etwas unbestimmte Wolke vorstellen, und dann diese unbestimmte Wolke durch die Wirkung der Sonnenstrahlen etwas Künstlerisches

werden lassen: eine Puppe oder zum Malen oder sonst etwas. Das kann von starker Wirkung auf Ihren Ätherleib sein.

– Ich möchte gern diese zerstörerische Eigenschaft beheben.

– Das werden Sie nur können, wenn Sie sich z. B. mit etwas beschäftigen, was nicht nahe liegt, z. B. mit den Himmelsverhältnissen, den Planetenstellungen, z. B. die Venus sieht man im Oktober an der Stelle des Himmels usw. Als Medikament käme in Betracht ein Präparat aus der Frucht von Berberis vulg. D3, damit könnte man an den Waden impfen.

– Kommt auch Eurythmie in Betracht?

– Das könnte Ihnen nur dann helfen, wenn es furchtbar exakt gemacht würde, ich will also sagen: durchgeführt würde zuerst als Heileurythmie und da auch etwa *M L R* nur mit den Armen gemacht würde in einem ruhigen Gehen, aber jedenfalls nicht während einer Schwangerschaft; das könnte natürlich schon etwas helfen.

– Es ist aber keine große Sache, wenn ein solches Wesen, bevor eine regulierte Atmung einsetzt, abstirbt. Das geschieht doch auch in der Natur in viel größerem Maße. Die alten Deutschen haben gesagt, sie würden sich kein Gewissen gemacht haben, ein Kind zu töten, bevor es irgendetwas anderes genossen habe als Muttermilch. Bei der Schwester der Patientin, Frau Boerner, liegt ein ähnlicher Ätherkörper vor. Es liegt nicht in der physischen Organisation; daher können Ihnen physische Mittel nicht helfen. Dieselben geistigen Dinge werden Ihnen auch helfen.

31.09.1923:

Die Patientin hat drei Fehlgeburten gehabt im 7. und 8. Monat: eine im Januar, eine im April und eine im Mai.

Dr. Steiner: Da kann man keine Anhaltsursachen herausfinden innerhalb des Organismus selber, aber sie hat nämlich ein Gefühl, als ob sie den Planetenlauf mitmachen würde im Oberkörper.

Ergänzendes Material

Meditation

Um eine starke Wirkung auf den Ätherleib zu erreichen, empfiehlt Rudolf Steiner der Patientin die oben beschriebene meditative Übung, ausgehend von einer Wolke zu einer künstlerischen Gestaltung vorzudringen.

Eurythmietherapie

M L R

Grundelemente der Heileurythmie

(Kapitel XI: Konsonantenreihen, S. 180)

M L R bei habituellen Fehlgeburten.

Diese Übung darf nur im ruhigen Schreiten oder im Sitzen gemacht werden.

Kommentar

Die Eurythmietherapie soll in diesem Fall, wie Rudolf Steiner eigens betont, nur mit den Armen in ruhigem Gehen ausgeführt werden, aber gerade nicht während einer Schwangerschaft. Dies ist jedoch kein grundsätzliches Verdikt; in anderen Fällen wird Eurythmietherapie durchaus auch während der Schwangerschaft angewendet. Ob und in welcher Form sie während der Schwangerschaft anzuwenden sei, darauf kommt Rudolf Steiner in seinem Vortrag vom 28. Oktober 1922 ausführlich zu sprechen: «Nun ist ja gestern die Frage aufgetaucht, die ich zum Schluss noch kurz besprechen will: Ob man bei Persönlichkeiten, welche schwanger sind oder welche Unterleibskrankheiten haben, gewisse heileurythmische Bewegungen ausführen lassen kann. Aber prüfen Sie einmal dasjenige, was in Dornach als Regel gegeben worden ist, dann werden Sie durchaus das einhalten können, dass Sie, trotzdem Sie darauf sehen müssen, dass bei schwangeren Frauen oder bei unterleibskranken Menschen der Unterleib in Ruhe gelassen werden muss – er muss nämlich da in Ruhe gelassen werden, er darf nicht irritiert werden durch Heileurythmie –, trotzdem er in Ruhe gelassen wird, können Übungen mit den Armen auch im Sitzen, im Liegen, bei vollständigem Ruhen desjenigen, was Ruhe haben muss, mit dem Kopfe durchaus ausgeführt werden.»[70]

70 Rudolf Steiner: Vortrag, Stuttgart, 28.10.1922, in: *Heileurythmie*, GA 315, 6. Aufl. Basel 2021, S. 123.

Bei Frau Rulni ist die sitzende Ausführung, wie sie Steiner allgemein in der Schwangerschaft befürwortet, ebenfalls anempfohlen; dass die Übungen in ihrem Fall nicht während der Schwangerschaft ausgeführt werden sollen, mag mit der diagnostizierten Tendenz zu Fehlgeburten zusammenhängen.

Der Hinweis Steiners auf die «furchtbar exakte» Ausführung der Eurythmietherapie bedeutet, dass der Astralleib sich präzise den Formen des Ätherleibes anpassen muss. Die Meditationsanweisung, dass aus einer formlosen Wolke ein Geformtes innerlich gebildet werden soll, geht ebenso in eine gestaltende Richtung. Auch die genaue Beobachtung des Sternenhimmels zielt auf eine Beschäftigung mit einem gestaltenden und zugleich objektiven Geschehen.

Verordnet werden die Konsonanten M L R, die auch als «Mitte-Laute» bezeichnet werden können und die besonders das rhythmische System ansprechen.[71]

Die Berberis-Injektionen in die Wade könnten wiederum zusammenhängen mit einer Äußerung Steiners bezüglich der Wesensgliederkonfiguration eines trägen Astralleibes, wo er Berberis vorschlägt, um den Astralleib an die physische Organisation heranzuziehen.[72] Damit kann, so Steiner, zugleich eine stabilisierende Wirkung auf den Ätherleib stattfinden.

71 Hans-Broder von Laue und Elke E. von Laue: *Zur Physiologie der Heileurythmie. Lautgesetze und Therapieordnungen*, 2. überarbeitete Aufl. Dornach 2016, , S. 71.

72 Matthias Girke: *Innere Medizin, Grundlagen und therapeutische Konzepte der Anthroposophischen Medizin*, 2. Aufl., Berlin 2012, S. 164.

19 Angstzustände im Klimakterium*

Die Patientin kam im Mai 1924 in das Klinisch-Therapeutische Institut Arlesheim. Am 15. Mai 1924 wurde die Anamnese erhoben, ansonsten ist der Klinikaufenthalt nicht näher belegt. Es ist nicht zu ermitteln, wann Rudolf Steiner die Patientin gesehen hat.

Frau Leonhardt ist bei ihrer Anamnese 50 Jahre alt, ihre Gesichtsfarbe wird als fahlgelb beschrieben, ihre Haut wirke welk und sie sei von ihrem Wesen her ziemlich kritisch. Sie leidet seit 20 Jahren an Bauchbeschwerden sowie an Müdigkeit, Schwindelanfällen und Angstgefühlen. Sie ist zudem sehr geruchsempfindlich. Als sie in der Klinik vorstellig wird, ist ihre Periode unregelmäßig und mit sehr starken Blutungen verbunden. Rudolf Steiner empfiehlt Lindenblüten zum Einreiben der Füße, Klistiere mit einer einprozentigen Tabaklösung und Kupfer D6 innerlich. Für die Eurythmietherapie schreibt er auf die Patientenkarte «Fuss-Heil-Eurythmie». Hilma Walter vermerkt in ihrem Notizbuch und dann auch in der Publikation der Krankengeschichte: «Konsonanten mit den Füßen».

Die Krankengeschichte

Unveröffentlichte Quellen: Patientenkarte (IWA.01.D.03.14) sowie eine Notizbucheintragung Hilma Walters (IWA.03.D.01.02, NB III, S. 278)

Veröffentlichte Quellen: Hilma Walter: Abnormitäten der geistig-seelischen Entwicklung, *Nr. 90, S. 101f.; Margarete Kirchner-Bockholt:* Grundelemente der Heileurythmie, *S. 180. Die Wiedergabe folgt der Darstellung Hilma Walters.*

Klimakterium, Angstzustände

Anamnese: Seit 20 Jahren klagt Patientin über Beschwerden in der Leber, ab und zu Stechen und Schmerzen in der Lebergegend, Durchfälle, starke Müdigkeit bis zu Schwindelanfällen. Angstgefühle. Patientin ist sehr empfindlich gegen Gerüche, kann zum Beispiel Zigarettenrauch nicht ertragen, bekommt sofort dünnen Stuhlgang und muss abliegen. Es wurde ihr von Ärzten zu einer «Leberoperation» geraten, doch waren niemals kolikartige Anfälle vorhanden und kein Anhalt für Abgang von Gallensteinen.

Patientin befindet sich im Beginn des Klimakteriums und hat infolgedessen sehr unregelmäßige Perioden, auch sehr starke Blutungen. Der Appetit ist gering. Der Schlaf ist, wenn keine Schmerzen vorhanden, gut, doch oberflächlich und mit vielen Träumen.

Befund: Die Haut ist welk und die Gesichtsfarbe fahlgelb. Der Urin zeigt Spuren von Eiweiß und eine negative Zuckerprobe. Die Patientin ist ziemlich kritisch in ihrem Wesen.

Dr. Steiner rät zu folgender Behandlung: Lindenblüten, damit die Füße einreiben; Tabakklistiere 1% (als kleines Bleibeklistier); Konsonanten mit den Füßen; Kupfer D6 innerlich.

Ergänzendes Material

Patientenkarte

Auf der Patientenkarte ist in der Rubrik «Therapie» die Behandlung festgehalten; unter den vier Punkten, die Rudolf Steiner hier selbst handschriftlich notiert hat (siehe Abb.), ist als Drittes die Eurythmietherapie angeführt.

Therapie:

1.) Lindcnblütc Füsse Fussschweiss. Reiben.

2.) Nicotiana Klyst. 1%

3.) Fuss-Heil-Eurythmie

4.) Kupfer 6D p.o.

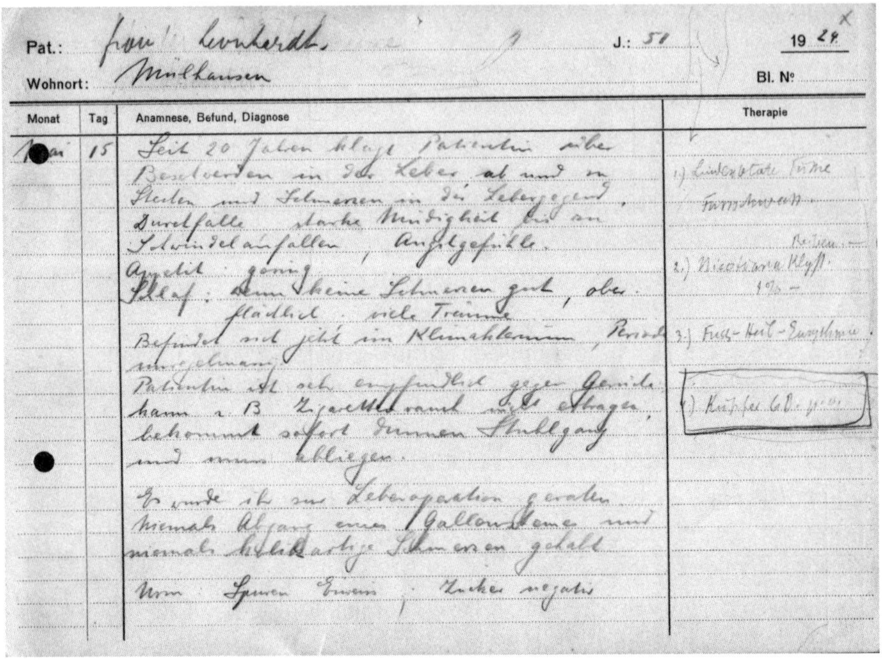

Pat.: Frau Leonhardt J.: 51 1924
Wohnort: Mülhausen Bl. Nº

Monat	Tag	Anamnese, Befund, Diagnose	Therapie
Mai	15	Seit 20 Jahren klagt Patientin über Beschwerden in der Leber ab und zu Stechen und Schmerzen in die Lebergegend, Durchfälle starke Müdigkeit bis zu Schwindelanfällen, Angstgefühle. Appetit gering. Schlaf: wenn keine Schmerzen gut, aber flächlich viele Träume. Befindet sich jetzt im Klimakterium, Periode unregelmäßig. Patientin ist sehr empfindlich gegen Gemütsbewegungen z. B. [illegible] Ärger, bekommt sofort dünnen Stuhlgang und muss liegen. Es wurde ihr zur Leberoperation geraten. Niemals Abgang eines Gallensteines und niemals kolikartige Schmerzen gehabt. Urin Spuren Eiweiss; Zucker negativ	1.) [illegible] 2.) Nicotiana Klyst. 1% – 3.) Fuss-Heil-Eurythmie 4.) Kupfer [illegible]

Patientenkarte Frau Leonhardt, Mai 1924, mit handschriftlichen Eintragungen Rudolf Steiners zur Therapie

Eurythmietherapie

Fuß-Heil-Eurythmie

Notizbücher Hilma Walter

(Notizbuch III, S. 278)

Konsonanten mit den Füßen

Grundelemente der Heileurythmie

(Kapitel XI: Konsonantenreihen, S. 180)

Konsonanten mit den Füßen verordnete Rudolf Steiner einer 50-jährigen Patientin mit Angstzuständen im beginnenden Klimakterium. Die Periodenblutungen waren unregelmäßig und sehr stark. Es bestanden außerdem seit 20 Jahren Leberbeschwerden.

Kommentar

Die Angaben zur Eurythmietherapie weichen voneinander ab und sind dadurch missverständlich. Während Rudolf Steiner auf der Patientenkarte «Fuss-Heil-Eurythmie» notiert, überliefern Hilma Walter und dann auch Margarete Kirchner-Bockholt durchgängig «Konsonanten mit den Füßen». Es ist nicht mehr festzustellen, wie es zu der abweichenden Bezeichnung gekommen ist; und auch zur konkreten Durchführung gibt es keine Überlieferung. Mit Fuß-Heil-Eurythmie, wie von Steiner verzeichnet, könnten auch vokalische Übungen gemeint sein (siehe Kapitel «Eurythmietherapie mit Beinen und Füßen», S. 52).

20 Depression und Hemmungen während der Menstruation

Die Patientin wurde Ende 1923 im Klinisch-Therapeutischen Institut in Stuttgart vorstellig. Es liegt lediglich ein Bericht vom 19. Dezember 1923 vor.

Über diese Patientin, die nur als Frau G. (IWA 01.D.03.02) bezeichnet wird, ist nichts weiter bekannt, nicht einmal ihr Alter konnte ermittelt werden.

Die Krankengeschichte

Unveröffentlichte Quellen: Es liegt lediglich ein Patientenbericht des Klinisch-Therapeutischen Instituts in Stuttgart vor (IWA.07.D.01.02).

Veröffentlichte Quellen: Hilma Walter: Abnormitäten der geistig-seelischen Entwicklung, *Nr. 41, S. 64; Margarete Kirchner-Bockholt:* Grundelemente der Heileurythmie, *S. 178; Peter Selg:* Patientenmeditationen von Rudolf Steiner, *S. 25. Die Krankengeschichte folgt der Darstellung Hilma Walters.*

Neigung zu Hemmungen und Depressionen

Anamnese: Klagt über regelmäßig wiederkehrende Hemmungen und leichte Depressionen während der Menses. Dr. Steiner frägt, ob nicht Schmerzen in der Milzgegend vorhanden sind, was die Patientin bejaht.

Dr. Steiner empfiehlt: Calcium D5 dreimal täglich, Gratiolablüten und -blätter so stark, dass es geschmeckt wird und etwas Durchfall eintritt.

Übung: «Steifen Sie Ihre Beine und bringen Sie Ihr Ich hinein.»

Eurythmietherapie

Versteifen der Beine

Grundelemente der Heileurythmie

(Kapitel XI: Konsonantenreihen, S. 178)

Eine Patientin mit Hemmungen und Depressionen während der Menses bekam die Übung: «Steifen Sie Ihre Beine und bringen Sie Ihr Ich hinein.»

Kommentar

Diese Übung ist nicht ausdrücklich als Eurythmietherapie benannt und verordnet. Sie enthält jedoch eine Bewegungsangabe für die Beine: Die Patientin soll ihre Beine versteifen. Dazu kommt eine wesensgliederbezogene Aufgabe, nämlich das Ich in die Beine «hineinzubringen». Aus eurythmietherapeutischer Sicht wird hier ein vokalisches Prinzip verordnet, bei dem das Formbewusstsein in den Gliedmaßen zentral ist.[73]

Im sechsten Vortrag des Heileurythmiekurses beschreibt Rudolf Steiner die dabei wirksame Bewusstseinstätigkeit als ein die Kristallisationskräfte stärkendes, den Menschen organisch zu sich selbst bringendes Prinzip der Vokale.[74] Später, als er eine Ausführungsbeschreibung für den Vokal U gibt, die mit den Beinen durchzuführen ist, spricht Rudolf Steiner vom «Strammstehen».[75] Und im Vortrag vom 26. Juni 1924, dem dritten Vortrag des Lauteurythmiekurses, führt er das Prinzip des Versteifens und das damit verbundene Bewusstsein am Beispiel des A nochmals aus: «Gleichgültig, wie Sie die Arme halten, Sie können sie so oder so halten, aber das *a* besteht darinnen, dass Sie in diese beiden Richtungen hineingreifen und nun aussteifen Ihr Muskelgefühl so, als ob Sie in diese zwei Richtungen

73 Vgl. Rudolf Steiner: Vortrag, Dornach, 12. April 1921, in: *Heileurythmie*, GA 315, 6. Aufl. Basel 2021, S. 25.

74 Vgl. Rudolf Steiner: Vortrag, Dornach, 17. April 1921, in: *Heileurythmie*, GA 315, 6. Aufl. Basel 2021 S. 89 f.

75 Rudolf Steiner: Vortrag, Stuttgart, 28. Oktober 1922, in: *Heileurythmie*, GA 315, 6. Aufl. Basel 2021, S. 121.

hineinfahren würden. Darinnen besteht das *a*. Sie müssen das in den Muskeln fühlen.»[76]

Somit kann diese Bewegungsangabe als vokalisches Prinzip verstanden werden.

76 Rudolf Steiner: Vortrag, Dornach, 26. Juni 1924, in: *Eurythmie als sichtbare Sprache*, GA 279, 6. Aufl. Basel 2019, S. 61.

21 Muskelrheuma

Vom 11. September 1923 bis zum 19. Dezember 1923 stationärer Aufenthalt im Klinisch-Therapeutischen Institut Arlesheim. Die Patientin wurde Rudolf Steiner das erste Mal vermutlich im September 1923 vorgestellt, das zweite und dritte Mal am 7. Oktober beziehungsweise 3. Dezember 1923.

Constance S. Pearse[77], 51, aus London, wird beschrieben als sehr große, magere Frau mit dunkelbraunen Haaren und müdem, blassem Aussehen, sie leidet seit 25 Jahren an Weichteilrheumatismus. Die Patientin ist sehr wetterempfindlich und reist viel. Ihre ganze Familie leidet an Rheumatismus. Rudolf Steiner empfiehlt Tabak- und Pfeffer-Umschläge, Phosphor D6 und Kieselsäure D12 innerlich. Dazu Massagen mit Arnika, Rosmarin-Bäder und Clairotee*. Am 7. Oktober 1923 verordnet Rudolf Steiner zusätzlich Eurythmietherapie. Die Patientin soll R, L und M machen, sich zwischen diesen Bewegungen immer wieder hinsetzen und den ganzen Körper in eine Rundung bringen, wobei die Hände die Füße umfassen. Die Kniekehlen sollten sich dabei strecken. Diese Abfolge soll dreimal wiederholt werden. Mit dieser Übung soll die Patientin, so Rudolf Steiner, einmal am Tag «die ganze Dynamik im inneren System in Bewegung bringen». Am 3. Dezember ändert Rudolf Steiner die Medikation: Tabak und Pfeffer, die bisher mit Leibumschlägen äußerlich verabreicht wurden, sollen nun in homöopathischer Form innerlich gegeben werden. Diese Behandlung wird durchgeführt, und die Patientin verlässt am 19. Dezember 1923 weitgehend schmerzfrei und guter Dinge die Klinik.

77 Constance S. Pearse unterschreibt ihren Antrag auf Aufnahme in die Freie Hochschule für Geisteswissenschaft vom 6. Juli 1924, in dem sie ihre Rheumabehandlung erwähnt, Pearse, mit e am Ende.

Die Krankengeschichte

Unveröffentlichte Quellen: Zwei Patientenkarten vom September 1923 sowie Krankenkurve mit Behandlungsverlauf September bis Dezember 1923 (IWA.01.D.03.15), Eintragung im Behandlungsbuch Heileurythmie (IWA.03.D.01.01, S. 113 f.), handschriftlicher Bericht Hilma Walters über die Gespräche mit Rudolf Steiner (IWA 01.D.03.03), Notizbucheintragung Hilma Walters (IWA.03.D.01.02, NB III, S. 323)

Veröffentlichte Quellen: Hilma Walter: Pflanzenwelt, *Nr. 132, S. 204 f.; Margarete Kirchner-Bockholt:* Grundelemente der Heileurythmie, *S. 182 ff. Die Wiedergabe der Krankengeschichte folgt der Darstellung Hilma Walters.*

Altes Rheumaleiden

Anamnese: Als Kind sechs Monate sehr schwerer Keuchhusten, wäre fast gestorben; war sehr zart, litt oft an «Measels»*, war aber intellektuell ihren Altersgenossen immer voraus. Mit 13 Jahren schwerer Scharlach mit Ohrenentzündung. Man setzte Blutegel an, das Blut hörte dann aber nicht auf zu fließen, und so bestand wieder Todesgefahr. Bald darauf wieder «Measels», die nicht ganz zum Ausbruch kamen, wobei sie aber sehr krank war. Sie hatte eine Zeit lang keinen Unterricht und kam dann in eine Privatschule, wo sie nicht angestrengt wurde. Da fing sie an zu wachsen und wuchs innerhalb zwei Jahren so, dass sie von der Kleinsten in der Klasse zur Größten wurde.

Die nächste Zeit nicht wieder ernstlich krank gewesen, aber seit 25 Jahren immer an Muskel- und Sehnen-Rheumatismus leidend; hat dafür allerlei Kuren gemacht, heiße Bäder genommen.

Ein Arzt hat ihr gesagt, dass sie leberkrank sei, und hat ihr dafür Pillen verschrieben. Die ganze Familie leidet an Rheumatismus.

1907 starb ihr erster Mann an akuter Appendizitis*. Nach diesem Schock war sie eine Zeit lang sehr herunter und ging einige Winter nach Ägypten. Sonst lebte sie in London, reiste immer sehr viel.

1916 zweite Heirat, lebte dann auf Isle of Wight und litt dort unter der Kälte und Nässe. Kinder hat sie nicht gehabt.

Die Verdauung ist sehr schlecht; Stuhlgang nur auf Sennesblätter; morgens beim Aufstehen immer schlechter Geschmack im Munde. Sie fühlt sich immer müde; der Schlaf ist unruhig; hat auch Juckreiz am Körper.

Befund: Sehr große, schlanke, magere Patientin mit feinen Gesichtszügen, dunkelbraunen Haaren und etwas müdem, blassem Aussehen. Zurzeit hauptsächlich rheumatische Schmerzen im Rücken. Die sonstige Untersuchung ergibt nichts Besonderes. Der Urin ist frei von Eiweiß und Zucker. Gewicht 57,2 Kilo.

Neben Massagen mit Arnica, Rosmarin-Bäder und Clairotee erhielt diese Patientin auf Anraten von Dr. Steiner: Jeden zweiten Tag Leibumschläge mit Tabak und Pfeffer. In den Zwischentagen innerlich: Phosphor D6, Kieselsäure D12.

Daraufhin war insofern eine Besserung eingetreten, als die Rheuma-Beschwerden nicht mehr so fixiert und mehr wechselnd, mal im Bein, mal im Rücken usw. waren.

Daraufhin empfahl Dr. Steiner am 7. Oktober 1923, die Kur wie angegeben weiterzumachen. «Was noch notwendig wäre, ist, dass Sie die Dame sitzen lassen auf einem Kanapee, dass sie den ganzen Körper wie in einen Kreis gerollt hat, mit den Händen die Füße umfasst und dann aus dieser Lage möglichst schnell, ohne Hilfe, aufsteht, R-Bewegung macht, wieder zurückgeht (in die vorige Lage), L-Bewegung macht, zurückgeht, dann M-Bewegung und wieder zurück. Und das kann man so dreimal wiederholen, aber so, dass sie die Beine gestreckt hat. Die Kniekehlen werden gestreckt. Einmal am Tag, damit wir möglichst alle Dynamik im inneren System in Bewegung setzen und starken inneren Stoffwechsel haben. Das Aufstehen wird dann am besten sein, wenn sie ganz langsam zurückgeht und möglichst sich selbst in die Lage bringt, in der sie die andere Bewegung macht. Und dies möglichst mit Kraftanstrengung.»

Weiterer Verlauf: Dabei fühlt Patientin allmählich bessere Durchwärmung, wird weniger empfindlich gegen feuchtes Wetter, wagt sich deshalb mehr hinaus. Die Darmtätigkeit wird geregelt. Die Rheumabeschwerden sind jedoch noch immer, wenn auch gebessert, irgendwie vorhanden. Bei Eintritt von sehr ungünstiger Witterung treten diese auch zu Beginn vom Dezember wieder stärker hervor. Patientin klagt insbesondere über Kopfschmerzen.

3. Dezember 1923 eine weitere Beratung mit Dr. Steiner:

Dr. Steiner frägt: «Wann sind diese Schmerzen wieder aufgetreten?»

Patientin: Sie sind nie weg gewesen und sind jetzt wieder schlimmer geworden. Die Verschlimmerung ist mit Eintritt des schlechten Wetters gekommen.

– Haben Sie gar keine Veränderung bemerkt durch diesen Tabak und Pfeffer?

– Nein, im Sommer war es besser, wenn das Wetter warm war.

– Dann müssen wir Tabak D6 und Pfeffer D4 innerlich geben. Und wenn es damit auch nicht besser wird, dann müssen wir Injektionen machen. Und die Heileurythmie müssen wir auch fortgeben. Sie müssen eine kleine Weile Geduld haben. Die Mittel sind gut, nur muss die Art geändert werden. Dann machen wir es so, dass wir statt Umschläge lieber Tabak und Pfeffer innerlich geben. Den Phosphor geben wir in D15. Und die Kieselsäure, die möchte ich ihr nun auch als Bad geben.

Hier erfolgt die Frage an Dr. Steiner: Wird die Badewanne nicht dabei angegriffen? Dr. Steiner: Damit bekommen wir eine sehr gesunde Badewanne. Kieselsäure kann in dem Fall, wenn sie richtig verwendet wird, außerordentlich viel machen. Sie schadet nie, als Bad natürlich. Innerlich kann sie natürlich schaden.

Diese Veränderung der Kur hatte eine baldige Erleichterung und auch Besserung zur Folge. Gegen Mitte Dezember ist Patientin ziemlich frei von Schmerzen. Und in den Tagen ihrer Entlassung aus der Klinik (19. Dezember 1923) hatte sie wenig zu klagen und war ganz guter Dinge.

Eurythmietherapie

R L M

Behandlungsbuch Heileurythmie

(Eintragungen von Margarete Bockholt)

Mrs. Pears   55 (?) Jahre

Früher nie Eurythmie   chronischer Muskelrheumatismus

In dieser Zeit sechs Tage die Woche Heileurythmie bekommen.

14/10 Dr. Steiner verordnet, dass sie sitzend versucht, aus sich einen Kreis zu machen, mit den Händen die Fußspitzen berührt, dann mit aller Anstrengung aufsteht u. 3 × R macht
wieder sich so setzt, aufsteht u. 3 × L macht
" " " " " 3 × M "

15/10 – 20/10 jeden Morgen diese Übung 2 × hintereinander
macht es mit großer Anstrengung u. trotz Schmerzen in den Knien.
Außerdem jeden Nachmittag ½ St[unde] andere Eu[rythmie]
dabei auch diese 3 Laute mit Armen u. Beinen
dann: Ballen u. Spreizen
A – L

22./10 – 27/10 die Übungen werden so weiter gemacht u. werden immer mehr innerlich, Pat. gibt sich wirklich Mühe dabei.
Der Zustand ist in den letzten Tagen besser
trotz schlechten Wetters kaum Muskelschmerzen.
Während sonst jeden Tag irgendeine Stelle sehr empfindlich war – bes. Schultern, Kreuz u. r[echtes] Bein, ist sie jetzt fast frei.
Wendet sich auch mit mehr Interesse der Außenwelt zu.

29/10 – 3/11 A – L
Rhythmen (Jamb[us], Anapäst.)
alle Vokale
Zustand gut.

5/11 – 10/11 dasselbe
immer auch L mit X-Beinen
R gehend
M mit Kiebitzschritt.
dann als spez[ielle] Übung noch gegen den Rheumatis[mus]
B gehend, diese fällt Pat. sehr schwer,
sie hat sie nicht gern.

12/11 – 1/Dez. die gleichen Übungen
Der Wolkendurchleuchter u. einige andere Gedichte.
In letzter Zeit nicht so gut, durch das sehr schlechte Wetter öfter verhindert zu kommen u. wieder mehr Rheuma. Auch in der Stimmung u. im Interesse schlechter.

2. Dez. Dr. St[einer] verordnet etwas andere medikamentöse Behandlung
Eurythmie so weiter.

Patientenkarte

Auf einer der beiden erhaltenen Patientenkarten ist die verordnete Eurythmietherapie ebenfalls notiert.

Heil-Eurythmie: Auf dem Sofa sitzend ihren Körper ganz rund machen, mit den Händen die Fußspitzen berühren und dann mit Anstrengung aufstehen und R machen. Wieder setzen, dann L, setzen, dann M.

Grundelemente der Heileurythmie

(Kapitel XI: Konsonantenreihen, S. 182 ff.)

R L M bei chronischem Muskelrheumatismus.

Eine große, magere, 55-jährige Patientin hatte viel Schmerzen in der ganzen Muskulatur. Rudolf Steiner wies darauf hin, dass an falscher Stelle eine zu starke Kristallisation stattgefunden hatte und Kristallnadeln dem ganzen Muskelorganismus eingelagert waren, die die Bewegung behinderten und sehr schmerzhaft machten. Er gab ihr an, sitzend einen Kreis zu bilden, indem sie mit den Händen die Fußspitzen berührte. Aus dieser Lage sollte sie aufstehen und schnell dreimal «R» machen (großes heileurythmisches R), sich wieder setzen, den Kreis bilden, schnell aufstehen und dreimal «L» machen (mit X-Beinen), den Kreis im Sitzen zum dritten Mal wiederholen, aufstehen und dreimal «M» (mit Kiebitzschritt) üben.

Diese Übung wird in verschiedener Art gemacht, z. B. auch als «O L O R O M O». Es ist bisher nicht gelungen herauszufinden, ob dies eine andere direkte Angabe von Rudolf Steiner ist oder ob es sich um eine Variante der ursprünglich im Klinisch-Therapeutischen Institut in Arlesheim gegebenen Übung handelt. – Es soll nur festgehalten werden, dass dies eine Übung ist, die bei *Muskel*rheumatismus angegeben wurde.

Etwas anderes ist es, wenn wir es mit rheumatischen Erkrankungen der Gelenke zu tun haben. Da müssen wir verschiedene Formen betrachten. Der akute Gelenkrheumatismus wird selten mit Heileurythmie behandelt werden. Anders ist es bei den chronischen Gelenkerkrankungen, bei denen wir entzündliche und degenerative Formen zu unterscheiden haben.

Bei der chronisch entzündlichen Polyarthritis, die meist schleichend beginnt, können wir schon frühzeitig eingreifen. Als Vorerscheinung tritt oft eine schmerzhafte Steifigkeit aller kleinen Gelenke der Finger und Hände auf, häufig beim Aufwachen ein pelziges Gefühl, als ob die Hände in

Watte eingebettet wären. Die Symptome treten meist symmetrisch an beiden Händen auf. Da kann man durch einfache Übungen wie Ballen und Spreizen, «L» mit allen Fingern, mit Vokalen – besonders «I» und «O» mit allen Fingern – helfen.

Allmählich gehen die primär-entzündlichen Formen in degenerative Stadien über und gleichen sich dann den rein degenerativen Versteifungen, den Arthrosen an. Früher wurden diese als Arthritis deformans bezeichnet. Da dieses Wort irreführend ist und auf Entzündungsvorgänge deutet, wurde der Name geändert. Schleichend verändert sich der Knorpel der Gelenkköpfe und -pfannen, die Gelenke werden durch Schrumpfung und Verdickung der Kapseln deformiert, und schließlich werden auch die Knochen angegriffen. Die Bewegungen können nur mit größten Schmerzen ausgeführt werden. Am meisten sind die großen Gelenke befallen: Knie, Hüften, Kreuz und Schultergelenke.

Die rheumatischen Erkrankungen spielen sich stark zwischen Astralleib und Ätherleib ab, die an den Gelenken immer in einem besonderen Wechselspiel sein müssen. Greift der Astralleib zu tief ein, so können Gelenkerkrankungen entstehen; geschieht dies bei einem schwachen Ätherleib, so kommt es leicht zu deformierenden Erkrankungsformen.

In den meisten Fällen von Arthrose liegt schon eine konstitutionelle Schwäche des ätherischen Leibes vor, und die Krankheit hat sich oft lange vorher durch psychische Belastungen vorbereitet. Chronischer Kummer, Sorgen und Schocks bewirken ein zu tiefes Eingreifen des Astralleibes und sind die Ursachen zu späterer Arthrose. Auch in pädagogischen Kursen erwähnt Rudolf Steiner Ursachen für ein späteres Rheuma in frühen Schuljahren.

Bei den entzündlichen Deformationen wird es sich darum handeln, Vokalisches zu üben, besonders das «O», um den Knorpel neu zu bilden, das «U», wenn Knochendefekte da sind. Aber die Vokalübungen müssen immer vorbereitet werden durch Konsonanten, wenn schon organische Deformierungen vorliegen. – Wir kommen zu Übungen wie: «L R S O» oder auch «LO RO SO».

Bei der Arthrose kommt es auf die Lokalisation an. Beginnt es in den Knien, so üben wir viel «L», haben wir Symptome im Nackenbereich mit verkrampften Halsmuskeln und ausstrahlenden Schmerzen in die Arme und den Hinterkopf, so wählen wir die schon früher erwähnte Übung «L M N R»[78].

78 Vgl. dazu die KG 41, S. 323.

Rudolf Steiner gab auch folgende Rheuma-Übung für den Schultergürtel: «L» zuerst nur mit den Schultern, dann nacheinander auch mit Oberarm, Unterarm, Hand und Fingern dazu und zuletzt mit schüttelnder L-Bewegung: «Das Rheuma ausschütteln.»

Kommentar

In *Grundelemente der Heileurythmie* gibt Margarete Kirchner-Bockholt das Alter der Patientin mit 55 Jahren an, wie sie es – damals mit einem Fragezeichen versehen – im Behandlungsbuch notiert hatte. Hilma Walter hält auf der Patientenkarte als Alter 51 Jahre fest. Auch die Ausführung der Eurythmietherapie beschreibt Hilma Walter in ihrer Wiedergabe der Krankengeschichte anders, als es Margarete Kirchner-Bockholt im Behandlungsbuch Heileurythmie und später in *Grundelemente der Heileurythmie* tut. Auf der Patientenkarte wird beschrieben, dass die Abfolge als Ganzes dreimal gemacht werden soll. Margarete Kirchner-Bockholt bezieht die dreifache Wiederholung jedoch auf die Ausführung der einzelnen Laute. Bei der verbreiteten Ausführung O L O R O M O wird anstelle der von Steiner deutlich geforderten Streckung der Glieder der Vokal O eurythmisiert. Wie auch von Margarete Kirchner-Bockholt beschrieben, lässt sich diese Tradition allerdings nicht von den vorliegenden Angaben Steiners ableiten. Bei der Beschreibung der von Rudolf Steiner gewünschten Ausführung der Übung fallen besonders Tempowechsel auf («möglichst schnell aufstehen», «ganz langsam zurückgehen») sowie die Notwendigkeit einer Anstrengung («ohne Hilfe», «Kniekehlen gestreckt», «Kraftanstrengung»). Tempowechsel und Anstrengung sind Mittel, die die Wirkung der Ich-Organisation verstärken. Die grundsätzliche Bemerkung Steiners, dass es darum gehe, als wichtigen Prozess für die Heilung das innere System in Bewegung zu bringen und den Stoffwechsel anzuregen, kann ein Hinweis für die eurythmietherapeutische Behandlung bei muskelrheumatischen Beschwerden im Allgemeinen sein.

22 Little'sche Krankheit

Die Patientin war von Mitte Juli bis Ende August 1923 im Klinisch-Therapeutischen Institut in Arlesheim in stationärer Behandlung, am 21. Juli 1923 sah Rudolf Steiner sie.

Suzette Bia ist bei ihrer Aufnahme in die Klinik 15 Jahre alt, sie ist Belgierin und wohnt in Brüssel. In den Krankenakten wird sie beschrieben als ein etwas dickliches Mädchen, seit der Geburt leidet sie unter Spitzfüßen, also einer Fehlstellung der Füße, und kann nur schwer gehen. Mit fünf Jahren wurden bei ihr die Achillessehnen durchtrennt, wonach es besser ging mit dem Gehen. Im Jahr vor ihrem Klinikaufenthalt ging es wieder sehr viel schlechter, und es wurde seitens des wahrscheinlich in Belgien konsultierten Arztes eine neuerliche Operation vorgeschlagen. In dieser Not kommt Suzette mit ihren Eltern in die Arlesheimer Klinik, sie hoffen auf eine Alternative zu der Operation. Rudolf Steiner empfiehlt nur Eurythmietherapie, und zwar die U-, O- und I-Übung. Die I-Übung soll auf spezielle Art ausgeführt werden. Nach ungefähr sechs Wochen hat sich der Gang von Suzette Bia wesentlich gebessert, ihr Gleichgewicht ist verstärkt, auch auf psychologischer Ebene ist sie ausgeglichener. Die Eurythmietherapie soll fortgesetzt werden, aber in Brüssel ist es in jener Zeit nicht möglich, Eurythmietherapie zu bekommen. Vom weiteren Verlauf ist nichts bekannt.

Die Krankengeschichte

Unveröffentlichte Quellen: Patientenkarte (IWA.01.D.03.11), Typoskript zu der Patientenbesprechung mit Rudolf Steiner (IWA.01.D.03.01), Aufzeichnung Hilma Walters zur Eurythmietherapie (IWA.01.D.03.01), Behandlungsbuch Heileurythmie (IWA.03.D.01.01, S. 92), vier Notizbucheintragungen Hilma Walters (IWA.03.D.01.02, NB II, NB III, S. 166, NB IV)

Veröffentlichte Quellen: Margarete Kirchner-Bockholt: Grundelemente der Heileurythmie, *S. 77; A. G. van Degenaar:* Krankengeschichten, *Nr. 109, S. 80. Die Wiedergabe folgt der Darstellung Degenaars.*

Mit 5 Jahren wurde die Patientin operiert, die Achillessehnen durchschnitten; es ging dann eine Zeit lang besser, allmählich stellte sich aber wieder immer mehr Spitzfußstellung heraus, besonders in Zeiten, wo die Patientin weniger Gymnastik machte.

Dr. Steiner: Die Operation war?

[Patientin]: Vor 10 Jahren.

[Dr. Steiner]: Ich würde zunächst kaum etwas anderes mit ihr machen als Heileurythmie.

Dr. Bockholt: Sie hat bisher die U-Übung gemacht und eurythmisches Gehen vor- und besonders rückwärts.

Dr. Steiner: Ich würde machen: U-Übung (Mensch als Mensch), O-Übung (Mensch als Seele), I-Übung (Mensch als Ich-Persönlichkeit); dabei stehend auf einem Bein, einmal links, einmal rechts. Dann stehen lassen mit dem linken Fuß und mit dem rechten Fuß einen Kreis beschreiben lassen; ebenso umgekehrt. Dann mit den Armen: so die Armen halten (A mit Beugung in den Ellenbogen) in den Ellenbogen gebeugt, fest an den Leib andrücken, die Fäuste ballen und so gehen.

Ergänzendes Material

Patientenkarte

Auf der Patientenkarte (IWA.01.D.03.11) ist Folgendes notiert:

Anamnese, Befund, Diagnose: Pat[ientin] wurde geboren mit Spitzfuß beiderseits. Sie lernte ungefähr mit 3 Jahren gehen, aber sehr schlecht, ging ganz auf den Spitzen u. hatte kein Gleichgewicht. Mit 5 Jahren wurde sie operiert, die Achillessehne wurde durchschnitten, nach 2 Monaten durfte sie wieder gehen, u. sie ging dann viel besser in der ersten Zeit u. konnte ruhig auftreten auf die Fersen. Sie machte dann immer viel Gymnastik u. zu Zeiten, wo sie Gymnastik machte, ging es auch besser, aber wenn sie nachliess, wurde es doch wieder schlechter, und im letzten Jahr ging es so viel schlechter, dass der Prof[essor] eine neue Operation vorschlug. Deswegen kamen die Eltern hierher, um zu fragen, ob das nötig sei.

Therapie: Dr. Steiner: Heileurythmie, Eurythm[isches] Gehen, auch sehr viel rückwärts. U-Übung, O-Übung, I im Bein, I auf andern Bein.

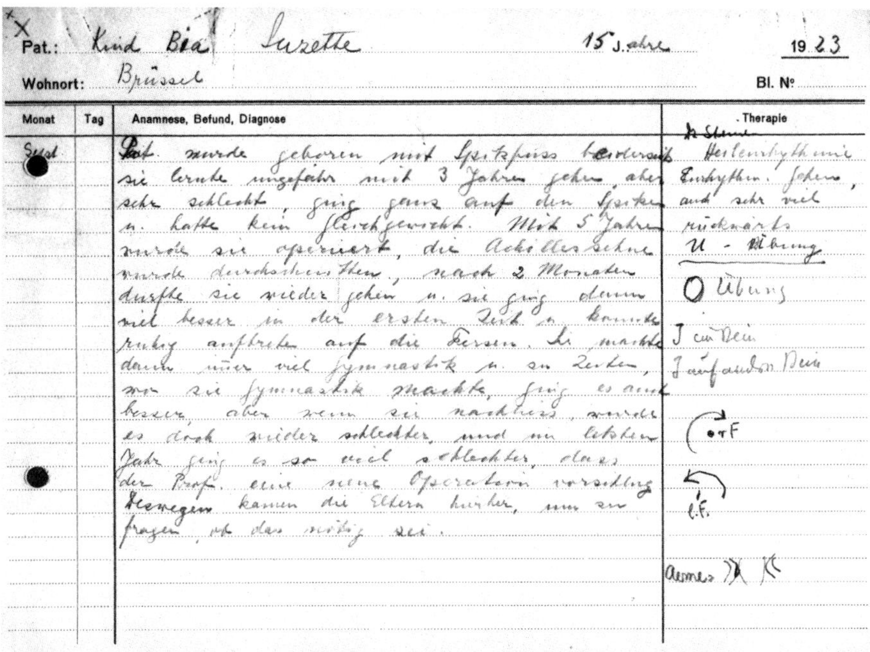
Pat.: Kind Bia Suzette 15 Jahre 1923
Wohnort: Brüssel Bl. №

Monat	Tag	Anamnese, Befund, Diagnose	Therapie
Sept.		Pat. wurde geboren mit Spitzfuss beiderseits, sie lernte ungefähr mit 3 Jahren gehen, aber sehr schlecht, ging ganz auf den Spitzen u. hatte kein Gleichgewicht. Mit 5 Jahren wurde sie operiert, die Achillessehne wurde durchschnitten, nach 2 Monaten durfte sie wieder gehen u. sie ging dann viel besser in der ersten Zeit u. konnte ruhig auftreten auf die Fersen. Sie machte dann immer viel Gymnastik u. zu Zeiten, wo sie Gymnastik machte, ging es auch besser, aber wenn sie nachliess, wurde es doch wieder schlechter, und im letzten Jahr ging es so viel schlechter, dass der Prof. eine neue Operation vorschlug. Deswegen kamen die Eltern hierher, um zu fragen, ob das nötig sei.	Dr. Steiner Heileurythmie Eurythm. Gehen, auch sehr viel rückwärts U - Übung O Übung I im Bein I auf andern Bein r.F. l.F. Arme

Patientenkarte Suzette Bia, September 1923. Die auszuführende Bewegung der Füße und Arme hat Rudolf Steiner selbst in Zeichnungen festgehalten.

Aufzeichnungen Hilma Walter

Hilma Walter hat die Krankengeschichte in drei Notizbüchern festgehalten sowie auf einem einzelnen Blatt, wobei sie die Eurythmieangaben mitsamt den Zeichnungen genau überträgt. Auf dem Einzelblatt mit der zusammengefassten Krankengeschichte hat sie bei der Therapiebeschreibung noch vier ergänzende Bemerkungen festgehalten.

Nach dem Eintrag «Eurythm[isches] Gehen» steht die Bemerkung: «auch sehr viel rückwärts».

Bei der O-Übung ist in Klammern angemerkt: «etwas dicklich».

Neben der Zeichnung der Armbewegung steht: «Arme an Oberkörper anpressen», darunter: «b[ei] Vokalübung Buch unter die Oberarme».

Nach den Angaben zur Eurythmietherapie sind noch weitere therapeutische Maßnahmen vermerkt: «Solebäder, Massage mit Arnikasalbe».

Eurythmietherapie

U O I

Behandlungsbuch Heileurythmie

Die Eurythmietherapie wurde von Margarete Bockholt und Käthe Krebs durchgeführt.

Suzette Bia, 15 Jahre, Spitzfuss

S[ie]h[e] Krankengeschichte, keine Eurythmie

18. Juli: U stehend
Eurythm[isches]
Gehen

19: ditto
Gehen bes. rückwärts ist sehr schwierig. Pat[ientin] ist sehr schwer zu konzentrieren, möchte immer debattieren.

20: ebenso

21: U stehend u hüpfend
Hoffnung-U Bew[egung] (kaum möglich, da beim Stehen auf den Hacken das Gleichgewicht nicht zu bekommen ist)

22: Übungen von *Dr. Steiner*
[Zeichnung der auszuführenden Fußbewegungen]
I stehend auf einem Fuss, erst rechts, dann links. Laufen mit an den Körper fest angepressten Armen.

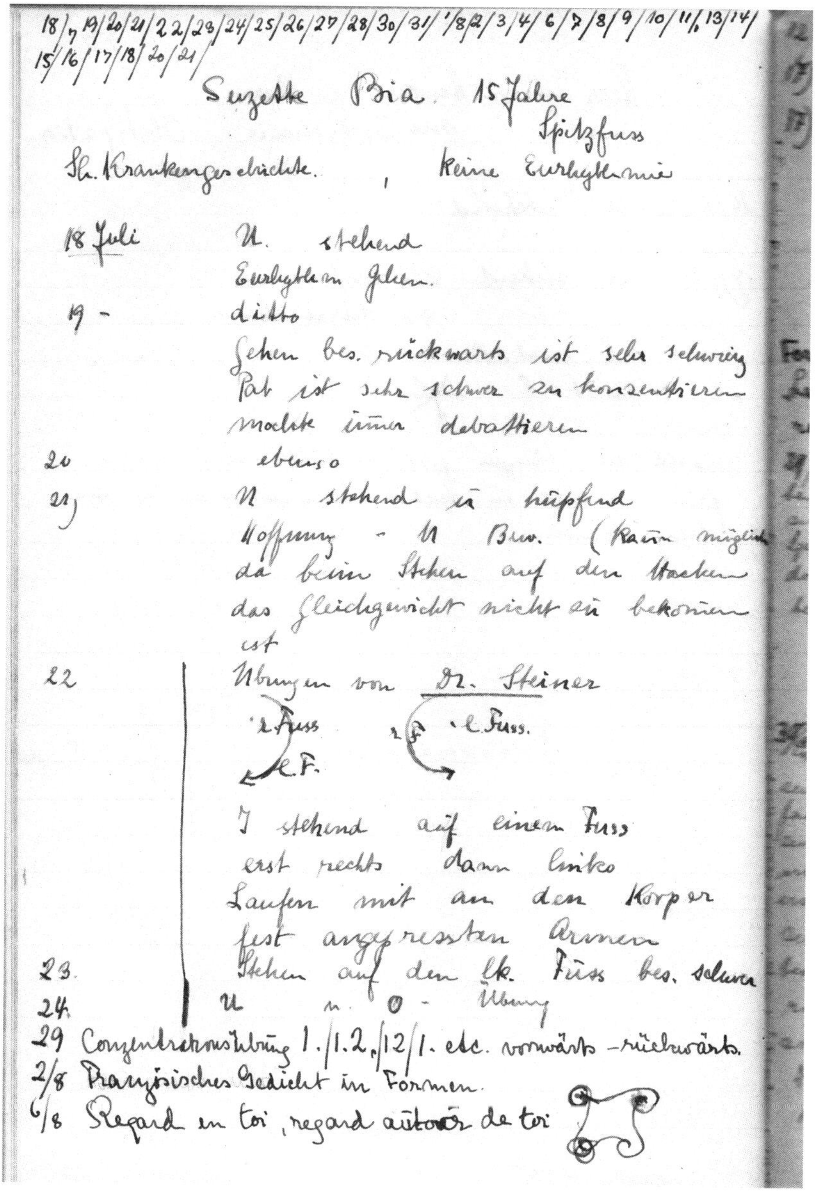

18/7 19/20/21/22/23/24/25/26/27/28/30/31/ 1/8 2/3/4/6/7/8/9/10/11/13/14/
15/16/17/18/20/21/

Suzette Bia. 15 Jahre
Spitzfuss

Kh. Krankengeschichte. , keine Eurhythmie

18 Juli U. stehend
Eurhythmie gehen.
19 - ditto
Gehen bes. rückwärts ist sehr schwierig
Pat ist sehr schwer zu konzentrieren
möchte immer debattieren
20 ebenso
21) U stehend u hüpfend
Hoffnung - U Bew. (Kaum möglich
da beim Stehen auf den Hacken
das Gleichgewicht nicht zu bekommen
ist
22 Übungen von Dr. Steiner
r. Fuss r. F. l. Fuss
l. F.
I stehend auf einem Fuss
erst rechts dann links
Laufen mit an den Körper
fest angepressten Armen
23. Stehen auf den lk. Fuss bes. schwer
24. U u. O - Übung
29 Conzentrationsübung 1./1.2./12/1. etc. vorwärts-rückwärts.
2/8 Französisches Gedicht in Formen.
6/8 Regard en toi, regard autour de toi

Behandlungsbuch Heileurythmie, S. 92: Eintragungen zur Behandlung von Suzette Bia

23: Stehen auf den l[inken] Fuss bes. schwer

24: U u. O-Übung

29: Conzentrationsübung 1./1.2./1 2/1. etc. vorwärts – rückwärts

2/8: Französisches Gedicht in Formen

6/8: Regard en toi, regard autour de toi. [Zeichnung der dazu entwickelten Eurythmieform]

12: 7-teilige Stabübung, rückwärts u. vorwärts

17: Wasserfall in Wellengang.

17: O-Übung.
Form zu 2 für das franz[ösische] Gedicht: «La terre arrosée d'une fraîche et douce rose, commence à brouler et germer.»

21/8: Die ersten Wochen sehr große Schwierigkeit, die angegebenen spezifischen Fuss-Übungen z[u] machen. Kann besonders schwer auf d. rechten Bein stehen. Hat die letzten 10–12 Tagen doch bedeutende Fortschritte gemacht. *Kann* jetzt d[ie] I-Übung auf d. einem Bein *stufenweise* machen. Schaukelte immer anfangs beim Gehen – konnte nicht im Kreis gehen. Hat jetzt einen ganz schönen sicheren Gang, u. kann sowohl bei[m] Vorwärts- wie bei[m] Rückwärtslaufen auf den Fersen auftreten. Bei den Formenlaufen hat sie auch *etwas* mehr Form-Gefühl, lacht nicht so sehr wie b. Anfang beim Laufen. Die Haltung ist doch immer m. d. Kopf sehr nach vorn gebückt – u. d. Gleichgewicht sehr unregel[mäßig] – eines Tages ganz gut, andere Male sehr schlecht.

29/8: Vor allen Dingen Stabübungen, bei denen verlangt wurde, dass sie sich ganz streckte – zu ihren Speziellübungen, die sie jetzt doch schon wesentlich besser beherrscht.

30/8: Entlassen. Ihre Eltern, die sie seit 6 Wochen nicht gesehen haben, fanden ihren Gang ganz wesentlich gebessert u. waren über ihr Gleichgewicht sehr erstaunt. Auch ihr seelisches Gleichgewicht ist besser geworden, sie ist ruhiger, u. die Gesichtszüge sogar harmonischer.
Die Übungen sollen fortgesetzt werden. Leider keine Möglichkeit für E[urythmie].

Grundelemente der Heileurythmie

(Kapitel V: Vokalreihen, S. 77)

U O I bei Little'scher Erkrankung*. Ein 15-jähriges Mädchen mit einer leichten Form dieser Krankheit hatte beiderseits Spitzfüße. Mit drei Jahren hatte sie gehen gelernt, jedoch nur mit den Fußspitzen auftretend, ohne das Gleichgewicht halten zu können. Auch nach einer operativen Durchtrennung der Achillessehnen war der Gang nicht besser geworden. Bei ihr legte Rudolf Steiner größtes Gewicht auf die Heileurythmie. Er verordnete eurythmisches Gehen vorwärts und besonders auch rückwärts: mit angewinkelten Armen, die Oberarme fest an den Leib gedrückt, die Fäuste geballt. Anschließend die ganze U-Übung, die ganze O-Übung und die ganze I-Übung. Diese Letztere wurde so ausgeführt, dass sie abwechselnd nur auf dem linken oder rechten Bein stand. Außerdem beschrieb sie, auf dem linken Bein stehend, mit dem rechten Fuß einen Kreis und dann, auf dem rechten Bein stehend, mit dem linken Fuß einen Kreis.

Kommentar

Im Vordergrund der Behandlung steht die Spitzfuß-Symptomatik, die wohl im Rahmen einer infantilen Zerebralparese auftrat und von Geburt an bestand. Diese Diagnose, wie damals üblich als ‹Little'sche Krankheit› bezeichnet, findet sich nur in den Notizbüchern Hilma Walters, auf den Patientenkarten wird lediglich der beidseitige Spitzfuß erwähnt.

Die von Rudolf Steiner empfohlene Durchführung von U- und I-Übung entspricht den Angaben im Heileurythmiekurs für Stehen und Gehen. Auch die O-Übung ist aus dem gleichen Zusammenhang gewählt, wie die Bemerkung Hilma Walters über die Körperfülle zeigt.[79]

Dass die spezifisch gegebene A-Übung mit an den Körper angepressten Armen und zu Fäusten geballten Händen gemacht werden soll, weist, ebenso wie die verinnerlichende Reihenfolge der Vokale vom U zum I, auf eine damit intendierte Verstärkung der Inkarnationsrichtung hin. Die Verwendung von unter die Arme geklemmten

79 Vgl. Rudolf Steiner: Vortrag, Dornach, 13. April 1921, in: *Heileurythmie,* GA 315, 6. Aufl. Basel 2021, S. 28–31.

Büchern ist ebenfalls als eine solche Intensivierung anzusehen. Die Unkonzentriertheit von Suzette Bia und ihre Neigung, immer reden zu wollen, weisen von der Symptomatik her wohl ebenfalls auf eine Überbetonung des oberen Menschen hin und sind mithin in Zusammenhang mit den gegebenen Übungen zu sehen.

Die von Rudolf Steiner in der Zeichnung beschriebene Ausführung der I-Übung (siehe Abb. S. 179) entspricht einer bekannten Variation der Beinbewegung der I-Übung, bei der die Beine nicht einfach, wie im Heileurythmiekurs beschrieben, abwechselnd nach vorne gestreckt werden, sondern mit dem Bein jeweils seitlich eine schwingende Kreisbewegung ausgeführt wird.

Bemerkenswert sind die beschriebenen Resultate nach sechs Wochen.

23 Spastische Parese, epileptiforme Anfälle

Die Patientin war zweimal stationär im Klinisch-Therapeutischen Institut in Arlesheim, jeweils begleitet von ihrer Mutter und zeitweilig auch von ihrer Tante. Der erste Aufenthalt war im Juni 1922, der zweite ein gutes Jahr später, vom 12. Oktober bis zum 15. November 1923.

Kerstin Troell stammt aus Schweden, ist einen Meter groß, hellblond, kräftig gebaut und wird als eigenwilliges, aber heiteres Mädchen beschrieben. Mit vier Jahren kommt sie zum ersten Mal für einen stationären Aufenthalt nach Arlesheim. Sie leidet seit Jahren unter epileptiformen Anfällen und hat am rechten Arm und Bein Lähmungen entwickelt. Sie bewegt sehr geschickt die linke Hand und hat eine gute Auffassungsgabe. Rudolf Steiner führt die Lähmungen auf eine erblich bedingte Schwäche der Allantois* in der Embryonalzeit zurück. Dadurch sei eine Schwäche im Ätherleib entstanden, und der Astralleib greife zu stark ein. Diese Schwäche bestand bereits bei der Großmutter des Kindes, die daraus resultierende Symptomatik wird in jeder Generation stärker. Auch Mutter und Tante des Kindes sind betroffen, sie haben aber leichtere Symptome; ihnen wird ebenfalls Eurythmietherapie verordnet (siehe KG 47, S. 362). Rudolf Steiner empfiehlt Kerstin Troell eine Bandage der Hand mit fünfprozentiger Pyritsalbe und Kaiserschwammsalbe zum Einreiben der linken Kopfhälfte. Beim zweiten Klinikaufenthalt ist das Kind sehr unruhig und zappelig. Rudolf Steiner verordnet ergänzend Bäder und Einreibungen im Wechsel: drei Tage Bad mit einer Auskochung von Solidago, vier Tage Rückeneinreibung mit ausgekochter Stellaria media, ferner Tee von Weidenrinde und jeden dritten Tag Stannum D3. Am 10. November 1923 kommt noch die Verordnung einer Salbe, bestehend aus

Kupfer D4 und Spuren von Silber, verarbeitet mit Walnussschale, dazu, die in Kupfervitriol in der 10. Dezimale aufgelöst wurde. Der Tee soll weggelassen werden. Auch soll nach der Eurythmietherapie Mohnsaft D10 verabreicht werden, um die Nachhaltigkeit der Eurythmietherapie zu verstärken. Eurythmietherapeutisch wird die Lautfolge *S M A / L M I / T M U* gegeben.

Die Krankengeschichte

Unveröffentlichte Quellen: Zwei Patientenkarten von den Aufenthalten im Juni 1922 und Oktober 1923 (die Karte vom Oktober 1923 wurde fälschlicherweise auf Juni 1922 überschrieben, ist wegen des Alters 5 1/2 Jahre aber auf 1923 zu deuten; beide IWA.01.D.03.17), Notizzettel mit Angaben zur Ausführung der Eurythmietherapie (IWA.01.D.03.17), handschriftliche Notiz (IWA.01.D.03.17) sowie Typoskript der Besprechung mit Rudolf Steiner (IWA.01.D.03.03), zwei weitere Typoskripte Hilma Walters zur Anamnese und Behandlung (IWA.01.D.03.03), drei Notizbucheintragungen Hilma Walters (IWA.03.D.01.02, NB II, NB III, S. 399, NB IV), Eintrag im Behandlungsbuch Heileurythmie (IWA.03.D.01.01, S. 112)

Veröffentlichte Quellen: Hilma Walter: Abnormitäten der geistig-seelischen Entwicklung, *Nr. 98, S. 107–109; Rudolf Steiner:* Physiologisch-Therapeutisches auf Grundlage der Geisteswissenschaft, *GA 314,* Besprechung mit praktizierenden Ärzten, *Dornach, 23. April 1924, S. 302–310; Rudolf Steiner und Ita Wegman:* Grundlegendes für eine Erweiterung der Heilkunst, *GA 27, Kapitel XIX, 4. Fall, S. 107–114; Margarete Kirchner-Bockholt:* Grundelemente der Heileurythmie, *S. 191. Die Wiedergabe der Krankengeschichte folgt der Darstellung von Rudolf Steiner und Ita Wegman.*

Ein Kind, das uns zweimal in die Klinik gebracht wurde, erst mit 4 Jahren, dann mit 5 ½ Jahren. Dazu dessen Mutter und die Schwester der Mutter. Die Diagnose führte von der Erkrankung des Kindes sowohl zu derjenigen der Mutter wie zu der der Schwester hinüber. Für das Kind konnten wir das Folgende feststellen: Es ist ein Zwillingskind, sechs Wochen zu früh geboren. Das andere Kind war im letzten Embryonalstadium abgestorben. Mit sechs Wochen erkrankte das Kind, schrie außerordentlich viel und wurde in ein Hospital verbracht. Dort stellte man die Diagnose Pylorospasmus*. Das Kind wurde teilweise von einer Amme, teilweise künstlich ernährt. Mit acht Monaten wird es vom Hospital entlassen. Zu Hause angekommen, hatte es am ersten Tage einen Krampfanfall, der sich in den ersten zwei Monaten täglich wiederholte. Das Kind wurde dabei steif und verdrehte die Augen. Vor dem Anfall trat Ängstlichkeit und Weinen ein. Auch schielte das Kind mit dem rechten Auge und hatte Erbrechen, bevor der Anfall kam. Mit 2 ½ Jahren trat wieder ein Anfall ein, der fünf Stunden dauerte. Das Kind wurde wieder steif und lag wie tot da. Mit vier Jahren trat ein Anfall ein, der ½ Stunde dauerte. Für diesen wurde uns erstmals die Begleitung mit Fiebererscheinungen gemeldet. Nach den Konvulsionen*, die nach dem Zurückbringen aus dem Hospital eintraten, merkten die Eltern eine Lähmung des rechten Armes und des rechten Beines. Mit 2 ½ Jahren kommt das Kind zum ersten Gehversuch, der so ausfällt, dass nur das linke Bein schreiten kann und das rechte nachgezogen wird. Auch der rechte Arm bleibt willenlos. Der gleiche Zustand war noch vorhanden, als uns das Kind gebracht wurde. Es handelte sich darum, festzustellen, wie es mit den Organisationsgliedern des Kindes stand. Dies wurde unabhängig von dem Symptomenkomplex versucht. Es stellte sich eine starke Atrophie des Ätherleibes heraus, der in gewissen Teilen nur einen sehr geringen Einfluss des astralischen Leibes aufnahm. Die Gegend der rechten Brusthälfte war im Ätherleibe wie gelähmt. Dagegen zeigte sich etwas wie eine Hypertrophie des Astralleibes in der Magengegend. Nun handelte es sich darum, den Symptomenkomplex mit diesen Befunden in Einklang zu bringen. Es ist zweifellos durch den astralischen Leib eine starke Inanspruchnahme des Magens bei der Verdauung vorhanden, die sich aber wegen der Lähmung des Ätherleibes beim Übergange vom Darm in die Lymphgefäße staut. Dadurch ist das Blut unterernährt. Wir müssen die Brechreizerscheinungen daher als besonders wichtige Symptome nehmen. Krämpfe treten immer ein, wenn der ätherische Leib atrophisch wird und der astralische Leib einen unmittelbaren Einfluss auf den physischen Leib erlangt ohne Vermittlung des Ätherleibes. Das war bei dem Kinde im höchsten Maße vorhanden. Wenn dieser Zustand während der Wachstumsperiode, wie es hier der Fall war, dauernd wird, so fallen diejenigen Vorgänge aus, welche das motorische System zur normalen Aufnahme des Willens geeignet machen. Das zeigte sich bei dem Kinde in der Unbrauchbarkeit der rechten Seite.

Wir mussten nun den Zustand des Kindes mit dem der Mutter in Verbindung bringen. Diese ist 37 Jahre alt, als sie zu uns kommt. Sie gibt an, mit 13 Jahren schon so groß gewesen zu sein wie gegenwärtig. Sie hatte früh schlechte Zähne, litt als Kind an Gelenkrheumatismus, behauptet rachitisch* gewesen zu sein. Die Menses traten verhältnismäßig früh ein. Die Patientin erklärt, mit 16 Jahren eine Nierenkrankheit gehabt zu haben, und spricht auch von krampfartigen Zuständen, die sie gehabt hat. Mit 25 Jahren Obstipation wegen Krampf des Sphinkter ani*, der gedehnt werden musste. Hat auch jetzt bei der Entleerung Krampf.

Der ohne Schlussfolgerung aus dem Symptomenkomplex in unmittelbarer Anschauung festgestellte Befund ergibt eine außerordentliche Ähnlichkeit mit dem des Kindes. Nur erweist sich alles in viel milderer Form. Man muss berücksichtigen, dass der Ätherleib des Menschen zwischen dem Zahnwechsel und der Geschlechtsreife seine besondere Entwickelung erfährt. Dies kommt bei der Patientin dadurch zum Ausdruck, dass die verfügbaren Kräfte des Ätherleibes, die wenig stark sind, ein Wachstum nur bis zur Geschlechtsreife möglich machen. Mit dieser beginnt die besondere Entwickelung des Astralleibes, der mit seiner Hypertrophie nun den Ätherleib überwuchert und zu stark in die physische Organisation eingreift. Das tritt in dem stehen bleibenden Wachstum mit dem 13. Jahre zutage. Dabei ist die Patientin keineswegs zwerghaft, sondern sehr groß, was davon herrührt, dass die zwar geringen, aber vom Astralleibe ungehemmten Wachstumskräfte des Ätherleibes eine starke Volumenausdehnung des physischen Körpers bewirkten. Diese Kräfte konnten dann noch nicht regulär in die Funktionen des physischen Leibes eingreifen. Das zeigte sich in dem Auftreten des Gelenkrheumatismus und später in den Krampfzuständen. Durch die Schwäche des Ätherleibes tritt eine besonders starke Wirkung des Astralleibes auf den physischen Leib ein. Diese Wirkung ist eine abbauende. Sie wird in der normalen Lebensentwicklung durch die Aufbaukräfte im Schlafe, wenn der Astralleib von dem physischen und Ätherleib getrennt ist, ausgeglichen. Ist der Ätherleib zu schwach, wie im Falle unserer Patientin, so tritt ein Überschuss des Abbaus ein, was sich bei ihr darin zeigte, dass die Zähne schon im 12. Jahre die erste Plombe notwendig machten. Wird der Ätherleib noch besonders in Anspruch genommen, wie in der Schwangerschaft, so tritt jedes Mal eine Verschlechterung der Zähne ein. Die Schwäche des Ätherleibes in Bezug auf seine Verbindung mit dem Astralleibe zeigt sich noch besonders in der Häufigkeit der Träume und im gesunden Schlaf, der bei der Patientin vorhanden ist, trotz aller Unregelmäßigkeit. Die Schwäche des Ätherleibes zeigt sich auch darinnen, dass im physischen Körper durch den Ätherleib nicht bewältigte Fremdprozesse sich abspielen, die im Urin als Eiweiß, vereinzelte hyaline Zylinder* und Salze sich zeigen. Merkwürdig ist die Verwandtschaft dieser Krankheitsprozesse mit denen der Schwester der Mutter. Der Befund in Bezug auf die Zusammensetzung der Teile der menschlichen Wesenheit ist fast ganz derselbe. Schwach wirkender Ätherleib, daher Überwiegen des Astralleibes. Nur ist der Astralleib selbst schwächer als bei der Schwester. Es kommt daher ebenso wie bei dieser zum frühen Eintritt der Menses, aber es treten bei ihr statt der Entzündungen bloße Schmerzen auf, die von einer Irritierung der Organe, z. B. der Gelenke, herrühren. In den Gelenken muss der Ätherleib besonders tätig sein, wenn die Vitalität normal vor sich gehen soll. Ist die Tätigkeit des Ätherleibes schwach, so wird die Tätigkeit des physischen Leibes überwiegend, was sich hier in Schwellungen und in chronischer Arthritis zeigt. Auf die Schwäche des Astralleibes, der zu wenig auf das subjektive Empfinden wirkt, weist die Vorliebe zu süßen Speisen hin, welche das Empfinden des Astralleibes erhöhen. Ist der schwache Astralleib durch das Tagesleben noch dazu abgenutzt, so treten, wenn das Schwachsein erhalten bleibt, die Schmerzen bedeutender auf. Patientin klagt über die Zunahme der Schmerzen abends. Der Zusammenhang der Krankheitszustände der drei Patienten weist in der Aszendenz auf die den beiden Schwestern vorangegangene Generation hin, insbesondere auf die Großmutter des Kindes. Bei dieser muss die Ursache gesucht werden. Das gestörte Gleichgewicht zwischen Astral- und Ätherleib bei allen drei Patienten kann nur in einem ebensolchen bei der Großmutter des Kindes begründet sein. Diese Unregelmäßigkeit muss in der mangelhaften Ausbildung der embryonalen Ernährungsorgane, insbesondere der Allantois* durch Astral- und Ätherleib der Großmutter bedingt sein. Diese mangelhafte Ausbildung der Allantois muss bei allen drei Patienten gesucht werden. Bei uns wurde sie zunächst auf rein geisteswissenschaftliche Art festgestellt. Die physische Allantois metamorphosiert sich, ins Geistige hinübergehend, in der Tüchtigkeit der Kräfte des Astralleibes. Eine degenerierte Allantois erzeugt eine verminderte Tüchtigkeit des Astralleibes, die sich insbesondere in allen motorischen Organen äußert. Alles dieses ist bei den drei Patienten der Fall. Man kann wirklich aus der Beschaffenheit des Astralleibes diejenige der Allantois erkennen. Man wird daraus ersehen, dass unser Hinweis auf die Aszendenz nicht einer gewagten Phantasie-Schlussfolgerung, sondern einer wirklichen geisteswissenschaftlichen Beobachtung entstammt.

Wen diese Wahrheit irritiert, dem möchten wir sagen, dass unsere Ausführungen durchaus nicht dem Trieb zum Paradoxen, sondern dem Verlangen, die nun einmal vorhandene Erkenntnis niemandem vorzuenthalten, entsprungen sind. Die mystischen Begriffe der Vererbung werden ja stets dunkel bleiben, wenn man sich scheut, die Metamorphose vom Physischen zum Geistigen und umgekehrt in der Folge der Generationen anzuerkennen.

Therapeutisch kann eine solche Einsicht ja nur dazu führen, eine Ansicht zu bekommen, an welchem Punkte man mit dem Heilungsprozess anzusetzen hat. Würde man nicht in einer solchen Art an das Hereditäre verwiesen worden sein, sondern einfach die Unregelmäßigkeit im Zusammenhange zwischen Ätherleib und Astralleib bemerkt haben, so hätte man Heilmittel angewendet, welche auf diese beiden Teile des Menschen wirken. Diese würden aber in unserem Falle unwirksam geblieben sein, weil die Schädigung, die durch Generationen hindurchgeht, zu tief liegt, um in diesen Gliedern der menschlichen Organisation selbst ausgeglichen zu werden. Man muss in einem solchen Falle auf die Ich-Organisation wirken und in dieser alles zur Auswirkung bringen, was auf die Harmonisierung und Stärkung von Äther- und Astralleib Bezug hat. Man kann das erreichen, wenn man in gewissermaßen verstärkten Sinnesreizen (Sinnesreize wirken auf die Ich-Organisation) der Ich-Organisation beikommt. Bei dem Kinde wurde dies auf folgende Art versucht: es wurde eine Bandage der rechten Hand mit einer 5-prozentigen Pyritsalbe und gleichzeitig Einreiben der linken Kopfhälfte mit Kaiserschwammsalbe angewendet. Der Pyrit, eine Verbindung von Eisen und Schwefel, wirkt äußerlich angewendet so, dass er die Ich-Organisation anregt, den Astralleib lebhafter zu machen und seine Affinität zum Ätherleib zu vergrößern. Die Kaiserschwammsubstanz mit ihrem besondern Inhalte an organisiertem Stickstoff wirkt so, dass eine Wirkung vom Kopfe ausgeht, die durch die Ich-Organisation den Ätherleib lebhafter macht und dessen Affinität zum Astralleibe erhöht. Der Heilungsprozess wurde unterstützt durch Heileurythmie, die die Ich-Organisation als solche in rege Tätigkeit versetzt. Dadurch wird, was äußerlich angewendet wird, in die Tiefen der Organisation geleitet. Der damit eingeleitete Heilungsprozess wurde dann noch verstärkt durch Mittel, welche Astral- und Ätherleib besonders empfindlich machen sollten für die Wirkung der Ich-Organisation. In rhythmischer Tagesfolge wurden dazu angewendet Bäder mit einer Auskochung von Solidago, Rückenabreibungen mit Auskochung von Stellaria media und innerlich Tee von Weidenrinde (besonders auf die Empfänglichkeit des Astralleibes wirkend) und Stannum 0,001 (besonders den Ätherleib empfänglich machend). Wir gaben auch noch Mohnsaft in schwacher Dosierung, um die geschädigte Eigenorganisation gegenüber den Heilwirkungen zurücktreten zu lassen.

Bei der Mutter wurde mehr die letzte Therapie angewendet, weil, als in einer Generation höher stehend, die Vererbungskräfte ja weniger gewirkt haben. Das Gleiche gilt für die Schwester der Mutter. Wir konnten noch, als das Kind in der Klinik war, konstatieren, dass es sich leichter dirigieren ließ und zu einer besseren seelischen Verfassung kam. Es wurde z. B. gehorsamer: und die Bewegungen, die es sonst sehr ungeschickt machte, bewirkte es geschickter. Nachträglich wurde uns von der Tante berichtet, dass mit dem Kinde eine große Veränderung vorgegangen wäre. Es ist ruhiger geworden, das Übermaß unwillkürlicher Bewegungen hat abgenommen; es ist so geschickt geworden, dass es allein spielen kann; und in seelischer Beziehung ist der frühere Eigensinn verschwunden.

Ergänzendes Material

Hilma Walter hat ihre Aufzeichnungen zu dem Fall, die hier ergänzend wiedergegeben werden, ebenfalls publiziert in: *Abnormitäten der geistig-seelischen Entwicklung,* Nr. 98, S. 107–109.

Anamnese, Juni 1922: 4 Jahre alt. Die Mutter und Schwester der Mutter sind gleichzeitig in Klinikbehandlung. Die Mutter hatte vor ihrer Ehe eine schwere Nierenkrankheit; bei der Geburt der Patientin Wochenbettfieber*. Der Vater ist sehr stark, hat etwas Lungenemphysem. Eine 9-jährige Schwester ist etwas skrofulös*; ein 7-jähriger Bruder ist blass und mager. Das Kind kam als Zwillingskind 6 Wochen zu früh; das andere Zwillingskind war vor der Geburt schon tot. Im Alter von 6 Wochen begann das Kind Tag und Nacht zu schreien und wurde deshalb in ein Hospital verbracht; war dort sehr elend, schrie weiter sehr viel, erbrach nach jeder Mahlzeit; wurde damals teilweise künstlich, teilweise von einer Amme ernährt. Mit 8 Monaten angeblich als gesund aus dem Hospital entlassen. Doch am ersten Tage nach der Entlassung hatte das Kind zu Hause einen wenige Minuten andauernden Krampf. In den nächsten Monaten dann täglich 2 solche ganz kurz andauernden Krämpfe, bei denen das Kind ganz steif wurde und die Augen verdrehte. Das Kind fing an, mit dem rechten Auge zu schielen, erbrach auch während dieser 3 Monate täglich einmal, war vor den Anfällen ängstlich und weinte. Nach Ablauf dieser 3 Monate schien das Kind eine Zeit lang gesund; es zeigte keine besonders auffälligen Erscheinungen. Mit 2 1/2 Jahren wieder ein einzelner

Anfall: das Kind war damals angeblich 5 Stunden lang steif und wie tot. Vor dem Anfall war es nur etwas müde, hatte eine reichliche Stuhlentleerung, schlief ein und schrie dann plötzlich auf. Es wurden während des Anfalles auf Anordnung des Arztes 25 Ganzpackungen gemacht. Nach Ablauf dieses Anfalles war das Kind noch sehr müde, fing aber wieder an, wie gewöhnlich zu sprechen. Dezember 1921 ohne bekannte äußere Ursache eine Art epileptischer Anfall von ½ Stunde Dauer. Das Kind bekam damals plötzlich innerhalb 15 Minuten hohes Fieber, wurde bewusstlos, bekam Krämpfe, schlug um sich, hatte Schaum vor dem Mund; die rechte Seite zuckte mehr als die linke. Am nächsten Tag war das Kind wieder so munter, dass es mit den Eltern eine größere Reise machen konnte. Es war nach den Konvulsionen eine Art Lähmung am rechten Arm und rechten Bein bemerkbar. Mit 2 ½ Jahren erster Gehversuch; doch wurde damals schon das rechte Bein nachgezogen; auch der rechte Arm war gelähmt, und das Kind kann auch jetzt nur geringe Greifversuche machen. Die ersten Sprachversuche begannen mit 15 Monaten. Die ersten Zähne kamen mit etwa 8 Monaten. Die Zähne sind gut entwickelt. Ab dem 6. Monat gutes und gleichmäßiges Wachstum. Jedes Frühjahr und Herbst mit Ausnahme des letzten Herbstes trockenes Ekzem auf den Beugeseiten der Extremitäten. Zurzeit ist das Kind sehr munter und lebhaft, interessiert sich für alles, ist sehr flink in seinen Bewegungen, hat viel Kraft im linken Arm und Bein; versucht auch, den rechten Arm zu gebrauchen. Das Schielen der Augen ist angeblich am Morgen nicht vorhanden, auch kann es von dem Kinde selbst tagsüber angeblich willkürlich behoben werden. Der Appetit ist sehr gut mit Vorliebe für Apfel und Bananen; der Stuhlgang regelmäßig (Madenwürmer!). Schlaf sehr gut; kein Bettnässen.

Befund: Größe 1 m; Gewicht ca. 17 kg; kräftiger Knochen- und Muskelbau gutes Fettpolster; hellblond mit frischer Gesichtsfarbe. Das Kind ist heiter; leicht jähzornig; hat starken Eigenwillen; fasst gut auf und bewegt sich flink; ist sehr geschickt mit der linken Hand. Strabismus convergens* rechts. Leichte spastische Parese* des rechten Armes und rechten Beines, Maße der Extremitäten: Beine: Länge rechts 50,5 bis 51,0 cm, links 52,0 cm, rechte Wade um 1 cm dünner als links, Arme: Länge des rechten Unterarms: 14 cm, Länge des linken Unterarms: 15 cm, Rechts deutlicher Plattfuß.

Dr. Steiner ordnet an: Heileurythmie: SMA, LMI, TMU. Dabei Bandage der Hand mit Pyrit-Salbe 5 % und Einreiben der linken Kopfhälfte mit Kaiserschwamm-Salbe.

28. Juni 1922: Nach einer mehrwöchigen Kur konnte man eine schöne Besserung beobachten. Das rechte Bein ist stärker geworden, wird nicht mehr nachgeschleppt; auch mit dem rechten Arm werden mehr Bewegungen gemacht. Im Verlauf der Kur verlor das Kind eine Menge tote Askariden*.

12. Oktober bis 15. Oktober 1923: Zweiter Klinikaufenthalt. Das Kind ist sehr lebhaft, unruhig und unkonzentriert, hat die Gewohnheit, mit dem Kopf zu schütteln; schielt, lacht oft etwas eigenartig; spricht auch manchmal verworren.

13. Oktober 1923: Besuch von Dr. Steiner. Eine weitere Ordination ist: 3 Tage Bad mit Auskochung von Solidago virgaurea, 4 Tage Rückeneinreibung mit ausgekochter Stellaria media, Tee von Weidenrinde zu trinken; Jeden 3. Tag Stannum D3 innerlich.

3. Nov. 1923: Das Kind ist im Ganzen ruhiger, besonders gegen die Angehörigen. Es spielt gern und stellt sich dabei gerne vor, dass sie eine andere Person, zum Beispiel ihre Mutter oder sonst wer ist. Erstaunlich ist sein Gedächtnis für Namen und Sachen.

10. Nov. 1923: Ist wieder sehr zappelig und schwierig; sah auch die letzten Tage etwas blass aus.

Dr. Steiner sieht das Kind und sagt: «Jetzt geben wir ihm noch, wenn sie die Eurythmie fertig hat, damit sich das recht in sie setzt, nachher Mohnsaft D10. Und wenn Sie ihr den Mohnsaft geben, dann müssen sich nach 2 bis 3 Stunden die Pupillen verkleinern.»

Eine weitere Angabe ist: den Tee weglassen, dafür innerlich als Medikament: Kupfer D4, Spuren Silber verarbeiten mit Walnussschale aufgelöst in 10. Dezimale Kupfervitriol.

Weiterer Verlauf: Das Kind ist während der letzten 4 Wochen sehr gewachsen. Das Gehen geht viel besser; die rechte Hand ist weniger spastisch, kann neuerdings passiv supiniert* werden. Strabismus nur bei Übermüdung. Im Ganzen ist das Kind wesentlich leichter zu führen, ist lieber und folgsamer geworden. Die Eurythmie macht es sehr geschickt.

Die Maße sind: Beine: Länge rechts 58 cm, Länge links 58 cm, Wadenumfang 2 cm Differenz, Arme: Länge des rechten Unterarmes 17,0 cm, Länge des linken Unterarmes 19,5; cm, Urinbefund: Spuren von Eiweiß; Zucker negativ, Stuhl: Oxyuren* positiv.

Ein Bericht der Tante vom 19. Dezember 1923 lautet, dass eine große Veränderung mit dem Kinde vorgegangen sei. Es ist viel weniger zappelig und aufgeregt, spielt für sich allein und hat nicht mehr einen so starken Eigensinn.

Eurythmietherapie

S M A / L M I / T M U

Behandlungsbuch Heileurythmie

(Eintragungen von Margarete Bockholt, S. 112)

Kind Troell, 5 ½ J.

Angabe von Dr. St.

S M A

L M I

T M U

so oft als möglich, wenn sie auch damit recht müde wird, dass sie wie ein Sack ins Bett fällt.

16.10. – 20.10: sehr schwer zu konzentrieren. Man muss immer neue Spiele erfinden, kann es aber dann sehr nett machen, besonders M und I, dagegen ist L, S und U schwierig.

23.10. bis 27.10.: außer der bisherigen Übungen *Jambus,* mit starker Betonung des Links-Beginnens. Es geht merkwürdig gut, sie begreift auch, dass sie links anfangen muss. Bei allen Übungen schon viel ruhiger und lieber, auch im Ganzen nicht so zappelig wie anfangs.

Nach 4 Wochen hindurch immer die gleichen Übungen sieht man einen wesentlichen Fortschritt. Das ganze Verhalten ist ruhiger, sie kann die Eurythmie auch mit der rechten Hand sehr schön machen und ist viel lieber und gehorsam. Auch Mutter und Tante konstatieren im ganzen Aspekt eine wesentliche Besserung.

Notizen zur Ausführung der Angabe

Es haben sich zwei kleine Zettel mit stenografischen Notizen zur Lautfolge und Durchführung der Eurythmietherapie erhalten (siehe Abb. S. 193). Auf dem ersten Zettel heißt es: «s m a / l m i / t m u [a?] – Tee weg Beine euryth. Übung. 2 ×». Dies ist der Zettel, auf den Hilma Walter sich höchstwahrscheinlich bezieht bei der Korrektur von U zu A in der Lautfolge. Die Handschrift ist aber nicht Rudolf Steiner zuzuschreiben, eher die Handschrift von Ita Wegman kommt hier infrage.

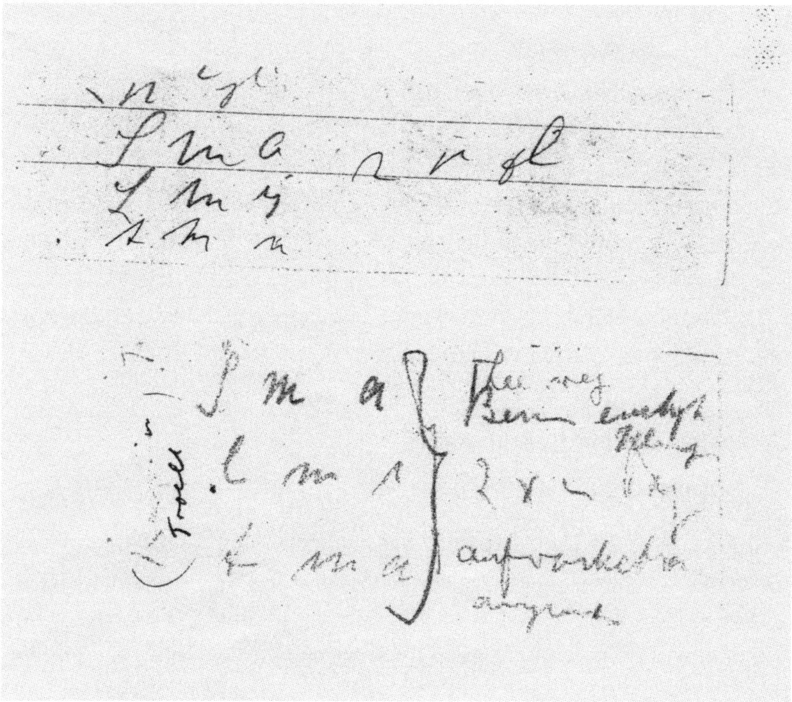

Notizzettel mit der Kerstin Troell gegebenen Lautfolge SMA LMI TMU

Die stenografischen Ergänzungen auf dem zweiten Zettel sind nur schwer zu entziffern und, da nur ein Ausschnitt vorliegt, nicht mit Sicherheit zu übertragen. Es scheint sich hier nicht auf die Eurythmietherapie zu beziehen. Auf diesem zweiten Zettel ist ebenfalls die Lautfolge notiert, hier nicht mit A, aber U am Ende der Lautfolge, dazu stenografische Angaben. Eine mögliche Lesung der obersten Zeile lautet «und dann werde heil», wobei unklar ist, auf was sich dieser eher meditative Satz bezieht.

Patientenkarte und Notizbücher Hilma Walters

Auf der Patientenkarte ist ebenfalls die Lautfolge S M A / L M I / T M U notiert, wobei das ursprünglich am Ende der dritten Zeile stehende U von Hilma Walter nachträglich korrigiert wurde: Sie hat das

U durchgestrichen und unter dem Hinweis «laut Notiz v. Dr. Steiner» ein A danebengeschrieben, wobei sie sich auf die oben angeführte stenografische Notiz beziehen dürfte (vgl. Abb. oben).

Auch in ihren Notizbüchern (NB III und IV) hat Hilma Walter die letzte der drei Lautreihen T M A/U korrigiert; in Notizbuch IV sogar mehrfach: zunächst mit der Bemerkung «laut Stenogramm» von A zu U, wobei diese Bemerkung sich auf den oben genannten zweiten Zettel beziehen könnte. Dann unter Anführung «laut Notiz v. Dr. Steiner» wieder in A korrigiert, wobei sie sich auf den oben genannten ersten Zettel bezogen hat.

Grundelemente der Heileurythmie

(Kapitel XII: Konsonanten und Vokale in gemischten Reihen, S. 191)

S M A / L M I / T M U bei spastischer Halbseitenlähmung.

Im Buche «Grundlegendes zu einer Erweiterung der Heilkunst» ist als 4. Fall ein Kind mit spastischer Hemiplegie geschildert, das mit 4 und 5 ½ Jahren in Behandlung war. Es handelte sich um ein Kind, bei dem der rechte Arm und das rechte Bein gelähmt waren. Die verordnete Lautreihe zeigt uns in schönster Weise, wie man Konsonant und Vokal kombinieren kann. Der Übergang vom Konsonanten zum Vokal ist jeweils durch das M gegeben und dadurch erleichtert. Das «M», das schon den Organismus in die Richtung der Ausatmung führt, steht wie ein Vermittler zwischen der Einatmungskraft der Konsonanten und der Ausatmungskraft der Vokale. Diese Übung ist wie ein Modell, an dem wir viel lernen können.

Kommentar

Bezüglich der Wesensgliederkonfiguration dieser jungen Patientin wird von Rudolf Steiner eine Schwäche des Ätherleibes beschrieben, die zu einem zu starken Eingreifen des Astralleibs in den Organismus führt. Die Folgen davon sind unter anderem epileptiforme Anfälle sowie Lähmungen der rechten Körperhälfte.

Margarete Bockholt führt die Heileurythmie mit dem Mädchen durch. Sie beschreibt die geübte Lautfolge S M A / L M I / T M U später als eine Modellreihe, bezieht das Exemplarische der Reihe allerdings nicht auf die Wesensgliederkonfiguration. Die spezifische Wesensgliederkonfiguration ist jedoch das Fundament, auf dem sich die Krankheit mit ihrer spezifischen Symptomatik erst entwickelt. Das gibt die Möglichkeit, das Prinzip dieser Lautfolge auch bei Krankheiten anzuwenden, denen eine entsprechende Wesensgliederkonfiguration zugrunde liegt.

In der Darstellung der Krankengeschichte in *Grundlegendes für eine Erweiterung der Heilkunst* gehen Rudolf Steiner und Ita Wegman ebenfalls auf die Eurythmietherapie ein. Dort heißt es: «Der Heilungsprozess wurde unterstützt durch Heileurythmie, die die Ich-Organisation als solche in rege Tätigkeit versetzt. Dadurch wird, was äußerlich angewendet wird, in die Tiefen der Organisation geleitet.»[80] Die erwartete Wirkung der Eurythmietherapie auf die Wesensgliederkonfiguration wird hier explizit benannt; die zu übenden Laute werden jedoch nicht angegeben. Interessant ist zudem die Bemerkung, dass die Eurythmietherapie eingesetzt wird, um äußerlichen Anwendungen zu vertiefter Wirkung im Organismus zu verhelfen. Damit wird die Wichtigkeit des integrativen Ansatzes der anthroposophischen Medizin in Bezug auf die Eurythmietherapie hervorgehoben. Dass andersherum Mohnsaft *nach* der Eurythmietherapie zu geben sei, «damit sich das recht in sie setzt», wie es bei Hilma Walter heißt (siehe oben, Eintrag vom 10. November), wird in *Grundlegendes* nicht erwähnt. Doch heißt es dort, dass es das Ziel des verdünnten Mohnsaftes sei, «die geschädigte Eigenorganisation gegenüber den Heilwirkungen zurücktreten zu lassen».[81]

Interessant ist, dass Hilma Walter auf der Patientenkarte wie auch in ihren Notizbüchern den Laut U am Ende der dritten Lautreihe korrigiert hat zu einem A. Sie bezieht sich dabei auf einen kleinen Zettel, der in ihrem Notizbuch II aufgefunden wurde und den sie zumindest dem Inhalt nach Rudolf Steiner zugeschrieben hat. Die Handschrift auf diesem Notizzettel ist allerdings sehr wahrscheinlich nicht von Rudolf Steiner, sie dürfte vielmehr Ita Wegman zugeordnet

80 Rudolf Steiner, Ita Wegman: *Grundlegendes für eine Erweiterung der Heilkunst*, GA 27, 8. Aufl. Basel 2014, S. 113.

81 Rudolf Steiner, Ita Wegman: *Grundlegendes zu einer Erweiterung der Heilkunst*, GA 27, 8. Aufl., Basel 2014, S. 114.

werden können. Die behandelnde Eurythmietherapeutin Margarete Bockholt jedenfalls hat die Lautfolge im Behandlungsbuch mit U am Ende dokumentiert. Sie weist in ihren Notizen sogar auf die besondere Schwierigkeit des U hin; das heißt, die Patientin hat auf jeden Fall dieses geübt. Von ihrer kompositorischen Logik her betrachtet, fügt sich das U gut in die Reihe. Diese Krankengeschichte wurde auch von Peter Selg zusammengefasst und kommentiert.[82]

Die Komposition der Reihe weist eine klare Entwicklung auf: Die am Beginn stehenden Konsonanten lassen in ihrer Abfolge eine Tendenz zur Befestigung, Konsolidierung erkennen. Was die Vokale am Ende betrifft, so zeigt sich, wenn man das U als dritten Vokal setzt, auch hier eine Entwicklung, und zwar in Richtung Ausatmung, von Moll zu Dur.[83]

S (Blaselaut)	M	A
L (Wellenlaut)	M	I
T (Stoßlaut)	M	U

Setzt man die hier gegebene Lautfolge mit ihrem fraglichen Schlussvokal in Bezug zu den anderen gemischten Reihen, so fällt auf, dass es sonst nie zur Wiederholung eines Vokales kommt. Die drei Vokale A I U treten in anderer Reihenfolge allerdings mehrfach auf (vgl. KG 14, 33, 44).

Die Ausführungsbeschreibung im Behandlungsbuch Heileurythmie, dass bis zur Ermüdung geübt werden soll, deutet wiederum auf das Behandlungsziel hin: der Lösung der oberen von den unteren Wesensgliedern[84] (siehe dazu auch KG 10).

82 Peter Selg: *«Und in der Tat, dies wirkte»*, Dornach 2007, S. 79–117.

83 Vgl. Rudolf Steiner: Vortrag, Dornach, 19. Februar 1924, in: *Eurythmie als sichtbarer Gesang*, GA 278, 7. Aufl. Basel 2016, S. 50.

84 Vgl. dazu auch Rudolf Steiner: *Die Geheimwissenschaft im Umriss*, GA 13, 32. Aufl., Basel 2021, S. 84: «so müssen der Astralleib und das in seinem Schoße befindliche Ich, nachdem sie einige Zeit in dem physischen und dem Ätherleib tätig waren, durch die Ergebnisse dieser Tätigkeit eine folgende Zeit leibfrei in einer seelisch-geistigen Umwelt ihre Regsamkeit entfalten. [...] Die Notwendigkeit, in diese Bewusstlosigkeit einzutreten, wird von dem Geistig-Seelischen des Menschen als *Ermüdung* empfunden.»

24 Multiple Sklerose

Die Patientin wurde zweimal stationär im Klinisch-Therapeutischen Institut Arlesheim aufgenommen. Der erste Aufenthalt war vom 20. Oktober 1923 bis zum 24. Dezember 1923, die Besprechung mit Rudolf Steiner fand am 29. Oktober 1923 statt. Der zweite Aufenthalt dauerte vom 31. Mai 1927 bis zum 29. August 1927.

Dorothea Hubler ist zum Zeitpunkt ihres ersten Klinikaufenthalts 30 Jahre alt, und außer dass sie einen «reduzierten Allgemeinzustand» gehabt habe, ist über ihr Erscheinungsbild nichts notiert worden. Die Anamnese fokussiert stark auf die neurologischen Symptome im Zusammenhang mit der Multiplen Sklerose, wegen der die Patientin in die Klinik gekommen ist. Sie hat starke Lähmungen an beiden Armen und Beinen. Auf der Patientenkarte hat Rudolf Steiner ergänzend zu seinen mündlichen Ausführungen eine Zeichnung von Kopf und Rumpf angefertigt. Er erklärt, dass zwischen dem Kopf und dem Teil unterhalb des Halses ein Riss bestehe, sodass es der Patientin schwerfalle, vom Kopf aus die Beherrschung über ihren Körper auszuüben. Rudolf Steiner empfiehlt Injektionen mit verlängertem Rückenmarksekret von Ziege oder Schaf, Medulla oblongata D3. Dazu eine eurythmietherapeutische Lautfolge: *L S R T.* Diese solle die Patientin zuerst in Gedanken und später, wenn möglich, auch physisch mit den Gliedmaßen ausführen. Die Patientin kam 1927 nochmals in die Klinik, nun wegen einer Furunkulose mit Fiebererscheinungen. Am 2. Mai 1931 ist Dorothea Hubler in Bern verstorben, die Todesursache ist unbekannt.[85]

85 Vgl. zur Person von Dorothea Hubler auch den Nachruf von Walter Ebersold in: *Was in der Anthroposophischen Gesellschaft vorgeht. Nachrichten für deren Mitglieder,* 8. Jg., Nr. 22, 31.5.1931, S. 88.

Die Krankengeschichte

Unveröffentlichte Quellen: Patientenkarten 1923 und 1927 (IWA.01.D.03.13), Behandlungsbuch Heileurythmie (IWA.03.D.01.01, S. 123), Notizbucheintragungen Hilma Walters (IWA.03.D.01.02, NB III, S. 245)

Veröffentlichte Quellen: A. G. van Degenaar: Krankengeschichten, *Nr. 128, S. 76–78; Margarete Kirchner-Bockholt:* Grundelemente der Heileurythmie, *S. 186; Peter Selg:* Patientenmeditationen von Rudolf Steiner, *S. 100–106. Die Wiedergabe folgt der Darstellung bei Degenaar, der sich seinerseits an dem maschinenschriftlichen Bericht von Hilma Walter (IWA.01.D.03.02) orientiert, wo bereits abweichend zu der Patientenkarte die Lautfolge L R S T notiert ist.*

Als Kind sehr gesund, mit 8 Jahren Rippenfellentzündung, mit 12 Jahren Nierenentzündung, mit 17 Jahren Krampf in der rechten Hand, die Hand war wie abgestorben, kalt und blass. Mit 13 Jahren Geschlechtsreife. Mit 21 Jahren ähnliche Erscheinungen am linken Fuß, wie damals an der rechten Hand, konnte nur wenig und mühsam gehen. Zwei Jahre im Winter immer diese Erscheinungen, jetzt in beiden Füßen; im Frühling besserte es sich und war oft ganz verschwunden. Im Winter 1918 vollständiger Zusammenbruch, lag den ganzen Winter. In dieser Zeit sehr gelbe Schweißabsonderung und Verfärbung der Haut. Seit der Zeit mit Ausnahme einer kurzen Besserung immer die gleiche Schwäche. Es ist jetzt so, dass die Patientin kaum die Beine gebrauchen kann, auch nur wenig die Hände; zittert, wenn sie etwas greift. Nach Angabe hatte sie 1917 Sehstörungen, sah gut, wenn sie das linke Auge schloss, aber mit beiden Augen sah sie alles verkürzt und kleiner.

Befund: Reduzierter Allgemeinzustand, innere Organe gesund, Reflexe lebhaft, Romberg positiv, Pupillenreaktion verlangsamt. Sensibilität intakt, keine Sprachstörungen.

Diagnose: Multiple Sklerose.

Dr. Steiner: Haben Sie als Kind oder später eine sehr starke ausgesprochene Abneigung gegen irgendetwas gehabt? Haben Sie nicht etwas nicht sehen, essen oder riechen können, oder haben Sie eine Farbe nicht gerne gehabt?

– Ich glaube nicht.
– Können Sie gut denken, oder fühlen Sie sich da schwach?
– Es geht jetzt besser, aber 1918 ging es sehr schwach im Denken.
– Haben Sie einen Beruf?
– Ja, ich bin Lehrerin.
– Haben Sie in der Schule Aufregungen als Lehrerin gehabt?
– Eigentlich nicht; ich hatte sehr Freude.
– Und gute Verdauung hatten Sie?
– Ja, sehr gute.
– Periode auch geregelt?
– Ja; ich kann nicht sehr viel essen, aber ich verdaue gut.
– Sie können die Worte auch nicht recht finden?
– Ich habe sehr Mühe, mich an ein Wort zu erinnern, an das ich mich erinnern möchte. Mein Gedächtnis ist sehr geschwächt.
– Aber eigentliche Sprachstörungen haben Sie nicht gehabt?
– Nein.
– Sind Sie leicht gefallen als Kind?
– Ich war ein sehr starkes, wildes Kind und böse.
– Es muss eigentlich noch eine äußere Ursache bei Ihnen da sein; irgendetwas müssen Sie erlebt haben zwischen dem 13. und 18. Jahr, was eine äußere Erschütterung gegeben hat. Sind Sie nicht da einmal gefallen oder so etwas?
– Mit 19 Jahren war ich in Paris und bin oben von einem Tram heruntergefallen, hatte einen Tag lang einen Sturm im Kopf, aber sonst keine Folgen.
– Und haben Sie nie etwas gehört, ob Sie früher als Kind doch spät reden gelernt haben oder frühzeitig?
– Ich glaube mittelmäßig.
– Wann sind Sie reif geworden?
– Mit 13 Jahren.
– Die Sache ist so, dass dieser Krampf in der rechten Hand nichts Besonderes bedeutet hätte, wenn Sie mit 19 Jahren nicht diesen Schock bekommen hätten. Der eigentliche Zustand jetzt, er trägt sich weiter

von dem eigentlichen Zentrum Ihrer Vitalität durch das, was sich in diesem Schock zugetragen hat; sodass man Sie als peripherisch krank betrachten muss. – Sie hat das Leiden in den Astralleib gezogen; so müssen wir sie jetzt behandeln mit Verlängertem-Mark-Sekret (?). Und dann müssen Sie versuchen, sich zeigen zu lassen, wie man konsonantisch Heileurythmie macht, und das müssen Sie zuerst bloß ausführen in Gedanken, weil es mit den Gliedern nicht geht, und so müssen Sie meditativ machen L, R, S, T; dieses machen als Meditation und so lange, bis Sie sehen, dass Sie sie mit den Gliedern machen können, und dann müssen Sie versuchen, diese Laute langsam mit den Gliedern machen zu lassen. Dann müssen Sie auch versuchen, den ganzen Körper meditativ warm zu machen. Mit dem Sekret des verlängerten Marks müssen Sie impfen, weil es ganz äußerlich haftet. Weil Sie 30 Jahre alt sind, können Sie mit 35 Jahren wieder ganz gesund sein, aber Sie müssen sehr sorgfältig das machen. Durch dieses Sekret sollen Sie merken, wie der Kopf wieder mehr Gewalt bekommt über den Körper. Es ist also das Hinterhaupt schwach, damals schon, bevor sie gefallen ist. Da ist irgendetwas geschehen beim Reifwerden, wodurch das Hinterhaupt schwach geworden ist, und durch diesen Sturz, da hatte sie einen Sturm im Kopf.

– Ich hatte sehr oft hexenschussartige Schmerzen im Rücken.

– Das ist alles sehr erklärlich. Denken Sie, hier ist Ihr Hinterkopf und Rücken. (Es wird gezeichnet [vgl. Abb. S. 205].) Jetzt war beim Reifwerden dieser Teil (Kopf) sehr schwach, hat sich der Astralleib herausgelöst durch den Kopf. Durch den Sturz wurde der Kopf regeneriert, es war eine Gesundung für den Kopf, aber das Untere hat sich losgelöst. Und wenn nun nur ihre Kindheitspartien wirken, dann kann sie nicht denken; und wenn mehr ihre alten Partien wirken, dann ist sie munter im Kopf und kann alles verstehen. Aber da (zeigt auf die Stelle des verlängerten Markes) ist ein Riss. Sie waren nicht immer so dunkel? Sie haben Ihre Hautfarbe gewechselt, weil da ein Riss ist, und Sie konnten nicht an die Körperperipherie mit Ihren inneren Impulsen.
Das richtige Sekret ziehen wir aus und versuchen es so, dass wir haben Sekret und Bindemittel im Verhältnis von 1:1000 und damit impfen vielleicht. Es handelt sich darum, dass wir es namentlich bekommen an die mittlere Partie, an die Bauchpartie, damit wir die Pfortader erfassen. – Wir haben zuerst Magenvenen, die direkt wirken; dann die Pfortadervenen, die die tieferen Partien versorgen. Im Magen gibt es

solche Venen, die anfangen, gerade Venen zu sein, aber wieder aufhören. Wenn dies nicht so wäre, würde der Mensch niemals einen Alkoholrausch haben können. Der Alkohol geht sofort über in das Blut und schließt sich aus von der Gallenwirkung.

Ergänzendes Material

Archivordner «Krankengeschichten»

Bei der neuerlichen Aufnahme in die Klinik aufgrund einer fiebrigen Furunkulose am 31. Mai 1927 wurde auf der Patientenkarte wiederum eine ausführliche Anamnese erhoben. Dabei ist zum vorherigen Aufenthalt Folgendes notiert worden:

Mit 30 J[ahren] sah Dr. St[einer] die Patientin, verordnete Injektionen m[it] Med[ulla] oblong[ata] D3 u. Heileurythmie L S R T. Seitdem ist Pat[ientin] in Behandlung der Klinik. Anfangs Besserung, dann Stillstand.

Im Weiteren werden auf der Patientenkarte die akuten Symptome, Befund und Verlauf der Behandlung festgehalten.

Anfang April entwickelte sich ein Furunkel in der r[echten] Achselhöhle, heilte ab, dann Rezidiv Anfang Mai, gleichzeitig auch ein Furunkel am l[inken] Bein. Mitte Mai traten Fiebererscheinungen auf, Pat[ientin] wurde zusehends schwächer und elender. Deshalb Verlegung nach der Klinik.

Befund: Mittelgroße Pat[ientin], sehr abgemagert, Gesicht eingefallen, kann sich nicht selbst im Bett aufrichten. In der r[echten] Achselhöhle Furunkel im Abheilen. Herz: unreine Töne. Beinmuskeln atrophisch, Patellarreflexe +++ [= sehr lebhaft], Babinsky rechts schwach, links negativ. Sensibilität o. B.

Verlauf: Pyämische Fieberzacken bis 39° abends, morgens um 37,3. Tägl[ich] Injektionen von Arg[entum] D30 scheinen ohne irgendeinen Einfluss. Pat[ientin] ist sehr schwach, Puls sehr labil. Ab 10. Juni tägl[ich] Heublumenwickel nachmittags, empfindet es als sehr angenehm, aber Temperatur wird dadurch nicht beeinflusst. Am 13. Juni wird begonnen mit Baunscheidtieren* mit Kupferöl D20. Am 19. Juni zum ersten Mal abends niedrigere Zacke, auf 37,8. Nach einigen Tagen wieder Anstieg. Es wird nun mit Hyoscyamus baunscheidtiert. Wieder nach einigen Tagen

[Temperatur]senkung. Anfangs wird zw[ischen] Kupfer u. Hyoscyamus abgewechselt, dann seit 1. Juli tägl[ich] Baunscheidt nur mit Kupferöl. Ab 9. Juli Temp[eratur] dauernd normal. Baunscheidt abgesetzt. Am 15. Juli Rezidiv. Durch Baunscheidt wieder langsamer Abstieg der Zacken. Es wird nun versucht, seltener zu baunscheidtieren, bis wieder eine Fieberzacke kommt, die aber jedes Mal nach Baunscheidt wieder heruntergeht. Ab 6. Aug[ust] Temp[eratur] dauernd normal. Pat[ientin] kann täglich etwas mehr gehen. Bekommt nach dem Gehen nicht mehr Herzklopfen. Appetit gut, Stuhlgang gut mit Rhabarber- u. [unleserlich]tabl[etten] in tägl[ichem] Wechsel, oft Unterstützung durch Glyzerinzäpfchen. Nächte ruhiger, da sie nicht mehr gestört werden durch plötzl[ichen] Drang zum Wasserlassen. Pat[ientin] sieht bedeutend wohler aus.

Am 25. August entlassen. Sie geht in die Berge zur Nachkur.

[...]

Meditation

Die Patientin erhält einerseits die Aufgabe, meditativ einen Wärmeprozess im Körper zu gestalten.

«Dann müssen Sie auch versuchen, sich in Gedanken warm zu machen. Dann die Wärme in den Gliedmaßen fühlen und diese Wärme von den Gliedmaßen über den ganzen Körper.»

Außerdem soll auch die Heileurythmie zunächst meditativ gemacht und erst später, wenn es geht, mit den Gliedern ausgeführt werden.

Eurythmietherapie

L S R T

Behandlungsbuch Heileurythmie

(Eintragungen von Margarete Bockholt)

Frl. Hubler, Bern, 30 Jahre. Paralyse beider Arme u. Beine.

Dr. St. verordnet: T, L, R, S, so, dass man es ihr vormacht u. sie dann die Laute meditativ mitmacht.

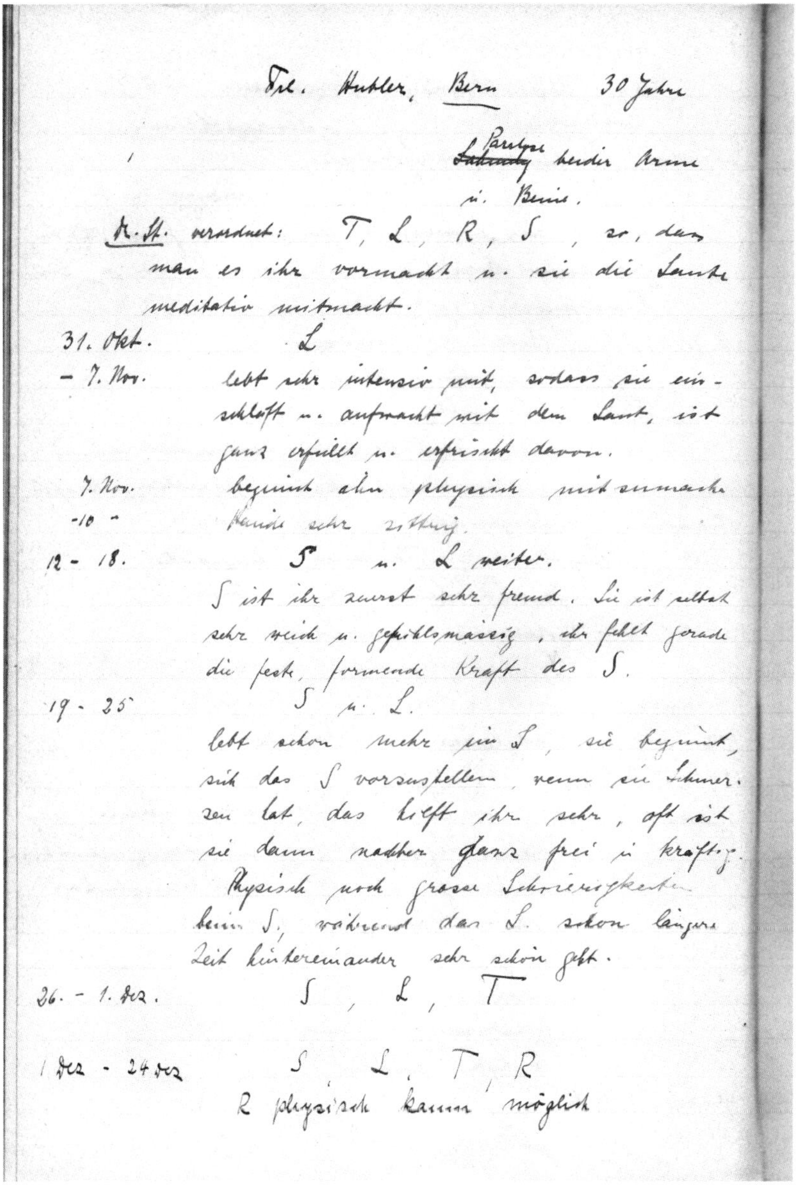
Frl. Hubler, Bern 30 Jahre

~~Lähmung~~ Paralyse beider Arme u. Beine.

Dr. St. verordnet: T, L, R, S, so, dass man es ihr vormacht u. sie die Laute meditativ mitmacht.

31. Okt. – 7. Nov. L
lebt sehr intensiv mit, sodass sie einschläft u. aufwacht mit dem Laut, ist ganz erfüllt u. erfrischt davon.

7. Nov. – 10 – beginnt aber physisch mitzumachen. Hände sehr zittrig.

12 – 18. S u. L weiter.
S ist ihr zuerst sehr fremd. Sie ist selbst sehr weich u. gefühlsmässig, ihr fehlt gerade die feste, formende Kraft des S.

19 – 25 S u. L.
lebt schon mehr im S, sie beginnt, sich das S vorzustellen, wenn sie Schmerzen hat, das hilft ihr sehr, oft ist sie dann nachher ganz frei u. kräftig.
Physisch noch grosse Schwierigkeiten beim S, während das L. schon längere Zeit hintereinander sehr schön geht.

26. – 1. Dez. S, L, T

1. Dez – 24 Dez S, L, T, R
R physisch kaum möglich

Behandlungsbuch Heileurythmie, S. 123: Eintragungen zur Behandlung von Dorothea Hubler

31. Okt. – 7. Nov.: L lebt sehr intensiv mit, sodass sie einschläft u. aufwacht mit dem Laut, ist ganz erfüllt u[nd] erfrischt davon.

7.–10. Nov.: Beginnt [...] physisch mitzumachen, Hände sehr zittrig.

12.–18. [Nov.]: S u. L weiter. S ist ihr zuerst sehr fremd. Sie ist selbst sehr weich u. gefühlsmässig, ihr fehlt gerade die feste, formende Kraft des S.

19.–25. [Nov.]: S u. L lebt schon mehr im L, sie beginnt, sich das S vorzustellen, wenn sie Schmerzen hat, das hilft ihr sehr, oft ist sie dann nachher ganz frei u kräftig. Physisch noch große Schwierigkeiten beim S, während das L schon längere Zeit hintereinander sehr schön geht.

26. [Nov.] –1. Dez.: S, L, T

1. Dez –24. Dez: S, L, T, R R physisch kaum möglich

Notizbücher Hilma Walter

In ihrem Notizbuch III hat Hilma Walter zu dem Rückenmarkspräparat noch Folgendes notiert:

Injektionen mit verlängertem Mark (Ziege, Schaf) 1:1000 in die Bauchpartie. [...] Durch diese Injektionen mehr Gewalt vom Kopf ausgehend in d[en] Körper.

Zur Eurythmietherapie hält sie hier abweichend zu den Angaben auf der Patientenkarte, aber in Übereinstimmung mit ihrem wohl auf einem Übertragungsfehler basierenden maschinenschriftlichen Krankenbericht fest:

Heileurythmie: L R S T

Grundelemente der Heileurythmie

(Kapitel XI: Konsonantenreihen, S. 186)

T L R S gab Rudolf Steiner für eine 30-jährige Patientin mit Multipler Sklerose. Sie konnte zunächst diese Bewegungen nicht selber ausführen. So musste man sie ihr zunächst vormachen, sie aber dazu anhalten, in der Vorstellung und inneren Bewegung diese Konsonanten mitzumachen. Dies tat sie mit großer Hingabe, und sie hatte bald die Freude, dass sie auch physisch in die Bewegung hineingleiten konnte.

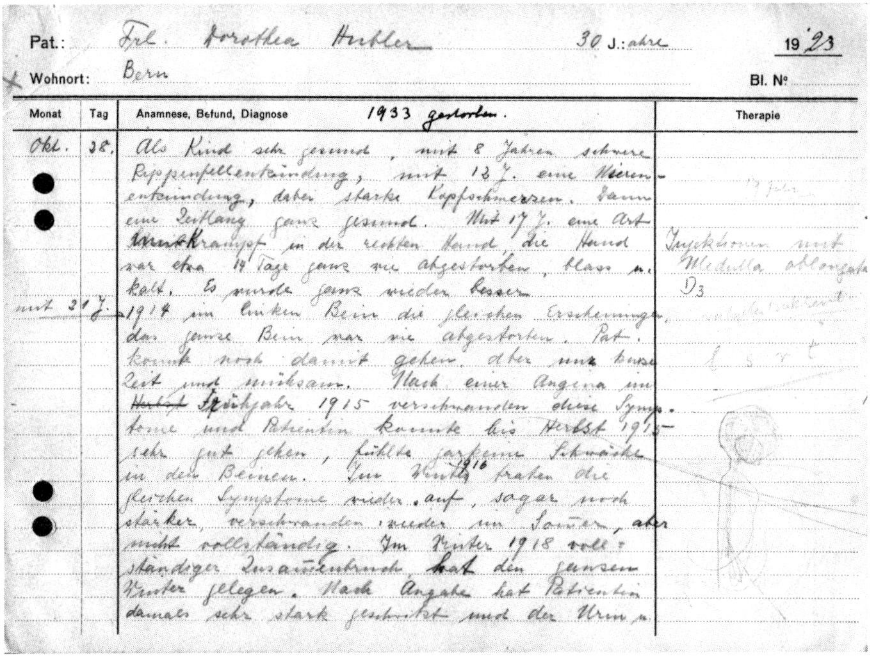

Pat.: Frl. Dorothea Hubler 30 Jahre 1923
Wohnort: Bern Bl. No

Monat	Tag	Anamnese, Befund, Diagnose 1933 gestorben.	Therapie
Okt.	28.	Als Kind sehr gesund, mit 8 Jahren schwere Rippenfellentzündung, mit 13 J. eine Nierenentzündung, dabei starke Kopfschmerzen. Dann eine Zeitlang ganz gesund. Mit 17 J. eine Art Krampf in der rechten Hand, die Hand war etwa 14 Tage ganz wie abgestorben, blass u. kalt. Es wurde ganz wieder besser.	Injektionen mit Medulla oblongata D3
mit 21 J.		1914 im linken Bein die gleichen Erscheinungen, das ganze Bein war wie abgestorben. Pat. konnte noch damit gehen, aber nur kurze Zeit und mühsam. Nach einer Angina im ~~Herbst~~ Frühjahr 1915 verschwanden diese Symptome und Patientin konnte bis Herbst 1915 sehr gut gehen, fühlte gar keine Schwäche in den Beinen. Im Winter 1916 traten die gleichen Symptome wieder auf, sogar noch stärker, verschwanden wieder im Sommer, aber nicht vollständig. Im Winter 1918 vollständiger Zusammenbruch, hat den ganzen Winter gelegen. Nach Angabe hat Patientin damals sehr stark geschwitzt und der Urin ...	

Patientenkarte von Dorothea Hubler, Oktober 1923, mit Zeichnung und Angabe der Lautfolge von Hand Rudolf Steiners

Diese Übung ist vielfach entstellt überliefert worden und wird oft mit anderen, z. B. «P T L R» verwechselt. Es soll nicht gesagt werden, dass es nicht möglich ist, die Laute umzustellen oder andere hinzuzunehmen. «T L R S» war die ursprüngliche Angabe.

Diese Konsonantenreihe wird oft kombiniert mit I- und A-Übungen, die bei dieser Erkrankung auch von großer Bedeutung sind.

Kommentar

Im Abstand von vier Jahren war Dorothea Hubler, die aller Wahrscheinlichkeit nach an einer schubförmigen Multiplen Sklerose mit spastischen Lähmungen litt, zweimal zur Behandlung im Klinisch-Therapeutischen Institut Arlesheim. Krankengeschichte und Behandlung sind sehr gut dokumentiert und werden hier in dem Kapitel

«Polare Bewegungsdynamiken bei Paresen und Störungen der Atemorganisation» exemplarisch und ausführlich behandelt (siehe S. 44). Bezüglich der Eurythmietherapie gibt es eine Lautfolge, die Rudolf Steiner handschriftlich auf der Patientenkarte notiert hat: L S R T, sowie Angaben zu deren Ausführung, die zunächst meditativ, dann physisch erfolgen sollte. Auffällig ist, dass Margarete Kirchner-Bockholt, die 1923 die Eurythmietherapie mit der Patientin durchführte, die Konsonanten in dem Behandlungsbuch zunächst in anderer Folge festgehalten und diese abweichende Abfolge T L R S dann auch in ihr Buch *Grundlagen der Heileurythmie* übernommen hat, wo sie zudem ausdrücklich betont, dies sei die ursprüngliche Angabe gewesen.

Aus einer anderen Krankengeschichte, bei der Julia Bort die Eurythmietherapie durchgeführt und dokumentiert hat, wird deutlich, dass Kirchner-Bockholt das Behandlungsbuch aus den 1920er-Jahren zur Verfügung stand, als sie 1962 ihre *Grundelemente der Heileurythmie* geschrieben hat. Sie erwähnt nämlich bei der KG 45, dass die Patientin an der I-Übung große Freude hatte.[86] Diese Bemerkung zur Reaktion der Patientin ist in der Handschrift von Julia Bort im Behandlungsbuch überliefert.

Da Kirchner-Bockholt im Fall von Dorothea Hubler so deutlich betont, dass T L R S die ursprüngliche Angabe gewesen sei, obwohl diese nicht mit der handschriftlichen Lautfolge von Rudolf Steiner übereinstimmt, können wir annehmen, dass sie 1962 zwar das Behandlungsbuch, nicht aber die Patientenkarte eingesehen hat.

In der Therapie mit Dorothea Hubler hat Margarete Bockholt, so ihre Aufzeichnungen, trotz der anders eingetragenen Verordnung mit dem Laut L begonnen und diesen über längere Zeit geübt, dann nahm sie die S-Bewegung dazu und kam am Ende zu noch einer anderen Reihenfolge, nämlich S, L, T, R.

Das konkrete Vorgehen in der Eurythmietherapie lässt sich klar begründen. Der Therapeut wird in der Praxis immer versuchen – das ist ganz wesentlich –, einen für die Patientin geeigneten Einstieg in die Bewegung zu gestalten, so wie es Margarete Bockholt hier tut. Das führt unter Umständen dazu, dass die ideale Reihenfolge der Übun-

86 Margarete Kirchner-Bockholt: *Grundelemente der Heileurythmie*, 5. Aufl. Dornach 2010, S. 194.

gen erst nach einer gewissen Zeit durchgeführt werden kann. Das ist die eine Seite. Auf der anderen Seite ist es jedoch sinnvoll und notwendig, den Blick auf die Dynamik und den Prozess einer Bewegungssequenz zu lenken und sie in ein Verhältnis mit der Erkrankung zu setzen, wie es im Kapitel «Polare Bewegungsdynamiken bei Paresen und Störungen der Atemorganisation» dargestellt wird. Die Behandlung der hier vorliegenden neurologischen, die Muskulatur betreffenden Erkrankung sollte demzufolge stoßlautig enden, mit der Qualität des Lebensäthers.

25 Pseudotabes

Die Patientin wurde von April 1925 bis Juni oder Juli 1926 im Klinisch-Therapeutischen Institut Arlesheim stationär behandelt. Ihr Fall war bereits 1923 von ihrem Arzt Dr. Haakon Hakenson mit Rudolf Steiner besprochen worden.

Julie Busch, Norwegerin, geboren am 25.1.1890, wird als eine sehr heitere, kräftig gebaute Frau beschrieben. Ihre Eltern sind relativ früh, der Vater mit 60 Jahren an einer Gehirnblutung, die Mutter mit 63 Jahren an Anämie gestorben. Julie ist 1912 von einem Heuwagen gestürzt und bemerkte erst später, im Laufe des Herbstes, eine Unsicherheit in den Beinen. Sie stolperte leicht beim Gehen, und mit der Zeit entwickelte sich eine spastische Spinalparalyse mit motorischen und sensorischen Störungen an Beinen und Händen. Die Behandlung durch norwegische Ärzte und im Spital von Kristiania (Oslo) blieb ohne Erfolg. 1923 wurde ihre Krankengeschichte mit Rudolf Steiner besprochen, wahrscheinlich während seiner Norwegenreise im Mai. Er bezeichnete ihre Krankheit als Pseudotabes* und riet zu Injektionen mit Prunus spinosa und mit Rückenmark vom Kaninchen. Eurythmietherapeutisch verordnete er die Lautfolge L M R S. 1925 sind die Beine ganz steif und ab Mitte des Unterschenkels bis in die Füße kalt. Auch die Hände sind kalt. Sie hat starke Einschränkungen beim Gehen, läuft immer mit einem Stuhl als Stütze. Bis zum Herbst verbessern sich die Beschwerden etwas, und bis zur Entlassung im Sommer 1926 ist ihr subjektives Empfinden nochmals etwas besser. Die Eurythmietherapie wird den ganzen Klinikaufenthalt über durchgeführt. Zur genauen Aufenthaltsdauer existieren zwei abweichende Angaben. In dem handschriftlichen Bericht wurde ein

Aufenthalt vom 27. April 1925 bis zum 23. Juli 1926 dokumentiert, im Typoskript hingegen vom 25.4.1925 bis zum 3.6.1926. Über den weiteren Verlauf nach der Entlassung ist leider nichts bekannt.

Die Krankengeschichte

Unveröffentlichte Quellen: Patientenkarte und Anamneseformular mit vierseitigem handschriftlichem Krankenbericht (IWA.01.D.03.11), zwei Typoskripte von Hilma Walter (IWA.01.D.03.01), Notizbucheintragungen Hilma Walters (IWA.01.D.03.01, NB III, S. 181, NB IV)

Veröffentlichte Quellen: Hilma Walter: Die Pflanzenwelt, *Nr. 73, S. 162–164. Die Dokumentation folgt der Darstellung Hilma Walters.*

Pseudotabes

Anamnese, 27. April 1925: Als Kind gesund, mit 3 Jahren Diphtherie, mit 7 Jahren Scharlach. Mit 22 Jahren fiel Patientin hoch von einem Heuwagen herab. Danach acht Tage Schmerzen im Rücken, sonst keine Beschwerden. Erst im Herbst bemerkte sie eine Unsicherheit in den Beinen, stolperte leicht beim Gehen und hatte bei jeder größeren Anstrengung eine auffallende Schlaffheit des ganzen Körpers. Bis Sommer 1914 nahm man keine Rücksicht darauf. Dann wurde vom Arzt Cardialgie* und Anämie* diagnostiziert. Der Zustand blieb zunächst stabil. Allmählich aber wurde die Steifheit in den Beinen stärker, auch eine Kur mit Fichtennadelbädern, Massage, Arsen und Eisen hatte keinen Erfolg, und alle Ärzte, die sie konsultierte, sagten ihr, es sei nichts dabei zu machen. Auch in den Händen besteht eine zunehmende Schwäche und wenig Gefühl. Doch Schwierigkeiten beim Sprechen, Sehen und Wasserlösen waren nicht aufgetreten; auch Schmerzen bestehen nicht, nur manchmal ein Wundgefühl im Rücken.

Appetit und Verdauung sind gut.

Vor zwei Jahren hat ihr Arzt Dr. Hakenson den Fall mit Dr. Steiner besprochen. Die Erkrankung wurde von Dr. Steiner als Pseudotabes benannt und empfohlen wurde: Als Injektionen: Prunus spinosa, Kaninchen-Rückenmark 0.05%, sodass 20 Minuten nach dem Tod des Kaninchens schon injiziert wird.

Als Heileurythmie: L, M, R, S.

Befund: heiteres Temperament, körperlich kräftig, gut gebaut, Haut überall sehr schlaff und weich.

Wirbelsäule an keiner Stelle druckempfindlich, keine Dislokationen. Die Beine liegen ganz steif und flach im Bett und können aktiv nicht bewegt werden. Passiv lässt sich das linke Bein beugen, das rechte nicht.

Die Unterschenkel sind von der Hälfte nach abwärts kalt, haben wenig Gefühl, doch wird jede, auch feinste Berührung wahrgenommen. Dabei sind die Unterschenkel besonders um die Knöchel herum schwammig verdickt.

Kniereflexe links lebhaft, rechts nicht auszulösen.

Babinski* bds, Bauchdeckenreflex?

Die Hände sind ebenfalls kalt und die Haut nicht durchgearbeitet, kein Tremor, keine Ataxie.

Augen: Pupillenreaktion gut und schnell, kein Nystagmus.

Patientin sieht, hört, schmeckt, riecht gut.

Herz und Lungen o. B.*

Klinikbehandlung in Arlesheim vom 25. April 1925 bis 3. Juni 1926.

Verlauf: Es werden die heileurythmischen Übungen und serienweise Injektionen gemacht mit: Prunus spinosa D5 im Wechsel mit Kaninchen-Rückenmark 0.05 %; zeitweise mit Milchsäure D2 unterstützt. In den Pausen dazwischen auch: z. B. Injektionen von Arnica D15 (– 30) im Wechsel mit Formica D15 (– 25 bis 30). Außerdem kamen als Behandlung noch in Anwendung: z. B. Arnica-Wickel, Arnica- oder Rosmarinbäder, Massage, passive Bewegungsübungen.

Ende Okt. 1925: Guter Ernährungszustand, frisches Aussehen. Im Bett liegend hat Patientin etwas Mühe, sich aufzurichten. Kopf- und Augenbewegungen frei. Pupillen bds. gleich weit, reagieren prompt auf Licht und Convergenz. Kein Nystagmus*, keine subjektiven Sehstörungen. – Zunge feucht, nicht belegt, wird gerade herausgestreckt. Einige vergrößerte Kieferdrüsen, Schilddrüse, Herz, Lunge, o. B., Diurese* o. B.

Haut von Armen und Beinen auffallend kalt. Arme, Hände und Finger frei beweglich. Rohe Kraft reduziert, links stärker. Links geringer Intentionstremor*. Beiderseits deutliche Atrophie der Mm. Interossei*.

Linkes Bein mäßig atrophisch im Unter- und Oberschenkel, kann aktiv nicht gestreckt und nur mit größter Mühe aktiv etwas gebeugt werden. Hochgradige Spasmen der Oberschenkelmuskulatur, insbesondere auch der Adduktoren. Das linke Bein hat ständig die Tendenz, das rechte zu überkreuzen. Das rechte Bein kann aktiv gestreckt, aber nicht aktiv gebeugt werden. Spasmen der Streckmuskulatur. Kein Fußklonus*.

Passive Bewegungen nur unter Überwindung eines starken Widerstandes möglich; hauptsächlich links.

Patellarreflexe* links +, rechts +++.

Babinski links +, rechts – Bauchdeckenreflexe negativ.

Kyphose* leichten Grades der oberen Brustwirbelsäule.

Patientin geht immer mithilfe eines Stuhles, indem sie außerordentlich mühsam die Füße nachschleppt; kann auch wegen der Rückenschwäche nicht gerade stehen. Die Interscapularmuskeln* sind atrophisch*, links mehr als rechts, Leib etwas hart, nicht druckempfindlich.

Stuhlgang, Schlaf, Appetit gut. Temperatur abends gelegentlich 37,2 Grad.

30. Januar 1926: Man hat nicht den Eindruck, dass die Krankheit fortschreitet, trotz der leichten Temperaturerhöhung in der letzten Zeit. Subjektivbefinden wechselnd, je nachdem es mit den Beinen schwerer oder leichter geht. Keine großen Unterschiede. Die Rosmarinbäder und heißen Arnikawickel scheinen ihr gutzutun.

23. Mai 1926: Patientin hat im März und April eine Scleronkur durchgemacht. Sie rühmt dieselbe sehr. Außerdem wird sie täglich massiert. Im Ganzen scheinen die passiven und aktiven Bewegungen etwas besser zu gehen an beiden Beinen. Der Spasmus lässt sich leichter überwinden. – Im Mai wöchentlich eine Injektion von Kaninchen-Rückenmark (1/2 Std. post mortem injiziert). Patientin empfindet das als sehr wohltuend. Sie sagt, die Beine seien leichter, dafür habe sie weniger Kraft wie letztes Jahr. – Im Ganzen scheint es ihr etwas besser zu gehen als im letzten Herbst. – Mit Eurythmie wird immer weiter fortgefahren. Abgesehen von dem oben Erwähnten ist der objektive Befund ungefähr gleich.

Eurythmietherapie

L M R S

Kommentar

Sowohl auf der Patientenkarte, den Typoskripten als auch in den Notizbüchern von Hilma Walter steht immer die gleiche Lautfolge L M R S ohne weitere Erläuterungen. Die Lautfolge L M R S besteht aus vier Konsonanten, wie sie auch bei den Krankengeschichten KG 9, 10, 32 und 50 angegeben worden sind, nur in anderer Reihenfolge. In letzteren vier Krankengeschichten steht die Reihenfolge in Zusammenhang mit einer Regulation der Ich-Organisation, wie im Kapitel «Wesensgliederdiagnose als Leitprinzip für die Lautfolgen» ausführlich beschrieben wird (siehe S. 37).

In den Krankengeschichten 28 und 29, beides Fälle von Paresen, wird jeweils die eurythmietherapeutische Lautfolge L R T P empfohlen, ebenfalls eine rein konsonantische Lautreihe, wobei Rudolf Steiner beim ersten dieser beiden Patienten den Bezug zur Regulation der Ich-Organisation direkt anspricht. Hier fehlt zwar das S, mit dem T und dem P sind dafür aber die Lebensätherlaute stark vertreten.

Die Behandlung mit Injektionen aus einem tierischen Rückenmark bei Paresen erinnert an die Krankengeschichte 24, in der es um die Behandlung einer Patientin mit Multipler Sklerose geht. Die dort verordnete eurythmietherapeutische Lautreihe ist L S R T, die sich auch aus vier Konsonanten zusammensetzt, die wiederum mit den vier Ätherarten verbunden sind. Im vorliegenden Fall steht an zweiter Stelle als Stoß- beziehungsweise Lebensätherlaut das M, im anderen Fall steht der Stoßlaut T am Ende. Der Bezug zur Regulation der Ich-Organisation wird von Rudolf Steiner bei den Krankengeschichten, für deren Behandlung eurythmietherapeutisch die Lautfolgen L M R S (Pseudotabes) und L S R T (Multiple Sklerose) empfohlen und eingesetzt werden, nicht explizit genannt. Dennoch ist dieser Bezug naheliegend. Es handelt sich jeweils um neurologische Störungen des Bewegungsapparates, die mit den vier konsonantischen Dynamiken behandelt werden.

Durch diese vierfach verschiedenen Bewegungsqualitäten wird eine leibliche Voraussetzung für das Eingreifen der Ich-Organisation geschaffen, wie im oben genannten Artikel beleuchtet wird.

26 Polioenzephalitis

Die Patientin wurde erstmals Anfang Oktober 1922 im Klinisch-Therapeutischen Institut Stuttgart aufgenommen; zu dieser Zeit fanden auch die ersten Konsultationen mit Rudolf Steiner statt. Im Jahr 1923 wurde sie mit Unterbrechungen in Stuttgart behandelt und auch von Rudolf Steiner gesehen. Vom 17. Januar 1924 bis zum 4. Oktober 1924 war sie stationär im Klinisch-Therapeutischen Institut Arlesheim und im Anschluss bis zum 13. April 1925 im Sonnenhof in Arlesheim. In Arlesheim fanden die Konsultationen mit Rudolf Steiner am 23. Januar 1924 und am 4. Februar 1924 statt.

Inge Goyert (1914–2005) wird als eher rundlich beschrieben, sie erkrankt im Alter von acht Jahren im Juni 1922 an Poliomyelitis. Angesteckt hat sie sich wohl in den Pfingstferien, die sie in Thüringen verbrachte, oder auf der Rückreise. Der Zug, mit dem sie zurück nach Köln fuhr, kam aus Leipzig, wo zu der Zeit eine Polio-Epidemie ausgebrochen war. Inge erlebte bereits während der Fahrt eine «widerliche Übelkeit», und in den Tagen danach verschlimmerte sich ihr Zustand, sie bekam Fieber, Kopf- und Gliederschmerzen. Nach einer knappen Woche setzten Lähmungen ein. Die Eltern von Inge sind aktive Mitglieder des Kölner Zweigs der Anthroposophischen Gesellschaft und stehen öfters in direktem Kontakt mit Rudolf Steiner. Im Laufe der langen Behandlung empfiehlt er zuerst Injektionen von Arnica D6, Hyoscyamus D6 und Hypophyse D6, ferner Bäder mit Salz und Rosmarin sowie Augen- und Fußübungen, zu denen jeweils folgende Sätze zu sprechen sind: «Mein Auge ist Ich» beziehungsweise «Mein Fuß ist Ich». Diese Übungen werden 1924 noch erweitert. Inge soll auf einen Baum schauend sich in einem Gestell mithilfe der Arme weiterbewegen und dazu sprechen: «Mein Fuß ist Ich». Im Februar 1924 werden noch Senfauflagen an den Fußsohlen verordnet und danach Amnion-Injektionen und Merkur-D3-Injektionen beim Gehen. Eurythmietherapeutisch regt Rudolf Steiner an, Konsonanten mit einem Stab so auszuführen, dass die Empfindung des Stabes in die Glieder geleitet wird. Es ist ein sehr langer Prozess, aber Inge Goyert lernt im Laufe der Zeit mit Korsett und Gehschiene zu gehen. Sie absolviert ein Volkswirtschaftsstudium an der Universität Köln und arbeitet als Sekretärin am Heil- und Erziehungsinstitut Schloss Gerswalde in der Uckermark, auf Gut Farrach im Lavanttal in Kärnten und an der Freien Waldorfschule in Freiburg. Danach eröffnet sie in Freiburg ein Büro als Steuerberaterin. Mit 57 Jahren geht sie in die Schweiz und leitet ein Ferien- und Studienhaus am Genfer See. Mit 68 Jahren lebt sie in Essen im Bettina von Arnim-Haus. Am 19. Juli 2005 ist Inge Goyert 91-jährig verstorben. In ihrer Autobiografie *May I help you* hat sie ihre Begegnungen mit Rudolf Steiner beschrieben, auch über die in der Krankendokumentation vermerkten hinaus.[87]

Die Krankengeschichte

Unveröffentlichte Quellen: Patientenkarte vom Januar 1924 (IWA.01.D.03.12), Krankenbericht, Medikation und hand- und maschinenschriftliche Aufzeichnungen der Gespräche mit Rudolf Steiner (IWA.01.D.03.02), Notizbucheintragungen Hilma Walters (IWA.03.D.01.02, NB II, NB III, S. 221f., NB IV)

Veröffentlichte Quellen: Hilma Walter: Grippe, Encephalitis und Poliomyelitis, *Nr. 1, S. 10–12., Ingeborg Goyert:* May I help you, *Borchen 1999, S. 27–39; Margarete Kirchner-Bockholt:* Grundelemente der Heileurythmie, *S. 188f; Peter Selg:* Patientenmeditationen von Rudolf Steiner, *S. 36, 45–48, 94f. Die Wiedergabe folgt der Darstellung von Hilma Walter.*

Anamnese: Geboren 1914 [5. Februar 1914], als Kind Masern, sonst gesund. Hat seit dem 3. Jahr zeitweise etwas geschielt. Juni 1922 plötzlich erkrankt mit hohem Fieber und Kopfschmerzen. Am 4. Tag der Erkran-

87 Für den ausführlichen Bericht über ihre Erkrankung und die Aufenthalte in der Stuttgarter und der Arlesheimer Klinik siehe Ingeborg Goyert: *May I help you*, Borchen 1999, S. 27–39.

kung am Morgen relativ munter erwacht, wusch sich selbst am Waschtisch, schlief danach nochmals eine Stunde und erwachte gegen 11 Uhr mit einer totalen Lähmung des rechten Beines. Am nächsten Tag um dieselbe Zeit, ebenfalls nach einem kurzen Schlaf, erwacht mit Lähmung am linken Bein, außerdem Lähmung von Blase und Darm und Schwäche im Rücken, wahrscheinlich auch der Arme, und Nackensteifigkeit.

Der Arzt stellte die Diagnose Meningitis und hat auch eine Lumbalpunktion gemacht. Die Behandlung (zu Hause) bestand in warmen Bädern und Medikamenten aus dem Stuttgarter Klinisch-Therapeutischen Institut.

Nach 8 Tagen war bereits die Blasen-Darm-Lähmung behoben, nach 3 Wochen auch die Lähmung am Rücken.

Bald danach Aufnahme in das Klinisch-Therapeutische Institut in Stuttgart. Das linke Bein befand sich schon in guter Besserung, weniger das rechte. Es besteht ein latenter Strabismus convergens alternans*.

In diesem Zustand sieht auch Dr. Steiner das Kind und sagt: «Man müsste zunächst vom Auge ausgehen, bestimmen, welches die normale Sehweite ist, und dann die Objekte etwa 3 cm weiter stellen, sodass sie sich anstrengen muss, sie zu sehen, und sich dabei sagt: ‹Mein Auge ist Ich›. Und bei den Fußübungen muss sie sagen: ‹Mein Fuß ist Ich›. Dann würde ich die Injektionen in drei Gliedern machen: 1. Arnika D3 kann beibehalten werden (dient zur Erhöhung der Sensitivität), Injektionen in die kranken Beine. 2. Hypophysis D6 (dient zur Belebung der Wachstumskräfte), Injektionen zwischen den Schulterblättern oben. 3. Hyoscyamus D6 (dient zur Erhöhung des motorischen Systems), Injektionen in die Lumbalgegend hinten, etwas oberhalb des Darmbeinkammes [Beckenkamm], wo die Beinmuskeln ansetzen.

Die Injektionen werden abwechselnd an drei Tagen hintereinander gemacht. Die kalten Bäder mit Salzzusatz können beibehalten werden, aber es soll etwas Rosmarin zugesetzt werden, sodass man es riecht. Es wird nicht so kurz dauern, weil es so organisch ist bei ihr. Unter diesem Ausdruck ‹Kinderlähmung› wird nämlich alles Mögliche zusammengefasst, während man es hier deutlich ausgesprochen mit einer Ablähmung der vorderen Gehirnpartie zu tun hat, die sich namentlich in dieser nicht vom Sehnerv, sondern vom Vorderhirn ausgehenden Asymmetrie der Augen ausdrückt. Rosmarin muss hinzugefügt werden, weil der Riechnerv auch nicht in Ordnung ist.» (Die Mutter gibt an, dass das Kind stärker riecht als schmeckt; wenn eine Speise ihr nicht gut genug riecht, isst sie sie auch nicht.) «Es ist eine Induktion im Vorderhirn vom Riechzentrum,

Sehzentrum, Geschmackszentrum und dadurch eine Unregelmäßigkeit in den Nervenzentren der unteren Extremitäten. Induktion ist: Während die Nerven isoliert wirken sollten, beeinflussen sie sich gegenseitig. Es ist eine Verkümmerung der Nervenscheiden, deshalb verspreche ich mir gerade von der Hypophyse sehr viel. Aber es ist hereditär, deswegen muss man radikal vorgehen.»

Antwort: Die Schwester hat schwer laufen und sprechen gelernt.

[Steiner:] Das ist nur die andere Form der Sache.

Antwort: Der Bruder ist ein starkes Quecksilber.

Die angegebene Kur wurde bis zur Aufnahme in die Arlesheimer Klinik fortgeführt. Der Befund bei der Aufnahme am 17. Januar 1924 war: Das Kind kann seinen linken Fuß bewegen und das linke Bein in der Hüfte etwas anziehen. Rechts können nur die großen Zehen morgens oder nach dem Bad etwas bewegt und manchmal auch das Bein etwas im Liegen gebeugt werden. Das rechte Bein ist am Oberschenkel sichtbar dünner als das linke. Patellar- und Achillessehnenreflexe fehlen beiderseits, ebenso der Fußsohlenreflex. Stehen auf den Beinen ist nur bei fester Stütze möglich. Noch besteht der latente Strabismus convergens alternans. Das Kind ist zu Fettansatz geneigt, Aussehen blass und pastös. Gewicht: 28 Kilo. Stuhlgang ist regelmäßig, Appetit gut. Urin: frei von Eiweiß und Zucker. Die obige Kur wurde zunächst weitergeführt, dazu zur Verstärkung der Reaktion Milchinjektionen (1 ccm) gegeben, auch Arnika-Beinwickel und Massage.

Dr. Steiner sieht das Kind wieder am 23. Januar 1924 und sagt:

«Diese Übung mit den Augen und Beinen muss gemacht werden, sehr intensiv. Und dann sollte es zustande gebracht werden, dass sie unter Beobachten könnte – durch die Konstruktion eines besonderen Gestells, auf dem sie die Arme aufstützt, sodass die Arme kräftig verwendet werden – an einem Stock sich selbst fortbewegen und dabei sagt: ‹Mein Fuß ist Ich›, indem sie z. B. auf einen Baum schaut. Die Injektionen weiter: eine Injektion jeden zweiten Tag und dabei abwechselnd. Und dann zeigen nach etwa 4 Injektionen. Es wäre gut, wenn man mit ihr durch gewisse Übungen noch etwas machen könnte.»

(Vergleiche auch die Besprechungen über Poliomyelitis vom 21. Oktober 1923, wo Dr. Steiner über dieses Kind sagt: «Nun habe ich bei der kleinen ... als Nachheilung noch die Heileurythmie angewendet. Da kann man sehr gut die Heileurythmie so anwenden, dass man konsonantische

Übungen überhaupt macht, aber in Verbindung damit müssten wir einen Stab, die Empfindung dieses, hin in diese gelähmten Glieder leiten.)

«Es ist eine Lethargie des Vorderhirns. Und wir müssen, wenn sie schon Übungen hat, mit ihr machen, was darauf wirkt, dass das ganze Gehen vom Ich aus geschieht. Das würde sonst später ... sehr verschlafen werden, auch wenn sie jetzt kuriert wird.»

Am 4. Februar 1924 rät Dr. Steiner die Wirkung der Behandlung noch zu verstärken durch Senf-Aufschläge auf die Fußsohlen.

Arnika wird in der 6. Dezimale injiziert.

Weiterer Verlauf:

6. April 1924: Es ist ein langsamer Fortschritt zu verzeichnen, doch ist das rechte Bein noch sehr kraftlos. Rücken, Knie und Knöchel werden jetzt beim Gehen bandagiert. In den letzten Tagen mehr aktives Mitarbeiten. Klagt öfters über Magenschmerzen. Gewicht etwa 31 Kilo.

6. Juni 1924: Sie kann das linke Bein ohne Benützung der Hand heben, auch das rechte etwas mehr bewegen. Bekommt eine Rückenstütze angefertigt.

4. September 1924: Gelegentlich der Beratung einer anderen Patientin mit ähnlichen Störungen werden Injektionen mit Amnion (human.)-Saft empfohlen, um gegen die «Vertrocknung der Nerven» zu wirken.[88] Auch erhielt sie die letzte Zeit beim Gehen: Mercur D3 1 x täglich.

5. September 1924: Nach Verbesserung der Bandage ist das Stehen und Gehen viel leichter. Steht längere Zeit am Fenster, ohne müde zu werden, und geht mit leichter Unterstützung.

Entlassung am 4. Oktober 1924.

Nachtrag Mai 1950: Diese Patientin hat mithilfe eines Korsettes und Gehschienen die Möglichkeit, zu gehen. Sie absolvierte ein Universitätsstudium, steht tätig im Leben, verpflegt sich auch allein.

88 Vgl. dazu die dritte der von Hilma Walter in dem Band *Grippe, Encephalitis, Poliomyelitis. Zur Pathogenese und Behandlung* (Arlesheim 1950) geschilderten Krankengeschichten, S. 13 f.

Ergänzendes Material

Meditation

Bereits während ihres Aufenthalts in der Stuttgarter Klinik und erneut im Januar 1924 in Arlesheim gibt Rudolf Steiner der Patientin Augen- und Fußübungen, die mit einer intensiven Imagination respektive Meditation verbunden werden sollen. Während des Übens des gelähmten Gliedes soll sie sich sagen: «Mein Auge ist Ich», «Mein Fuß ist Ich», während sie zum Beispiel auf einen Baum schaut.

Zudem bekam Inge Goyert einen Spruch, den sie 1993 auch selber veröffentlichte.[89]

Wer lässt die Pflanzen blühen?
Das ist Gottes Weisheit.

Wer lässt die Menschen leben?
Das ist Gottes Liebe.

Wer lässt die Sonne kreisen?
Das ist Gottes Macht.

Wer lässt die Wolken ziehen?

Das ist Gottes Wille.

Und so lebe mir
In meines Herzens Tiefen:

Gottes Weisheit

Gottes Liebe

Gottes Macht

Gottes Wille

Dass ich werde
denkend
liebend
kräftig
gut.

89 Abgedruckt in: Rudolf Steiner: *Wahrspruchworte,* GA 40, 10. Aufl. Basel 2019, S. 344.

Eurythmietherapie

Konsonanten mit Stab

Grundelemente der Heileurythmie

(Kapitel XI: Konsonantenreihen, S. 188 f.)

Konsonanten mit dem Stab.

Ein Mädchen erkrankte mit 8 Jahren an Poliomyelitis. – Die Lähmung begann im rechten Bein; einen Tag später wurde[n] auch das linke Bein, Blase und Darm befallen. Als Rudolf Steiner sie ein Jahr später sah, war die Blasen-Darm-Lähmung behoben, das linke Bein in guter Besserung, weniger das rechte. Es bestand außerdem ein zeitweises Schielen nach innen. Rudolf Steiner wünschte, dass man von diesem letzten Symptom ausging in der Behandlung. Die Übung bestand darin, zunächst die normale Sehweite zu bestimmen, dann Objekte etwa drei Zentimeter über diese normale Sehweite hinaus aufzustellen, sodass sie sich anstrengen musste, diese zu sehen. Alle Kraft in ihre Augen schickend, sollte sie sich dabei sagen: «Mein Auge ist Ich.» Weiter sollte sie auch mit den Füßen «I» machen und dabei sagen: «Mein Fuß ist Ich.» Später, als sie an einem Stock gehen konnte, sollte sie sich dabei sagen: «Mein Fuß ist Ich.» Dabei sollte sie aber nicht auf den Fuß schauen. – Alle Konsonanten sollten geübt werden mit einem Stab, wobei bewusst die Bewegung in die gelähmten Glieder geleitet werden sollte.

Kommentar

Trotz der ausführlichen Krankenakten und der umfassenden Schilderung des Krankheitsverlaufs durch Inge Goyert selbst (siehe S. 29–31) wie auch durch ihre Mutter, lässt sich die Diagnose im Rückblick und allein aus überlieferten Fakten nicht eindeutig stellen. Es kann sich um eine Poliomyelitis oder auch um eine Polioenzephalitis gehandelt haben. Die Poliomyelitis – landläufig bekannt als Kinderlähmung – ist eine virale Infektion, die vom Rückenmark aus zu peripheren Lähmungen führt. Seit Einführung der Polioimpfung in den 1950er-Jahren ist die Erkrankung weltweit zurückgegangen und tritt heute nur noch in wenigen Ländern auf.

Diagnostisch und therapeutisch ist Rudolf Steiner bemüht, die seines Erachtens allzu unspezifisch gebrauchte Bezeichnung «Kinderlähmung» genauer zu fassen. Er erkennt das Besondere der Erkrankung von Inge Goyert in einer sogenannten Induktion im Vorderhirn, die Geschmacks-, Geruchs- und Sehzentrum betrifft und in der Folge Unregelmäßigkeiten in den Nervenzentren der unteren Extremitäten auslöst. Rudolf Steiner benennt die von ihm ausgemachte Ursache recht genau: Er spricht von einer Ablähmung der vorderen Gehirnpartie.

Seine Behandlung setzt deshalb einerseits beim Auge an und andererseits an den Beinen. Das Gehen soll aus dem Ich sich gestalten, um der sogenannten Ablähmung des Vorderhirns entgegenzuarbeiten. Die Gesetzmäßigkeit des polaren Prinzips, wie sie Rudolf Steiner im Heileurythmiekurs am Beispiel des Schielens ausführt, wird hier angewendet: «Es ist da so, dass man wirklich eine Art Gesetz aufstellen kann: Für alles dasjenige, was im unteren Menschen abnorm ist, wirkt normalisierend dasjenige, was im oberen Menschen als Ausgleich geschaffen wird, und umgekehrt.»[90]

Eurythmietherapeutisch sollen Konsonanten geübt werden, und zwar mit einem Stab und so, dass die Empfindung des Stabes in die Beine hineingeleitet wird.

Das Bewusstsein der eigenen Gliedmaßen soll dadurch ebenso verstärkt werden wie durch die bewusste Verbindung der Bewegung mit dem Ich-Bewusstsein («Mein Fuß ist Ich»).

Die Anwendung von Senfmehl auf den Fußsohlen versursacht einen Hautreiz, der die Wärme anregt und das Bewusstsein an dieser Stelle erhöht.

90 Rudolf Steiner: Vortrag, Stuttgart, 28. Oktober 1922, in: *Heileurythmie*, GA 315, 6. Aufl. Basel 2021, S. 271.

27 Poliomyelitis und luetische Grundlage

Die Patientin war vom 28. November 1923 bis zum 29. Juni 1924 in stationärer Behandlung im Klinisch-Therapeutischen Institut Arlesheim. Rudolf Steiner hat sie am 3. Dezember 1923 und noch einmal sechs Wochen später, am 18. Januar 1924, gesehen. Um 1927 wurde sie erneut in der Klinik vorstellig.

Dorothea Lorie ist Holländerin, sie wohnt in Den Haag und ist zum Zeitpunkt ihrer Behandlung 24 Jahre alt. Sie hat vor neun Jahren eine Poliomyelitis durchgemacht, während ihrer Behandlung in Arlesheim stehen aus der Erkrankung resultierende Gehstörungen im Vordergrund. Beim Auftreten der Krankheit erhielt sie Injektionen in den Rückenmarkkanal, die ihren Zustand noch verschlimmert haben. Lorie wird beschrieben als mittelgroße Frau, sehr dick und von blassem, aufgeschwemmtem Aussehen. Sie ist nach eigenen Angaben hellsichtig. Dorothea Lorie neigt zu Furunkulose und hat rezidivierende Atemwegsentzündungen, auch während ihres siebenmonatigen Aufenthaltes in Arlesheim. Rudolf Steiners Anliegen bei der Behandlung ist die Regulation der Ich-Organisation von Dorothea Lorie, er verordnet Kieselsäurebäder und Phosphor D3. Eurythmietherapeutisch verordnet Rudolf Steiner die Lautfolge *S R T,* mit den Händen zu machen.

Die Krankengeschichte

Unveröffentlichte Quellen: Patientenkarte vom November 1923 (IWA.01.D.03.11), Aufzeichnung des Gesprächs mit Rudolf Steiner vom 3.12.1923 (IWA.01.D.03.14), Notizbucheintragungen Hilma Walters (IWA.03.D.01.02, NB II, NB III, S. 284, NB IV)

Veröffentlichte Quellen: Hilma Walter: «Krankengeschichten», in: Beiblätter der Zeitschrift Natura, *3. Jg., 1928, Nr. 1–2, S. 147f.; Margarete Kirchner-Bockholt:* Grundelemente der Heileurythmie, *S. 188; Hilma Walter:* Grippe, Encephalitis und Polio, *Nr. 4, S. 15–17. Die Wiedergabe folgt der Darstellung von Hilma Walter.*

Anamnese, 30. November 1923: Als Kind: Englische Krankheit* – erste Gehversuche mit 18–20 Monaten –, Masern, Skorbut*, häufige Halsdrüsenschwellung, jeden Winter Angina und Bronchitis, immer leicht müde und häufig Nasenbluten. Reife mit 12 Jahren eingetreten. Perioden immer schmerzhaft, früher verzögert, in den letzten Jahren oft 14-tägig.

Am 23. August 1914, gerade 3 Wochen von einem Badekur-Aufenthalt in Deutschland nach Hause (Holland) zurückgekehrt, plötzlich erkrankt mit Kopfschmerzen und Fieber bis 39,0°. Der Arzt stellte Influenza fest. Am 2. Krankheitstag bei Berührung starke Schmerzen in den Beinen, konnte auch nicht mehr auf den Beinen stehen. Am 6. Krankheitstag wurde ein zweiter Arzt hinzugezogen, der Poliomyelitis* feststellte. Patientin bekam dann ihr eigenes Blutserum in den Rückenmarkkanal injiziert, außerdem Serum eines anderen an Poliomyelitis erkrankten Rekonvaleszenten. – Danach wesentliche Verschlimmerung. Die Beine waren bis auf die große Zehe gelähmt, ebenso Blase und Darm. Außerdem Schmerzen in den Armen und Steifigkeit in den Augen. Auch konnte Patientin kaum mehr schlafen. Eine Schmierkur mit Quecksilbersalbe an den Beinen blieb ohne Erfolg.

September 1914: Zuziehung eines Magnetiseurs. Bei der ersten Behandlung schlief Patientin sofort ein. Unter dieser Behandlung langsame stetige Besserung, konnte Weihnacht 1914 bereits im Bett mit Unterstützung knien; auch die Blasen-Darm-Funktion besserte sich. Februar 1915 konnte Patientin mit Unterstützung an der Wand stehen, bekam zu dieser Zeit auch eine Behandlung mit Elektrisieren und Massage. März 1915 die ersten Gehversuche. Die Behandlung durch den Magnetiseur wurde auch bis jetzt noch durchgeführt.

Zurzeit kann Patientin an einem Arm gestützt auf ebenem Wege gehen. Beim Gehen das Gefühl, dass sich im Leib die Organe senken. Die Blasen-Darm-Lähmung ist behoben. Stuhlgang jedoch nur auf Abführmittel. Beim Lesen noch leichte Ermüdbarkeit der Augen. Bei Anstrengung Herzklopfen. Appetit: gut. Schlaf: gut, viele Träume.

Befund: Mittelgroß, breitschultrig, unnatürlich dick und aufgeschwemmt, blass. Mediale Veranlagung. Herz und Lunge o. B. Bauchdecke sehr schlaff. Im Stehen starke Lordose*. Das rechte Bein ist dicker als das linke, das linke kann aber besser gehoben werden als das rechte. In liegender Stellung können die Beine nur im Bad etwas gehoben werden. Beugung beider Knie gut, weniger gut die Streckung. Bewegung in den Fuß- und Zehengelenken gut. Reflexe: Patellarreflex* rechts +, links –, Augenreflexe r = 1 +. Bei Ermüdung leichter Strabismus divergens*. Sensibilität r = 1 intakt. Urin: vorübergehend Spuren von Zucker, frei von Eiweiß. Temperatur labil, abends 37,0–37,8. Gewicht: 74,3 Kilo (netto).

Verlauf: 3.12.1923 Besuch von Dr. Steiner.

Dr. Steiner: Im Wesentlichen haben Sie bis zum 14.–15. Jahr nichts Besonderes zu klagen gehabt als diese Halsgeschichten? Wo waren Sie 1914 in Deutschland?

Patientin: In Münster am Stein.

Dr. Steiner: Haben Sie sich da gut gefühlt?

Patientin: Ja, es war etwas kalt.

Dr. Steiner: Wer hat Ihnen dazu geraten? In Münster am Stein geht man immer wie in einem Backofen. Haben Sie sich da gut gefühlt? ...

Antwort: ?

[Steiner:] Das war ein Fehler. Und dann sind Sie zurückgegangen? Und dann ist diese Geschichte mit den Beinen gekommen? Und dann hat man Sie geimpft? Und da ist es eigentlich erst etwas schlimmer geworden?

Patientin: Ja.

Dr. Steiner: Und das ist in den letzten Jahren unter der Behandlung besser geworden?

Patientin: Ja.

Dr. Steiner: 1922, wo ich Sie gesehen habe, war es schlechter als heute?

Patientin: Ja, ein wenig.

Dr. Steiner: Gewisse Erscheinungen sind ja behoben. Nur der Stuhlgang geht nicht? Und das ist ganz einwandfrei festgestellt, dass sie im warmen Bad beweglicher ist?

Antwort: Das sind nur ihre Angaben, ist aber hier noch nicht ausprobiert.

Dr. Steiner: Ist viel Zucker vorhanden?

Antwort: Etwas.

Dr. Steiner: Wie lange können Sie hierbleiben?

Patientin: Solange es nötig ist.

Dr. Steiner: Wenn man etwas Gründliches machen will, kann sie kaum vor 3–4 Monaten weggehen. – Man muss da einmal gründlich mit Ihnen vorgehen. – Es ist auch sehr viel verdorben worden. Ich kann mir auch keine Idee machen, was der Arzt mit den Impfungen machen wollte. – Jeden Winter hatte Sie Angina und Bronchitis?

Patientin: Ja, und viel Nasenbluten.

Dr. Steiner: Haben Sie jetzt noch viel Schmerzen in den Beinen?

Patientin: Nein.

Dr. Steiner: Zeigen Sie mir einmal die Hände. Es ist auch die rechte Hand etwas stärker. Sie war doch in der Schule?

Patientin: Nein, die Ärzte haben es verboten.

Dr. Steiner: Aber Sie haben sonst gelernt?

Patientin: Ja.

Dr. Steiner: War es schwer für Sie zu lernen oder leicht?

Patientin: Ich war schnell müde.

Dr. Steiner frägt um eine Schriftprobe und stellt die Frage: Sie tragen eine Brille?

Antwort: Ja, sie ist etwas astigmatisch*.

Dr. Steiner in der Besprechung mit den Ärzten: Als sie von Münster am Stein nach Hause gekommen ist, ist gekommen ganz entschieden eine Kleinhirnlähmung. Die ist auch vorhanden. Es fällt ja das Ganze so etwas auseinander. Die Muskeln sind ja alle da, und ich möchte bei ihr beginnen zuerst mit einer Kieselsäure-Badekur. Da kriegen wir eine Stärkung der ganzen Ich-Organisation. Und verbunden damit müssen wir ihr dann Phosphor geben (Phosphor D3). Damit beginnen wir. Dann wollen wir sehen, was das auf sie für einen Eindruck macht. Das Kieselsäurebad müsste ein wirkliches Kieselsäurebad sein, sodass man sich darauf verlassen kann. Wir müssen das Bad so warm nehmen lassen, als sie es ertragen kann, und die Kieselsäure in starker Dezimale hineintun, 50 %. Man muss eine Kieselsäurelösung haben, die gesättigt ist, die muss dann noch einmal so viel heißes Wasser bekommen, sodass das zusammen ein Liter gibt. Und dann müsste man ausprobieren, wie viel dann in das Badewasser hineinkommt, dadurch vielleicht, dass Sie sehen, dass das Wasser durch die Kieselsäure wesentlich metallischer wird. Es klingt dann metallisch, wenn man die Tropfen sinken lässt, wenn man die Tropfen auffallen lässt. Und dann vergessen Sie nicht, sie nach 14 Tagen wieder zu schicken. Sie ist ein Medium. Nur würde ich meinen, dass man sie mit den Händen würde machen lassen: S, R, T heileurythmisch.

Verlauf: Der Phosphor wurde langsam ansteigend: einmal 3 bis zweimal 5 Tropfen pro Tag gegeben, gelegentlich mit 14-tägigen Pausen dazwischen. Die Kieselsäurebäder wurden mit Rosmarinzusatz und zwar, mit Unterbrechung während der Periode, dreimal wöchentlich gegeben. Stuhlregelung durch Clairotee, gelegentlich mit Nachhilfe einer Glycerinspritze. Die Bäder werden sehr angenehm empfunden. Patientin geht ziemlich gut auf Spaziergängen, wenn von Vater und Mutter, die beide für eine Kur mitanwesend sind, unterstützt. Ging sogar bis zur Schreinerei am Goetheanum, natürlich mit Unterbrechung. Ist guter Stimmung.

Nach einem Anflug von Halsschmerzen einige Furunkel an Oberschenkel und Gesäß, die besondere Behandlung erfordern.

18. Januar 1924. Dr. Steiner bei einem Besuch: «Furunkel sind sehr gut.» An der bisherigen Kur wird prinzipiell nichts geändert. Im weiteren Verlauf auch leicht wieder Anflüge von Halsschmerzen und Schnupfen mit Neigung zu subfebrilen Temperaturen. Im Mai 1924 auch Grippe mit hartnäckiger Bronchitis und Augenentzündung. Die Mutter ist immer sehr ängstlich, und die übergroße Fürsorglichkeit behindert auch die Tochter in ihrer eigenen Aktivität. Die Eltern bewundern und kultivieren auch die bei der Tochter vorhandene mediumistische Veranlagung. – Doch langsam weitere Fortschritte mit Nachhilfe durch Massage. Allmählich wird Patientin selbst auch wieder mehr unternehmend und um die Zeit der Entlassung (29. Juni 1924) hat sie viel Freude am Gehen, klagt auch nicht über Müdigkeit trotz weiter Gänge bis zur Kantine am Goetheanum, wenn von den Eltern an beiden Seiten gestützt. Gewicht 70 Kilo.

Nachtrag: Etwa drei Jahre später zeigte sich Patientin nochmals in der Klinik. Sie ging dann völlig frei und hatte sich in ihrem Aussehen weiter zu ihren Gunsten verändert. Sie hatte auch zu Hause immer wieder von Zeit zu Zeit Phosphor eingenommen und ihre Badekur durchgeführt.

Ergänzendes Material

Natura-Beiblätter

Kommentar zu dieser Krankengeschichte von Hilma Walter aus *Beiblätter der Zeitschrift Natura,* 3. Jg , Dezember 1928, Nr. 1–2, 4. Krankengeschichte

[...] Wiederum handelte es sich auch hier, und in noch ausgesprochenerem Maße als bei den Eltern der Patientin, um eine Schwäche der gesamten Ich-Organisation. Dafür spricht schon die Rachitis, der Skorbut, die Neigung zu entzündlichen Prozessen. Auch hat sich der Krankheitszustand später noch verstärkt im Anschluss an die akute, fieberhafte Erkrankung. Denn wir müssen nunmehr aus dem Befund annehmen, dass die Ich-Organisation im Sinnes-Nervensystem noch mehr geschwächt, zum Teil sogar lückenhaft geworden und gewissermaßen teilweise hinabgeglitten ist in das Gliedmaßen-Stoffwechselsystem, was zu den Lähmungserscheinungen geführt hat; während andererseits auch die Aktivität der Ich-Organisation im Blute gering war. Das zeigte der träge Stoffwechsel mit Neigung zu Fettablagerung, vor allem aber die große Blässe der Haut.

Dr. Steiner brachte bei dieser Patientin den akuten Ausbruch der fieberhaften Erkrankung in ursächlichen Zusammenhang mit den für ihre Konstitution ganz ungeeigneten Bildern, nach denen Patientin auch, wie sie auf Befragen angibt, sich öfter kalt gefühlt hat. Dies hat zu einer Lähmung des Kleinhirns geführt, ähnlich wie bei einer Poliomyelitis. Die schweren, nachhaltigen Lähmungserscheinungen führte Dr. Steiner weiterhin zurück auf den Eingriff durch die Lumbalpunktion und die Seruminjektionen. – Es waren für den Organismus Schockwirkungen. – Diese Patientin erhielt nun ebenfalls nach Angaben von Dr. Steiner Kieselsäure-Rosmarin-Bäder. Es sollte hier der Kieselsäure-Zusatz (verwendet wurde Equisetum) so stark und das Bad so warm als möglich sein. Dazu wurde innerlich Phosphor D3 tropfenweise und mit regelmäßigen Pausen dazwischen gegeben, um dadurch auch die ungenügende Aktivität der Ich-Organisation vom Stoffwechselsystem aus im Blute zu unterstützen. Auch sollte der ganze Heilungsprozess noch unterstützt werden durch heileurythmisches Üben von S R T mit den Armen.

Zusehends konnte man hier die günstige Wirkung der Kur beobachten. Interessant war zum Beispiel zu sehen, dass sich um die 3. bis 5. Woche einige Furunkel an den Oberschenkeln einstellten; ein Anzeichen, das günstig zu bewerten war, weil man daran sah, dass die inneren Stoffwechselprozesse sich mehr zu regen begannen. Auch besserte sich die Hautfarbe und der Turgor. Patientin nahm allmählich an Gewicht ab – von 74 Kilo auf etwa 65 Kilo –, wurde dementsprechend beweglicher und auch sicherer auf den Beinen. So konnte Patientin nach etwa fünf Monaten schon mit geringer Stütze bis zum Goetheanum gehen, ohne dabei wesentlich zu ermüden. Erschwerend an einem schnelleren Fortschreiten des Heilungsprozesses war nur die übergroße Ängstlichkeit der Eltern, die Patientin an der Entfaltung ihrer eigenen Initiative immer eher hemmten als unterstützten. Doch als wir die Patientin nach etwa drei Jahren wiedersahen, ging sie völlig frei und hatte sich weiter in ihrem Aussehen zu ihren Gunsten verändert. Sie hatte auch zu Hause immer wieder von Zeit zu Zeit etwas Phosphor eingenommen und ihre Badekur durchgeführt.

Eurythmietherapie

S R T mit den Händen

Grundelemente der Heileurythmie

(Kapitel XI: Konsonantenreihen, S. 188)

S R T sollte eine 24-jährige Patientin mit den Händen üben, die mit 15 Jahren eine Poliomyelitis durchgemacht hatte. Die Lähmung hatte anfangs beide Beine, Blase und Mastdarm befallen, war aber schon wesentlich zurückgebildet, als sie nach 9 Jahren zur Behandlung kam. Es war noch eine Schwäche beider Beine vorhanden und im Stehen eine starke Lordose. Stuhlgang war nur möglich mit Abführmitteln. – Die Heileurythmie wurde im Zusammenhang mit der medikamentösen Behandlung durch längere Zeit erfolgreich durchgeführt, sodass sie später wieder ganz unbehindert gehen konnte.

Kommentar

Neben der Poliomyelitis, bei der es sich um eine periphere Nervenerkrankung handelt, sieht Rudolf Steiner hier auch das zentral lokalisierte Phänomen einer Kleinhirnlähmung.

Die Eltern von Dorothea Lorie sind ebenfalls in Behandlung und werden – wie auch ihre Tochter – am 3. Dezember 1923 Rudolf Steiner vorgestellt.[91] Bei der Besprechung mit dem Vater wird deutlich, dass, ausgehend vom Großvater väterlicherseits, eine luetische Belastung vorliegt. Auch der Mutter wird die Einnahme von phosphorsaurem Kalk D4 empfohlen, um die Ich-Organisation zu stärken. Diese erblich bedingte Schwäche habe, so Rudolf Steiner, bei Dorothea Lorie die Erkrankung «beschleunigt». Wie im Kapitel «Wesensgliederdiagnose als Leitprinzip für die Lautfolgen» (S. 37) beschrieben, hängt das, was Rudolf Steiner mit luetischer Grundlage bezeichnet, stark mit einem Ungleichgewicht der Ich-Organisation im Verhältnis zu den anderen Wesensgliedern zusammen. Das betont Steiner auch in dieser Konsultation bezüglich der hier zu beobachtenden vererbten Schwäche: Es sei «immer die Ich-Organisation, die nicht wirkt, und das ist auch, was bei der Tochter herauskommt».

Bei der eurythmietherapeutischen Lautfolge S R T wird zur Ausführung vermerkt, dass sie mit den Händen bewegt werden soll. In ihrem Kommentar zu dieser Geschichte im *Natura*-Beiblatt und auf der Patientenkarte schreibt Hilma Walter Arme statt Hände. Hierbei ist nicht klar, ob beides geübt wurde oder ob Hilma Walter dem Unterschied der Zonen wenig Bedeutung beigemessen hat. Hände und Finger bilden die äußerste Peripherie der Arme, und Rudolf Steiner weist im Heileurythmiekurs auf die Wirkung von peripher, also mit den Fingern ausgeübten I-Gebärden auf Asymmetrien des Sehens hin.[92] Unter diesem Gesichtspunkt stellt sich hier die Frage, in welcher Weise die an der Peripherie ausgeführten Konsonanten wirken. In der Anamnese wird ein leichter Astigmatismus und ein leichtes Auswärtsschielen bei Ermüdung erwähnt. Im Verlauf der Konsultati-

91 Vgl. den Bericht von Hilma Walter: *Die Pflanzenwelt. Ihre Verwandtschaft zur Erden- und Menschheitsentwicklung,* Arlesheim 1971, Nr. 61, S. 155.

92 Rudolf Steiner: Vortrag, Stuttgart, 28. Oktober 1922, in: *Heileurythmie,* GA 315, 6. Aufl. Basel 2021, S. 121.

on lässt sich Rudolf Steiner auch die Hände der Patientin zeigen. Die beschriebene Kleinhirnbeteiligung geht mit Defiziten bei Fähigkeiten wie Koordination und Feinabstimmung von Bewegungsabläufen einher. Auch Margarete Kirchner-Bockholt beschreibt dies in ihrem Kommentar zu dem Fall.[93] – Ob die Poliomyelitis immer mit einer sogenannten Ablähmung des Kleinhirns einhergeht oder ob das nur bei Dorothea Lorie der Fall ist, bleibt dahingestellt.

Margarete Kirchner-Bockholt stuft in *Grundelemente der Heileurythmie* die Krankengeschichten, die hier als Nummer 26, 27 und 28 angeführt werden, als Fälle von Kinderlähmung ein. Die Krankengeschichte 28 ist laut Rudolf Steiner jedoch kein Fall von Poliomyelitis. Bei der vorliegenden, wie auch bei der vorangehenden Krankengeschichte sieht er für eine Heilung vor allem den Bedarf einer Regulierung der Ich-Organisation. In der Krankengeschichte 26 soll die Patientin Inge Goyert sich ichhaft mit Auge und Fuß verbinden und Konsonanten mit dem Stab eurythmisieren. Die Lautfolgen und die eurythmietherapeutische Anregung für ihre Ausführung stehen aller Wahrscheinlichkeit nach auch hier in einem starken Zusammenhang mit der Ich-Organisation (vgl. auch das Kapitel «Wesensgliederdiagnose als Leitprinzip für die Lautfolgen»).

93 Margarete Kirchner-Bockholt: *Grundelemente der Heileurythmie*, 5. Aufl. Dornach 2010, S. 189 f.

28 Parese nach Lumbalpunktion

Der Patient wurde 1923 zweimal stationär im Klinisch-Therapeutischen Institut in Arlesheim behandelt. Die vollständigen Daten der Aufenthalte sind nicht bekannt, gemäß der Aufzeichnungen zur eurythmietherapeutischen Behandlung befand er sich auf jeden Fall vom 14. Februar bis zum 1. April 1923 und vom 20. Mai bis zum 25. Juni 1923 in Arlesheim. Rudolf Steiner sah den Patienten bei seinem ersten Aufenthalt. Darüber hinaus sind drei weitere Behandlungsempfehlungen Steiners überliefert: zunächst vom Juli und August 1923, wobei unklar ist, ob Rudolf Steiner den jungen Mann dazu gesehen oder ob nur eine Besprechung stattgefunden hat, und schließlich vom Januar 1924, wobei nun eurythmietherapeutisch eine spezifische Lautfolge angeregt wurde. Im Januar 1924 war der Patient vermutlich nur ambulant in Arlesheim; Medizin und Indikation erhielt er, wie ein Briefentwurf belegt, nachgeschickt.

Dick Belaieff, 17 Jahre, wird beschrieben als ein schlanker, mittelgroßer und intelligenter Junge, der im Januar 1921 nach einer Erkältung und Lumbalpunktion Lähmungen vor allem am Rücken und im linken Bein entwickelt hat. Seitdem treten aufgrund der geschwächten Muskulatur des Brustkorbes öfters Atemwegserkrankungen auf. Rudolf Steiner bemerkt eine geschwächte Ich-Organisation, die reguliert beziehungsweise geordnet werden soll. Er regt Einreibungen mit Zinnsalbe (5 %) und Kupfersalbe (5 %) auf Stirn und Knie an, sowie Schwefelsäure innerlich. Später empfiehlt er Graphitsalbe D3 und Eisensalbe D3 für Stirn und Knie, sowie Flusssäure D3 und Schneckenschleim D3 innerlich. Der Junge hat in den letzten Jahren Gymnastik nach der Mackenzie-Methode[94] gemacht und dadurch einige Verbesserung in seiner Bewegung und Haltung erreicht. Diese Gymnastik wird weitergeführt, zusätzlich bekommt Dick Eurythmietherapie. Erst am 17. Januar 1924 verordnet Rudolf Steiner dann

94 Zu dieser Methode konnten keine weiteren Informationen gefunden werden.

die eurythmietherapeutische Lautfolge *L R T P,* die mit den Armen ausgeführt werden soll. Wahrscheinlich hat Dick Belaieff diese Lautfolge nur schriftlich erhalten, in einem an ihn adressierten Brief von Margarete Bockholt hat die Therapeutin die Lautangaben – allerdings in anderer Folge – weitergegeben. Bereits im Juni 1923, nach dem ersten Aufenthalt in der Klinik, ist ein Teil der Rückenmuskulatur wieder gekräftigt und die rechte Beinschiene kann weggelassen werden. Belaieff kann zu diesem Zeitpunkt schon wieder eine halbe Stunde gehen, mit Zwischenpausen, und er kann seine Arme über Schulterhöhe heben. Einige Jahre später kann er drei bis vier Stunden gehen und seine Arme uneingeschränkt gebrauchen.

Die Krankengeschichte

Unveröffentlichte Quellen: Patientenkarte vom März 1923 (IWA.01.D.03.11), drei kurze Berichte der Besprechungen mit Rudolf Steiner (IWA.01.D.03.01), Behandlungsbuch Heileurythmie (IWA.03.D.01.01, S. 60 f., 84 f.), drei Notizbucheintragungen Hilma Walters (IWA.03.D.01.02, NB II, NB III, S. 183, NB IV), Brief Margarete Bockholt an Dick Belaieff, 28. Januar 1924 (IWA.01.D.03.01)

Veröffentlichte Quellen: Margarete Kirchner-Bockholt: Grundelemente der Heileurythmie, *S. 189; Ita Wegman in:* Beiblätter der Zeitschrift Natura, Jg. 13, 1928, Nr. 5–7, S. 107–110; *Hilma Walter:* Grippe, Encephalitis und Poliomyelitis, *Nr. 7, S. 19 f. Die Wiedergabe folgt der Darstellung von Hilma Walter.*

Anamnese, Februar 1923: Vor zwei Jahren (Januar 1921) akute fieberhafte Erkrankung mit heftigen Kopfschmerzen, Fieber bis 39,7°. Erste Diagnose lautete: rheumatische Erkrankung, dann am 4. Tag wegen Verdacht auf Meningitis Lumbalpunktion. Nach der Punktion Lähmung aller Extremitäten und des Rückens, während vorher keinerlei Motilitätsstörungen da waren, nur starke Schmerzen bei Rückenbeugung.

Es erfolgte 7 Monate lang elektrische Behandlung, 2-mal täglich, ohne irgendeinen Erfolg. Dann bis jetzt Gymnastik nach Mackenzie-Methode. Dadurch ist Patient so weit gebracht, dass er jetzt durch Schiene und Korsett gut stehen und kürzere Strecken gehen kann. Die größte Schwäche ist im Rücken und im linken Bein.

Als Kind immer gesund, hatte nur Masern, Keuchhusten und mit 5 Jahren eine leichte, im Beginn koupierte* Pneumonie. – Seit der Lähmung im Winter anfällig für Bronchitis. Vor seiner jetzigen Erkrankung war er ein guter Schwimmer, Skiläufer etc.

Befund: Mittelgroß, schlank, blass, geringes Fettpolster bei gutem Appetit und regelmäßiger Verdauung; relativ kleiner Kopf. Die ganze Rücken- und Schultermuskulatur, auch das linke Bein noch stark atrophisch, weniger die Muskulatur am rechten Bein und an den beiden Oberarmen. Ganz gut sind Unterarme und Hände.

Dr. Steiner frägt, ob vor seiner Erkrankung eine Durchnässung oder Verkühlung stattgefunden habe. – Der Patient erinnert sich, dass er etwa 14 Tage vorher nach einem heißen Bade ausgegangen ist ohne Mantel und dabei sehr fror.

Dr. Steiner: «Es handelt sich hier um zwei verschiedene Erkrankungen. Zuerst liegt eine Erkältung vor, dann ist durch die Punktion ein mechanischer Insult beigebracht, der die Lähmung verursacht hat. Um eine Kinderlähmung handelt es sich nicht. Dagegen spricht seine Konstitution und die schnelle Degeneration der Muskeln. Es ist vielmehr durch die Punktion eine Intoxikation eingetreten (Meningitis). Die ursprüngliche Erkrankung ist eine seltene Form einer Erkältungskrankheit, die vielleicht hätte zu einer Tabes führen können. Denn es ist zu einer tabischen Erkrankung durchaus nicht immer eine Infektion nötig. [...]»

Die von Dr. Steiner angegebene Therapie ist: Zinn 5% einreiben auf die Stirn, Kupfer 5% einreiben auf die Knie. Schwefelsäure, kleinste allopathische Dosis (5%, 2 × tägl. 5 Tropfen).

Juli 1923: Es wird von Dr. Steiner der Rat gegeben: «Man soll jetzt eine kurze Zeit die Sache umkehren: Kupfersalbe auf die Stirne reiben, Zinnsalbe auf die Knie und innerlich die Schwefelsäure stärker nehmen, etwa 8–10%-ig.»

August 1923: Dr. Steiner empfiehlt: Eisensalbe D3 für die Knie, Graphitsalbe D3 für die Stirn, innerlich: Flusssäure D3, Schneckenschleim D3. Dr. Steiner bezeichnete den Zustand als «Unorientiertheit des Ich».

17. Januar 1924: Dr. Steiner: Diese Medikation muss in der Hauptsache beibehalten werden. Nur braucht er eine Pause. Und in dieser Pause wird es nötig sein, dass wir einfach eine Pflanze, die Kupfer enthalten muss, geben. Dies wäre dann 14 Tage zu nehmen. Als Heileurythmie wäre gut mit den Armen: L R T P.

Verlauf: Der Patient blühte unter der Behandlung bald sichtlich auf. Stellenweise ist allmählich auch ein Rückgang der Atrophien zu beobachten. Bald konnten die Arme wieder über Schulterhöhe gehoben werden. Nach 3–4 Monaten war die rechte Beinschiene ganz entbehrlich und Patient konnte etwa eine halbe Stunde gehen, wenn er dazwischen ausruhte. Auch nach der Entlassung macht die Besserung Fortschritte. – Von 1928 liegen auch noch Nachrichten vor, dass Patient seine Arme ungehindert gebrauchen und ohne zu große Anstrengung 3–4 Stunden gehen konnte und auch sonst gesund und kräftig war.

Ergänzendes Material

Natura-Beiblätter

Kommentar zu dieser Krankengeschichte von Ita Wegman aus *Beiblätter der Zeitschrift Natura,* Jg. 2, Nr. 5–7 (13), Februar 1928, 4. Krankengeschichte, S. 107–110.

Ein Junge von 17 Jahren kam mit folgender Vorgeschichte in unsere Klinik: Er war vor 2 Jahren akut mit hohem Fieber, heftigen Kopf- und Rückenschmerzen erkrankt, was tagelang anhielt. Der Arzt vermutete Meningitis, und es wurde am 4. Tag der Erkrankung im Krankenhaus eine Lumbalpunktion vorgenommen.

Danach noch am gleichen Tag Lähmung aller Glieder und des Rückens, während vor der Punktion noch keine Motilitätsstörungen beobachtet worden waren. Die Lähmungen blieben dann auch nach dem Abklingen der akuten Erscheinungen bestehen, und eine 7-monatliche elektrische Behandlung hatte keinen wesentlichen Erfolg. Danach zu Hause Massagebehandlung und spezielle gymnastische Muskelübungen mit dem Erfolg, dass Patient bei der Aufnahme in unsere Behandlung wenigstens so weit war, dass er mit Korsett und Beinschienen, zuletzt nur noch mit einer, allmählich stehen und auch kleine Strecken gehen konnte. Doch war vor allem die ganze Rücken- und Schultermuskulatur und das linke Bein noch stark atrophisch, weniger die Muskulatur am rechten Bein und an den beiden Oberarmen. Und nur die Bewegungen der Unterarme und Hände waren ganz gut. – Die Diagnose der Ärzte hatte schließlich auf Lähmung nach Poliomyelitis anterior gelautet.

Der Patient war mittelgroß, schlank gebaut, der Kopf relativ klein. Sein Aussehen war blass, das Fettpolster gering bei gutem Appetit und regelmäßiger Verdauung. Als Kind war er angeblich immer gesund, sehr munter und in der Schule begabt. An Kinderkrankheiten hatte er nur Masern und Keuchhusten gehabt; außerdem mit 5 Jahren eine leichte und im Beginne coupierte Pneumonie. Dann aber erst in letzter Zeit wieder in Zusammenhang mit einer durch die Lähmung eingetretenen Schwäche der Thoraxmuskulatur jeden Winter eine starke und langwierige Bronchitis.

Wichtig war in diesem Falle noch für die Anamnese, dass der Patient auf Befragen ohne weiteres Besinnen angeben konnte, dass er etwa 14 Tage vor dem Eintreten der akuten fieberhaften Erkrankung nach einem heißen Bad ausgegangen sei und danach sehr stark am ganzen Körper gefroren habe. Die Frage hatte Dr. Steiner damals an den Jungen gestellt, als wir ihm diesen Patienten zeigen konnten. Und er erklärte uns den Fall so, dass diese vorausgegangene Erkältung der Anlass für das eigenartige Fieber war. Auch waren wir schon wiederholt darauf hingewiesen worden, dass eben die männliche, fester gefügte Konstitution sich im Allgemeinen durch wechselnde Witterungseinflüsse weniger leicht erkältet als die Frau mit ihrer mehr labilen Konstitution, die dadurch verhältnismäßig leichter den Einflüssen der Atmosphäre ausgesetzt ist, diese aber meist auch wieder schnell überwinden kann. Während auf der andern Seite der Mann, wenn er sich erkältet hat, oft weniger schnell darüber hinwegkommt und in Gefahr steht, wenn er die Erkältung nicht durch einen gewöhnlichen Schnupfen und dergleichen abtun kann, den Schaden tiefer in seine Organisation hineinzunehmen, wobei starke Erkältungen unter Umständen schockartig auf den ganzen Organismus wirken. So können daraus atypische Fieberzustände entstehen, die wegen Mangel an katarrhalischen Symptomen und infolge eines verzögerten Auftretens gewöhnlich nicht mehr ursächlich mit einer Erkältung in Zusammenhang gebracht werden und für die Diagnose dann Schwierigkeiten machen. Oder es kann, wie schon erwähnt, selbst eine tabische Erkrankung auf eine intensive Kältewirkung zurückzuführen sein, wenn eine konstitutionelle Veranlagung dazu vorhanden ist. Meist also Menschen, bei denen man beobachten kann, dass ihre Ich-Organisation eine zu starke Hinneigung zum Stoffwechsel-Gliedmaßen-System und zum physischen Leib hat.

Eine solche Tendenz lag auch bei dem hier beschriebenen Jungen durchaus vor, und er hatte von Natur eine Konstitution, die bei entsprechender äußerer Veranlassung die Möglichkeit für eine spätere tabische Erkrankung gab. Dass nun aber in diesem Falle schon im jugendlichen Alter und in unmittelbarem Anschluss an das Erkältungsfieber am 4. Krankheitstage die diffusen Muskellähmungen eingetreten sind, musste man als eine weitere Komplikation ansehen. Sie brachte Dr. Steiner mit der Lumbalpunktion in Zusammenhang, indem wahrscheinlich durch diesen Eingriff eine meningeale Reizung eingetreten war. Eine zweite Schockwirkung für den im Fieber ohnedies schon gelockerten Organismus, die dann momentan zu einer völligen Desorientierung der Ich-Organisation und zu den akut einsetzenden Lähmungserscheinungen im Muskelsystem mit den sehr schnell danach auftretenden, ausgedehnten und schwer beeinflussbaren Muskelatrophien geführt hat.

Nach Angaben von Dr. Steiner war nun die Behandlung wie folgt: Täglich einmaliges Einreiben der Stirn mit 5%-iger Zinnsalbe; gleichzeitig auch Einreiben der beiden Knie mit 5%-iger Kupfersalbe; und innerlich zweimal täglich 5 Tropfen eines 5%-igen Schwefelsäure-Präparates. Diese Kur wurde etwa 5 Monate regelmäßig durchgeführt, indem man nur einmal dazwischen, zur weiteren Aktivierung des Organismus, 14 Tage lang mit den Salben gewechselt hat, die Zinnsalbe an den Knien, die Kupfersalbe an der Stirn einreiben ließ und während dieser Zeit anstelle der 5%-igen Schwefelsäure zu einem 8%-igen Präparat überging.

So sollte das Zinn vor allem dahin wirken, die vom Kopfsystem aus wirkenden Gestaltungskräfte wieder in den Bereich der Ich-Organisation im Sinnes-Nerven-System zurückzuführen und ihnen dadurch wieder zu ihrer richtigen Orientierung zu verhelfen. Auf der anderen Seite sollte die Wirkung des Kupfers dahin gehen, von dem Gliedmaßen-Stoffwechsel-System aus die aufsteigenden Aufbauprozesse anzufachen und vor allem auch die Ätherkräfte in dem Gliedmaßensystem wieder zu wecken. Denn der rhythmische Ausgleich zwischen den Wechselwirkungen des Astralleibes und der Ich-Organisation auf der einen Seite und des physischen Leibes auf der anderen Seite war in den gelähmten Partien vollkommen gestört, weil der Ätherleib hier ganz atrophisch geworden war. Und weiterhin war innerlich die Schwefelsäure mit der Absicht gegeben worden, durch eine Anregung des Astralleibes die beiden Wirkungen von Kupfer und Zinn nach oben und unten zu vermitteln. Ein Heilungsprozess, den Dr. Steiner damals mit den Vorgängen in einem elektrischen Elemente verglichen hat.

Die günstige Wirkung dieser Behandlung war auch unverkennbar. Der Junge blühte vor allem körperlich bald sichtlich auf, und allmählich ließ sich stellenweise auch ein langsamer Rückgang in den Muskelatrophien beobachten. Vor allem war es die Schultermuskulatur, die sich sehr bald zu bessern begann, sodass allmählich und stetig zunehmend die Arme auch über Schulterhöhe gehoben werden konnten, was bisher durch nichts zu erreichen gewesen war. Auch konnte nach 3–4 Monaten bereits die rechte Beinschiene beim Gehen ganz entbehrt werden, und Patient war in der Lage, etwa eine halbe Stunde, mit Ausruhen dazwischen, zu gehen. Entsprechend dieser Besserung konnte man auch übergehen zu heileurythmischen Übungen wie: L, R, T, P, die selbstverständlich eine wesentliche Unterstützung für den Heilungsvorgang bedeuteten. Und es war nur schade, dass der Junge häuslicher Verhältnisse wegen schon sehr bald nach diesem beginnenden Erfolg aus der Klinikbehandlung entlassen werden musste. – Heute ist er aber, wie wir hören, doch so weit, dass er seine Arme ungehindert gebrauchen und 3–4 Stunden ohne zu große Anstrengung gehen kann; während er auch sonst gesund und kräftig ist.

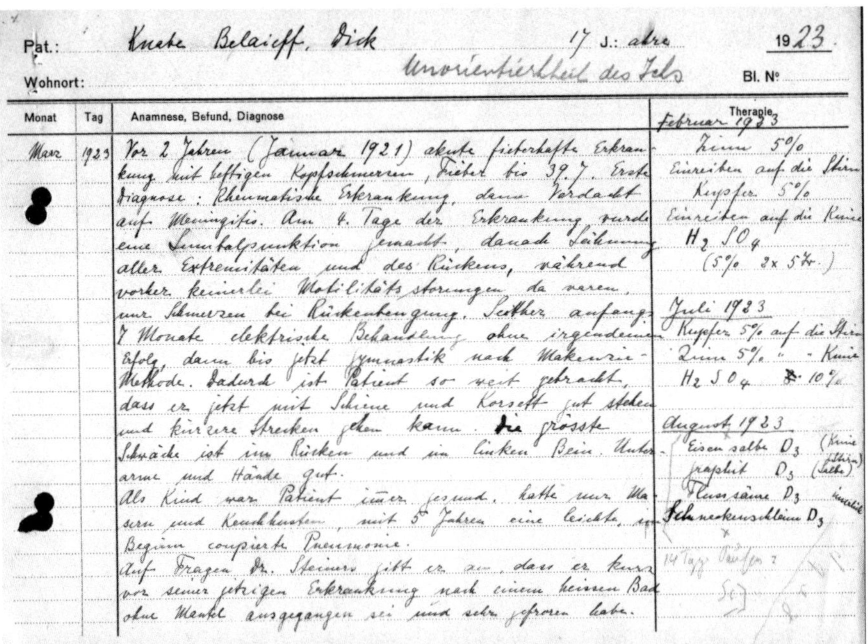
Pat.: Knabe Belaieff, Dick 17 J.: alt 1923
Wohnort: Unorientiertheit des Ichs Bl. No

Monat	Tag	Anamnese, Befund, Diagnose	Therapie
März	1923	Vor 2 Jahren (Januar 1921) akute fieberhafte Erkrankung mit heftigen Kopfschmerzen, Fieber bis 39,7. Erste Diagnose: Rheumatische Erkrankung, dann Verdacht auf Meningitis. Am 4. Tage der Erkrankung wurde eine Lumbalpunktion gemacht, danach Lähmung aller Extremitäten und des Rückens, während vorher keinerlei Motilitätsstörungen da waren, nur Schmerzen bei Rückenbeugung. Seither anfangs 7 Monate elektrische Behandlung ohne irgendeinen Erfolg, dann bis jetzt Gymnastik nach Makenzie-Methode. Dadurch ist Patient so weit gebracht, dass er jetzt mit Schiene und Korsett gut stehen und kürzere Strecken gehen kann. Die grösste Schwäche ist im Rücken und im linken Bein. Unterarme und Hände gut. Als Kind war Patient immer gesund, hatte nur Masern und Keuchhusten, mit 5 Jahren eine leichte, im Beginn coupierte Pneumonie. Auf Fragen Dr. Steiners gibt er zu, dass er kurz vor seiner jetzigen Erkrankung nach einem heissen Bad ohne Mantel ausgegangen sei und sehr gefroren habe.	Februar 1923: Zinn 5% Einreiben auf die Stirn; Kupfer 5% Einreiben auf die Knie; H_2SO_4 (5% 2x 5 Tr.). Juli 1923: Kupfer 5% auf die Stirn; Zinn 5% " Knie; H_2SO_4 10%. August 1923: Eisensalbe D_3 (Knie); Graphit D_3 (Leber); Flusssäure D_3 innerlich; Schneckenschleim D_3. 14 Tage Pausen [illegible]

Patientenkarte von Dick Belaieff, März 1923, mit handschriftlicher Eintragung der Lautfolge durch Rudolf Steiner

Eurythmietherapie

L R T P

Behandlungsbuch Heileurythmie

Margarete Bockholt hat zu Beginn der Behandlung am 14. Februar 1923 den Zustand der einzelnen Muskeln detailliert festgehalten. Den Unterlagen zufolge hat sie die Eurythmietherapie durchgeführt und den Verlauf während der beiden Klinikaufenthalte jeweils detailliert protokolliert (S. 60 f., 84).

R[echts] fehlt: Pect[oralis] major.

Arm: Trizeps (lange Kopf).

Bauch: Obliqui stückweise, hinten mehr, untere Teil des Rectus.

Rücken: Serratus magnus, langen Recti.

Bein: Glutaei sind sehr stark, das ganze Bein im Oberschenkel etwas hypertrophiert. Unterschenkel schwach. Tibialis fehlte früher angebl. ganz, ist jetzt noch schwach

L[inks] fehlt:

Trapezius

Arm: Levator scapulae, ein Teil des Deltoideus

Bauch: untere Teil des Rectus, Obliqui stückweise, vorne mehr

Rücken: die ganzen langen Rückenmuskeln außer einen kleinen Teil am Pelvis zu den unteren Wirbeln. Die innere Pelvismuskeln fehlen zum größten Teil.

Bein: Glutaeus maximus zum größten Teil, Vastus longus (u. ext., int. schwach). Tractus ileotibialis wenig stark, Abduktoren wenig stark.

Also Lähmung ganz kreuzweise

Wirbelsäule skoliotisch

Übungen: Die gymnastischen Üb[ungen] nach Mackenzie werden fortgesetzt, außerdem Heileurythmie. Zunächst die Laute I, E, A, O, U mit Berücksichtigung der fehlenden Muskeln, ev. nur einseitig, z. B. I immer rechts nach vorne da hier der Pectoralis major schlecht ist.

Ferner: A in Verehrung nur links, E rechts und mit den Füßen, O beiderseitig

Hat große Freude an den Lauten und ist sehr wissbegierig. Am schwierigsten sind alle Übungen mit dem Rücken.

Es wird versucht: Mitteilung. Ruf etc. ist aber kaum möglich. I nur als Körperstreckung – geht sehr gut. Ei schwierig, ungeschickt.

Fühlt sich nach der E[urythmie] immer frischer, auch wenn er vorher sehr müde war.

10. März: Trapezius links und am rechten Oberschenkel der Medius sind kräftiger geworden. Im Ganzen sind die Bewegungen mit den Armen viel leichter. Pat. kann jetzt ohne Schienen einen Weg von 10 Min[uten] gehen. Auffallend ist, dass die Haut am Rücken, die früher ganz blass und matt war, jetzt leicht gerötet u. leuchtend geworden ist.

1. April: Aus der Behandlung hier entlassen, um nach Hause zu gehen, zu Hause folgende Übungen: [nichts eingetragen].

Zurück am 20. Mai, Zustand war nicht so gut wie bei der Entlassung, bes[onders] die Rückenmuskeln waren weniger kräftig.

25. Mai: wieder mit Übungen begonnen.

A – L, L, Rhythmen (taktieren mit den Händen)

26. Mai: I – A – O, dasselbe

28. Mai: I – A –O, Rhythmen (auch gehend, aber beides getrennt), A – L

29. Mai: Alliterationen dazu (Da brausen die Bäume etc.)

30. Mai: Rhythmen Hände und Füße zusammen (ein paar [unleserlich])

Pat. ist für alles nicht so offen wie das erste Mal, langweilt sich und macht nicht so gute Fortschritte; im Ganzen sind aber die Bewegungen schon wieder sicherer geworden u. beseelter.

31. Mai: dasselbe

1. Juni: Der Wolkendurchleuchter[95] vokalisch

2., 3., 5., 6. Juni: dasselbe

7. Juni: I A O wie gewöhnlich, ferner mit den Fingern, mit dem Kopf u. mit den Füßen zeichnen lassen I L O [als Gerade, Winkel und Kreis]. Bei den Rhythmen geht Pat. viel besser als wie gewöhnlich, weil er sich dabei auf das Gehen konzentrieren muss.

95 Rudolf Steiner: Der Wolkendurchleuchter, in: *Wahrspruchworte,* GA 40, 10. Aufl. Basel 2019, S. 160.

25. Juni: Entlassen mit der Ordination, folgende Übungen weiter zu machen. Morgens: I A O gewöhnlich, mit den Füßen, abwechselnd l. u. r., Fingern und Kopf. E. Mittags: Rhythmen. Abends: I A O wie oben. M.

Pat. geht jetzt ganz ohne Schiene mindestens ½ – 1 Stunde, ohne sehr zu ermüden. Einige Muskeln im Rücken, bis Trapezius u. einige der langen Rückenmuskeln sind wiedergekommen u. dadurch ist die Haltung eine wesentlich bessere geworden. Das ganze Befinden ist gehoben.

17. Januar 1924: Dr. Steiner: R L T P

Aufzeichnung des Gesprächs mit Rudolf Steiner

Hilma Walter hat die Krankengeschichte des «Knaben Belaieff» verschiedentlich aufgezeichnet; in einer maschinenschriftlichen Notiz (IWA.01.D.03.01) hat sie zu Rudolf Steiners Angaben vom 17. Januar 1924 festgehalten:

Dr. St[einer]: Diese Medikation von dazumal muss in der Hauptsache beibehalten werden. Nur braucht er eine Pause, und in dieser Pause wird es nötig sein, dass er einfach ... Scaminaceen [?] gibt es dort; es ist eine Pflanze, die Kupfer enthalten muss? Das können wir in Pflanzenform geben. Dies wäre dann 14 Tage zu nehmen.

Als Heileurythmie wäre gut mit den Armen: L R T P.

Brief vom 28. Januar 1924

Lieber Dick, [von anderer Hand ergänzt] Belaeff Genf

Hier ist die neue Medizin der Extrakt aus einer Pflanze. Sie müssen nun jetzt alle anderen Mittel nicht mehr nehmen 14 Tage lang, und in diesen 14 Tagen nehmen Sie diese neue Medizin, morgen nüchtern und abends vor dem Schlafen je 5 Tropfen in einem Teelöffel Wasser

Nach 14 Tagen fangen Sie dann wieder an, die andern Medizinen so wie bisher zu nehmen. Heileurythmisch machen Sie also die Laute P, R, L, T und machen Sie sie recht schön, ja? Schreiben Sie bald mal, wie es Ihnen geht und wie die neue Medizin Ihnen bekommt.

Recht herzliche Grüsse auch an Ihre Frau Mutter

Ihre Dr. Bockholt.

Grundelemente der Heileurythmie

(Kapitel XI: Konsonantenreihen, S. 189)

L R T P für einen 17-jährigen Patienten, der 2 Jahre vorher eine fieberhafte Erkrankung mit heftigen Kopfschmerzen durchgemacht hatte. Wegen Verdachtes auf Meningitis war eine Lumbalpunktion gemacht worden, danach trat eine Lähmung aller Extremitäten und des Rückens auf. Bei Behandlungsbeginn waren die Lähmungen zum Teil zurückgegangen. Die Rücken- und Schulter-Muskulatur und das linke Bein waren noch stark atrophiert, weniger das rechte Bein und die Oberarme; Unterarme und Hände waren gut. Rudolf Steiner sah diese Erkrankung nicht als typische Kinderlähmung an. Er machte zunächst die akute Erkältung und dann die darauffolgende Lumbalpunktion für die Lähmung verantwortlich. Der Patient hatte neben der Heileurythmie auch eine kräftige medikamentöse und Salben-Behandlung. Er übte gern und machte gute Fortschritte.

Kommentar

Das unglückliche Zusammentreffen von fiebriger Erkältung und meningealer Reizung nach der Lumbalpunktion führte laut Rudolf Steiner zu den Lähmungen. Die Wesensglieder betreffend bezeichnet er den Zustand später als eine «Unorientiertheit des Ich». Die eurythmietherapeutische Lautfolge, die im Behandlungsverlauf erst nach über einem Jahr gegeben wird, soll laut Hilma Walter mit den Armen ausgeführt werden. Diese Ausführungsanweisung deutet darauf hin, dass eine Wirkung auf das Gliedmaßensystem, ausgehend vom rhythmischen System, beabsichtigt ist. Das entspricht der Durchführung der I-Übung, wie Rudolf Steiner sie im zweiten Vortrag des Heileurythmiekurses beschreibt,[96] bei der allein schon die Ausführung mit den Armen eine Wirkung auf die Art des Gehens hat. Die Konsonantenfolge beginnt mit den zwei rhythmischen Konsonanten L und R und endet mit den Stoßlauten T und P.

Diese Reihenfolge der Konsonanten, L R T P, ist auf der Patientenkarte in der Handschrift Rudolf Steiners notiert (siehe Abb. S. 236)

96 Vgl. Rudolf Steiner: Vortrag, Dornach, 13. April 1921, in: *Heileurythmie*, GA 315, 6. Aufl. Basel 2021, S. 28ff.

und wurde so auch in dem *Natura-Beiblatt* vom Februar 1928 und in dem Band *Grundelemente der Heileurythmie* publiziert. Im Behandlungsbuch Heileurythmie notiert Margarete Bockholt hingegen die Lautfolge R L T P, und in einem persönlichen Brief an Dick Belaieff, den sie elf Tage nach der Indikation, am 28. Januar 1924, verfasst hat und in dem es vor allem um die Anwendung der bereitgestellten Medizin geht, gibt Bockholt die Laute in der Reihenfolge P R L T an.

Im Zusammenhang mit den anderen Reihen, die die Ich-Organisation und Störungen der Muskulatur betreffen, sind das rhythmische Beginnen und das stoßlautige Ende der Lautfolge gut nachvollziehbar (siehe auch Kapitel «Wesensgliederdiagnose als Leitprinzip für die Lautfolgen», S. 37).

Die von Hilma Walter festgehaltene Angabe, die Lautfolge mit den Armen auszuführen, wird von Margarete Bockholt in dem Brief nicht weitergegeben. Ob es so ausgeführt wurde, ist nicht bekannt.

Es fällt auf, dass, bevor Rudolf Steiner die spezifische eurythmietherapeutische Lautreihe empfohlen hat, mit einer ganzen Reihe von allgemeinen, eher vokalisch geprägten eurythmischen Übungen sowie mit Alliterationen und Seelengesten gearbeitet wurde.

29 Hereditärer progressiver Muskelschwund

Der Patient wurde im Dezember 1923 stationär im Klinisch Therapeutischen Institut Arlesheim aufgenommen und dort bis zum 14. Februar 1924 behandelt. Eine erste Besprechung mit Rudolf Steiner fand zu Beginn des Aufenthaltes im Dezember statt. Am 24. Januar und am 4. Februar folgten weitere Besprechungen mit neuen Verordnungen.

Francis Jozeph Cossens, 29 Jahre, aus Bristol (GB), wird als mittelgroßer, schlanker, dunkelhaariger, blass aussehender Engländer beschrieben. Er hat, wie es im Krankenbericht heißt, ein «leichtes», gemeint ist wohl sanguinisches Temperament, er ist gesprächig und gibt als Beruf Reisender an. Mit 19 Jahren setzte bei ihm ein progressiver Muskelschwund ein. Vor allem die Unterschenkel und Füße sind betroffen, aber auch die Hände. Bereits im Mai 1922 bekam er von Rudolf Steiner Vorschläge zur Behandlung und Meditation, die er gewissenhaft ausführt, auch wenn er in den ersten zwei Monaten keine wirkliche Besserung beim Gehen feststellt.[97] Die Behandlung, bestehend aus Bädern, Umschlägen, innerlichen Medikamenten und Meditationen, wird in Arlesheim fortgesetzt. Rudolf Steiner verordnet im Laufe des Aufenthaltes Bäder, Colocynthis 1 Gran* pro Tag, Faules Ei D3 und Argentum nitricum, wahrscheinlich D6. Cossens bekommt mehrere Meditationen: eine Meditation, die er im Liegen durchführen soll und deren Qualität Wärme ist, eine Meditation mit Farben und eine mit Klängen zum innerlichen Hören. Weiterhin erhält er körperbezogene Übungen: eine, bei der er verschiedene Beinstellungen einnehmen und dabei seine Kraft durch innere Auf-

97 So Cossens in einem Brief an Rudolf Steiner vom 30.7.1922 (RSA I B Von Cossens.F 1922-07-30). Knapp zwei Monate nach Behandlungsbeginn berichtet er darin unter anderem, dass ihm die Wadenmuskulatur fester erscheine und dass er den linken Fuß bewegen könne, wenn auch lediglich abwärts.

merksamkeit meditativ mit den Beinen verbinden soll, sowie eine Gehmeditation, bei der er die Bewegungen mit der Vorstellung von aus dem Herzen wachsenden Wurzeln verbinden soll, die bis in die Beine reichen und diesen Halt verleihen. Eurythmietherapeutisch soll Francis Cossens die gleiche Lautfolge üben wie Dick Belaieff (KG 28, S. 230): L R T P. Cossens steigt sehr gut in die Therapie ein, und sein Zustand verbessert sich bezüglich Kraft und Ausdauer beim Gehen deutlich.

Die Krankengeschichte

Unveröffentlichte Quellen: Patientenkarten von 1923 und 1924 sowie Typoskripte der Gespräche mit Rudolf Steiner (IWA.01.D.03.11), Behandlungsbuch Heileurythmie, S. 135 (IWA.02.D.10.02), Notizzettel mit Meditation und Übungsanweisung Rudolf Steiners (IWA.01.D.03.11), Typoskript zu Anamnese und Behandlungsverlauf (IWA.01.D.03.01), Notizbucheintragungen Hilma Walters (IWA.03.D.01.02, NB II, NB III, S. 188ff., NB IV)

Veröffentlichte Quellen: Hilma Walter: Die sieben Hauptmetalle, *Nr. 52, S. 234–237; Margarete Kirchner-Bockholt:* Grundelemente der Heileurythmie, *S. 184f.; Peter Selg:* Patientenmeditationen von Rudolf Steiner, *S. 33–44.*[98] *Die Wiedergabe der Krankengeschichte folgt der Darstellung Hilma Walters.*

Hereditärer, progressiver Muskelschwund

Familienanamnese: An derselben Erkrankung litten die Großmutter väterlicherseits, der Vater, eine Schwester des Vaters und deren Sohn, ein Bruder des Patienten (26 Jahre alt). Ein jüngerer Bruder von 21 Jahren und seine Schwester von 19 Jahren sind beide gesund. Der Verlauf, auch die Lokalisation sind bei den von der Krankheit befallenen Familienangehörigen die gleichen. Auch bei dem Bruder und dem Vetter begann die Krankheit mit 19 Jahren. Die Großmutter lebt noch, kann aber nicht mehr gehen. Der Patient, Reisender von Beruf, ist verheiratet und hat ein 3 ½-jähriges Töchterchen.

98 Darin auch ein Brief Ita Wegmans an Elisabeth Vreede mit der Bitte um ein Horoskop (Original: Vreede Archief, Den Haag).

Anamnese des Patienten: Als Kind hatte er Masern, Keuchhusten, Varicellen*. Sonst war er gesund. Mit 19 Jahren Beginn des Muskelschwundes: zuerst an den beiden Unterschenkeln und bald danach, noch im gleichen Jahre, auch an den Händen. Schmerzen waren damit nicht verbunden. Der Krankheitsprozess schritt im Laufe der folgenden Jahre langsam und allmählich fort. Die beiden Waden wurden nach und nach dünner, die Füße platteten sich ab, der Gang wurde schwerer und ermüdender, und die Fußzehen sind schließlich bis auf die linke große und zweite Zehe gelähmt An den oberen Extremitäten blieb der Prozess auf die Hände beschränkt, und trotz des ausgedehnten Muskelschwundes ist hier noch keine wesentliche Funktionsstörung für den Patienten vorhanden.

Befund: mittelgroß, schlank, Gewicht 59 kg. Extremitäten: An beiden Unterschenkeln und Füßen sind die Muskeln vollkommen atrophisch (Wade rechts/links 23 cm), weniger an den Oberschenkeln (rechts 31,5 cm, links 33 cm). Die Fußzehen sind bis auf die linke große und die zweite Zehe gelähmt. Die P. S. R.* sind beiderseits vorhanden; die A. S. R.* fehlen beiderseits, ebenso die Fußsohlenreflexe. Die Sensibilität ist intakt. An beiden Händen starke Atrophie des Daumenballens und der übrigen Handmuskeln. Augenreflexe rechts = links vorhanden.

Die Verdauung ist regelmäßig und gut, ebenso der Appetit, mit Vorliebe für süße Speisen und Bevorzugung von Salzigem gegenüber Saurem. Der Schlaf ist leise mit wenig Träumen, das Erwachen langsam. Der Urin ist frei von Eiweiß und Zucker.

Schon in England durch Dr. Steiner ihm übermittelte Angaben für *Behandlung* waren:

Bäder: «Es wird eine Auskochung von 8 Gramm in ein Liter Wasser der Blätter von Majorana origanum gemacht; davon in lauwarmes Wasser gegeben, so viel, dass das Wasser noch den Geruch der Pflanze schwach hat. In das Bad wird auch ein wenig von einer 8% Arnicalösung gegeben. Dieses Bad wird 4 Tage lang genommen, jeden Tag ½ Stunde, dann:

Es wird eine Auskochung von 8 Gramm in 1 Liter Wasser der Blätter von Rosmarinus officinalis gemacht und wieder in lauwarmes Wasser gegeben, so viel, dass das Wasser noch den Geruch der Pflanze hat. Dieses Bad wird 3 Tage lang genommen. Dann wieder 4 Tage das erste; 3 Tage das zweite u. s. w.»

Umschläge: «Jedes Mal nach dem Bad wird ein Umschlag von der Auskochung der Blätter von Lavandula vera (5 Gramm in 1 Liter Wasser) auf die Arme und Beine gelegt.»

Innerlich: «In jedem Monat soll 4 Tage lang etwas von der getrockneten Frucht von Colocynthis gegessen werden» (nach Angabe des Patienten 1 Gran* pro Tag).

Das Kind sollte auch die Rosmarinbäder und Lavendelumschläge haben mit der Angabe: «Das Kind braucht die Kur 3 Monate. Das Bad 3 Tage, 3 Tage nicht, dann wieder 3 Tage.»

«Als Übung: Im liegenden Zustand:

Konzentration auf das Innere des Kopfes und vorstellen, dass von dort Wärme durch den ganzen Körper strömt; dazu die Worte:

Kraftvoll ströme	Powerfull streams
Wärme	Fire
Von meinem Kopfe	From my head
Durch meine Brust	Through my breast
Durch meine Arme	Through my arms
Durch meine Beine	Through my legs
Und stärke mich.	And strengthen me.
10 Minuten	Ten Minutes
	Morning and evening.»

Ein weiterer Rat war die Meditation:

«oben; rot

Mitte: rotblau

unten: blau

das Rote erwärmt

das Blaue erkaltet

Prim, kleine Terz, Quint im Geiste hören.

3 x hintereinander, 7 Mal.»

Bad mit: Archangelica off. Wurzelabkochung; Arnika mont. Krautabkochung; Artemisia absynth. Krautabkochung; Calamus Wurzelabkochung; Chamom. matric. Krautabkochung.

Dezember 1923: Nach Aufnahme in die Klinik gibt Dr. Steiner die folgenden Hinweise und Behandlungsvorschläge:

«Es liegt vor bei Ihnen eine Unfähigkeit, Muskelsubstanz zu bilden. Es gibt einen aufsteigenden und absteigenden Prozess in der Muskelbildung. Das Eiweiß wird im Ätherleib zu einer gewissen Stufe gebracht, dann greift der Astralleib ein. Und sobald es in den Astralleib kommt, wird es wieder abgebaut, wird es von der astralischen und Ich-Organisation durchströmt und durchlebt. Und das Letztere geschieht bei ihm nicht. Deshalb innerlich: Faules Ei in D3 und Bäder mit einem aufgelösten faulen Ei, das noch den Schwefelwasserstoffgeruch hat. Und dadurch kann man hoffen, ein richtiges Myosin* durch den Körperprozess zuwege zu bringen. Damit müssten wir beginnen. Der Schwefelwasserstoff wirkt zermürbend auf das im Körper gebildete Eiweiß. Das ist der Prozess der Muskelbildung. Durch die Zerklüftung kann das Eiweiß aufgenommen werden in das Ich. Mit dem Colocynthis machen Sie es so, dass sie diese Frucht zerstoßen und dann soll er ein Gran vier Tage lang nehmen. Dabei muss man achtgeben, dass er das zerstoßen hat. Lösen Sie es auf in Wasser und lassen Sie ihn das Gran im Laufe des Tages nehmen. Diese Kur müssen wir jetzt machen, wenigstens einen Monat, und müssen nach drei Wochen etwas dazutun. Da müssen wir achtgeben darauf und müssen dann nach weiteren drei Wochen erst auf das kommen, was Sie mit nach England nehmen können.»

Zu den Ärzten allein: «Das ist auch charakteristisch, das zeigt auch die Neigung für Darmentzündung und das wenige Träumen, weil er fast ganz im Unterleib lebt. Er ist auch etwas blöde. Ich möchte nur wissen, wo steht bei seiner Geburt der Mond und wo steht er, als das Leiden aufgetreten ist. Es ist höchstwahrscheinlich da eine Wiederholung der Konstellation. Wenn dies herauskommen würde, würden wir ihm eben nach drei Monaten eine Silbernitratkur machen müssen. Dann würde man geradezu auf diese Geschichte hin kurieren müssen. Ist es bei ihm der Fall, so interessiert uns, wo der Mond(-Knoten?) steht.»[99]

Verlauf: Die obige Kur wird begonnen. Es war auch ein Horoskop angefertigt worden. Dazu äußert sich Dr. Steiner am 24. Januar 1924: «Da etwa mit 19 Jahren? Ja, richtig, sein Mondknoten ist es. Links der Jupiter ist im Quadranten. Und 1913 da war eben die ganze Mondenkonstellation wiederholt. Es stimmt alles, was ich dazumal gesagt habe. Jetzt muss er dazu angehalten werden, das andere bleibt alles, sich vorzustellen: Im Herzen ist eine Wurzel, aus dieser wachsen zwei Stämme, die durch die Beine gehen. Und er geht, indem er fühlt, dass diese zwei Stämme ihn

99 Bezüglich Mondknoten äußert sich Rudolf Steiner im Vortrag Dornach, 16. April 1920, in: *Entsprechungen zwischen Mikrokosmos und Makrokosmos*, GA 201, 4. Aufl. Basel 2015, S. 58 f.

innerlich fest machen. In diesem Gefühl fünf Minuten gehen. Als Heileurythmie dieselben Übungen wie 79 [KG 28].» Geübt wurde: P T L R.

Patient hatte anfangs etwas Schwierigkeit im Einleben und sich an die andere Lebensweise zu gewöhnen. Er wusste nicht mehr mit sich anzufangen als spazieren zu gehen, Romane und Magazine zu lesen. So schlief er anfangs nicht sehr befriedigend. Doch besserte sich dies. Er wurde allmählich heiterer und lebhafter und guter Stimmung und machte auch Fortschritte, fühlte sich viel stärker in seinen Beinen.

Am 4. Februar 1924 gab Dr. Steiner den folgenden Rat: Zu den anderen Übungen diese: «Linkes Unterbein heben im rechten Winkel, so ihn stehen lassen 1 ½ Minuten und ihn veranlassen zu denken dabei: In my left leg ist the power of my whole body. Dann rechtes Bein heben, wiederum 1 ½ Minuten stehen und dabei denken: In my right leg is the power of my whole body. Dann beide Beine in den Knien beugen, wiederum 1 ½ Minuten, und dabei denken: In the two legs is the power of my head. Dann nochmals 1 ½ Minuten dasselbe und dabei denken: In the two legs is the power of my heart. Dies kann er am Tage drei- bis viermal machen; einmal am Tage kontrollieren. Nach 8 Tagen ihn wieder zeigen.»

Die Abreise erfolgte am 14. Februar 1924.

Eine weitere Ordination war Argentum nitric. innerlich (wahrscheinlich als D6).

Ergänzendes Material

Typoskript Hilma Walters zu Anamnese und Behandlungsverlauf

Aus dieser sechsseitigen Zusammenfassung der Krankengeschichte (IWA.01.D.03.01) werden hier nur jene Passagen wiedergegeben, die nicht in der oben abgedruckten Darstellung enthalten sind.

Befund: Mittelgroß, von mittelkräftigem Bau und mäßigem Ernährungszustand.

Dunkelhaarig, blass.

Gesprächig und von leichtem Temperament.

[...]

Abreise: Patient war bedeutend heiterer und lebhafter geworden: ist sehr zufrieden über seine Fortschritte. Er fühlt sich viel stärker in seinen Beinen.

Objektiv ist folgende Besserung festzustellen:

Maße: Oberschenkel rechts: 37,0 cm (= + 5,5)
links: 38,0 cm (= + 5)
Unterschenkel rechts: 23,0 cm (–)
links: 23,5 cm (= + 0,5)

Die Behandlung wird zu Hause weitergeführt.

Das Gespräch mit dem Patienten im Dezember 1923 hat Hilma Walter genau so in die publizierte Fassung der Krankengeschichte übernommen. Das Gespräch, in dessen Verlauf Rudolf Steiner Cossens die eurythmietherapeutische Lautfolge gibt, ist in diesem Typoskript allerdings auf den 17. Januar datiert statt auf den 14. Januar, der in dem kürzeren Typoskript zu dem Gespräch (IWA.01.D.03.11) und in der publizierten Fassung angegeben ist.

Meditationen

Fünf Meditationen sind in dem oben wiedergegebenen Krankenbericht Hilma Walters angeführt. Die drei ersten dürften Cossens bereits in einer früheren Phase, also lange vor dem stationären Aufenthalt in Arlesheim, gegeben worden sein; die beiden anderen erhielt Cossens während seiner Behandlung in der Klinik. Sie sind in der Handschrift Rudolf Steiners überliefert, die eine auf der Patientenkarte, die andere auf einem abgetrennten Zettel. Sie werden hier daher ergänzend auch als Faksimile wiedergegeben.

In der maschinenschriftlichen Aufzeichnung des Gesprächs vom 4. Februar 1924 (IWA.01.D.03.11), bei dem Rudolf Steiner die mit einer Bewegungsübung verbundene Meditation gegeben hat, ist noch die Anweisung Steiners vermerkt, der Patient könne sie drei- bis viermal am Tag machen, man solle sie einmal am Tag kontrollieren und dann «nach 8 Tagen ihn wieder zeigen».

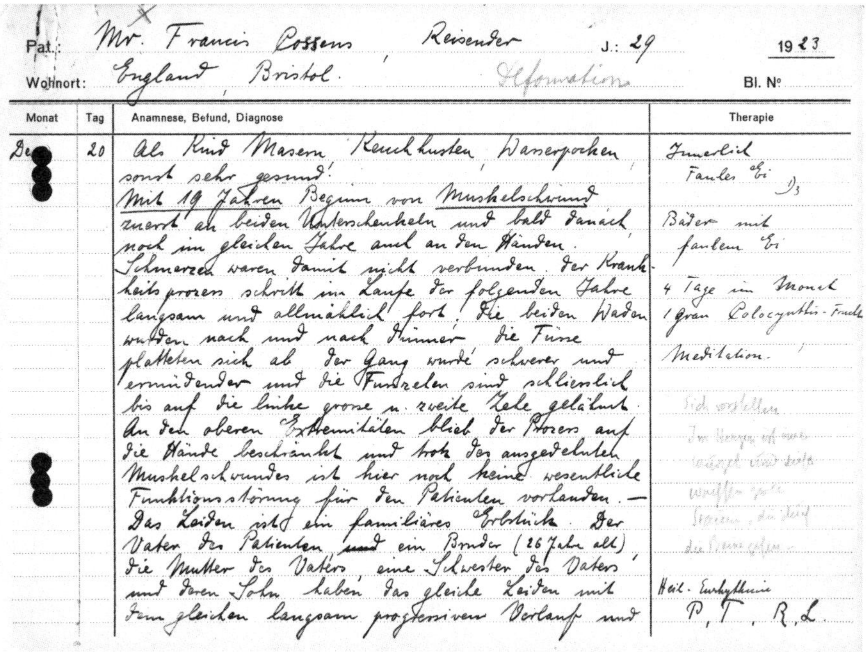

Pat.: Mr. Francis Cossens, Reisender J.: 29 1923
Wohnort: England, Bristol. Deformation Bl. No

Monat	Tag	Anamnese, Befund, Diagnose	Therapie
Dez	20	Als Kind Masern, Keuchhusten, Wasserpocken sonst sehr gesund! Mit 19 Jahren Beginn von Muskelschwund zuerst an beiden Unterschenkeln und bald danach noch im gleichen Jahre auch an den Händen. Schmerzen waren damit nicht verbunden. Der Krankheitsprozess schritt im Laufe der folgenden Jahre langsam und allmählich fort. Die beiden Waden wurden nach und nach dünner. Die Füsse platteten sich ab, der Gang wurde schwerer und ermüdender und die Fusszehen sind schliesslich bis auf die linke grosse u. zweite Zehe gelähmt. An den oberen Extremitäten blieb der Prozess auf die Hände beschränkt und trotz des ausgedehnten Muskelschwundes ist hier noch keine wesentliche Funktionsstörung für den Patienten vorhanden. — Das Leiden ist ein familiäres Erbstück. Der Vater des Patienten und ein Bruder (26 Jahre alt), die Mutter des Vaters, eine Schwester des Vaters und deren Sohn haben das gleiche Leiden mit dem gleichen langsam progressiven Verlauf und	Innerlich Faules Ei D3 Bäder mit faulem Ei 4 Tage im Monat 1 gran Colocynthis-Frucht Meditation. Sich vorstellen / Im Herzen ist eine / Wurzel und dieser / wachsen zwei / Stämme, die durch / die Beine gehen. Heil-Eurythmie P, T, R, L.

Meditationsangabe Rudolf Steiners auf der Patientenkarte von Francis Cossens, Dezember 1923: Sich vorstellen / Im Herzen ist eine / Wurzel und dieser / wachsen zwei / Stämme, die durch / die Beine gehen.

Eurythmietherapie

L R T P

Behandlungsbuch Heileurythmie

(Eintragungen von Margarete Bockholt, S. 135)

Mr Coussens (29 J.), Engländer. Periphere Muskelatrophie

Dr. Steiner: P T L R

Gehen 5 Minuten mit dem Gefühl, als sei eine Wurzel im Herzen, von ihr ausgehend zwei Stämme in die Beine, das macht die Beine hart und stark.

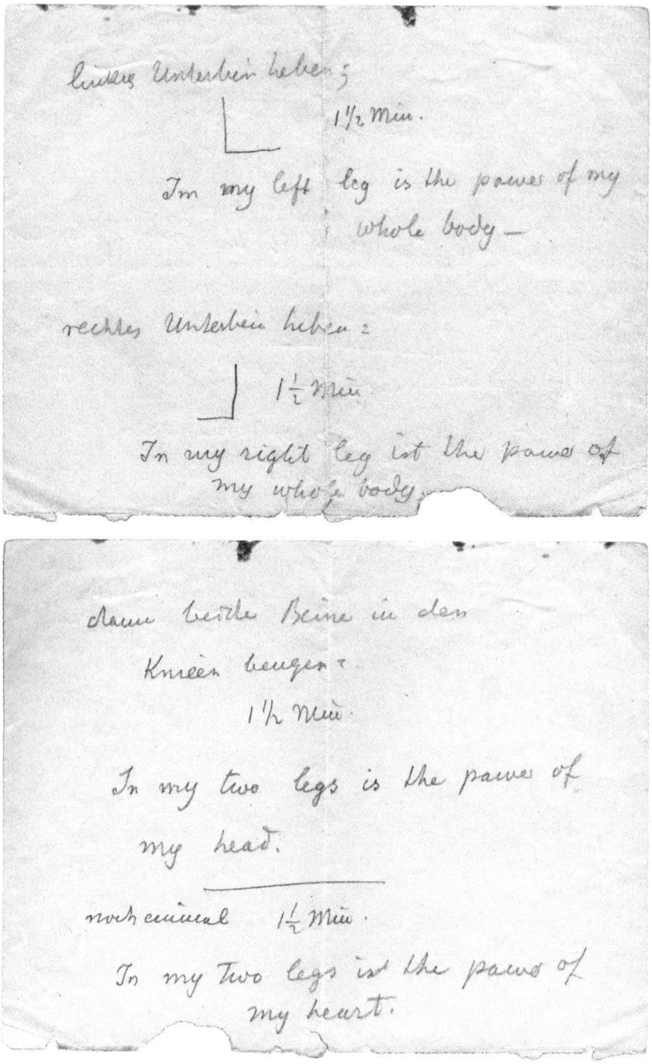

Notizzettel mit Angaben Rudolf Steiners zu einer meditativen Übung für die Beine (Vorder- und Rückseite):

Linkes Unterbein heben, [im rechten Winkel] 1 ½ Min.
In my left leg is the power of my whole body –
rechtes Unterbein heben, [im rechten Winkel] 1 ½ Min.
In my right leg is the power of my whole body

dann beide Beine in den Knien beugen, 1 ½ Min.
In my two legs is the power of my head.
noch einmal 1 ½ Min.
In my two legs is the power of my heart.

4. Febr.: Kräftigeres Gefühl in den Beinen, kann 2–3 Stunden Spaziergänge machen.

Dr. St. ist sehr zufrieden mit dem Fortschritt, gibt noch zu dem früheren:

1 ½ Min. L Aufheben des linken Unterbeines, dabei denken «In my left leg is the power of my whole body»

1 ½ Min. L dann rechtes Bein, dabei denken «In my right leg is the power of my whole body»

1 ½ Min. beide Knie beugen und denken «In my two legs is the power of my head»

1 ½ Min. beide Knie wieder beugen u. denken «In my two legs is the power of my heart».

Macht alles mit großer Freude und gibt sich viel Mühe. Nach acht Wochen Abreise. Beine im Oberschenkel bds. 5 cm zugenommen, geht länger und sicherer.

Notizbücher Hilma Walter

Hilma Walter gibt in ihren Notizbüchern zweimal die Lautfolge L R T P an und notiert dort auch sehr genau die Angaben zur Übung und die Meditationen (NB III, S. 191). Auch die maschinenschriftliche Zusammenfassung des Anamnese- und Krankenberichts gibt an:

Als Heileurythmie dieselbe Übung wie Dick Belaieff

L R T P (mit den Armen?)

Patientenkarte

Auf der Patientenkarte (IWA.01.D.03.11) hat Rudolf Steiner bei den Angaben zur Therapie selbst eine Meditation niedergeschrieben (siehe Abb. S. 249), darunter hat Margarete Bockholt handschriftlich notiert:

Heil-Eurythmie P, T, R, L.

Grundelemente der Heileurythmie

(Kapitel XI: Konsonantenreihen, S. 184 f.)

P T L R bei progressiver Muskeldystrophie, bei der die Muskeln selbst von einem Degenerationsprozess befallen werden. Bei dem Patienten handelte es sich um eine juvenile Form der Erkrankung, die mit dem 18. Lebensjahr auftrat. Bei seinem Sohn fing die Krankheit schon mit zwei Jahren an. Es war die Gesäß- und Oberschenkel-Muskulatur auf beiden Seiten stark befallen. Er kam mit 29 Jahren in unsere Behandlung. Neben intensiver medikamentöser Therapie und Bädern wurden auch recht komplizierte Heileurythmie-Übungen verordnet.

1. Die Konsonanten-Reihe P T L R

2. Fünf Minuten gehen, indem er in sich das Gefühl erweckte: «In meinem Herzen ist eine Wurzel. Von ihr gehen aus zwei Stämme in meine beiden Beine, die machen meine Beine fest und stark.»

Durch diese Übung (1. und 2.) trat schon bald ein wesentlich kräftigeres Gefühl in den Beinen auf, sodass er zwei- bis dreistündige Spaziergänge machen konnte. Rudolf Steiner, der mit dem Fortschritt sehr zufrieden war, gab noch folgende Übungen dazu:

3. Eineinhalb Minuten auf dem rechten Bein stehen. Dabei das linke Bein im Knie abbiegen und denken: «In meinem linken Bein ist die Kraft meines ganzen Körpers.» Dann eineinhalb Minuten das Gleiche mit dem anderen Bein: «In meinem rechten Bein ist die Kraft meines ganzen Körpers.» (Es sei besonders darauf aufmerksam gemacht, dass die Kraft in das abgebeugte Bein strömen soll, nicht in das Standbein!) Dann eineinhalb Minuten auf beiden Beinen stehen, die im Knie leicht gebeugt sind, und dabei denken: «In meinen beiden Beinen ist die Kraft meines Kopfes.» Dann eineinhalb Minuten die gleiche Stellung wiederholen und dabei denken: «In meinen beiden Beinen ist die Kraft meines Herzens.»

Diese Übung gilt natürlich nicht allgemein, aber sie zeigt viel vom Wesen der Erkrankung. Da wird zuerst bei der Gehübung der Strom des Blutes vom Herzen in die Beine geschickt. Dann sendet man die Kraft des ganzen Körpers, die Kraft des Kopfes und die Kraft des Herzens in die Beine. Es arbeiten bei diesem Krankheitsbild Blut und Nerv in der mittleren Region nicht richtig zusammen.[100]

Bei der Erkrankung an Muskelschwund haben wir verschiedene Typen zu unterscheiden. Die Erkrankung kann zentral vom Rückenmarknervensystem ausgehen, sie heißt dann spinale progressive Muskelatrophie. Sie kann aber auch ihren Ausgangspunkt peripher in der Muskulatur haben, sie heißt dann Dystrophia muscularis progressiva, oder auch peripher im

100 Siehe auch Kapitel 4 in *Grundlegendes zu einer Erweiterung der Heilkunst* [GA 27, 8. Aufl. Basel 2014, S. 30–34].

Nerv, dann heißt sie neurotische progressive Muskelatrophie. Aus diesen verschiedenen Benennungen sieht man, dass dies Krankheitsbild noch kein scharf umrissenes ist.

Kommentar

Auffallend an dieser Krankengeschichte ist die Fülle an Meditationen, die von Rudolf Steiner gegeben wurden. Es werden imaginative Elemente, Farben und Klänge, sowie Bewegungsmeditationen angeregt. Ähnlich wie bei anderen Patienten mit Lähmungserscheinungen (siehe KG 24: Multiple Sklerose, S. 197) wird hier eine besonders reiche Vielfalt an Möglichkeiten für meditative Arbeit aufgezeigt.

Entsprechend der Handschrift Rudolf Steiners auf der Patientenkarte in KG 28 notiert Hilma Walter die Reihenfolge *L R T P* (wie bei Dick Belaieff). Ob diese Lautfolge mit den Armen ausgeführt werden soll wie bei Dick Belaieff, ist naheliegend, bleibt aber unklar.

Die von Walter festgehaltene Lautfolge wird auch im Kapitel «Polare Bewegungsdynamiken bei Paresen und Störungen der Atemorganisation», S. 44, behandelt; dort finden sich die Gesichtspunkte zur Anordnung dynamischer Prinzipien in Konsonantenreihen. Nach diesen ist die mit einem Stoßlaut endende Lautfolge plausibler als die von Margarete Bockholt notierte und dann auch in ihr Buch übernommene Folge P T L R. Im Behandlungsbuch Heileurythmie ist der Therapieverlauf zudem nicht so dargestellt, dass der Ablauf chronologisch nachvollziehbar wäre; es wurden dort lediglich die Ubungen und die Ergebnisse der Behandlung notiert.

30 Progressive Muskelatrophie

Der Patient wurde am 18. September 1923 im Klinisch-Therapeutischen Institut Stuttgart vorstellig und ist dort wahrscheinlich stationär aufgenommen worden. Rudolf Steiner führte ein Gespräch mit ihm und besprach den Fall anschließend mit den Ärzten.

Otto Schmitt (oder Schmidt, beide Schreibweisen werden verwendet) stammt aus Wolfenbüttel und ist 30 Jahre alt, als er in die Stuttgarter Klinik kommt. Er leidet seit zehn Jahren unter einer progressiv verlaufenden Muskelatrophie der oberen Muskulatur des Rückens und der Arme. Die Beine sind nicht betroffen. Im Alter von drei oder vier Jahren ist Otto Schmitt gestürzt. Rudolf Steiner vermutet hier eine karmische Ursache seiner Erkrankung. Offenbar gab es in Otto Schmitts Leben auch eine Periode, in der er viel Alkohol getrunken hat. Diese beiden Ereignisse hätten bei dem Patienten zu einer Schwäche in den Ansatzstellen vor allem seiner Rückenmuskulatur geführt. Rudolf Steiner verordnet Injektionen mit Kreuzspinnengift D6 in die Wade und Hyoscyamus-niger-D6-Injektionen in die Brustregion. Die Eurythmietherapie, die der Patient erhält, leitet Rudolf Steiner von dessen Handschrift ab: Die offenbar auffallend geschriebenen Laute R, M und B werden ihm als Lautfolge verordnet, wobei das R dreimal, das M einmal und das B einmal, jedoch mit Unterbrechung ausgeführt werden soll.

Die Krankengeschichte

Unveröffentlichte Quellen: Typoskript des Krankenberichts (IWA.01.D.03.16) sowie der Besprechung mit Rudolf Steiner

(IWA.01.D.03.03), Notizbucheintragungen Hilma Walters (IWA.03.D.01.02, NB III, S. 3, NB IV)

Veröffentlichte Quellen: A. G. van Degenaar: Krankengeschichten, *Nr. 131, S. 94f.; Margarete Kirchner-Bockholt:* Grundelemente der Heileurythmie, *S. 185. Die Wiedergabe der Krankengeschichte folgt der Darstellung Degenaars, der die Aufzeichnungen Hilma Walters mit wenigen Abweichungen entsprechen.*

Diagnose: Progressive Muskelatrophie seit zehn Jahren. In der Jugend (mit 3 bis 4 Jahren) einmal gefallen.

Dr. Steiner empfiehlt Heileurythmie: R dreimal, M einmal, B. Die Bewegungen sollen nur angefangen, aber ehe sie ganz vollendet sind, gestoppt werden. Dr. Steiner empfahl diese Laute nach Besichtigung einer Schriftprobe, worin der Patient diese Buchstaben sehr mangelhaft geschrieben hatte, und sagte dazu, bei Krankheiten, die auf äußeren Deformationen beruhen, muss man auf solche Sachen auch stark sehen, denn darin drückt sich symptomatisch sehr viel aus. Außerdem empfahl er Aranea diadema (Kreuzspinne) D6 an den Waden hinten zu injizieren (Mondensphäre!). «Das wird dann eine starke Tendenz im Astralleib hervorrufen, den Astralleib regulär zu bewegen, wie es seine Tendenzen sind.[101] Um dieses nun zu mildern, dass es innerliche Wachstumskräfte und nicht Krampfzustände werden und auf die Ansatzstellen der Muskeln wirken kann, müsste man ihn dann oben zwischen den Brustbeinen mit Hyoscyamus niger D6 impfen (Sonnensphäre!). Arnica wird bei Ihnen nichts helfen. Den ganzen Fall fasse ich so auf, dass der Mann es in seinem Karma gehabt hat (offenbar hat er einmal stark getrunken) und hat einmal einen kleinen Unfall gehabt, bei dem er sich verletzt hat in irgendeiner Weise, indem er stark umgeschmissen hat. Dadurch ist die Tendenz entstanden, dass die Muskeln die Tendenz haben, sich loszureißen und nicht mehr genährt zu werden. Die Impfungen sollen in der Zeit von Neumond bis Vollmond gemacht werden, und zwar einen Tag Aranea, den zweiten Tag Hyoscyamus, dann zwei Tage frei, dann wieder anfangen. In der Zeit von Vollmond bis Neumond wird Pause gemacht und stattdessen Levico gegeben.»

101 Im Typoskript von Hilma Walter lautet dieser Satz folgendermaßen: «Das wird dann eine starke Tendenz im Ätherleib hervorrufen, den Astralleib regulär zu bewegen, wie es seine Tendenzen sind.»

Ergänzendes Material

Typoskript des Gesprächs mit Rudolf Steiner

Im Folgenden wird das Typoskript, das Hilma Walter von der Besprechung mit Rudolf Steiner angefertigt hat (IWA.01.D.03.03), vollständig wiedergegeben.

Progressive Muskelatrophie, besonders der oberen Muskulatur. Die unteren Extremitäten sind noch nicht befallen. Beginn vor zehn Jahren. Entstehungsursache unbekannt. In der Jugend mit drei bis vier Jahren einmal gefallen. Daumenmuskulatur, Deltoideus* und Streckmuskulatur ist im Großen und Ganzen sehr gut.

Dr. Steiner: Hat so eine Krankheit niemand in der Familie?

– Nein.

– Ist das wirklich wahr?

– Ich wüsste nichts von einer solchen Erkrankung.

– Und Sie haben wirklich gar keinen äußeren Einfluss gehabt? Haben Sie etwas bemerkt in Ihrem Denken?

– Nein.

– Haben Sie immer so gedacht wie jetzt?

– Nein, ich habe früher anders gedacht.

– Schneller oder langsamer?

– Ich kann eher besser denken als früher.

– Beruf?

– Bankbeamter.

– Haben Sie diesen Beruf noch ausüben können?

– Ja.

– Er kann verhältnismäßig noch gut schreiben.

Dr. Steiner: Schreiben Sie einmal auf: «Hungerleider malt Bilder.» – Einige Buchstaben haben Sie früher anders gemacht?

– Darauf habe ich nicht geachtet.

– Ja, wir können zunächst nur die Therapie zusammenstellen, wie man es sich denken muss. Zunächst Heileurythmie mit R, M und B, sodass man immer R dreimal, M einmal und B stoppend macht. B soll er anfangen, aber ehe es ganz vollendet ist, stoppen, nicht zu Ende führen.

In der Schrift zeigen sich auf so äußerliche Weise Krankheiten ganz gut und man muss darauf achten. Ich würde doch anraten, wir kriegten die Kräfte, die wir brauchten, wenn wir injizieren könnten unten mit Kreuzspinnengift in der 6. Dezimale (tief unten in die Wade). Das wird dann eine starke Tendenz im astralischen Leibe hervorrufen, es reguliert die Bewegung. Und um diese so zu mildern, dass es äußerliche Wachstumskraft wird und nicht Krampfzustand und auf die Ansatzstellen der Muskeln wirkt, müssten wir ihn oben impfen zwischen Brustbein und Seite (Mamillarlinie*) mit 6. Dezimale von Hyoscyamus niger. Den ganzen Fall fasse ich so auf, dass da vorliegt irgendwie etwas in seinem Karma. Offenbar hat er einmal stark getrunken und irgendeinmal einen kleinen Unfall gehabt, bei dem er sich doch etwas verletzt hat. Und davon ist diese Tendenz in diesen Muskeln, dass ihre Ansatzstellen, namentlich im Rücken u.s.w., die Tendenz haben, sich loszureißen und nicht mehr genährt zu werden. Die Injektionen sind polar. Die Injektionen kann man vielleicht so machen – schaut dabei nach den Mondphasen im Kalender: Fangen Sie an, die untere Impfung zu machen heute, morgen impfen Sie oben mit Hyoscyamus. Dann lassen Sie ihn frei zwei Tage. Sehen Sie, dass sich etwas Fieber zeigt, dann setzen Sie das fort vom 25. ab, und in der Zeit geben Sie ihm Levico-Wasser. Dann wieder das am 11.10., machen es wieder vierzehn Tage beim zunehmenden Mond, und beim abnehmenden Mond geben Sie immer wieder Levico-Wasser.

Eurythmietherapie

R M B

Grundelemente der Heileurythmie

(Kapitel XI: Konsonantenreihen, S. 185)

R – dreimal, M – einmal, B – einmal war einem 30-jährigen Patienten gegeben worden, der seit zehn Jahren an Muskelatrophie litt. Er war in der Kindheit gefallen. Auf dieses Trauma führte Rudolf Steiner die Erkrankung zurück und sagte: «dass die Muskeln die Tendenz haben, sich loszureißen und nicht mehr genährt zu werden».

In diesem Falle ließ sich Rudolf Steiner zunächst eine Schriftprobe geben; der Patient konnte die Buchstaben R, M und B nur mangelhaft schreiben, darum wurden sie ihm als Heileurythmieübung verordnet. – Er [Steiner] gab dazu die Angabe, jede Bewegung nur anzusetzen und dann zu stoppen, die Bewegung also nicht zu Ende zu führen. Die im Physischen begonnene, jedoch nicht beendete Bewegung bewirkt eine besondere Aktivierung des Ätherleibes. Dreimal wird das R gemacht zur Anregung der inneren Beweglichkeit. Das M und B wirken mehr auf die Entkrampfung und Ernährung der Muskelansatzstellen.

Die gleiche Übung erhielt ein 25-jähriger Student mit epileptiformen Anfällen. Rudolf Steiner fand bei ihm, dass eine Ätherströmung von den Augen über den Sehhügel zum Hinterhirn und dann zum Kleinhirn hin zeitweise das Hinterhirn übersprang. Dadurch wurden Ohnmachtszustände ausgelöst.

Man wird bei den mannigfachen Krankheitsbildern der Muskeldystrophien immer beobachten müssen, wo die Bewegungsschwierigkeit liegt. Bei kleinen Kindern ist oft schon die Aufrichtekraft gestört. Dann wird man auch das A dazunehmen. Aus den fehlenden Bewegungen müssen wir die richtige Übung finden.

Kommentar

Muskelerkrankungen sind überwiegend erblich bedingte Krankheiten, was die wiederholte Nachfrage Rudolf Steiners nach entsprechenden Erkrankungen in der Familie erklärt.

Die medikamentöse Empfehlung Steiners weist deutliche polare Elemente auf. In den Waden, hier Mondensphäre genannt, wird ein Präparat aus tierischem Gift (Kreuzspinne) injiziert, im Brustbereich, hier Sonnensphäre genannt, wird ein Präparat aus pflanzlichem Gift (Hyoscyamus) injiziert.[102] Der Beginn der Reihe mit dem Konsonanten R entspricht diesem rhythmisch zwischen Polaritäten wirkenden Astralisierungsprozess von der Atmungsseite her.[103] Auch die B-Übung[104] stellt in ihrer Beziehung zur Nierenfunktion einen

102 Es handelt sich um eine ähnliche Medikation wie bei der Krankengeschichte KG 17, S. 149.

103 Vgl. dazu die Ausführungen Rudolf Steiners im *Heileurythmiekurs*, GA 315, 6. Aufl. Basel 2021, S. 44 f. und 59.

104 Rudolf Steiner: Vortrag, Dornach, 15. April 1921, in: *Heileurythmie*, GA 315, 6. Aufl. Basel 2021, S. 56 f.

solchen Astralisierungsprozess, jetzt aber von der Stoffwechselseite her, dar. Das Stoppen der B-Bewegung ist von der Bewegungsführung ein Ich-Prozess, der hier die Stoßlautdynamik verstärkt. Das überschauende Bewusstsein des Menschen steuert Anfang, Ende und Verlauf einer Bewegung. Das dazwischen bewegte M wirkt «regulierend [...] auf den ganzen Stoffwechselorganismus, auf den Gliedmaßenorganismus».[105]

In der vorangegangenen Krankengeschichte wurden Ausführungen Rudolf Steiners zur Muskelbildung zitiert, die darauf verweisen, dass es bei der Muskelbildung einen aufsteigenden und einen absteigenden Prozess gibt: «Das Eiweiß wird im Ätherleib zu einer gewissen Stufe gebracht, dann greift der Astralleib ein. Und sobald es in den Astralleib kommt, wird es wieder abgebaut, wird es von der astralischen und Ich-Organisation durchströmt und durchlebt.» (KG 29, S. 246)

In diesem Fall leitet sich die eurythmietherapeutische Verordnung aus dem Schriftbild ab. Es sollen die Laute in Bewegung umgesetzt werden, bei denen in der Schrift eine Schwierigkeit besteht. In der vorliegenden Sammlung ist das der einzige Fall mit dieser besonderen Herangehensweise. Vergleichbar ist allenfalls die Geschichte der Patientin, die in KG 3, S. 69 beschrieben wird. Ihre eurythmietherapeutisch zu übenden Laute leiten sich aus einer Reaktion beim Sprechen bestimmter Laute ab.

Die verschiedenen Dokumentationen zu der hier von Steiner gegebenen Eurythmietherapie unterscheiden sich in den Angaben zur Ausführung. Laut Margarete Kirchner-Bockholt und Thon Degenaar sollen *alle* Laute der Lautfolge R M B nur angesetzt und dann wieder gestoppt werden. Hilma Walter hingegen erläutert die Übung so, dass nur der Stoßlaut B am Ende des Prozesses angehalten werden soll. Walter bezieht sich in ihren Notizbüchern auf Degenaar, wo die Geschichte Otto Schmitts als Fall Nr. 81 behandelt wird, wie sie in römischen Ziffern dazu notiert. Die Publikation von Thon Degenaar wiederum beruht auf den Mitschriften von Friedrich Husemann, der bei den Visiten mit Rudolf Steiner anwesend

105 Rudolf Steiner: Vortrag, Dornach, 15. April 1921, in: *Heileurythmie*, GA 315, 6. Aufl. Basel 2021, S. 60f.

war; er hat also Quellen aus erster Hand. Aus eurythmietherapeutischer Sicht ist die Ausführungsbeschreibung Hilma Walters wiederum deutlich schlüssiger als die Beschreibung Kirchner-Bockholts in *Grundelemente der Heileurythmie,* da das Stoppen der R-Bewegung nicht der Bewegungsdynamik des Zitterlautes R entspricht, wohl aber derjenigen der Stoßlaute M und B.

Margarete Kirchner-Bockholt schreibt in ihrer Darstellung dieser Krankengeschichte noch, dass dieselbe Lautreihe auch einem 25-jährigen Mann verordnet wurde. Sie bezieht sich dabei auf Herrn Henisch, dessen Krankheit und Therapie hier im nachfolgenden Fall geschildert werden (siehe KG 31, S. 261). Allerdings weist seine Symptomatik keine Gemeinsamkeiten mit der von Herrn Schmitt auf, sodass es unwahrscheinlich ist, dass eine solch spezifische und komplexe Eurythmietherapie bei diesem so anders gearteten Fall tatsächlich angewendet worden ist (Näheres siehe im nachfolgenden Fall).

31 Epileptiforme Anfälle

Der Patient hatte am 18. September 1923 eine Beratung mit Rudolf Steiner im Klinisch-Therapeutischen Institut Stuttgart; unklar ist, ob er stationär oder ambulant behandelt wurde.

Herr Henisch, 25, ist ein eher nervöser Musikwissenschaftler und Musiker, der unter starken Schlafstörungen leidet und seit zwei Jahren immer wieder Anfälle bekommt, in deren Verlauf er den Kopf hin und her rollt, Arme und Beine klonisch* bewegt, das Bewusstsein aber nicht ganz verliert. Er hat einen sehr unrhythmischen Lebensstil, und als die Anfälle erstmals auftraten, war er stark abgemagert. Rudolf Steiner macht bei der Konsultation auf ein Phänomen der ätherischen Ströme im Gehirn aufmerksam; den abweichenden Verlauf des Ätherstroms bei dem Patienten macht er für die Anfälle verantwortlich. Rudolf Steiner erbittet sich Zeit, um eine Therapie zu bestimmen; später wird dann notiert, dass Herr Henisch die gleiche Therapie wie Herr Schmitt (vgl. Krankengeschichte Nr. 30, S. 254) bekommen soll, den Steiner am selben Vormittag gesehen hat. Dabei handelt es sich allerdings höchstwahrscheinlich um eine Verwechslung, wie im Kommentar ausgeführt wird. Über den weiteren Verlauf der Erkrankung von Herrn Henisch ist nichts bekannt.

Die Krankengeschichte

Unveröffentlichte Quellen: Typoskript des Gesprächs mit Rudolf Steiner (IWA.01.D.03.02)

Veröffentlichte Quellen: A. G. van Degenaar: Krankengeschichten, *Nr. 76, S. 62; Hilma Walter:* Abnormitäten der geistig-seelischen Entwicklung, *Nr. 110, S. 126f.; Margarete Kirchner-Bockholt:* Grundelemente der Heileurythmie, *S. 185. Die Wiedergabe der Krankengeschichte folgt der Darstellung von Hilma Walter.*

Epileptiforme Anfälle

Anamnese und Befund: Als Kind lebhaft und aufgeregt, leicht Nasenbluten. Pubertät zwischen 16 und 17 Jahren und wieder viel Nasenbluten; fleißig und sehr viel studiert.

1921 erster Ohnmachtsanfall mit heftigem Erbrechen und Delirien im Anschluss an starke Kopfschmerzen. Patient war damals unterernährt. Vor den Anfällen zusammenziehendes, stechendes Gefühl in der Nasenwurzel. Während der meisten Anfälle verliert er nicht ganz das Bewusstsein, er rollt den Kopf hin und her, bewegt die Arme und Beine klonisch.

Patient ist Musiker, überarbeitet sich oft, lebt sehr unregelmäßig. Auf etwas Brom bekam er Lethargie. – Die Reflexe sind sehr lebhaft, die Muskeln zucken bei Belastung zusammen. Auf der Straße fliegt Patient, und er macht den Eindruck eines übererregbaren Menschen. Er bekam bisher das Unterernährungsmittel und Birkensaft. Hat in der letzten Nacht wiederholt Anfälle gehabt.

Dr. Steiner: Was fehlt Ihnen?

Patient: Nicht schlafen können, gewisse Spannung in den Nerven, was Schlaflosigkeit zur Folge hat, und von Zeit zu Zeit Ohnmachtsanfälle. Dies seit zwei Jahren.

Dr. Steiner, dem Patienten die Gegend hinter dem Ohr bestreichend: Sind Sie hier sehr empfindlich?

– Nein, es ist kein unangenehmer Reiz.

– Essen Sie gewöhnlich schnell?

– Angeblich nicht, doch wird dies ärztlicherseits für wahrscheinlich gehalten.

– Haben Sie komponiert?

– Wenig.

– Was haben Sie studiert?

– Musikwissenschaft. Musik als Kunst und Philosophie.

– Wie ist es, wenn Sie die Dissertationen machen und sich innerlich beschäftigen, finden Sie das so, wie wenn Sie da Hemmungen hätten?
– Die Hemmungen kommen nur von außen und nicht von innen.
– Wenn Sie ein Experiment vorliegen haben und Sie müssen darüber kombinieren, wird Ihnen das schwer?
– Bis jetzt nicht, ist noch im Anfang damit; das Lernen fällt leicht.
– Kommen Sie leicht oder schwer zu Ergebnissen, die Sie selbst finden?
– Ziemlich leicht.
– Was haben Sie gespielt? ... War es dann so, dass Sie bei den Dingen, die Sie gespielt haben, dass Sie da mehr Freude gehabt haben am Musikalischen oder mehr am Mimischen?

Das hat sich Patient nicht klargemacht.

– Haben Sie mehr Freude gehabt am Ausdruck oder am Inhalt der Rolle?
– An beidem.
– Geht Ihnen eine Rolle lange nach, oder können Sie leicht wieder zu einer anderen übergehen?
– Das kommt auf die Rolle an, ob sie dem Patienten mehr liegt oder nicht.
– Was machen Sie als Dissertation?
– Eine Arbeit über Temperatursinn, mit strahlender Wärme.
– Haben Sie sich da eine Ansicht gebildet, was es für ein Unterschied ist zwischen strahlender Wärme und ... Haben Sie vor, jetzt hier zu bleiben?
– Ja.
– Offen gestanden, ich müsste bis Nachmittag Zeit haben, um eine Therapie zu finden. Das sind zeitweilige Ausschaltungen des Kleinhirns, das funktioniert nicht recht mit, und zwar wohl deshalb, weil ein Ätherstrom, der gehen sollte: Auge, Sehhügel, obere Partie von Hinterhirn und Kleinhirn, geht zuweilen: Auge, Vierhügel, Kleinhirn. Er überschlägt, schnappt über, er geht nach oben gar nicht etwa am Sehzentrum vorüber. Und das ist der Anlass der Ohnmachtszustände.

Dr. Steiner empfiehlt dieselbe Kur wie einem Patienten mit progressiver Muskelatrophie [vgl. KG 30, S. 254]. Dieser Patient erhielt:

Heileurythmie: R dreimal, M einmal und B wie folgt: Die Bewegungen sollen nur angefangen, aber ehe sie ganz vollendet sind, gestoppt werden.

Injektionen mit: 1. Tag Kreuzspinnengift D6 an den Waden, 2. Tag Hyoscyamus niger D6 oben zwischen Brustbein und Seite (Mamillarlinie*), dann zwei Tage Pause und wieder anfangen.

[Dr. Steiner:] Die Impfungen sollen in der Zeit von Neumond bis Vollmond gemacht werden. In der Zeit von Vollmond bis Neumond wird Pause gemacht und stattdessen Levico gegeben.

Eurythmietherapie

Angabe wahrscheinlich fehlerhaft überliefert

Grundelemente der Heileurythmie

(Kapitel XI: Konsonantenreihen, S. 185. Siehe ausführlich die Angaben zu KG 30: Progressive Muskelatrophie, S. 257)

R – dreimal, M – einmal, B – einmal. [...] Die gleiche Übung erhielt ein 25-jähriger Student mit epileptiformen Anfällen. Rudolf Steiner fand bei ihm, dass eine Ätherströmung von den Augen über den Sehhügel zum Hinterhirn und dann zum Kleinhirn hin zeitweise das Hinterhirn übersprang. Dadurch wurden Ohnmachtszustände ausgelöst.

Kommentar

Die Schilderung der Anfälle, in deren Verlauf das Bewusstsein nicht ganz verschwindet und es zu ruckartigen Bewegungen der Arme und Beine kommt, weist eher auf einen psychogenen Anfall hin als auf Epilepsie. Auch die beschriebene Bewegung des Kopfes ist eher bei einem psychogenen Anfall zu erwarten. Der Patient hat allerdings zunächst Brom erhalten, das Anfang des 20. Jahrhunderts ein viel verwendetes Antiepileptikum war und zu dessen Nebenwirkungen die beschriebenen lethargischen* Erscheinungen gehören.
Rudolf Steiner dagegen weist bei seiner Diagnose auf das Überspringen eines Ätherstromes hin und damit eher auf eine prozessuale Stö-

rung als auf eine Stauung der oberen Wesensglieder, wie sie sonst bei Epilepsie beschrieben wird.

Sehr überraschend erscheint hingegen die in diesem Fall notierte Eurythmietherapie. Die Lautfolge R M B mit der speziellen Form der Ausführung, die Rudolf Steiner zuvor bei einem Fall von progressiver Muskelatrophie (vgl. KG Nr. 30, S. 254) angeordnet hatte, einem der sechs Patienten, die ihm an diesem Tag vorgestellt wurden, scheint wenig passend für die Symptome und Diagnose der hier vorliegenden Erkrankung. Höchstwahrscheinlich fand eine Verwechslung mit dem 26-jährigen Eugen Schmidt aus Ulm statt, dessen Nachnahme phonetisch gleich wie Schmitt klingt, der sogar in den Notizen manchmal Schmidt geschrieben wurde.

Symptome und Therapie von Eugen Schmidt werden bei Degenaar folgendermaßen geschildert: «Er geriet mit vier Jahren unter einen Wagen; das Pferd trat ihm auf den Fuß. Während des Feldzuges 1916 starke Erschütterung durch Bombeneinschlag; seitdem öfter das Gefühl des Sausens im Kopf, besonders in letzter Zeit heftiger. Öfters Angstgefühl in der Magengegend. Das Sausen tritt besonders abends auf; es ist, als wenn im Gehirn etwas platzen würde.

Dr. Steiner empfiehlt innerlich Plumbum D4 am ersten Tag, Argentum D4 am zweiten Tag, den dritten Tag frei lassen.»[106] Eugen Schmidt erhält dazu noch eine Meditation: «Die Götter der Sonne geben mir: | Kraft für meine Arme | Stärke für meine Beine | Denken für mein Haupt.»[107]

Die Meditation weist in der Ausführung am Morgen die gleiche Struktur auf wie das eurythmische I A O und wird am Abend als Rückschau, also Ich-stärkend geübt. Diese Angabe wie auch der medikamentöse Vorschlag sind deutlich weniger individualisiert als die Angaben aus der Krankengeschichte KG 30 und scheinen für die Symptomatik auch im vorliegenden Fall von Herrn Henisch gut geeignet.

106 A. G. van Degenaar: *Krankengeschichten*, Nr. 153, S. 107 f.
107 Ebd., S. 108.

32 Epilepsie

Der Patient wurde vom 7. September 1923 bis zum 8. Februar 1924 im Klinisch-Therapeutischen Institut Stuttgart stationär behandelt. Eine Begegnung mit Rudolf Steiner fand vermutlich am 16. Oktober 1923[108] *und dann nochmals am 19. Dezember 1923 statt.*

Wainö (oder Vainö) Ignatius wird als ein 18-jähriger, schlanker, mittelgroßer Junge beschrieben. Er stammt aus Helsinki, Finnland, und hat seit zwei Jahren epileptische Anfälle. Bei seiner Aufnahme in die Stuttgarter Klinik leidet er zudem unter einer depressiven Verstimmung, deren Schwere unklar ist. Rudolf Steiner, der ihn zweimal sieht, rät zunächst zu einer Behandlung mit Traubenzucker, danach zu Injektionen abwechselnd mit Traubenzucker D10 und Belladonna D10. Dazu werden in der Krankengeschichte die folgenden Bemerkungen zur therapeutischen Wirksamkeit auf die Wesensglieder festgehalten: Der Fruchtzucker diene zur Befestigung der Ich-Organisation; Belladonna solle krampflösend und beruhigend auf den Astralleib wirken. Eurythmietherapeutisch erhält Wainö Ignatius die Lautfolge S R L M mit der ergänzenden Bemerkung: «also alles, was die Ich-Organisation fördert». Über den genauen Verlauf der Therapie und auch über das weitere Befinden des Patienten ist nicht viel bekannt. Anlässlich seiner Entlassung am 8. Februar 1924 wurde festgehalten, dass er wiederkommen solle, wenn eine deutliche Besserung eingetreten sei. Es ist nicht bekannt, ob dies geschehen ist.

108 An diesem Tag war Steiner zu ausführlichen Besprechungen im Klinisch-Therapeutischen Institut Stuttgart. Vgl. Christoph Lindenberg: *Rudolf Steiner. Eine Chronik,* Stuttgart 1988, S. 539.

Die Krankengeschichte

Unveröffentlichte Quellen: Patientenkarte mit handschriftlichem Anamnesebericht und Tagesverlauf mit Fieberkurve 25.8.–24.9.1923 und 29.11.–9.2.1924 sowie undatiertes Typoskript mit mehreren Patientenbesprechungen (IWA.07.D.01.02), Typoskript Hilma Walters (IWA.01.D.03.02)

Veröffentlichte Quellen: Hilma Walter: Abnormitäten der geistig-seelischen Entwicklung, *Nr. 107, S. 122; A. G. van Degenaar:* Krankengeschichten, *Nr. 73, S. 59f.; Margarete Kirchner-Bockholt:* Grundelemente der Heileurythmie, *S. 181f. Die Wiedergabe der Krankengeschichte folgt der Darstellung Degenaars.*

17. Oktober 1923: Seit zwei Jahren epileptische Anfälle; öfter unkoordinierte Zuckungen. Bekam längere Zeit Luminal, in letzter Zeit auch Episan. Er ist 176 cm groß, schlank, der Unterkiefer ist sehr schmal, die beiden Eckzähne haben keinen Platz und wachsen nach innen vor. Neigt zu Jähzorn, liebt Musik.

Dr. Steiner fragt nach Stimmung und den Gründen der Traurigkeit, worüber Patient nichts Genaues angeben kann.

Dr. Steiner empfiehlt jeden zweiten Tag Injektionen im Rücken mit Fruchtzucker D10.

31. Oktober 1923: Der Patient hat öfter Anfälle gehabt und klagt in den letzten Wochen sehr über häufige Schmerzen an den beiden Eckzähnen, die äußerlich ganz gesund sind.

19. Dezember 1923: Bis jetzt erhielt er jeden zweiten Tag Injektionen mit Traubenzucker D10 (zur Befestigung der Ich-Organisation). Es traten vermehrte Anfälle auf, außerdem das Gefühl, dass in der Gegend der Schulterblätter ein unbestimmter Druck herrsche (die Injektionen wurden hier gemacht). Außerdem vermehrter Stuhldrang ohne Erfolg.

Dr. Steiner empfiehlt, Traubenzuckerinjektionen fortzusetzen und in den dazwischenliegenden Tagen Belladonna D10 zu injizieren. Dieses soll auf den Astralleib beruhigend und krampflösend wirken.

Heileurythmie: S R L und M, also alles, was die Ich-Organisation fördert.

Ergänzendes Material

Handschriftlicher Anamnesebericht Friedrich Husemanns

Auf der Patientenkarte (IWA 07.D.01.02) hat Friedrich Husemann die Anamnese ausführlich festgehalten und dabei einige Details notiert, die nicht in die von Degenaar publizierte Krankengeschichte aufgenommen worden sind.

Der Großmutter (Vatersmutter) Schwester und Bruder waren melancholisch (Involutionsmelanch.*). Pat. ist das 3. Kind; Geschwister gesund. Laufen und Sprechen rechtzeitig.

Vor 3 Jahren Diphtherie, leicht; bekam Gernm [?], 1 x. 1915: Appendektomie. Begabung normal, hatte aber nicht viel Interesse.

Vor gut 2 J[ahren] wurde von den Lehrern bemerkt, dass er in der Schule nicht mehr gut sitzen konnte. Einmal schlug auch das Bein seitlich aus. Bald darauf, Sept. 1921, bekam er einen epilept[ischen] Anfall. Nach einigen Wochen den 2., den Dr. Ign. selber sah: Fall ton. klon. u.s.w. Kein Zungenbiss. Vom Herbst bis Frühjahr 22 kein Anfall. Dann im Sommer einen Anfall im Boot, seitdem im Ganzen noch ca. 3 Anfälle. Einige Tage vor den Anfällen fielen einige unkoordinierte Bewegungen auf (Hände).

Befund: 1,76 groß. Stark sonnengebräunte Haut. Kurzsichtig (0,75–1,0 D). Pupillenrefl[exe] + sonstige Refl[exe] u. Sensibilität o. B. Im Winter etwas kalte Hände, aber keine besonders kalten Füße. Kein Fußschweiß. Schlaf gut, ruhig, Aufwachen gut. Schlank, hager. Puls 96–100.

Charakter: leicht zornig; eigensinnig. Keine Ausdauer bei der Arbeit. Vor ca. 3–4 Jahren kamen öfter einige kleine Diebstähle (in der Familie) vor. Pubertät ist eingetreten; wann? Stimmwechsel: vor [Lücke] J. Nicht träumerisch. Liebt Musik, neigt zum Virtuosen.

Th[erapie]: Magnes. phos. D6 morgens und abends 1 Messerspitze. Bekam bisher Luminal und Episan.

[...][109]

Dr. Steiner empfiehlt, Traubenzucker mit Belladonna 10^{-10} täglich abwechseln. Dies[?] soll auf den Astralleib beruhigend u. krampflösend wirken, während Traubenz[ucker] auf das Ich irritierend wirkt. Heileurythmisch: S R L M, also alles, was die Ich-Organisation fördert.

109 Ausgelassen sind hier die im oben abgedruckten Krankenbericht A. G. van Degenaars wiedergegebenen Angaben.

6.2.24: Pat[ient] hat Heileuryth[mie] nicht gemacht, wurde vergessen.

8.2.: Reist heute nach Hause. Soll wiederkommen, wenn eine deutliche Besserung eingetreten ist. Die Injekt. sollen 14 Tage lang gemacht werden, dann 14 Tage Pause. Heil-Eur[ythmie]: L S T R

Eurythmietherapie

S R L M

Grundelemente der Heileurythmie

(Kapitel XII: Konsonanten und Vokale in gemischten Reihen, S. 181 f.)

S R L M bei Epilepsie.

Im Gegensatz zu den meistens bei Epilepsie angegebenen Vokalübungen wurde bei einem 18-jährigen Patienten, der erst seit dem 16. Jahr epileptische Anfälle und öfter unkoordinierte Zuckungen hatte, diese Konsonantenreihe angegeben. Es wurde dann dazu gesagt: «Also alles, was die Ich-Organisation fördert.»

Kommentar

Bei den Aufzeichnungen Friedrich Husemanns fällt auf, dass die eurythmietherapeutische Angabe, die er am Ende der Karte, bei der Entlassung des Patienten, festhält (L S T R), von der von ihm zunächst unter dem Datum vom 19. Dezember auf der Patientenkarte notierten Lautfolge S R L M abweicht. Dabei ist die erste, wohl im Kontext der Konsultation mit Rudolf Steiner festgehaltene Lautfolge glaubhafter, zumal die Zweitnennung mit der Bemerkung verbunden ist, dass die Eurythmietherapie gar nicht durchgeführt wurde. Dass sie schlicht vergessen wurde, ist ebenfalls besonders erwähnenswert.

Anders als sonst bei Epilepsie überliefert (vgl. die Krankengeschichten KG 34–39, S. 277–312), schlägt Rudolf Steiner hier keine vokalischen Übungen vor, sondern regt die Arbeit mit vier Konsonanten an. Um diese abweichende Behandlung zu verstehen, ist der Hinweis auf die Regulation der Ich-Organisation sehr aufschlussreich (siehe dazu auch die Ausführungen im Kapitel «Wesensgliederdiagnose als Leitprinzip für die Lautfolgen», S. 37). Rudolf Steiner setzt am Anfang sehr stark auf die Regulation der Ich-Organisation und gibt erst einige Zeit später, nachdem vermehrt Anfälle aufgetreten sind, Belladonna D10 dazu, um so zusätzlich auf den Astralleib beruhigend einzuwirken.

In seiner Bemerkung zur Eurythmietherapie stellt Rudolf Steiner ebenfalls einen direkten Bezug der Konsonantenreihe, die alle vier Bewegungsdynamiken umfasst, zur Ich-Organisation her. In diesem Fall werden die dynamischen Qualitäten absteigend, vom Wärme- über den Licht- und Klangäther bis hin zum Lebensäther behandelt.

33 Verdauungsschwäche, Epilepsie bei Menses

Am 10. November 1920 fand eine erste Konsultation der Patientin bei Rudolf Steiner statt. Gut zwei Jahre später folgte ein Aufenthalt im Klinisch-Therapeutischen Institut Stuttgart: vom 25. Februar 1923 bis mindestens August 1923. Zweimal wurde mit Rudolf Steiner beraten, einmal am Anfang des Klinikaufenthalts und einmal am 1. August 1923.

Gertrud Schaafhausen, geboren 1896 in Rendsburg, hat seit etwa 1917 epileptiforme Anfälle, die sich jeweils in der Zeit um die Menstruation häufen. Sie ist sehr intelligent, war, so die Beschreibung ihres Vaters, als Kind lebhaft, aufgeweckt in der Schule und ist gründlich und reif im Urteil. Im November 1920 wird sie von Rudolf Steiner erstmals untersucht, der ihr Tees, Bein- und Leibwickel sowie Übungen empfiehlt. Sie selbst berichtet über die Durchführung der Therapie, die dann jedoch aufgrund der Besorgnis ihrer Mutter abgebrochen wird. Zwischenzeitlich erhält sie eine Magnetbehandlung sowie Massagen, bevor sie Anfang 1923 in das Klinisch-Therapeutische Institut Stuttgart kommt. Rudolf Steiner führt ihre Beschwerden auf eine aus schulischen Prüfungen und ‹Dressuren› resultierende geistige Überanstrengung 1916 zurück. Da die Patientin auch eine schlechte Verdauungstätigkeit entwickelt hat, verordnet er Eurythmietherapie mit der Lautfolge I A U und L M R. Die Vokalbewegungen sollen mit den Beinen ausgeführt werden, abwechselnd dazu die Konsonantenbewegungen in den Armen.

Die Krankengeschichte

Unveröffentlichte Quellen: maschinenschriftlicher Krankenbericht vom 9. März 1923 (IWA.01.D.03.13), Typoskript der Besprechung vom 1. Au-

gust 1923 (IWA.07.D.01.02), handschriftlicher Patientenbericht von Otto Palmer (RSA IV SACH Kommender Tag), sowie Korrespondenz des Vaters Wilhelm Schaafhausen mit Rudolf Steiner und Otto Palmer sowie handschriftlicher Bericht von Gertrud Schaafhausen an Rudolf Steiner (RSA IV SACH Kommender Tag; RSA I B Schaafhausen).

Veröffentlichte Quellen: Margarete Kirchner-Bockholt: Grundelemente der Heileurythmie, *S. 195. Die Wiedergabe folgt dem maschinenschriftlichen Krankenbericht vom 9. März 1923.*

Leidet seit dem 19. Lebensjahr infolge der geistigen Überanstrengung, welche ihrem Abitur vorausging, an epileptischen Anfällen, die sich ununterbrochen besonders zur Zeit der Menstruation einstellen und seither mit Brom und bromhaltigen Geheimmitteln bekämpft wurden. Die Anfälle setzten ein vor und während des Unwohlseins.

Dr. St[einer] ordnete an, dass sie zur Erreichung eines pünktlichen Unwohlseins die Bandagen bekommen [soll] und dass die Fußsohlen mit Kupfersalbe eingerieben werden sollen. Seit dieser Zeit hören die Schwankungen im Eintreten des Unwohlseins auf, dagegen treten die Anfälle auf nach dem Unwohlsein.

Dr. St[einer]: Es liegen Störungen in der sexuellen Entwicklung vor, die in Verbindung mit einer einseitigen Schwächung des Gehirns infolge der Dressur im Sommer 1916 derartige Anfälle auslösten.

9.III.23: Hatte starkes Jucken im Mastdarm*, dann heftige Darmblutung, die sie sehr schwächte. Seit 12 Tagen ist sie in der Klinik, 5 bis 6 davon waren anfallsfrei, in den letzten 6 Tagen traten die Anfälle gegen Abend, besonders in der Nacht, einmal in 24 Stunden fünfmal, auf.

Dr. St[einer] verordnete Blei-Injektionen 1:1000 (genommen wurde Plumbum chloratum 0,1 %) unterhalb des Nabels 3 Tage lang täglich, dann ein Tag aussetzen, dann wieder 3 Tage lang täglich.

1.VIIII.23: Patientin hat in letzter Zeit manchmal Benommenheitszustände.

Dr. St[einer]: «Das wäre eigentlich ein gutes Symptom. Es geht natürlich langsam, aber es geht doch. Man müsste doch probieren, die Injektionen ein bisschen zu steigern, bis 1:500, dass sie es gerade aushielte. Das ist schon der richtige Weg, wie wir die loskriegen. Die Benommenheit ist das Symptom dafür, dass sich die Sache ausbreitet, nicht mehr so lokal bleibt.»

Gegen die schlechte Verdauungstätigkeit empfiehlt Dr. St[einer] Heileurythmie mit den Beinen I A U, mit den Armen L M R, abwechselnd.

Ergänzendes Material

Im Rudolf Steiner Archiv, Dornach, haben sich verschiedene Briefe erhalten, in denen der Vater der Patientin von der Krankheit seiner Tochter berichtet, darunter ein ausführliches Schreiben an den Arzt Otto Palmer in Stuttgart vom 4. März 1923 (RSA I B Schaafhausen.W sowie RSA IV SACH Kommender Tag). Unmittelbar im Vorfeld ihres Aufenthalts im Klinisch-Therapeutischen Institut berichtet Wilhelm Schaafhausen darin von der Krankheit seiner Tochter. Der von ihm beschriebene Krankheitsverlauf und die Angaben zu deren Ausbruch stützen den klinischen Anamnesebericht ab. Schaafhausen berichtet auch von den verschiedenen Behandlungen zunächst durch Hypnose und schließlich durch Nervinumpulver[110], das von 1918 an gegeben wurde; er referiert zudem eine erste Besprechung mit Rudolf Steiner im November 1920, bei der Steiner sich zur Symptomatik der Patientin äußerte. Der sechsseitige Brief wird hier in Auszügen wiedergegeben.

Brief Wilhelm Schaafhausen an Otto Palmer, 4. März 1923

Meine Tochter wurde am 24. Dezember 1896 in Rendsburg geboren. Sie war als Kind außerordentlich ruhig und hat uns niemals die Nachtruhe geraubt. Mir fiel auf, dass sie nach einigen Monaten am Kopf beulenartige Auswüchse hatte, die aber bald verschwanden. Dr. Steiner, mit dem ich hierüber sprach, sagte mir, das sei vollständig belanglos, es habe sich um besondere Erscheinungen bei der Gehirnbildung gehandelt. Als Kind war meine Tochter lebhaft, in der Schule sehr aufgeweckt, sehr reif und gründlich im Urteil. Besonders zeichnete sie sich durch ein nicht zu erschütterndes Gerechtigkeitsgefühl aus. [...]

Anfang November 1920 war ich mit meiner Tochter bei Dr. Steiner in Stuttgart, der sie eingehend untersuchte und zu dem Ergebnis kam, dass Störungen in der sexuellen Entwicklung vorlägen, die in Verbindung mit

110 Bei Nervinumpulver handelt es sich wahrscheinlich um ein bromhaltiges Medikament.

einseitiger Schwächung des Gehirns infolge der Dressur im Sommer 1916 derartige Anfälle auslösten. Meine Tochter nahm die von Rudolf Steiner verordneten Tees. Ich bin davon überzeugt, dass diese Kur auf die Dauer zu einem Erfolg geführt hätte. Da aber der Gebrauch des Nervinumpulvers sofort abgebrochen wurde, stellten sich natürlich wieder Anfälle ein, unter denen meine Frau derartig litt, dass wir schließlich nach etwa 2 bis 3 Monaten zu dem Nervinumpulver zurückgriffen und die Kur von Steiner abbrachen. Im Sommer 21 kam meine Tochter dann in Behandlung der ihnen vielleicht bekannten früheren Krankenschwester Magdalene Glindemann, die sie massierte und magnetisierte. Auch sie kam bei der Behandlung zu dem Schluss, dass eine Störung im Unterleib vorliege [...].

In einem handschriftlichen Krankenbericht vom 9. Januar 1921 beschreibt Gertrud Schaafhausen, wie bei der Konsultation mit Rudolf Steiner am 10. November 1920 abgemacht, ihren Krankheitsverlauf in der Zeit vom 11. November 1920 bis zum 9. Januar 1921. Sie wurde mit Tees, Bein- und Leibwickeln sowie morgens und abends durchzuführenden Übungen behandelt. Diese Übungen, die wohl meditativen Charakters waren, werden von ihr nicht näher beschrieben; nur einen Anfang erwähnt sie: «Ich fühle meine ...» Abends, beschreibt Gertrud, soll sie die vorgeschriebenen Vorstellungen erinnern, wahrscheinlich, um besser einschlafen zu können. Der Bericht (RSA I B Schaafhausen.W 1921-01-10) wird hier vollständig wiedergegeben.

11.11.	Beginn	mit	dem Beinwickel.
17.11.	"	"	dem Teetrinken.
17.11.	"	"	dem Leibwickel.
18.11.	"	"	den Übungen.
25.11.	Anfall.		
1.12.	Anfall.		

Auffallend bessere Blutzirkulation; nur sehr selten kalte, abgestorbene oder eingeschlafene Gliedmaßen.

Anfang Dezember stellt sich ungewollt starkes bewusstes Beobachten des Denkens und der gesamten Vorstellungen vor dem Einschlafen ein; der Wille, dieses Beobachten abzubrechen, ist erfolglos, er ist verbunden mit einer großen *physischen* Anstrengung; am 9. und 10. Dezember dauerte diese Erscheinung sehr lange. Am 14. und 15. Dezember mittags vor dem Einschlafen Erscheinungen wie Abwicklung eines Films, der aber nur Personen darstellt und zwar in schärfstem Kontrast von schwarz und weiß; das Filmbild rollt sich in rasender Geschwindigkeit ab, es sind Gesichter, die mir alle fremd sind.

16.12. Anfall.

Am 17. und 18. Dez. in Gedanken Selbstgespräche; ich höre mich meine Gedanken selbst mit lauter Stimme aussprechen. Geräusche, die sich ihrer Art nach in den Gesprächsstoff eingliedern, höre ich tatsächlich und zwar unnatürlich stark und intensiv, obgleich sie in Wirklichkeit gar nicht vorhanden sind. Der ganze Vorgang dauert etwa 5 Minuten.

Am 20. u. 22. Dezember etwa 5 Minuten lang ganz plötzlich glühend heiße Oberschenkel an der vorderen Seite.

31. Seit reichlich 8 Tagen vermisse ich bei der morgendlichen Übung «Ich fühle meine ...» trotz stärkster Konzentration das Gefühl, dass das Blut in die Glieder einströmt, wie ich es bis dahin deutlich empfunden hatte.

3.1. Morgens im Bett Anfall.

9.1. Das abendliche Erinnern der vorgeschriebenen Vorstellungen ist fast meistens erfolglos.

Einschlafen des Abends frühestens um 12 Uhr, meistens aber erst gegen 1 Uhr, ganz einerlei, ob ich zeitig oder spät zu Bett gegangen bin.

Wenn tagsüber irgendetwas Außergewöhnliches (Besuch, Vortrag oder ähnl.) vorgefallen ist, fühle ich mich am nächsten Tag immer sehr abgespannt und habe starkes Ruhebedürfnis.

9.I. morgens Anfall. [Eintrag von fremder Hand, vmtl. vom Vater]

Wandsbek, d. 9.1.21. Gertrud Schaafhausen.

Eurythmietherapie

I A U, L M R

Grundelemente der Heileurythmie

(Kapitel XII: Konsonanten und Vokale in gemischten Reihen, S. 195)

I A U mit den Beinen, L M R mit den Armen. Für eine 26-jährige Epileptikerin, die auch an schlechter Verdauung litt. Die Anfälle traten zur Zeit der unregelmäßigen Perioden auf. Durch Schulterbandagen, die kreuzweise über dem Rücken angelegt wurden, und Kupfersalbenbehandlung der Fußsohlen konnten die Perioden reguliert werden. Wegen der schlechten Verdauung bekam sie die zwischen oben und unten so differenzierte Heileurythmieübung: mit den Beinen die genannten Vokale, mit den Armen die drei Konsonanten abwechselnd zu üben.

Kommentar

Als Ursache für die epileptiformen Anfälle wird von Rudolf Steiner eine Störung in der sexuellen Entwicklung benannt, die in Kombination mit der intellektuellen Überlastung zu den beschriebenen Symptomen führte. Diese Störung hängt aller Wahrscheinlichkeit nach mit den Menstruationsbeschwerden zusammen. Der Krankengeschichte ist zu entnehmen, dass die Periode der Patientin zuerst unregelmäßig verläuft und nach der von Rudolf Steiner vorgeschlagenen Behandlung regelmäßig wird. Der Begriff «Unwohlsein», der im Krankenbericht gebraucht wird, ist als Synonym für die Menses zu verstehen. Sowohl im Krankenbericht wie auch in Margarete Kirchner-Bockholts Erwähnung des Falls in *Grundelemente der Heileurythmie* heißt es explizit, dass die Eurythmietherapie hier zur Behandlung der «schlechten Verdauungstätigkeit» gegeben worden sei. Bei Epilepsien sind Vokalübungen mit den Beinen jedoch eine mehrfach vorkommende Verordnung (siehe KG 34, 35 und 38, ferner das Kapitel «Eurythmietherapie mit Beinen und Füßen», S. 52). Insbesondere in der nachfolgenden Krankengeschichte (KG 34, S. 277) spielt die Obstipation in Kombination mit epileptischen Anfällen eine große Rolle, wobei Rudolf Steiner dort A-Bewegungen mit den Beinen ausführen lässt. Die Lautfolge I A U, L M R ist deshalb für die Gesamtkonstitution der Patientin hilfreich.

34 Epilepsie

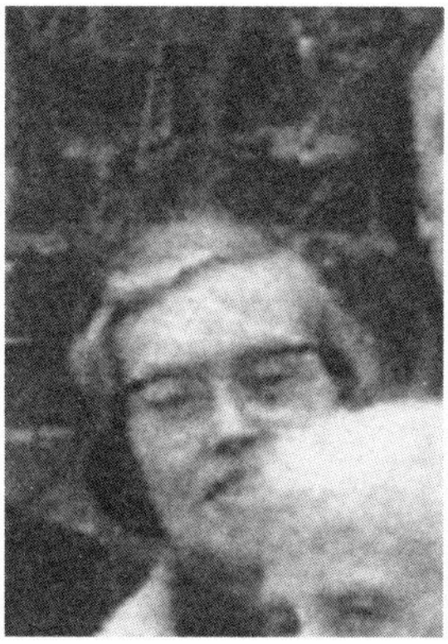

Violet Bursey, um 1975

Die Patientin kam am 3. Februar 1924 für einen stationären Aufenthalt in das Klinisch-Therapeutische Institut nach Arlesheim. Die detaillierten Aufzeichnungen reichen bis Januar 1928, es ist aber auch noch eine Patientenkarte vom Januar/Februar 1931 überliefert, die auf einen weiteren Aufenthalt schließen lässt. Wo genau die Patientin stationär untergebracht war, lässt sich den überlieferten Unterlagen nicht mit Sicherheit entnehmen; sie wurde zumindest zeitweilig, 1926, im Sonnenhof unterrichtet und übersiedelte im September 1926 ins Tessin, in eine Dependance in Figino/Lugano, von wo aus sie auch für längere Zeit in Ferien fuhr. Am 25. Februar 1924 fand eine Beratung mit Rudolf Steiner in Arlesheim statt. Bereits ein halbes Jahr zuvor hatte die damals 14-Jährige oder ihre Mutter Rudolf Steiner während seines Englandaufenthaltes im August und September 1923 gesprochen.

Violet Bursey, geb. 1909, wird als ein großes und kräftig gebautes Mädchen beschrieben. Sie hat dunkelbraune, gewellte Haare, ist kurzsichtig und für ihr Alter sehr kindlich. Dabei wirkt sie heiter und ausgelassen, wobei sie die Tendenz hat, dies zu übertreiben und somit einen epileptischen Anfall zu provozieren. Sie leidet seit ihrem neunten Lebensjahr unter epileptischen Anfällen wie auch unter chronischer Verstopfung. Rudolf Steiner führt diese beiden Erscheinungen auf eine zu schwache Verankerung des Astralleibes im Kopf zurück. Dadurch sei es zu einer trägen Verdauung gekommen, die rückwirkend die epileptischen Anfälle ausgelöst habe. Steiner rät zu Einreibungen des Hinterkopfes mit fünfprozentigem Walnusssaft, zu Abwaschungen des Gesichtes und Brust mit einem fünfprozentigem Rosskastanienabguss sowie der Einnahme von Mohnsaft D6 im Wechsel mit Bittermandelsaft D6, ferner Belladonna D20, Clairotee* und Klistieren. Als Eurythmietherapie schlägt er eine A-Übung mit den Beinen vor. Die Patientin erhält zudem eine Meditation. Violet verbringt fast vier Jahre in der Schweiz, sie geht danach mit ihrer Mutter nach Freiburg und ist auch dort in ärztlicher Behandlung. Das Verhältnis zu ihrer Mutter scheint nicht unproblematisch gewesen zu sein, da diese laut den Beschreibungen besitzergreifend und überaus nervös war. Trotzdem entwickelt Violet im Laufe der Zeit eine gewisse Selbstständigkeit; später geht sie nach England ans Emerson College, einer anthroposophischen Erwachsenenbildungseinrichtung, und engagiert sich dort für den Aufbau einer Bibliothek.[111] Sie pflegt ihre Mutter bis an deren Lebensende. Für ihre Genesung hilfreich war, dass sie, wie es heißt, immer großes Vertrauen in die von Ita Wegman ihr gegenüber gemachte Aussage gehabt habe, sie werde ihre Neigung zu Anfällen nach dem 21. Lebensjahr überwunden haben.

Die Krankengeschichte

Unveröffentlichte Quellen: Patientenkarten vom Februar 1924 und Januar 1931, Anamneseformulare, Behandlungsberichte und Notizen zur Therapie aus den Jahren 1924–1928, Ärztekorrespondenz aus den Jahren 1927/28 (IWA.07.D.01.01), Eintragungen im Behandlungsbuch Heileurythmie (IWA.03.D.01.01, S. 139), Notizbucheintragungen Hilma Walters (IWA.03.D.01.02, NB III, S. 181, NB IV), Ärztekorrespondenz aus den Jahren 1927/28, Meditationsangabe[112], siebenseitiges Typoskript Hilma Walters zur Krankengeschichte (IWA.03.D.01.02)

Veröffentlichte Quellen: Hilma Walter: Abnormitäten der geistig-seelischen Entwicklung, *Nr. 104, S. 117–121; Margarete Kirchner-Bockholt:* Grundelemente der Heileurythmie, *S. 39. Die Wiedergabe der Kran-*

111 Vgl. Michael Spence: *The Story of Emerson College. Its Founding Impulse, Work and Form*, Temple Lodge 2013, S. 121.

112 Abgedruckt in: Anton Gerretsen (Hrsg.): *Meditationen für Patienten. Meditative Anweisungen und Texte von Rudolf Steiner, zusammengestellt für Ärzte.* Dieser im Selbstverlag herausgegebene Manuskriptdruck wird anthroposophisch tätigen Ärzten persönlich ausgehändigt, die mit den jeweiligen Krankengeschichten vertraut sind. Ein Exemplar befindet sich im Ita Wegman Archiv, Arlesheim.

kengeschichte folgt dem Typoskript Hilma Walters, die weitgehend übereinstimmt mit der Darstellung in ihrer Publikation.

Anamnese: Die Mutter ist sehr nervös; ist auch geschieden von ihrem Mann. Während der Schwangerschaft hatte die Mutter einen Schock. Sie war in einem Haus, wo eine Explosion stattfand. Die Geburt erfolgte mit Zange. Das Kind war gesund und normal bis zum 9. Lebensjahr. Um diese Zeit Masern und seitdem Anfälle.

Diese Anfälle werden so beschrieben: Patientin schreit, verliert jedoch nicht sofort das Bewusstsein, sondern spricht erst darüber, wie sie eine dunkle Wolke sieht mit Gesichtern darin, die sie offenbar erschrecken. Dann verliert sie das Bewusstsein für etwa eine Minute, hat Schaum vor dem Mund, beißt sich in die Zunge, hat Zuckungen im Kopf, Armen und Beinen, und zwar nach Beobachtung der Pflegerin stärker [in] Kopf und Armen als in den Beinen. Nach dem Anfall besteht starke Müdigkeit. Diese Anfälle kamen zeitweise jeden Tag, in letzter Zeit aber seltener, etwa dreimal in 6 Wochen; meist kurz vor oder kurz nach der Periode.

Die Periode begann mit 13 Jahren und ist immer regelmäßig. Der Stuhlgang ist hart und träge. Patientin besucht seit ihrem 9. Lebensjahr keine Schule und ist seither sehr schnell und stark gewachsen. Sie hat großes Interesse für ihre Umgebung, kann sich aber schwer längere Zeit auf etwas konzentrieren.

Bei einer Begegnung mit Dr. Steiner in England (1923) wurde regelmäßiger Gebrauch von Clairo-Tee angeraten.

23. Februar 1924: Aufnahme in die Klinik.

Patientin ist 15 Jahre alt; sehr groß und kräftig gebaut; in mittlerem Ernährungszustand; mit kräftigem Muskelbau. Die Haare sind dunkelbraun und gewellt; es besteht Blutandrang nach dem Kopf. Die Augen sind kurzsichtig. Die spezialärztliche Untersuchung ergibt: Mittlere Myopie* bds. übervoller Sehschärfe nach Korrektion. (März 1927: Dr. Landolt, Lugano)

Die übrige Untersuchung ergibt nichts Besonderes. Das Gewicht ist 55,9 kg (netto). Der Urin ist frei von Eiweiß und Zucker. Ein Anfall verläuft wie oben beschrieben, doch sind auch starke Zuckungen in den Beinen zu beobachten.

Zweifellos war hier ein Zusammenhang mit dem Schockerlebnis der Mutter während der Schwangerschaft und handelte es sich um Unregelmäßigkeiten und Stauungserscheinungen im Kopfe, deren polare Korrespondenz die chronische Stuhlverstopfung ist. Der Astralleib war offenbar im Kopf zu stark gelockert und dadurch der Anlass zur trägen Verdauung und rückwirkend nach oben zu den Krampfanfällen.

Am 25. Februar 1924 gab Dr. Steiner folgende Skizze [vgl. Abb. S. 282] und riet zu: Einreibungen des Hinterkopfes mit 5% Walnuss-Saft, Abwaschungen von Gesicht und Brust mit 5% Rosskastanie-Abguss. Innerlich: Mohnsaft 6. Dezimale wechselnd mit bitterem Mandelsaft 6. Dezimale.

Als heileurythmische Übung: Füße: vorschreiten, ein Bein nach dem andern im Knie beugen, dann ganz schnell strecken.

Außerdem erhielt Patientin Belladonna D20 innerlich und Clairo-Tee, auch Klistiere zur Stuhlregelung.

Verlauf: Patientin lebt sich rasch ein; sie ist oft sehr heiter und ausgelassener Stimmung, ist sehr für Geselligkeit und Abwechslung, übersteigert sich aber leicht, wird übererregt und kommt dadurch in die Gefahr eines Anfalls.

Der Verlauf ist nach Einsetzen der Behandlung:

Innerhalb des 1. Monats: 1 × vor der Periode eine Aura mit nachfolgender Absence ohne Zuckungen in klagendem Ton ausrufend: «No, no, no, put it away, put it away.» [«Nein, nein, nein, leg es weg, leg es weg.»] Nach der Periode einige Male in der Nacht «hässliche Bilder», wie sie es nennt, doch keine Anfälle.

Während des 2. Monats: Eine Periode verlief ohne Zwischenfall; auch eine darauffolgende Erkältung. Ein stärkerer Anfall morgens beim Erwachen am Tage vor der nächstfolgenden Periode.

Während des 3. Monats: Sie geht zum Zahnarzt und beginnt mit einer regelmäßigen Zahnbehandlung; erhält einen Apparat zur Regulierung der Zahnstellung. Die Periode kommt nicht, dafür am 5. Mai 1924 zwei Anfälle (je einer morgens und nachmittags im Moment des Aufwachens). Ein weiterer Anfall, ebenfalls morgens beim Erwachen, am 18. Mai 1924 und am 21. Mai 1924, zweimal eine Aura mit Bildersehen. Zur Zeit der Anfälle ist die Zunge stark belegt. In der Zwischenzeit ist Patientin munter.

Während des 4. Monats: Kein Anfall; auch nicht bei der Periode, die mit 14 Tagen Verzögerung eintritt und trotz ermüdender Zahnbehandlung.

Während des 5. Monats: Auch die nächste Periode verläuft gut. Doch vor der danach folgenden hat Patientin eine leichte Grippe und vor dem Einsetzen der Menses zwei kurz sich folgende Anfälle, aber so, dass Patientin rechtzeitig noch um Hilfe rufen konnte und auch bald wieder zu sich kam. Einige Tage später noch eine Aura.

Die weiteren Anfälle sind:

21. August 1924:	Anfall morgens; vor Eintritt der Menses.
16. September 1924:	nur vorübergehend ein Gefühl, als ob ein Anfall komme.
19. September 1924:	" " "
Ende Oktober 1924:	" " "
8. November 1924:	Im Verlauf des Morgens zwei stärkere Anfälle.
19. November 1924:	Vor der Periode morgens *sehr* leichter Anfall beim Erwachen. Patientin ruft und fängt nur an leicht zu zittern.
28. November 1924:	Ein ähnlicher leichter Anfall. Um diese Zeit auch öfter leichte Warnungen.
Dezember 1924:	Vor der Periode wiederholt beim Aufwachen leichte «pictures», aber keinen Anfall; trotz vieler Weihnachtsarbeiten und der Festtage.

[...]

Der Bericht von Hilma Walter führt die monatlichen Eintragungen zu den ausbleibenden, mal leichten und mal schwereren Anfällen oder «pictures» bis in den Januar 1928 fort. Es werden darin zwar Änderungen in der Medikation notiert, aber keine neuen Angaben für die Heileurythmie gegeben. Daher wird hier nur mehr das Ende des Berichts wiedergegeben, der auf die Eintragung vom Januar 1928 folgt.

Damit ist die direkte Beobachtung beendet. Patientin lebte für einige Zeit mit ihrer Mutter zusammen; es ging auch relativ befriedigend. Allmählich begann Patientin sich für die Christengemeinschaft zu interessieren; sie wurde dadurch viel gesetzter und konzentrierter in ihrem Wesen. Später lernte sie Haushaltung etc. Und Patientin ist heute (1938) in der Lage, sich ziemlich frei im Leben zu bewegen. Sie lebt in London, macht Reisen ohne Begleitung und ministriert bei der Handlung der Christengemeinschaft in London.

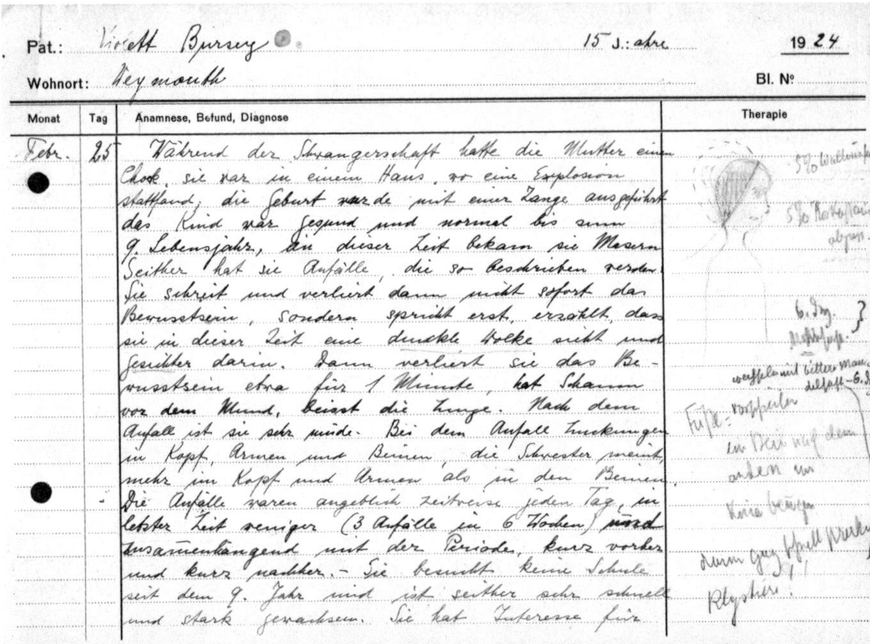

Pat.: Violett Bursey 15 Jahre 1924

Wohnort: Weymouth Bl. No

Monat	Tag	Anamnese, Befund, Diagnose	Therapie
Febr.	25	Während der Schwangerschaft hatte die Mutter einen Chok, sie war in einem Haus, wo eine Explosion stattfand; die Geburt wurde mit einer Zange ausgeführt, das Kind war gesund und normal bis zum 9. Lebensjahr, in dieser Zeit bekam sie Masern. Seither hat sie Anfälle, die so beschrieben werden: Sie schreit und verliert dann nicht sofort das Bewusstsein, sondern spricht erst, erzählt, dass sie in dieser Zeit eine dunkle Wolke sieht und Gesichter darin. Dann verliert sie das Bewusstsein etwa für 1 Minute, hat Schaum vor dem Mund, beisst die Zunge. Nach dem Anfall ist sie sehr müde. Bei dem Anfall Zuckungen in Kopf, Armen und Beinen, die Schwester meint, mehr im Kopf und Armen als in den Beinen. Die Anfälle waren angeblich zeitweise jeden Tag, in letzter Zeit weniger (3 Anfälle in 6 Wochen) ~~wird~~ zusammenhängend mit der Periode, kurz vorher und kurz nachher. – Sie besucht keine Schule seit dem 9. Jahr und ist seither sehr schnell und stark gewachsen. Sie hat Interesse für	

Patientenkarte von Violet Bursey, Februar 1924, mit Zeichnung und Therapieangaben Rudolf Steiners

Ergänzendes Material

Meditation

Ich sitze

Ich stehe auf

Ich mache drei Schritte

Ich stehe fest auf meinem linken Fuß mit meinem linken Bein

Ich stehe fest auf meinem rechten Fuß mit meinem rechten Bein

Ich lehne mich an die Säule

Mein Herz ist stark und beweglich

Eurythmietherapie

A mit den Beinen

Behandlungsbuch Heileurythmie

(Eintragungen von Margarete Bockholt)

Violett Bursey Engländerin 16 Jahre epil. Anfälle

25/II Dr. St. einen Schritt vorwärts gehen, beugen beider Beine zu A

26/II

– 1/III ausserdem Übungen wie Mr. Binn, da in der Hüftgegend sehr steif

März: die Übungen nicht mehr zusammen mit Mr. Binn, da dadurch zu grosse Störung.

sehr viel die Spezial-Übung

ausserdem Vokale in kleinen Gedichten u. Formen.

Mr. Binn, 27 Jahre und ebenfalls Engländer, hat am 22. und 23. Februar 1924 die Laute A und L geübt, zunächst einzeln, dann zusammen. Für die Zeit vom 25. Februar bis 1. März findet sich im Behandlungsbuch folgender Eintrag:

zusammen mit Violett

viel Übungen mit Musik

speziell A – L

G mit Armen

Weitere Behandlungszettel (IWA.07.D.01.01)

Vermutlich vor Mai 1927

a

e

i a o

Vokale mit den Beinen

Auf einem Rezept, datiert 14. Januar 1931

8 [Lemniskate] aus der Entfernung

E aus der Entfernung

Mit gleichem Datum 14. Januar 1931 existiert eine Karteikarte mit folgendem Eintrag (in der Handschrift von Ilse Knauer):

Will Augenübungen.

Hat mit Batesschen Übungen[113] schlechte Erfahrungen gemacht, in der Zeit mehr epileptische Anfälle. [...]

undatiert

Heileurythmie: tgl. E. A. Während event. Anfällen energisch das E durchführen

Grundelemente der Heileurythmie

(Kapitel IV: Die Vokale – A, S. 39)

Ein Mädchen, 15 Jahre alt, hatte im 9. Lebensjahr Masern und anschließend epileptische Anfälle. Die Periode begann mit 13 Jahren, die Anfälle traten gehäuft vor oder nach der Periode auf. Die Patientin war groß, kräftig, mit starkem Blutandrang zum Kopf. Ihre seelische Entwicklung war nicht ihrem Alter entsprechend, leicht infantil. In diesem Fall wurde folgende A-Übung angegeben: Man macht einen Schritt nach vorwärts mit dem linken oder rechten Fuß, dann biegt man zuerst das vordere, dann das hintere Knie im A-Winkel und streckt schnell beide Knie gleichzeitig.

Kommentar

Hier wird bei epileptischen Anfällen in Kombination mit einer starken, chronischen Verstopfung vokalische Eurythmietherapie verordnet. Dies steht in Übereinstimmung mit den allgemeinen Angaben, die Rudolf Steiner im Heileurythmiekurs macht. Im zweiten Vortrag des Kurses, gehalten am 13. April 1921, beschreibt Steiner, dass

113 William Bates (1860–1931), US-amerikanischer Augenarzt, Entwickler von Augenübungen.

durch Vokalisieren eine zu träge Verdauung und die damit einhergehenden Symptome behandelt werden können.[114] Weiterhin ist in der vorliegenden Krankengeschichte die Rede von einer abweichenden Wirksamkeit des Astralleibes im Kopf, die den Anfällen zugrunde liege, und nicht, wie in der Krankengeschichte eines etwa gleich alten Epileptikers (vgl. KG 32, S. 256), von einer dysregulierten Ich-Organisation. Im Vergleich wird ersichtlich, dass der Unterschied in der Wesensgliederkonfiguration sich in einer entsprechend unterschiedlichen Behandlung widerspiegelt.

Die von Rudolf Steiner gemachte Angabe, A mit den Beinen auszuführen, stellt die Geschichte in den Zusammenhang mit den Krankengeschichten von Frau Schaafhausen (KG 33) und Frau Ruf (KG 35), bei denen ebenfalls Epilepsie verbunden mit Obstipation vorliegt und eurythmietherapeutisch A beziehungsweise I A U mit den Beinen empfohlen wird (siehe auch Kapitel «Eurythmietherapie mit Beinen und Füßen», S. 52).

114 Vgl. Rudolf Steiner: Vortrag, Dornach, 13. April 1921, in: *Heileurythmie*, GA 315, 6. Aufl. Basel 2021, S. 35.

35 Epilepsie

Die Patientin, die bereits seit 1921 bei Ita Wegman in Behandlung war, wurde im November 1922 für einige Tage im Klinisch-Therapeutischen Institut Arlesheim stationär aufgenommen. Rudolf Steiner besprach ihre Erkrankung am 11. August 1922 und sah sie am 10. November 1923 wieder.

Gertrud Ruf wird als eine feingliedrig gebaute, mittelgroße, blass aussehende junge Frau beschrieben. Jeweils kurz vor Beginn der Menstruation treten bei ihr epileptische Anfälle auf, die meistens in Verbindung mit seelischen Emotionen stehen. Sie ist seit 1921 bei Ita Wegman in Basel ambulant in Behandlung und kommt im November 1922 aufgrund einer Grippe verbunden mit epileptischen Anfällen fünf Tage stationär ins Klinisch-Therapeutische Institut in Arlesheim. Anschließend ist sie zur weiteren Erholung im Sonnenhof in Arlesheim. Als Medikamente erhält sie: Belladonna in unterschiedlicher Potenz und Hyoscyamus niger D15 im Wechsel. Eurythmietherapeutisch werden A-Bewegungen mit Sprüngen in den Beinen angeregt. 1923 arbeitet sie zeitweilig im Büro der Klinik. Sie wird als wenig belastbar, aber zuverlässig in der Arbeit beschrieben. 1929 und 1930 treten keine epileptischen Anfälle auf. 1939 etwa erlebt Gertrud Ruf eine psychische Krise, es treten Verwirrungszustände, eine Katalepsie* und Halluzinationen auf. Davon erholt sie sich jedoch wieder und lebt dann bis zu ihrem Tode 1949 im Haus ihres Bruders.

Die Krankengeschichte

Unveröffentlichte Quellen: Anamneseformular, vmtl. 1921, und Patientenkarte vom November 1923 (IWA.01.D.03.16), Notiz des Gesprächs mit

Rudolf Steiner sowie Anamnese- und Krankenbericht (IWA.01.D.03.03), Notizbucheintragungen Hilma Walters (IWA.03.D.01.02, NB II, NB III, S. 353)

Veröffentlichte Quellen: Hilma Walter: Abnormitäten der geistig-seelischen Entwicklung, *Nr. 109, S. 124f. Die Wiedergabe folgt dieser Darstellung Hilma Walters.*

Epilepsie

Anamnese: Die Großmutter der Patientin ist an Geisteskrankheit gestorben. Die Eltern sind gesund; von sechs Geschwistern ist eine Schwester in der geistigen Entwicklung zurückgeblieben. Patientin selbst war als Kind etwas schwächlich, hatte vor der Schulzeit angeblich einen Lungenkatarrh, als Schulkind Röteln, war sonst aber gesund, außer einem Schlittenunfall mit Unterschenkelbruch (links), und entwickelte sich normal. Die Menses traten im Alter von 14 bis 15 Jahren auf, waren von Anfang an regelmäßig, mittelstark und ohne Schmerzen.

Patientin besuchte um diese Zeit die Sekundarschule und sei eine intelligente Schülerin gewesen. Doch seit den Entwicklungsjahren und schon etwas vor dem Auftreten der Periode leidet Patientin an Anfällen von Bewusstlosigkeit, die meist so etwa monatlich einmal kommen. Der erste Anfall stellte sich während einer Turnstunde ein. Vorausgegangen waren Kopfschmerzen und Erbrechen. Der Anfall kündigt sich durch ein ängstliches Gefühl am Herzen an; sonst weiß Patientin darüber aus eigener Erfahrung nichts. Sie ist nur beim Erwachen sehr müde und wie zerschlagen, hat auch Kopfschmerzen und ist zunächst im Gedächtnis behindert. Zungenbiss oder Urinabgang erfolgen dabei nicht. Auf Sedobrolbehandlung[115] trat eine allgemeine starke Ermüdbarkeit mit Gedächtnisschwäche und Gesichtsausschlag auf.

Die durch Frau Dr. Wegman bisher erhaltenen Medikamente sind: Belladonna D15 – D30 – D60 und Hyoscyamus niger D15 im Wechsel. Daraufhin war Patientin den ganzen vergangenen Sommer beschwerdefrei und hat seit August bis Ende des Jahres nur dreimal Anfälle gehabt; das letzte Mal allerdings drei Anfälle an einem Tag. Sie kamen meist in Zusammenhang mit der Periode und nach seelischen Emotionen.

Und von Dr. Steiner liegen im Hinblick auf diese Krankengeschichte aus einer Ärztebesprechung vom 11. August 1922 folgende Hinweise vor: «In

115 Sedobrol: Bromhaltiges Medikament, das zu dieser Zeit zur Epilepsiebehandlung eingesetzt wurde.

diesem Fall ist offenbar nur die Obstipation die Ursache. Die Überanstrengung ist deshalb wohl wesentlich, dass sie sich abgewöhnt hat, ihre Entleerungen regelmäßig zu vollführen, im richtigen Moment, an die Entleerungen zu denken. Dadurch hat sie Stockungen verursacht und innerliche Insulte der Darmwände, die dann einfach nicht funktionieren. Wenn man also in diesem Falle Belladonna, aber namentlich Hyoscyamus anwendet, dann ist der Vorgang derart, dass Hyoscyamus sehr stark entgegenwirkt; das wirft entgegengesetzte Wellen den Wellen, die von den Darmzotten kommen, und dadurch werden angeregt die Lymphgefäße, und die saugen dadurch mehr auf. Belladonna wird dann besonders gut wirken, wenn man sicher weiß, dass im Gehirn Abnormitäten sind oder wenigstens in den Organen, die mit dem Sinnes-Nerven-System zusammenhängen.» Und wir wirken dabei nicht auf den Sympathikus, «das ist nur bei Atropin in großen Dosen, sondern auf die Gefäße, in welche die Ganglien des Sympathikus eingebettet sind. Es entsteht eine Gefäßabsonderung gerade im menschlichen Mitteltrakt und dadurch entsteht eine lebhafte Tätigkeit des Sympathikus, aber das ist sekundär. Da wirkt es so, dass man es höchstens in ganz bestimmten Fällen anwenden kann. Will man aber wirken auf den Kopftrakt, wo organische Deformitäten vorliegen, dann muss man es verwenden in dieser Dosis hier D15 – D60. Man könnte sagen: Es wirkt auf die Gehirnnerven. Aber das können wir nicht sagen, wir müssen da sagen: auf den Willensorganismus oder auf das organische System des Wollens wirkt es.»

November 1922: Wegen einer Grippeerkrankung erfolgt für ein paar Tage Aufnahme in das Klinisch-Therapeutische Institut Arlesheim.

Befund: Patientin ist klein bis mittelgroß, mit graziler Konstitution, mittelkräftigem Muskelbau und mäßigem Fettpolster. Die Haare sind blond, die Gesichtsfarbe ist blass. Die Verdauung neigt zu Verstopfung. Der Appetit ist gut, ebenso der Schlaf; wenig Träume. Urin: Normale Entleerungen. Eiweiß: Spur; Zucker: negativ. Sed.: Epithelien und vereinzelte Leukozyten. Temperatur zwischen 37,8 – 38,0°.

Behandlung: Infludo; Inhalieren, Gurgeln; heiße Kreuzwickel, Belladonna D15.

Verlauf: Patientin hat in der ersten Nacht, am nächsten Tag außerdem mittags und abends und folgende Nacht einen leichten Anfall. Sonst schnelle Besserung und nach fünf Tagen zur weiterer Erholung nach dem «Sonnenhof» verlegt.

Am 10. November 1923 Beratung mit Dr. Steiner:

Dr. Steiner: Haben die Anfälle ausgesetzt gehabt?

- Ja, 3 Monate; und jetzt nach leichter Grippe 4 Anfälle hintereinander.
- Ist Zeit dazu da, dass sie Heileurythmie macht? Wie ist Ihnen die Heileurythmie bekommen?
- Es wurde kein Einfluss bemerkt. Die Eurythmie wurde gern gemacht.
- Die Behandlung muss weiter gemacht werden (Belladonna und Hyoscyamus abwechselnd). Auch Heileurythmie: Sie müsste springen und während des Springens A-Bewegung mit den Beinen machen und im Aufspringen schon die Beine zusammenbringen; auch in den Knien beim Springen A machen; und dies fünfzehnmal hintereinander machen lassen.

Ab 1923 mittätig im Büro der Klinik, weil eine Tätigkeit in einem anderen Betrieb schwer möglich war. Denn Patientin hatte um diese Zeit in Abständen von ein bis drei Monaten ziemlich schwere Anfälle mit heftigen klonischen Zuckungen. Es ging auch relativ gut bei der mehr verständnisvollen Umgebung und mehr ruhiger und geregelter Tätigkeit und der Möglichkeit, ihre Behandlungen durchzuführen. Doch hin und wieder trat noch ein Anfall auf. Patientin war in der Arbeit sehr gewissenhaft, aber in ihrem Interessenkreis etwas eingeengt. Familie und Unterhalt spielten eine große Rolle. Seelische Emotionen mussten auch möglichst wegen Anfallgefahr vermieden werden.

1929 bis 1930: Völliges Aussetzen der Anfälle. Patientin war aber sonst langsam in der Arbeit und körperlich und psychisch schonungsbedürftig. Menses regelmäßig alle 25 bis 28 Tage. –

1939 bis 1940: Zustände von Verwirrung, Katalepsie* etc. und Halluzinationen. Auch unregelmäßige Menses. Davon genesen verlebt die Patientin die folgenden Jahre im Hause ihres Bruders. Die Eltern waren inzwischen gestorben.

Im Jahre 1949 ist Patientin zu Hause gestorben.

Eurythmietherapie

A mit den Beinen

Kommentar

Wie in Krankengeschichte KG 34 (siehe S. 277) steht bei der konstitutionellen Behandlung der Epilepsie das Symptom der Verstopfung im Vordergrund. Eurythmietherapeutisch wird ebenfalls, wie in KG 34, der Vokal A, und zwar mit den Beinen auszuführen, empfohlen. Der Zusammenhang von Obstipation und Epilepsie und die therapeutische Empfehlung, A-Bewegungen mit den Beinen zu machen, ist auffallend. Bemerkenswert ist in diesem Fall noch die Intensität der Übung. Fünfzehn Mal springend die Beine in eine Winkelstellung bringen, dazu die Beine in den Knien anwinkeln und bei der Landung wieder zusammenbringen, ist sehr anspruchsvoll und körperlich anstrengend.

Eine sehr ähnliche Ausführungsangabe findet sich in KG 63 (Kleptomanie, S. 439). Durch diese Ausführung in Sprüngen wird die bewusste Wahrnehmung der Gliedmaßen, in diesem Fall der Beine, verstärkt. Ein solches Springen von Vokalen wird im Heileurythmiekurs selbst nicht erwähnt. Das unmittelbare Eingreifen des Willens im Sprung wird dort lediglich bei gewissen konsonantischen Bewegungen zur Anwendung empfohlen. Traditionell werden allerdings, vor allem bei Kindern, Sprünge auch mit Vokalen gemacht.

Über den Verlauf der Eurythmietherapie bei Frau Ruf ist leider nichts bekannt.

36 Epilepsie

Der Patient war seit dem 15. November 1921 im Klinisch-Therapeutischen Institut Arlesheim in ambulanter Behandlung. Im Dezember 1921 wurde eine erste Medikation verordnet. Eine zweite Beratung erfolgte dann wohl im Laufe der Behandlung. Eine ausführliche Anamnese liegt erst vom 14. März 1922 vor.

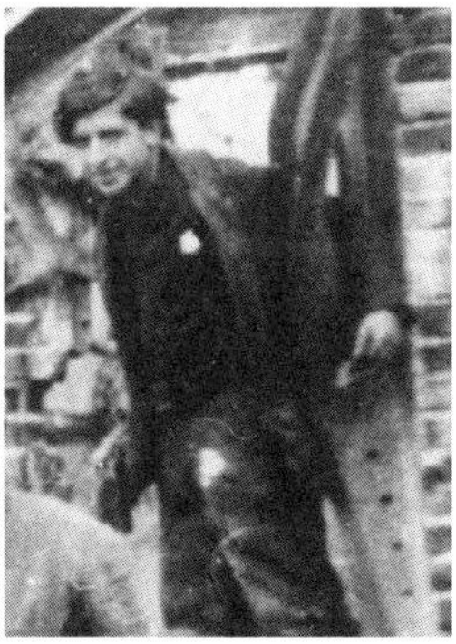

Viktor Stracke, um 1923

Viktor Stracke ist zum Zeitpunkt seiner Behandlung 18 Jahre alt, er lebt im nahe gelegenen Reinach und arbeitet als jüngster Facharbeiter am Goetheanumbau mit.[116] Er ist einer von sieben Arbeitern, die die Initiative ergriffen haben, die Arbeitervorträge bei Rudolf Steiner zu erbitten. Seit seinem siebten Lebensjahr hat er Zuckungen am Körper, vor allem in der Hand und mit dem Kopf und seit dem elften Lebensjahr epileptische Anfälle. Als auslösender Faktor der Anfälle spielt Licht, insbesondere Sonnenlicht eine Rolle. Viktor wird als ein hochgewachsener, kräftig gebauter junger Mann mit dunkelbraunen Haaren beschrieben, der von Kindheit an kurzsichtig ist. Er ist intelligent und tatkräftig. Emotional wird eine leichte depressive Verstimmung wahrgenommen. Seine Bewegungen erscheinen zu Beginn etwas bedächtig. Rudolf Steiner verschreibt Korund D15 und Quarz D15, innerlich im Wechsel und später Hyoscyamus D15 und Belladonna D30 sowie die eurythmietherapeutische I- und E-Übung und Vokalisieren. Viktor lebt durch die Eurythmietherapie stark auf und

116 Zu Viktor Stracke vgl. auch dessen Schilderung «Wie es zu den Arbeitervorträgen kam», in: Erika Beltle, Kurt Vierl (Hrsg.): *Erinnerungen an Rudolf Steiner. Gesammelte Beiträge aus den «Mitteilungen aus der Anthroposophischen Arbeit in Deutschland» 1947–1978*, Stuttgart 2001, S. 197–204.

kommt nach zwei Monaten Pause zurück, um die Therapie wiederaufzunehmen.

Die Krankengeschichte

Unveröffentlichte Quellen: Patientenkarte vom November 1921 und Anamneseformular vom März 1922 (IWA.01.D.03.17), Typoskript der Krankengeschichte von Hilma Walter (IWA.01.D.03.03), Notizbucheintragung Hilma Walters (IWA.03.D.01.02, NB III, S. 383)

Veröffentlichte Quellen: Hilma Walter: Abnormitäten der geistig-seelischen Entwicklung, *Nr. 108, S. 122–124; Margarete Kirchner-Bockholt:* Grundelemente der Heileurythmie, *S. 72. Die Wiedergabe der Krankengeschichte folgt der Darstellung von Hilma Walter.*

Epileptische Anfälle

Anamnese, 14. März 1922: Der Vater ist Trinker. Patient hatte als Kind Anlage zu Rachitis. Er hat mit 1 Jahr zu sprechen, mit 15 Monaten zu laufen begonnen; ist bis zum 10. bis 11. Jahr sehr langsam, dann rasch gewachsen; war bis zum 14. Jahr sehr sensibel und zum Weinen geneigt. Die Kinderkrankheiten waren: Frieseln*, Keuchhusten, Mumps.

Mit 7 Jahren bemerkte die Mutter zum ersten Mal ein Zucken in der Hand und Kopfnicken. Das hielt zeitweise an und verstärkte sich bis gegen das 11. Jahr. Damals stand er über eine Stunde in der Sonne, bekam Zuckungen und hatte den ersten Anfall. Über diesen Anfall weiß er selbst gar nichts. Trotz Zuckungen kam der zweite eigentliche Anfall erst 8 Monate später. Dann wurden diese Anfälle zunächst bis zum 13. bis 14. Jahr häufiger; ab dem 14. Jahr jedoch Besserung und eine Pause von 2 ½ Jahren. Kopfzuckungen bestanden wohl weiter, doch war Patient stark genug, drohende Anfälle zu unterdrücken.

Nach dem 16. Jahr begannen die Zuckungen der Hand stärker zu werden. Während 3 Monaten trat bis zu 2 × wöchentlich ein Anfall auf. Dies wurde besser, als er aufhörte zu lernen. Die Anfälle hörten dann wieder auf, doch waren noch dauernd leichte Zuckungen des Kopfes vorhanden.

Nach einer zweijährigen anfallsfreien Zeit wieder Anfall im September 1921, der angeblich willentlich zu unterdrücken versucht wurde.

Seither fast jeden Monat mindestens ein Anfall.

Der einzelne Anfall verläuft mit Zuckungen der Hand vor den Augen (wahrscheinlich weil Blendung dabei eine Rolle spielt): vorher auch ein eigentümliches Gefühl im Magen und Darm; Dauer des Anfalls etwa 5 Minuten (einmal angeblich auch stundenlang); danach gewöhnlich tiefer Schlaf und nachher ½ bis 1 Tag lang Kopfschmerzen und langsames Zurückkehren des Gedächtnisses. Der Anfall selbst ist ganz unbewusst.

Im Herbst und Frühjahr treten die meisten Anfälle auf; auch kommen sie stets am Tag; angeblich besonders bei Sonnenschein. Appetit und Stuhlgang sind o. B.

Die Mutter gibt an, der Patient jammere manchmal im Schlaf. Er träumt zeitweise sehr viel; 3- bis 4-mal hatte er einen sehr aufregenden Traum, wo er immer so etwas wie von einem Spinnennetz träumte. Seit 6 Wochen nimmt Patient auf Anraten von Dr. Steiner ein: Korund D15 2 × täglich 1 Messerspitze, Quarz D15 2 × täglich 1 Messerspitze.

Befund: Hoch aufgeschossen, schlank, aber kräftig gebaut; mittlerer Ernährungszustand; kräftiger Muskelbau; gutes Fettpolster; dunkelbraune Haare; gebräunte Haut. In der Bewegung etwas bedächtig, auch etwas schwer besinnlich und gedrückter Stimmung.

Gute Intelligenz und gut in Auffassungsvermögen und Willensfunktion. – Die Hände sind geschickt; die Augen von Kindheit an kurzsichtig. Gehör und Geruchssinn normal. – Struma*.

Nervensystem: Vielleicht etwas herabgesetzte Sensibilität im Gesicht. Patellarsehnenreflexe* sehr lebhaft; während der Untersuchung Zuckungen in den Beinen.

Herz: Normale Grenzen. Herztöne leise; Puls arrhythmisch. Urin: o. B.

Neuordination nach Beratung mit Dr. Steiner: Hyoscyamus D15, Belladonna D30, Quarz D15 innerlich im Wechsel. Heileurythmie: I-Übung, E-Übung, Vokalisieren.

Verlauf: Fühlt sich seit der Heileurythmie frischer und aufgeweckter, hat keine eigentlichen Anfälle.

17. August 1922: Nach zweimonatigem Aussetzen der Eurythmie findet sich Patient wieder dazu ein, da er sich weniger wohlfühlt.

Eurythmietherapie

I, E, Vokale

Grundelemente der Heileurythmie

(Kapitel V: Vokalreihen, S. 72)

I (als große Heileurythmie-Übung), E (als große Heileurythmie-Übung), Vokalisieren wurden gemacht mit einem 18-jährigen Epileptiker, der seit dem 7. Jahre krampfartige Zuckungen der Hand zeigte und mit 11 Jahren den ersten epileptischen Anfall hatte. Der Patient empfand die Heileurythmie so helfend, dass er nach einer Pause wiederkam, als er sich weniger wohlfühlte. Es wurden jedes Mal die volle E-Übung, dann die Vokale und dann die volle I-Übung gemacht.

Kommentar

In den Krankenakten wird mehrfach betont, dass die Anfälle durch Licht hervorgerufen werden, erstmals traten sie auf nach einem längeren Verweilen in der Sonne. Dass die Anfälle nur tagsüber und besonders bei Sonnenschein auftreten, weist auf eine fotosensitive oder fotogene Epilepsie hin. Die im Bericht erwähnten Zuckungen deuten bezüglich der Wesensglieder auf eine Stauung des Astralleibes und der Ich-Organisation hin, wie sie allgemein bei Epilepsie von Rudolf Steiner beschrieben wird.[117]

Eurythmietherapeutisch werden neben Vokalisieren als solchem besonders I- und E-Übungen gemacht. Die beiden Vokale I und E werden von Rudolf Steiner im Lauteurythmiekurs als dionysische Vokale beschrieben, also als Laute, die mehr mit der Wärme- und Blutseite verbunden sind.[118]

E-Übungen werden traditionell angewandt, um Anfälle zu unterdrücken. In Viktor Strackes Krankenakten ist vermerkt, dass er sich durch die Übungen frischer fühlt und dass er sie nach einer Pause, in der die Wirkung nachgelassen hat, wieder aufnimmt. Nach der Beschreibung der Mutter war Viktor Stracke auch zuvor immer wieder in der Lage, Anfälle willentlich zu unterbinden. Dieses Vermögen dürfte durch die Übungen gestärkt worden sein.

117 Rudolf Steiner: Vortrag, Dornach, 27. Juni 1924, in: *Heilpädagogischer Kurs,* GA 317, 8. Aufl. Dornach 1995, S. 41 f.

118 Vgl. Rudolf Steiner: Vortrag, Dornach, 2. Juli 1924, in: *Eurythmie als sichtbare Sprache,* GA 279, 6. Aufl. Basel 2019, S. 151 f.

37 Epilepsie

Der Patient war vom 28. Juni 1923 bis 30. Juni 1924 stationär im Klinisch-Therapeutischen Institut in Arlesheim. Während seines einjährigen Aufenthalts kam es am 3. Juli und 7. Oktober 1923 sowie am 17. Januar und 13. Mai 1924 zu Begegnungen und Besprechungen mit Rudolf Steiner.

Johan Ludwig oder Johan Fredrik Nielsson – die Angaben in den Krankenakten sind in der Schreibweise des Namens widersprüchlich – ist 43 Jahre alt, Lehrer und stammt aus Schweden. Er wird als ein kräftig gebauter, großer, dunkelblonder Mann beschrieben, der in seinen Bewegungen etwas verlangsamt wirkt und ungeschickt mit den Händen. Seit seinem 29. Lebensjahr hat er unterschiedlich schwere epileptische Anfälle, vielfach auch mit Bewusstseinsverlust und Zungenbiss. Rudolf Steiner, der ihn während seines Aufenthalts im Klinisch-Therapeutischen Institut mehrfach sieht, begründet seine Therapievorschläge mit der Wesensgliederdiagnose. Er spricht von einem sehr trägen Astralleib, den Johan Nielsson habe und der sich nicht leicht mit dem Ätherleib und physischem Leib verbinden könne. Zu Beginn bekommt Herr Nielsson Nux vomica D3, Belladonna D15, ein Bad mit Fichtennadelemulsion, Gartenarbeit und Eurythmietherapie, Letztere mit der Anregung, alle Vokale auszuführen. Weil die Anfälle in unterschiedlicher Stärke wiederkommen, erhält er im weiteren Verlauf: Gallapfel D10-Injektionen, Carbo veg. 5 %, Bariumkarbonat D2, und für Herzbeschwerden Prunus-spinosa-Abreibungen der Brust. Am 30. Juni 1924 verlässt Johan Ludwig Nielsson Arlesheim nach einjährigem Klinikaufenthalt, er reist nach Hause und ist später offenbar anfallsfrei. Die Eurythmietherapie hat er mit Unterbrechungen während der Zeit seines Aufenthalts durchgeführt.

Die Krankengeschichte

Unveröffentlichte Quellen: Patientenkarte vom Juni 1923 (IWA.01.D.03.15), Anamneseformular (IWA.01.D.03.15), Typoskripte mit Aufzeichnungen der Gespräche mit Rudolf Steiner von Hilma Walter (IWA.01.D.03.02), Typoskripte mit verschiedenen Fallzusammenstellungen (IWA.01.D.03.02), Eintragungen im Behandlungsbuch Heileurythmie (IWA.03.D.01.01, S. 88, 126), Notizbucheintragungen Hilma Walters (IWA.03.D.01.02, NB II, NB III, S. 311f., NB IV), schwedisches Rezept, sowie Notizzettel zu Anfällen und Therapie (IWA.01.D.03.15)

Veröffentlichte Quellen: Hilma Walter: Abnormitäten der geistig-seelischen Entwicklung, *Nr. 115, S. 129–134; A. G. van Degenaar:* Krankengeschichten, *Nr. 74, S. 60f.; Hilma Walter in* Natura-Beiblatt, *2. Jg., November 1927, Nr. 3/4, S. 89ff.; Margarete Kirchner-Bockholt:* Grundelemente der Heileurythmie, *S. 71. Die Wiedergabe der Krankengeschichte folgt der in ihrem Buch abgedruckten Darstellung von Hilma Walter.*

Epilepsie

Anamnese: Die Eltern waren Bauern. Die Mutter starb, als Patient 7 Jahre alt war; sie war von zarter Gesundheit und nervös. Der Vater war gesund und starb mit etwa 70 Jahren an Prostata-Hypertrophie. Alkohol wurde in der Familie nicht im Übermaß getrunken. Die Vorfahren waren gesund. Patient wurde von der Großmutter erzogen, die er sehr liebte. Von 5 Geschwistern sind 4 gesund. Ein Bruder hatte auch Epilepsie in hohem Grade gehabt und starb im Alter von 55 Jahren an Herzschwäche infolge rheumatischem Fieber.

Patient selbst hatte eine sorglose Kindheit auf dem Lande, war glücklich in der Schule; doch sehr empfindlich in seinem Wesen; weinte leicht, sowohl bei großer Freude wie bei schmerzlichen Anlässen, war aber nicht von grüblerischer Natur. Wenn er in der Schule getadelt wurde, machte es auf ihn einen tiefen, aber nicht zu lange nachhaltigen Eindruck. Besondere Krankheiten hatte er als Kind nicht; doch war er im Allgemeinen nicht so sehr gesund und sehr nervös. Er liebte Musik, wollte eigentlich Musiker werden, doch wurde dies zu Hause nicht als Beruf angesehen. Er wurde deshalb Lehrer, hat aber auch ein Examen als Organist gemacht. Doch war er immer sehr nervös, wenn er vorspielen musste.

Mit 15 Jahren (14 Jahre vor dem ersten Anfall) sah er, als er im Walde jagte, einen Bekannten seines Vaters in einem epileptischen Anfall zu Boden fallen; der verkrampfte Körper, die geballten Hände, die starren Augen machten einen erschütternden Eindruck. Und das Bild kommt ihm noch oft in den Sinn.

Mit 27 Jahren (1907) schwere Gelbsucht mit Fieber. Da die ärztliche Behandlung wenig Erfolg hatte, wurde eine «kluge Frau» zurate gezogen, und eine Teeabkochung, die sie gab, half.

Im Sommer 1908 ein sehr anstrengender Ferienkursus; den folgenden Winter anstrengende Schularbeit.

Im Sommer 1909 ein Vikariat auf dem Lande und außerdem eine lustige Zeit mit Freunden gehabt, hat auch wohl etwas mehr Alkohol als üblich getrunken. Anschließend daran eine sehr anstrengende Fußtour, fühlte sich nachher abgespannt und nervös. Man gab ihm den Rat, viel strenge Arbeit zu machen, hat deshalb streng in der Landwirtschaft gearbeitet.

Im Laufe des Sommers 1909 (29 Jahre alt) eine sehr anstrengende Fahrrad-Tour gemacht. Es ging dabei viel bergauf. Den folgenden Tag, als er in der Sonne auf der Wiese lag, trat der erste epileptische Anfall auf.

Auf Einnehmen von Brom natr. wurden die Anfälle seltener, aber stärker. Doch einmal nach Einnehmen eines Kräuter-Decoct [Abkochung], von einer «klugen Frau» verordnet, 13 Monate ohne Anfälle. Diesen Decoct später wieder zu bekommen, war nicht möglich. Er nimmt die letzte Zeit homöopathische Mittel (Lobelia, Epilepsie-Pulver, Melissentee); seitdem häufigere, aber schwächere Anfälle.

Die Anfälle kommen oft in der Nacht. Patient weiß dann erst morgens davon, da die Zunge etwas blutet und um die Augen rote Flecke zu sehen sind. Nach Aussagen anderer seien die Anfälle nie sehr stark, mit mäßigen Krämpfen und schnarchendem Atmen. Während zu Beginn die Anfälle mit vollkommener Bewusstlosigkeit begleitet waren, treten jetzt einzelne ohne gänzlichen Bewusstseinsverlust auf. Oft wenn er spaziert oder mit jemandem redet, ist es ihm, als ob er etwas abwesend wäre, und nachher ist es ihm, als ob es in sehr ferner Vergangenheit geschehen sei. Die Stimmung ist wechselnd zwischen Melancholie und Heiterkeit; er ist besonders nach den Anfällen nervös und verstimmt. – Der Sommer ist besser für ihn als der Winter. Die Verdauung ist gut; es besteht eher Neigung zu Diarrhöe als zu Obstipation. Der Appetit ist sehr gut, mit besonderer Vorliebe für Obst und Kompott. Der Schlaf ist gut und ausgiebig.

Nach Aussagen der Angehörigen ist Patient sehr leicht sexuell erregt; hat wenig Arbeitslust und hat mäßige geistige Fähigkeiten.

Befund: Groß und kräftig gebaut, normale Proportionen, kräftige Muskeln, gutes Fettpolster, frische Gesichtsfarbe, dunkelblondes Haar, etwas langsam in seinen Bewegungen; etwas ungeschickt mit den Händen; im Wesen etwas weichlich und anlehnungsbedürftig. Augen und Gehör gut; Geruchsvermögen mäßig. Gewicht 82,6 kg. Urin: Spuren von Eiweiß und reichlich Urate*. Herz: blasendes systolisches Geräusch an der Herzspitze.

Verlauf: Die Kur hat begonnen mit Nux vomica D3 2 × 5 Tropfen, Belladonna D15 2 × 5 Tropfen, Lacpininbad[119], Heileurythmie und Gartenarbeit.

Patient lebt sich gut ein, ist redselig und geht gerne spazieren. Am zweiten Tag vorübergehende Kopfschmerzen im Hinterkopf und Genick, die auf zwei Tabletten Biodoron sofort besser wurden.

3. Juli 1923, Besuch von Dr. Steiner:

– Es ist ein ganz schwacher Astralleib, der gar nicht arbeiten will im physischen und Ätherleib. Man muss versuchen, auf der einen Seite Bäder mit Mennige (Pb_3O_4) zu geben, und zwar so stark, dass die Haut etwas gelb wird. Heileurythmie wird sehr gut sein, wenn er *alle Vokale* durchmachen wird. *Pfeffer in den Speisen.*

– Bei diesem Mann ist Gefahr, dass, wenn man auch etwas zuwege bringt durch dies Anregen, dass es wiederkommt, wenn er nach Schweden zurückkehrt. Man sollte ihn dann schon mehr nach dem Süden von Schweden bringen. Im Norden bekommen alle einen trägen Astralleib.

11. Juli: Hatte in der Nacht den ersten Anfall, von dem Patient nur weiß durch einen vorhandenen Zungenbiss und rote Punkte auf der Stirn. Er hatte zwei Tage vorher mit deutschen Stunden begonnen. Klagte über Hitze in der Nacht vorher und tagsüber vorübergehend über surrendes Gefühl vom Rücken nach dem Kopf, was angeblich immer ein Zeichen von Übermüdung ist. War am gestrigen Vormittag auch in Basel und fühlte am Nachmittag Hitzewallungen zum Kopf.

15. August: Ist zurzeit recht munter und guter Dinge, besonders die Abwechslung einer Übersiedlung nach dem Sonnenhof hat ihn aufs Neue angeregt. Macht auch oft einen wacheren Eindruck. Sonst klagt er aber doch leicht über Müdigkeit bei jeder Anstrengung des Kopfes; zeitweise auch über Schmerzen im Hinterkopf und vorübergehend über Rachenkatarrh, auch etwas Magen-Darm-Störung.

119 Fichtennadel-Bademilch.

15. September: War durchschnittlich wohl und von zufriedener Stimmung; auch relativ frisch und lebhaft, nur gelegentlich einmal etwas Kopfschmerzen oder etwas mehr nervös, zum Beispiel wenn er einmal eine etwas unruhigere Nacht hatte. Im Allgemeinen aber schläft er sehr gut.

27. September: Wieder nach der Klinik umgesiedelt. Er war die letzte Woche mehr deprimiert; ist leicht weinerlich, fühlt sich angeblich zeitweise elend und klagt über Kopfschmerzen, auch über «fluktuierende» Schmerzen in Armen, Brust, Rücken, Seite, die auf Schwitzen besser werden.

Nacht vom 28./29. September: Starker Anfall.

2. Oktober: Ist noch immer müde und klagt über wandernde Schmerzen, besonders in Armen und Beinen.

4. Oktober: Hat gestern wieder mit Heileurythmie begonnen, und es ging ganz gut; war wohl angeblich sehr müde. Heute klagt er über kalte Füße, besonders links, und eine Art Gefühllosigkeit da. Patient hat den Eindruck, dass er am Vorabend nach dem Bad und auch in der Nacht einen Anfall gehabt habe.

6. Oktober: Ist wieder munterer und ganz heiterer Stimmung, hat aber offenbar etwas Abneigung gegen das Mennigebad.

7. Oktober: Besuch von Dr. Steiner. Der Rat ist:

– Die Kur fortsetzen und noch anwenden eine Injektion. Namentlich auf die Heileurythmie gebe ich viel. Versuchen Sie [es] mit Injektionen Belladonna D10 mit unserem gewöhnlichen Viscum-mali-Präparat vermischt.

– Es ist mit diesen epileptischen Zuständen eine ganz eklige Geschichte, weil es fast nicht möglich ist, den richtigen Moment zu finden, um eine solche Injektion auszuführen. Dann bleibt die Injektion manchmal sehr lange scheinbar ohne Wirkung, und dann tritt manchmal, irgendwo herkommend, die Besserung ein. Das tritt sehr häufig ein bei diesen epileptischen Zuständen, dass die Ursache einem entschlüpft und die Wirkung dann irgendwoher kommt und die Besserung einmal wie zufällig eintritt. Es ist keine Änderung im Empfinden maßgebend. In diesen Anfällen – sie sind derart, dass die Zuckungen mehr im Oberkörper sind und im Gesicht – geht sein Ätherleib in den oberen Teil und nach der Peripherie, und dann kommt eine Art innere Sorge, dass der Ätherleib ganz entschlüpft, und dadurch die Zustände. Bei dem kleinen [Sandroe Stoughton, hier KG 60, S. 417] dagegen geht der Ätherleib mehr nach den Extremitäten, nach unten.

26. Oktober: Es geht recht gut, nur gelegentlich etwas Kopfschmerzen oder etwas rheumatische Beschwerden in Schulter und Nacken, sonst recht guter Stimmung. War gestern Abend zur Eurythmieaufführung gegangen. Wurde dann abends zu Hause, nachdem er schon vorher zu Bett gegangen war, um 23 Uhr auf dem Boden sitzend gefunden, ohne zu wissen, wie und wozu. Hatte in der Nacht dann auch einen leichten Anfall.

27. Oktober: War tagsüber munterer als sonst nach Anfällen, hat seine Heileurythmie gehabt und am Tisch mitgegessen. Die Injektionen mit Belladonna D10 plus Viscum mali (zunächst 0,5 %, dann D5) wurden jeden zweiten Tag gemacht, und die erste Serie von sieben Injektionen ist gerade beendet. Die zweite Serie soll nach einer Woche Pause beginnen. Die Mennigebäder werden an den injektionsfreien Tagen (dreimal wöchentlich) gemacht.

16. November: Nachts Anfall, doch weniger deprimiert danach als sonst; hat trotzdem seine Eurythmie- und Deutschstunde gehabt. Hatte vorher manchmal Kopfschmerzen in der Nacht (Hinterkopf), war auch vorübergehend einige Tage mehr deprimiert und gelangweilt. Das besserte sich mit Neuaufnahme der Deutschstunden. Die zweite Serie der Injektionen (Belladonna D10 plus Viscum mali D6) ist beendet.

12. Dezember: Hat gestern in der Nacht einen nur von ihm selbst berichteten Anfall gehabt. Fühlt sich etwas durch Darmgase geplagt. Im Stuhl reichlich Ascarideneier*; erhält dafür Kümmel zu kauen und Kieselsäurezusatz (Quarz Trit. 50 % messerspitzenweise) zu den Speisen. Die dritte Serie mit sieben Injektionen (Belladonna D6, Viscum mali D10) ist beendet. Patient gibt an, er fühle die Injektionen im Körper, und er glaubt, er fühlte sich dadurch in den letzten Tagen einmal etwas «ungemütlich». Es macht sich gelegentlich etwas Heimweh bemerkbar, wohl im Zusammenhang mit dem kommenden Weihnachtsfest. Ein Opernbesuch gelegentlich hilft ihm immer sehr in seiner Stimmung.

5. Januar 1924: War über die Weihnachtszeit in guter Form; träumte gelegentlich viel und sehr zusammenhängend, oft aufregend, aber auch oft schön. Die letzten Tage angeblich in Zusammenhang mit dem Beginn der vierten Injektionsserie (Belladonna D10 plus Viscum mali D10) etwas elender; fühlt sich angeblich immer am Anfang der Injektionsreihe etwas mehr nervös; klagt insbesondere über Unruhe im Magen, Schwindel und Schwächegefühl.

10. Januar: Nach einem relativ guten Tag nachmittags auf dem Spaziergang offenbar einen Anfall gehabt. Er kam mit Schrunden und blauen

Flecken nach Hause, wusste gar nicht, was mit ihm auf dem letzten Teil des Weges geschehen war, und verstand erst bei der Rückkehr auf sein Zimmer, dass er einen Anfall hatte.

14. Januar: War die letzten Tage im Bett geblieben. Klagte heute vor dem Essen über Herzbeklemmung; es ist ihm, wie wenn ein Gewicht darauf liege und als ob der Puls stark hämmere. Puls 82/84. Besserung im Laufe des Nachmittags.

17. Januar: Besuch von Dr. Steiner. Sein Rat ist, statt der Injektionen mit Belladonna und Viscum mali solche mit Gallapfel D10 zu geben und dann zu sehen, ob dann wirklich diese Anfälle ausbleiben:

– Das ist ein ganz schlampiger Astralleib, und es ist nicht zu verwundern, dass dies nicht so rasch geht.

21.–27. Januar: Erste Injektionsserie von sieben Injektionen Gallapfel D10. Ist dabei die ersten Tage recht munter; nimmt an anthroposophischen Einführungsvorträgen teil und hat Freude daran. Hat auch wieder mit neuer Freude seine Deutschstunden aufgenommen.

27. Januar: Fühlte sich am Morgen beim Aufwachen sehr schlecht mit Blutwallungen, Kopfsurren. Blieb wach danach; er meinte, es sei eine Art Ansatz zu einem Anfall gewesen.

30. Januar: Hatte am Nachmittag wieder so ein Vorgefühl von einem Anfall; doch fühlte er sich abends ganz wohl. Klagte die Tage vorher über etwas Unbehagen im Leib, ein Gefühl wie seekrank und als ob die «Därme das Essen ablehnen».

4.–11. Februar: sieben Injektionen von Gallapfel D10.

20.–29. Februar: sieben Injektionen von Gallapfel D10. Sonst außer Heileurythmie keine Behandlung.

28. Februar: Hat im Monat Februar keinen Anfall mit Bewusstseinsverlust gehabt, aber öfter, bald vormittags, nachmittags, nachts oder morgens folgende Zustände: Hitzewallungen vom Kreuz nach dem Kopf aufsteigend; Schmerzen im Genick mit dem Gefühl, als ob sein Kopf zwischen zwei Zangen geklemmt wurde; Nervenschmerzen im Gesicht. Unruhe im Magen, als ob er jede Darmbewegung fühle. Solche Anfälle waren allerdings nur gelegentlich, während er kleinere Störungen mit Kreuzschmerzen, Augenflimmern, Schwitzen mehrmals pro Woche, besonders an den Injektionstagen hatte.

17. März: Klagte vorübergehend über mehr rheumatische Beschwerden oder Schmerzen in der Brustgegend, den Schultern usw., besonders links. War aber die letzte Woche guter Dinge; hat mit Violinstunden begonnen neben den Deutschstunden und Heileurythmie.

8.–14. März: vierte Serie von sieben Injektionen Gallapfel D10. Hat auch wieder mit Mennigebädern begonnen (3 × wöchentlich).

31. März: Beginn der fünften Injektionsserie. Jeden zweiten Tag eine Injektion Gallapfel D10.

8. April: Die Mennigebäder sind seit einigen Tagen wieder abgesetzt. Patient klagte über Schwitzen bei Nacht und auch tagsüber; war auch angeblich mehr nervös und gereizt. Fühlt sich wenig wohl, auch Magenschmerzen.

22. April: Klagt über «nervöse Herzzustände», fühlt sich elend und hat wandernde rheumatische Schmerzen. Bekommt schon seit einigen Tagen Cardiodoron (3 × täglich 5 Tropfen) und eine Pille Strophantin 1/10 mg. Ab heute täglich zwei Strophantinpillen. Im Urin sind Spuren von Eiweiß. Blutdruck: 140 bis 145 mm/Hg. Diurese: 900 bis 850. Schwitzt viel.

5. Mai: Seit einigen Tagen besser; hat gestern wieder mit Heileurythmie begonnen. Heute nach dem Mittagessen leichter Anfall im Bett mit Bewusstlosigkeit.

8. Mai: Kurzer Anfall. Wusste zuerst nichts davon, wollte ausgehen, nachher sehr deprimiert. Die letzte Injektion von Gallapfel war gegeben am 11. April 1924: Die Mennigebäder haben ausgesetzt seit 3. April 1924. Stattdessen hatte Patient in letzter Zeit innerlich Belladonna D15; Carbo veg. 5 %, Birkenblättertee.

13. Mai: Nachts leichter Anfall. Dr. Steiner empfiehlt Bariumkarbonat D2 zunächst innerlich; das würde, wenn es so weit ist, dass der Astralleib wieder Wurzel gefasst hat, guttun. Augenblicklich hat er zu viel Kohlensäure im Leib. – Die andere Kur fortsetzen. Wenn das Herz anfängt, unruhig zu werden, abreiben mit Prunus spinosa in der Herzgegend.

28. Mai: Die neue Behandlung wurde umgehend begonnen. Ebenso wurden die Mennigebäder und Gallapfel-Injektionen wieder aufgenommen; jeden zweiten Tag eine Injektion in Serien von je sieben Injektionen; an den injektionsfreien Tagen, das ist dreimal wöchentlich, ein Bad. – Fühlt sich viel wohler und ist auch zuversichtlicher; träumt viel. Gelegentlich Schmerzen im Nacken und Kreuz.

18. Juni: Hat unruhig geschlafen. Morgens gegen 11 Uhr ziemlich heftiger Anfall. War etwa 1/2 Stunde bewusstlos.

22. Juni: Ist noch etwas müde. Das linke Bein hat nicht so viel Leben wie das rechte, ist leicht kalt und müde.

29. Juni: Ist im Ganzen frischer, geht wieder spazieren.

30. Juni 1924: Nach Hause entlassen. Spätere Berichte waren gut. Patient wurde offenbar anfallsfrei.

Ergänzendes Material

Typoskript Hilma Walters mit Aufzeichnungen der Gespräche mit Rudolf Steiner (IWA.01.D.03.02)

3. Juli 1923

Ein ganz schwacher Astralleib, der gar nicht arbeiten will im physischen und Ätherleib. Man muss versuchen, auf der einen Seite Bäder mit Mennige (Pb3O4) zu geben, und zwar so stark, dass die Haut etwas gelb wird. Heileurythmie wird sehr gut sein, wenn er alle Vokale durchmachen wird. Pfeffer in den Speisen.

Bei diesem Mann ist Gefahr, dass, wenn man auch etwas zuwege bringt durch dies Anregen, dass es wiederkommt, wenn er nach Schweden zurückkehrt. Man sollte ihn dann schon mehr nach dem Süden von Schweden bringen. Im Norden bekommen alle einen trägen Astralleib.

7. Oktober 1923

Die Kur fortsetzen, und noch anwenden eine Injektion. Namentlich auf die Heileurythmie gebe ich viel. Versuchen Sie, mit Injektionen Belladonna D10, mit unserem gewöhnlichen Viscum-mali-Präparat vermischt.

Es ist mit diesen epileptischen Zuständen eine ganz eklige Geschichte, weil es fast nicht möglich ist, den richtigen Moment zu finden, um eine solche Injektion auszuführen. Dann bleibt die Injektion manchmal sehr lange scheinbar ohne Wirkung und dann tritt manchmal irgendwoher kommend die Besserung ein. Das tritt sehr häufig ein bei diesen epileptischen Zuständen, dass die Ursache einem entschlüpft und die Wirkung dann irgendwo herkommt und die Besserung einmal wie zufällig eintritt. Es ist keine Änderung im Empfinden maßgebend. In diesen Anfällen (die Anfälle sind derart, dass die Zuckungen mehr im Oberkörper sind und im Gesicht) geht sein Ätherleib in den oberen Teil und nach der Peripherie und dann kommt eine Art innerer Sorge, dass der Ätherleib ganz entschlüpft, und dadurch die Zustände. Bei dem kleinen Sandroe Staughton dagegen geht der Ätherleib mehr nach den Extremitäten nach unten.

17. Januar 1924

Statt der späteren Injektionen solche mit Gallapfel D10 und dann sehen, ob dann wirklich diese Anfälle ausbleiben. Das ist ein ganz schlampiger Astralleib, und es ist nicht zu verwundern, dass dies nicht so rasch geht.

21. März 1924

Bariumkarbonat D2 zunächst innerlich; das würde, wenn es so weit ist, dass der Astralleib wieder Wurzel gefasst hat, guttun. Augenblicklich hat er zu viel Kohlensäure im Leib. Die andere Kur fortsetzen. Wenn das Herz anfängt, unruhig zu werden, abreiben mit Prunus spinosa in der Herzgegend.

Eurythmietherapie

Alle Vokale

Behandlungsbuch Heileurythmie

Die ersten Eintragungen auf Seite 88 stammen von Käthe Krebs. Sie hat gemäß diesen Angaben die Behandlung mit Johan Nielsson von 30. Juni bis 7. September 1923 durchgeführt.

Nilsson, Joh. Ludwig, 43 Jahre, Epilepsie. [Darüber, mitten in eine Liste durchzählender Datumsangaben] Früher keine Eurythmie.

30/6	Vokale, A u U stufenweise
2/7	Dito + Eurh. Gehen
3/7	+ E stufenweise
4/7	+ O stufenweise, Ballen u Spreizen
5/7, 6/7	Gedicht in Rot.
7/7	O stufenweise und mit Beinen. Pentagramm mit I.
9/7	Müde. Deshalb nur Ballen u. Spreizen. O A U. Gedicht
12/7	Wieder alles gemacht

13/7 + I A O-Übung
20/7 Spiral mit I und L
24/7 Der Wolkendurchleuchter
6/ Hallelujah im Fünfeck
27? Energietanz. «Wie herrlich leuchtet mir die Natur.»
11/ «Wir-Ich». I-Übung. Taktieren. Konzentrat[ions]übung m. ausgelassenen Schritten
14/ Kupferspirale
17/ Gehen im Denken (Ernst), Fühlen (Andacht), Wollen (Feierlich).
21/ Seit etwa 1 Woche *jeden* Tag U-Übung u. I-Übung.
[Darunter, unten links auf dem Blatt ist die Skizze einer Raumform eingefügt, welche die Gehübung im Denken, Fühlen, Wollen darstellt. Auf der rechten Seite stehen ergänzende Angaben, etwa wie sich der Patient bewegt]

Empfindet die Bewegungen sehr angenehm. Macht sich gut, aber etwas sehr gymnast[isch] gespannt. Hat besonders das Bew[usst]sein in den Händen.

Nacht zwischen 10ten u 11ten Juli einen Anfall.

Fühlt sich wohl nach der Eur[ythm]ie. Macht sie allmählich lebendiger. Stabübungen fallen ihm sehr leicht u natürlich. Bei dem Taktieren sind die Füße sehr unlebendig u. unmusikalisch, kein Zusammenhang zwischen den Rhythmen, obwohl schon korrekt gemacht.

27/8 7-teilige mit verschied[enen] Schritten
5/9 Fusstellungen («Ich bin der Graf») Gegensätze
7/9 «Tiefe Stille» mit I-O damit er mehr das Zi[e]hende spürt
10/ L mit li. Fuss und r. Arm weil l. Fuss leicht kalt
11/ Auch IAO deswegen mit l. Fuss

Beine und Arme immer schwer zu koordinieren. Bei dem Taktieren ist auch der ganze Brustmensch sehr unbeteiligt.

U-Übungen und Halleluja werden immer als ableitende Übungen genommen, weil er sie sehr beruhigend empfindet.

Auf Seite 126 des Behandlungsbuches findet sich ein weiterer Eintrag zu der bei Johan Nielsson durchgeführten Eurythmietherapie. Der hier zusammenfassend eingetragene Therapieverlauf wurde von Margarete Bockholt niedergeschrieben, die die Behandlung im November übernommen haben dürfte.

12. Nov. – 24. Nov.

Alle *Vokale* intensiv geübt in allen Variat[ionen] mit Armen, Beinen, Kopf etc. und in der Heileurh.-Form. Serp[ent]ine ᵕᵕ – von außen nach innen – – – ᵕᵕᵕᵕᵕᵕ abwechselnd vokalisiert: Wie an dem Tag ... in Form dazu rhyth. gegangen. [Form: Kreis, Fünfstern, kleine Spirale im Zentrum]

Erste Stab[übun]g in verschiedenen Rhythmen.

(Rhythmen werden allmählich exakter ausgeführt. Pat. wird wacher, besonders durch Üben stark unterschiedlicher: langer, kurzer, geschlossener + offener Vokale.)

Grundelemente der Heileurythmie

(Kapitel V: Vokalreihen, S. 71)

Alle Vokale mit den Beinen wurden einem 43-jährigen Epileptiker verordnet, der seit seinem 29. Lebensjahre Anfälle hatte. Bei diesen Anfällen traten die Zuckungen im Wesentlichen im Bereich des Oberkörpers und des Gesichtes auf, und Rudolf Steiner sagte: «Es handelt sich hier um einen ganz schwachen Astralleib. Es geht sein Ätherleib in den oberen Teil und nach der Peripherie, und dann kommt eine Art innerer Sorge, dass der Ätherleib ganz entschlüpft, und dadurch die Zustände.»

Kommentar

Während seines einjährigen Aufenthaltes im Klinisch-Therapeutischen Institut erhielt Johan Nielsson Eurythmietherapie von Käthe Krebs und Margarete Bockholt. Dokumentiert sind für die Therapie zwei Zeiträume, nämlich vom 30. Juni bis 11. September 1923 und vom 12. bis 24. November 1923.

Dabei geht es – so die Anregung von Rudolf Steiner – zunächst darum, alle Vokale zu bewegen; tatsächlich wird in den Übungen kein Vokal besonders hervorgehoben. Das allgemeine Vokalisieren wird von Rudolf Steiner als anregendes therapeutisches Mittel beschrieben[120] und bezieht sich hier auf den von ihm konstatierten «sehr trägen Astralleib». Damit ist auch in diesem Fall die Wesensgliederdiagnose ausschlaggebend für die Therapie. Die Angabe «alle Vokale mit den Beinen» findet sich nur bei Margarete Kirchner-Bockholt in ihrem Buch *Grundelemente der Heileurythmie*. In den Therapiesitzungen mit Johan Nielsson werden die Vokale in verschiedensten Variationen geübt, wie dem Behandlungsbuch zu entnehmen ist.

Neben den empfohlenen Vokalübungen werden von den beiden Therapeutinnen auch verschiedene andere Übungen und Raumformen mit dem Patienten bewegt. Es wird zusätzlich noch ein kunsttherapeutischer Ansatz gepflegt, und es werden mit dem Patienten verschiedene Gedichte gestaltet, darunter «Wie herrlich leuchtet mir die Natur» und «Wie an dem Tag», beide von Johann Wolfgang von Goethe.

120 Vgl. Rudolf Steiner: Vortrag, Dornach, 13. April 1921, *Heileurythmie*, GA 315, 6. Aufl. Basel 2021, S. 35.

38 Epilepsie

Die Patientin wurde Ostern 1924 im Klinisch-Therapeutischen Institut Arlesheim behandelt. Wie lange der stationäre Aufenthalt dauerte, lässt sich den Unterlagen nicht entnehmen.

Hanni Fahlbusch, eine 46-jährige Frau, deren Wohnort mit Berlin angegeben wird, kommt zur Behandlung einer nur nachts auftretenden Epilepsie. Sie selbst erlebt die nächtlichen Anfälle nicht bewusst und fühlt sich grundsätzlich gesund. Doch bemerkt die Patientin jeweils im Anschluss eine deutliche Gedächtnisschwäche und eine depressive Verstimmung. In den zwei Jahren vor ihrem Klinikbesuch sind diese Symptome häufiger aufgetreten, was wahrscheinlich der Grund für Hanni Fahlbusch ist, sich in Behandlung zu begeben. Die Dauer des Aufenthalts ist nicht mit Sicherheit zu ermitteln. Hilma Walter berichtet von einem mehrwöchigen Aufenthalt ab Ostern 1924, das in diesem Jahr auf den 20. April fällt. Während ihrer Zeit in Arlesheim, am 30. April 2024, stellt Hanni Fahlbusch einen Antrag auf Aufnahme in die Freie Hochschule für Geisteswissenschaft.

Die Krankengeschichte

Unveröffentlichte Quellen: Patientenkarte vom Mai 1924, Kurvorschrift sowie Notiz zur Anamnese (IWA.01.D.03.12), Anamnesebericht vom Mai 1924 (IWA.01.D.03.02), Eintragung im Behandlungsbuch Heileurythmie (IWA.03.D.01.01, S. 148), Notizbucheintragungen Hilma Walters (IWA.03.D.01.02, NB III, S. 207, NB IV)

Veröffentlichte Quellen: Hilma Walter: Abnormitäten der geistig-seelischen Entwicklung, *Nr. 117, S. 134; Margarete Kirchner-Bockholt:* Grundelemente der Heileurythmie, *S. 71. Die Wiedergabe der Krankengeschichte folgt der Darstellung Hilma Walters.*

Epileptische Anfälle

Anamnese: Patientin weiß nichts von ihrer eigentlichen Erkrankung (Anfälle) und fühlt sich eigentlich ganz gesund. So kann man von ihr selbst nicht sehr viel über ihren Zustand erfahren.

Sie erzählte von ihrer Kindheit, dass sie mit 3 Jahren Gelenkrheumatismus hatte und seither immer Ohrenlaufen. Körperlich sei sie sonst ganz gesund. Hat in der Schule nicht gut gelernt, kam wegen ihrer stark kurzsichtigen Augen mit 14 Jahren schon aus der Schule. In ihrem Temperament neigte sie immer dazu, die Dinge zu übertreiben, war meistens sehr heiter. Nur in gewissen Zwischenräumen traten depressive Stimmungen auf. Sie selbst meint, dass diese erst seit zwei Jahren und im letzten Jahr regelmäßig alle vier bis sechs Wochen aufgetreten seien.

Mit 14 Jahren erste Periode; diese war immer schwach und ohne Schmerzen.

Mit 30 Jahren setzte die Periode aus.

Ihre Ärztin, die sie bisher behandelte, gab an, dass Patientin in Zwischenräumen von vier bis sechs Wochen epileptische Anfälle hat in der Nacht. Patientin selbst bemerkt danach aber immer eine starke Gedächtnisschwäche und depressive Stimmung.

Die Behandlung besteht nach Beratung mit Dr. Steiner in: Bandage am oberen Brustteil, Weidenrindensaft D6 innerlich, Heileurythmie: Vokale – Füße und Beine.

Während der ganzen Zeit des mehrwöchigen Aufenthaltes war kein Anfall aufgetreten. Patientin war recht vergnügt, machte gerne Eurythmie, schlief gut und ruhig. Die Verdauung war regelmäßig.

Als Beschäftigungstherapie machte Patientin außerdem etwas Gartenarbeit.

Eurythmietherapie

Vokale mit Füßen und Beinen

Behandlungsbuch Heileurythmie

(Eintragungen von Margarete Bockholt)

Frl. Fahlbusch, 39 J., Epilepsie

Dr. St.: *Vokale* alle mit Füssen u. Beinen. Bandage

macht sehr exakt, korrekt, aber sehr schwierig, ganz in den Laut sich hineinzuleben, schnell unruhig und deconcentriert.

Gedichte. Formen.

Grundelemente der Heileurythmie

(Kapitel V: Vokalreihen, S. 72)

Vokale mit Füßen und Beinen. Wurde bei einer 46-jährigen Epileptikerin gegeben.

Kommentar

Das Alter der Patientin ist auf der Patientenkarte und in dem Buch *Grundelemente der Heileurythmie* mit 46 Jahren angegeben, in ihren Aufzeichnungen zum Therapieverlauf notiert Margarete Bockholt dagegen 39 Jahre.

Auffallend ist, dass Frau Fahlbusch sich an ihre Anfälle nicht erinnert und kein Bewusstsein von ihrer Erkrankung hat. Neben der bereits aus anderen Geschichten vertrauten Angabe, Vokale mit Füßen und Beinen ausführen zu lassen (siehe auch Kapitel «Eurythmietherapie mit Beinen und Füßen», S. 52), gehört zur Therapie hier noch eine Bandage, die am Oberkörper, im oberen Teil der Brust, angebracht werden soll. Diese Bandage wird auch in den Aufzeichnungen zum Verlauf der Eurythmietherapie erwähnt. Obwohl dies nicht explizit gesagt wird, ist anzunehmen, dass die Eurythmietherapie mit der Bandage ausgeführt wurde und möglicherweise auch so gedacht war. Als bewusstseinssteigerndes Element wird diese Maßnahme auch bei Frau Reiser-Krasa (KG 45: Somatoforme Beschwerden, S. 346) angewendet, dort mit der Bemerkung, dass durch das Tragen der Bandage die Wirkung der Eurythmietherapie gesteigert werde. Allerdings wurde dort die Bandage an den Beinen angebracht, mit denen auch die Bewegungen ausgeführt wurden. Die bewusstseinssteigernde Wirkung von Bandagen wird von Rudolf Steiner im Vortrag vom 28. Oktober 1922 angesprochen.[121] Steiner führt dort aus, dass zum Beispiel bei Bandagen, die die Schultern zurückbringen sollen, das bewusste Fühlen der entsprechenden Körperstelle therapeutisch wirksam ist. Er benennt den Heilfaktor des Bewusstseins an dieser Stelle auch als unterstützend für die Heileurythmie.

121 Rudolf Steiner: Vortrag, Stuttgart, 28. Oktober 1922, in: *Heileurythmie*, GA 315, 6. Aufl. Basel 2021, S. 122.

39 Epilepsie

Von 1922 an ist der Patient im Klinisch-Therapeutischen Institut Arlesheim in ambulanter Behandlung. 1923 erhält er von Mai bis August Eurythmietherapie, die zunächst zu einer Besserung führt. Im November 1925 wird die Behandlung in der Klinik wiederaufgenommen. Der letzte Bericht, der vorliegt, stammt vom 8. Januar 1926.

Hans Meyer aus Arlesheim ist acht oder neun Jahre alt, als er zur Behandlung ins Klinisch-Therapeutische Institut kommt. Er leidet unter Epilepsie; die ersten Anfälle traten bei ihm mit sechseinhalb Jahren auf. Hans wird beschrieben als ein kräftiger, intelligenter, dunkelblonder Junge, der sich gut bewegen kann. Rudolf Steiner verschreibt Scleron. In der Krankengeschichte werden zwei eurythmietherapeutische Anregungen festgehalten, dem Therapieverlauf ist aber zu entnehmen, dass Rudolf Steiner ergänzend zu den zunächst gemachten Übungen: I-Übung, Ich-bin-da und Rhythmen, noch weitere Vokale angeregt hat: E und ein stark geschlossenes U. Die Behandlung führt anfänglich zu einer Besserung, dann hat Hans jedoch sehr viel in der Schule zu tun und führt die Eurythmietherapie nicht weiter durch. Mit 13 Jahren kommt er wieder zur ambulanten Behandlung, wobei er einmal eine Nacht lang in der Klinik bleibt, in der die Ärzte dann tatsächlich einen epileptischen Anfall beobachten können. Am 8. Januar 1926 berichtet die Mutter, dass es Hans besser gehe, er weniger Anfälle habe und lebendiger geworden sei.

Die Krankengeschichte

Unveröffentlichte Quellen: Anamneseformular vom März 1922 und vom Januar 1926 (IWA.01.D.03.14), Typoskript des Krankenberichts von Hilma Walter (IWA.01.D.03.02), Eintragung ins Behandlungsbuch Heileurythmie (IWA.03.D.01.01, S. 82f.), Notizbucheintragung Hilma Walters (IWA.03.D.01.02, NB III, S. 295)

Veröffentlichte Quellen: Hilma Walter: Abnormitäten der geistig-seelischen Entwicklung, *Nr. 99, S. 109–111. Die Wiedergabe folgt dieser Darstellung.*

Epileptische Anfälle

Anamnese: Einige jüngere Geschwister sind gesund, auch die Eltern, nur ist die Mutter leicht aufgeregt. Der Vater der Mutter starb mit 57 Jahren plötzlich an allgemeiner Lähmung und Starre.

Der Knabe ist langsam gewachsen, hat mit 11 bis 12 Monaten gehen, mit 1 ¾ Jahren sprechen gelernt. Zahnwechsel mit 7 bis 9 Jahren.

Bis zu 3 Jahren hie und da «Gichter»-Zustände*. Mit 2 bis 3 Jahren Masern, später Diphtherie. Außerdem große Mandeln und oft Mandelentzündung. Sonst aber früher gesund.

Erster epileptischer Anfall mit 6 ½ Jahren und seitdem etwa alle acht Tage, manchmal auch nach drei Wochen und einmal nach fünf Wochen Pause ein solcher Anfall.

Der Verlauf dieser Anfälle ist so: Aus dem Schlafe heraus treten Zuckungen auf, die ungefähr eine Minute dauern. Manchmal sind es nur Zuckungen im Gesicht, zuweilen auch in den Händen, Armen und Beinen. Danach zeitweise noch etwas Stöhnen und dann tiefer Schlaf, aus dem der Knabe nach etwa einer Stunde nur schwer zu wecken ist. Oft gibt er nach dem Erwachen an, er habe schwere Träume gehabt mit Kampf oder Berührung mit wilden Tieren wie Schlangen, schwarze Katze usw. Aber auch sonst ist der Knabe sehr erpicht auf Bilder mit Tieren und insbesondere mit Schlangen oder auch mit Bränden und dergleichen. Jetzt, seit der Knabe schon einige Wochen Quarz D12 einnimmt, kommen die Anfälle zwar auch noch alle acht Tage, aber schwächer. Die Zuckungen sind nach Angaben der Mutter leichter. Kein Zungenbiss. Die Zeit der Anfälle ist nachts um 23 Uhr oder 3 Uhr. Der Knabe selbst weiß nur ganz dunkel etwas von Anfällen und wahrscheinlich vom Erzählen her.

Befund: Kräftig gebaut und gut genährt; etwas großer Kopf, dunkelblond, frische und etwas gebräunte Gesichtsfarbe. Die Bewegungen sind flink, ebenso das Aufnahmevermögen. Auch macht der Knabe einen intelligenten und munteren Eindruck. Die Stuhlentleerung ist regelmäßig, der Schlaf sonst auch gut.

Verlauf: Neben Quarz D12 wird noch gegeben: Belladonna D60 und Hyoscyamus D15 im Wechsel.

Anfang August 1922: Patient ist um vieles dicker geworden; hat auch unter Pollutionen* zu leiden. Seine Medikamente sind: Zinn D6, Belladonna D60, Hyoscyamus D15.

19. August 1922: Auf Anraten von Dr. Steiner wird jetzt statt der bisherigen Medikamente Blei gegeben. Verabreicht wird Scleron: 2 × täglich eine Tablette.

Die Erklärung dafür gab Dr. Steiner in einer Ärztebesprechung am 11. Oktober 1922: «Wenn Sie jemandem Blei geben, so wird sein ganzes Sinnes-Nerven-System aktiver, er wird dazu verhalten, geradezu seine Gefäße wahrzunehmen. Beobachten Sie die Träume eines solchen Menschen, so werden Sie sehen, dass er sich häufig als Skelettmenschen träumt; zum Beispiel träumt er auch von Bandwürmern, bei Epilepsie von Schlangen usw. Dies deutet auf Krampfzustände in den Arterien. Da müsste man Blei geben. Wenn H... Bilder von Feuer sieht, das hängt damit zusammen, dass er durch die Gefäßstörungen die ganze Zirkulation in Unordnung bringt.»

Mai 1923: Die Anfälle treten immer noch alle vierzehn Tage auf, meistens nachts. Die Aufnahmefähigkeit scheint nicht gestört. Der Knabe geht gern in die Schule, nur rechnen kann er sehr schlecht. Am liebsten hat er das Malen. Beim Anfall keine Verletzungen, kein Zungenbiss.

25. Mai 1923: Die heileurythmischen Übungen sind: I-Übung und Rhythmen.

Weiterer Verlauf: Die zunächst erreichte Besserung war nur vorübergehend. Der Junge war durch die Schule sehr beansprucht, kam oft erst um 10 Uhr zu Bett und hatte so keine Zeit mehr für Eurythmie. Und die Eltern gaben den Knaben in andere ärztliche Behandlung.

November 1925 mit 13 Jahren Wiederaufnahme der Beratungen durch die Klinik und Behandlung wie früher.

Anamnese: Im letzten Winter nachts alle acht Tage Anfälle. Im letzten Frühjahr Verschlimmerung durch vermehrte Anfälle. Vergangenen Juni auch erster Anfall am Tage. Dabei keine Verletzungen, aber leichtes Schäumen, kurze Bewusstlosigkeit und Aufschreien vor dem Anfall.

Im August und September Luminal-Behandlung[122]. Dabei Verschlimmerung des Zustandes. Die Anfälle traten schließlich mehrmals am Tage auf. Dabei konnte der Knabe in der Zwischenzeit oft nicht reden, auch wenn er dies versuchte. Er ist auch manchmal länger in einem benommenen Zustand gewesen und hat sich für nichts interessiert. Dabei auch viel Schlafsucht. Im Oktober, nach Aussetzen dieser Behandlung, trat ebenfalls ein solcher Zustand auf.

Befund: Dem Alter entsprechend groß, in gutem Ernährungszustand, wenn auch nicht gerade besonders kräftig. Die Stirne ist leicht gerunzelt, und der Knabe macht einen verstockten Eindruck. Es ist nur «ja» und «nein» aus ihm herauszukriegen, vielleicht zum Teil auch nur aus Schüchternheit. Denn seine Eurythmie macht er gleich von Anfang an gut, wenn auch erst etwas langsam. Gelegentlich schreit er plötzlich etwas auf, ohne einen Augenblick die Fassung zu verlieren.

Eine Nacht zur Beobachtung in die Klinik aufgenommen, wird ein Anfall beobachtet: Er begann mit einem Aufschreien aus dem Schlaf. Der Atem wurde etwas keuchend, aus dem Munde kam schaumiger Speichel; das Gesicht wurde rot und blau, die Pupillen weit. Zuerst tonische Starre am ganzen Körper, dann grobschlägiges Zittern. Dauer zwei Minuten, dann ruhiges Weiterschlafen.

8. Januar 1926: Bericht der Mutter: Während des November hat sich die Zahl der Anfälle rasch vermindert. Einmal waren sieben Tage ohne Anfall. Im Dezember waren jedoch wieder alle drei bis vier Tage mehrere Anfälle aufgetreten, und während dieser Zeit war der Knabe wieder apathisch und etwas benommen gewesen. Es sei dies auch, wie die Mutter sagt, die schlimmste Zeit seit Beginn der Krankheit gewesen. Doch die letzten acht Tage waren wieder anfallsfrei. Und der Knabe ist so munter und wild, wie seit Jahren nicht mehr. – Im Ganzen scheint er auch viel aktiver zu sein, grüßt von sich aus auf der Straße und interessiert sich für die Umgebung.

122 Luminal: Phenobarbital, Arzneistoff aus der Gruppe der Barbiturate, wird zur Epilepsiebehandlung eingesetzt.

Eurythmietherapie

I E U

Behandlungsbuch Heileurythmie

(Eintragungen von Margarete Bockholt und Käthe Krebs, S. 82)

Knabe Hans Meier, 9 Jahre.

Epilepsie ca. alle 14 Tage immer nachts 1 Anfall

24/Mai I (einfach) stehend u. gehend
Trochäus u. Jambus

26/Mai dasselbe
die Rhythmen mit Taktieren

28/V I, *ich bin da,* dies letztere ist ihm ungeheuer schwer, er verwechselt immer seine Füsse. P[atient] macht alle Übungen sehr gern u. freut sich auf die Stunden.

30/V dieselben Übungen.
Der Junge hat dieser Zeit, seit er die H.-E.-Übungen macht, jeden Tag einen Anfall, sodass die Eltern ihn nicht mehr schickten. Die Anfälle waren aber schwächer als bisher.
Dr. St. sagt, dass es nicht viel bedeute, wenn er eine Zeitlang die Anfälle oft habe, man müsse nur weiter machen, bis man darüber hinaus sei.

Zu den Übungen noch ausserdem

E u. starkes geschl. U.

15/VI Übungen wieder begonnen, seit 8 Tagen kein Anfall.
E, I, Rhythmen.

26/VI den ersten Anfall seit der Behandlung, der Junge hat ihn kommen gemerkt, was früher nicht der Fall war.

27/VI nur E und U ~~Ich bin da~~

28/ " " " Ich bin da
nachts ein Anfall

30/VI nur E u. U.

4/7. Letztlich kein Anfall. Obigen Übungen samt I in Spirale

16/7 Erzählt, er hätte letzte Woche einen leichten Anfall gehabt
8'e in Anapäste laufen. I. A. O. 7-teilige Stabübung.

24/8 In 4 Wochen nur einen leichten Anfall, die Übungen macht er sehr gern u. sehr genau. Wenn irgend etwas neues zu einer Übung kommt, fällt ihm das Begreifen anfangs sehr schwer, er lässt aber nicht davon ab, bis er es ganz erfasst hat u. macht es dann sehr exakt u. schön.

Anamneseformular vom Januar 1926

Nach nochmaliger ausführlicher Anamnese (IWA.01.D.03.14) heißt es zur im November 1925 begonnenen neuerlichen Behandlung bezüglich der Eurythmietherapie:

Die Eurythmie von E und U macht er gleich von Anfang gut, allerdings noch etwas langsam.

Kommentar

Aus den Eintragungen im Behandlungsbuch geht nicht hervor, ob Rudolf Steiner bei der Eurythmietherapie anwesend war oder ob die Erweiterung des Programmes («zu den Übungen noch außerdem E u. starkes geschl. U») aus einer Besprechung mit Margarete Bockholt in Abwesenheit des Patienten stammt. In den Therapieverläufen sind immer wieder Einträge zu finden, die den Eindruck erwecken, dass Rudolf Steiner manchmal auch während der Behandlung anwesend war (vgl. etwa KG 15, S. 136). Dies ist jedoch nicht eindeutig dokumentiert.

Eurythmietherapeutisch sind hier die Vokale E und ein stark geschlossenes U angegeben worden. Die Ausführungsbeschreibung «stark geschlossen» weist auf eine Verstärkung der ohnehin geschlossenen U-Gebärde, auch im Sinne eines gesteigerten Bewusstseins, hin.

40 Absencen

Besprechung mit Rudolf Steiner im Klinisch-Therapeutischen Institut in Stuttgart, Datum der Anamnese und Dauer eines etwaigen Klinikaufenthalts sind nicht bekannt.

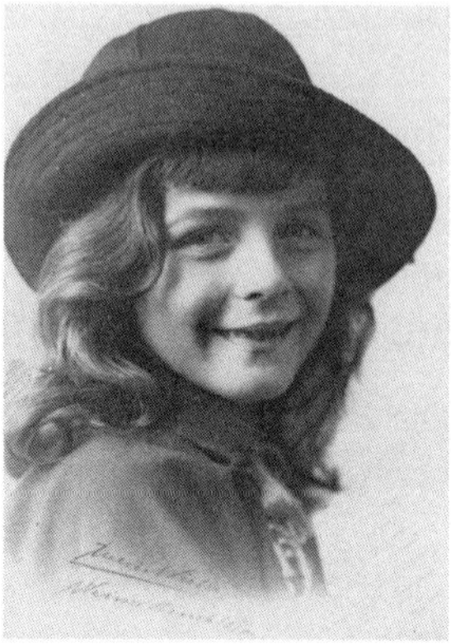

Christa Marie von Goeckingk

Bei der Patientin handelt es sich höchstwahrscheinlich um die damals 13-jährige Christa Marie von Goeckingk. Die in Berlin gebürtige Tochter des Rittmeisters Eduard von Goeckingk und seiner Frau Marie Clara, geb. Freiin von Eckardtstein, hat zwei Geschwister: die um ein Jahr ältere Schwester Gunhild und einen fünf Jahre jüngeren Bruder namens Wolfdiether. Christa litt schon früh unter geschwollenen Halslymphknoten, welche operativ entfernt wurden. In einem im November 1925 verfassten Lebenslauf schildert sie einige Episoden aus ihrem Leben; auf ihre Erkrankung kommt sie dabei jedoch nur am Rande zu sprechen. Der Text endet mit einer Masernerkrankung im Frühjahr 1917 und ihrem an eine Drüsenoperation anschließenden Aufenthalt im Schwarzwald, zunächst in Bad Dürrheim und dann im Kindersanatorium in Königsfeld. Etwa zu dieser Zeit dürften auch erstmals Absencen aufgetreten sein. Vier Jahre lebt Christa von Goeckingk mit ihrer Familie in Königsfeld, bevor alle 1923 gemeinsam nach Stuttgart ziehen, wo Christa die Waldorfschule besucht.[123]

123 Christa von Goeckingk: *Mein Lebenslauf*, Manuskript im Besitz des Deutschen Literaturarchivs Marbach (Bestand 91.86.451). Von der Drüsenoperation berichtet Christa von Goeckingk nur in einem weiteren, wohl erst in den 1960er-Jahren verfassten Lebenslauf (ebd.).

Der Fall ist laut dem Bericht mit Rudolf Steiner besprochen worden, wahrscheinlich wurde die Patientin ihm durch Friedrich Husemann vorgestellt. Steiner schlug neben einer Behandlung mit Belladonna Eurythmietherapie vor, und zwar mit der Lautfolge: L M N R. Wie aus Briefen hervorgeht, hat sich Christa im Herbst 1926 in Dornach bei ihrer Tante Imme von Eckardtstein aufgehalten; sie sollte dort auch in die Schule gehen und Geigenunterricht erhalten, den sie sich durch Bastarbeiten selbst finanzieren wollte.[124] Ob sie zu dieser Zeit in der Arlesheimer Klinik vorstellig wurde, lässt sich den aufgefundenen Dokumenten nicht entnehmen. Ihr Aufenthalt war jedoch wohl nur von kurzer Dauer, denn schon im Januar 1927 schrieb sie wieder aus Stuttgart und berichtete vom dortigen Unterricht.

Die Krankengeschichte

Unveröffentlichte Quellen: Handschriftlicher Krankenbericht. Dieser Bericht und damit die Krankengeschichte der Patientin ist im Ita Wegman Archiv aufgefunden worden. Er gehört zu einem Konvolut mit Materialien und Dokumentationen aus dem Klinisch-Therapeutischen Institut in Stuttgart (IWA.07.D.01.01) und ist bislang nicht publiziert worden. Neben dem Krankenbericht liegen ein handschriftlicher und ein stenografischer Anamnesebericht sowie ein Untersuchungsbericht des behandelnden Augenarztes vor. Im deutschen Literaturarchiv Marbach finden sich verschiedene persönliche Dokumente: Briefe, Lebenslauf, Geburtsurkunde (Bestand 91.86.451)

Zwei Geschwister von 8 (Junge) und 14 (Mädchen) Jahren. Schwester leidet an Kopfschmerzen.

Hatte nach eigener Angabe mit 1 Jahr[125] Drüsenschwellung. Die Drüsen wurden mit [Lücke] J. herausgenommen (l. Halsseite); wenn sich das Wetter ändert, tut ihr die Narbe noch weh. Auch in der Inguinalgegend* habe sie Drüsen, die ihr beim Gehen wehtun. Wenn die Halsdrüsen wehtun,

124 Vgl. den Brief von Christa von Goeckingk und Imme von Eckardtstein an Marie Clara von Goeckingk vom 15.9.1926 (Deutsches Literaturarchiv Marbach 91.86.446/1).

125 In der Handschrift eindeutig 1, im biografischen Zusammenhang wäre ein höheres Alter wahrscheinlicher.

zieht es hinter das Ohr herauf. Masern mit J. [Lücke] Keine Diphtherie. Röteln mit 5 Jahren.

Seit etwa dem 8. J. treten Absencen* auf: Wenn sie auf einer Seite der Straße geht, bemerkt sie plötzlich, dass sie auf der anderen Seite geht. Sie weiß immer erst hinterher an einem Hitzegefühl, dass von unten nach dem Kopf aufsteigt und durch den ganzen Leib geht, das sie es gehabt hat. Manchmal ist sie hinterher auch zitterig.

Wenn es einige Tage ausgesetzt hat, kommt es nachher öfter. [Streichung] Wenn sie nachts nicht gut schläft, bekommt sie es am Tag öfter. Im Sommer kommt es umso öfter, je heißer es ist. Wenn sie in der Schule sich meldet, kommt es vor, dass sie keine Antwort mehr gibt: «Dann bin ich wie verschwunden.» Am meisten kommt es nach der Eurythmie. Sie macht Eurythmie nicht besonders gern.

Dr. Steiner verordnete: L, M, N, R.

Therapie: Belladonna 10^{-30}. Dreimal täglich 5 Tropfen.

Ergänzendes Material

Stenografische Notiz

v. Göcking Noll

Lernte spät gehen und stehen: Mit eineinhalb Jahren laufen. Fiel oft hin. Scheute die Sonne: Sobald sie in die Sonne kam, bekam sie einen dunkelroten Kopf und fing furchtbar an zu schreien. Die Mutter war zur Zeit der Geburt sehr elend und lange krank. Es wurde nicht von ihr genährt. M, N, L.

	A	*O*	*I*
ein	*aus*	*ein*	*aus*

Krankenbericht von unbekannter Hand

Christa von Göckingk 13 Jahre alt

Schilderung der Mutter: Sobald sie allein ist, ist sie allerliebst «verträgt sich auch mit allen». Zusammen mit ihren Geschwistern fängt sie sofort Streit an um lächerliche Kleinigkeiten z. B. necken. Wird sie selbst geneckt, so schreit sie stundenlang, der Teufel ist los. Sie stellt sich in der Phantasie alles Mögliche vor.

Leidet an kurz dauernden Absencen, manchmal mit Stöhnen u. Sprechen verbunden.

Absencen treten plötzlich auf, Augen manchmal starr, manchmal verdreht. Kurz dauernd.

Christa sagt: wenn ich nachdenke, treten diese Zustände auf, wenn ich versuche, mich an etwas zu erinnern. Wenn ich auch selbst nachdenke. Sie wird dann müde.

Manchmal geht sie in Absence schräg über die Strasse, merkt es erst an den [?] und d. Schreien der anderen Kinder.

Augenuntersuchung dringend nötig

hat häufig Schmerzen, kann die Linien (?) nicht sehen.

Kann sich nicht nach vorne beugen

(Versteifung der Brustwirbelsäule?)

Rezeptblock des Augenarztes Dr. med. Paul Daniel Bernoulli

Stuttgart, den 4 / I. 1923 [Donnerstag]

Sehr geehrter Herr Kollege!
Betr. Christa v. Goeckingk

R = 5 / 7,5   leichter Astigmatismus durch
L = 5 / 5   Gläser nicht zu korrigieren

Augenhintergrund normal!

Mit frdl. Gruss

Dr. Bernoulli

In 8 Tagen Kontrolluntersuchung erwünscht!

Dr. B.

Kommentar

Die beschriebene Drüsenschwellung weist am ehesten auf eine Lymphadenopathie, eine krankhafte Schwellung der Lymphknoten hin. Die Entfernung der Drüsen und die daraus resultierende Narbe am Hals könnten allerdings auch auf einen Abszess zurückzuführen sein. Rudolf Steiner wies in seinen Prager Vorträgen über okkulte Physiologie darauf hin, dass «das Drüsensystem ein Ausdruck des Äther- oder Lebensleibes ist».[126] Es zeigt sich auf jeden Fall eine Neigung zu Entzündung, die sich bei der Patientin in Schmerzen und Schwellungen ausdrückt.

Was die Absencen betrifft, so ist der Patientin während dieser Anfälle Bewegung noch möglich, und sie bleibt aufrecht. Sie hat also keine größeren motorischen Störungen. Die Absencen sind zwar häufig, jedoch nicht von langer Dauer. In der beschriebenen Form lässt die kurze Bewusstseinsstörung eine Absencen-Epilepsie (Petit-mal-Anfall) vermuten. Für die Wesensglieder bedeutet das, dass sich Ich und Astralleib in dem Moment der Absence etwas von physischem Leib und Ätherleib lösen.

Die medikamentöse Verordnung ist Belladonna, das mit seiner Giftwirkung eine Astralisierungsgeste präsentiert.[127] Dadurch wird der Astralleib an den ätherischen und physischen Leib herangezogen, Wachstum gebremst, und Schwellungen und Fieber wird entgegengewirkt. Auch in anderen Fällen von Epilepsie rät Rudolf Steiner zur Gabe von Belladonna (vgl. KG 50, 52, 53, 54, 56).

Steiner schlägt bei Christa von Goeckingk zudem Eurythmietherapie vor, und zwar die Lautfolge L M N R. Diese Konsonantenreihe entspricht derjenigen, die bei einer Patientin mit Angstzuständen und Depressionen gegeben und geübt wird (vgl. KG 41, S. 323), obwohl es sich dort äußerlich um völlig unterschiedliche Symptome handelt. Die depressive Patientin erhält die Lautfolge, um dadurch auf den rhythmischen Organismus zu wirken und den Astralleib zu stärken. Unter diesem Aspekt, wenn man also die Verhältnisse der Wesensglieder in Betracht zieht, zeigt sich, dass in beiden Fällen ein gleicher Heilbedarf besteht: eine stärkere Verbindung des Astralleibes mit Ätherleib und physischem Leib.

126 Rudolf Steiner: Vortrag, Prag, 24. März 1911, in: *Okkulte Physiologie*, GA 128, 5. Aufl. Dornach 1991, S. 106.

127 Rudolf Steiner: Vortrag, Dornach, 8. April 1920, in: *Geisteswissenschaft und Medizin*, GA 312, 8. Aufl. Basel 2020, S. 351 f.

41 Depression, Angstzustände

Die Patientin wurde am 13. Juli 1923 im Klinisch-Therapeutischen Institut in Stuttgart mit Rudolf Steiner besprochen. Der Behandlungsverlauf ist nicht dokumentiert.

Über die Patientin ist nur bekannt, dass sie eine aus Finnland stammende Lehrerin war. Die behandelnde Ärztin, Grete Crome, ist zum Zeitpunkt der Behandlung in Schlichters Kurheim in Schliersee/Oberbayern tätig und schreibt am 24. und 27. Juni 1923 zwei Briefe an Rudolf Steiner mit der Bitte um eine Unterredung bezüglich zweier finnischer Patientinnen. In den Briefen erwähnt Grete Crome Fräulein Holmérus und Frau Blumstedt, wobei für sie die Besprechung der Krankheit von Fräulein Holmérus eine höhere Priorität hat. Beide Patientinnen konnten bis dahin nicht zufriedenstellend behandelt werden, daher bittet sie auf Anregung einer Bekannten um eine Konsultation bei Rudolf Steiner. Grete Crome plant, zusammen mit der Patientin nach Stuttgart zu reisen, um bei der Unterredung mit Rudolf Steiner zu dolmetschen. Tatsächlich ist Steiner vom 11. bis 14. Juli 1923 in Stuttgart, wo er Vorträge über religiöses Wirken hält. Ob die Konsultation am 13. Juli im Klinisch-Therapeutischen Institut in Stuttgart tatsächlich, wie von Crome erbeten, stattfinden kann oder ob es zu einer Besprechung in Abwesenheit der Patientin kommt, lässt sich nicht mit Sicherheit sagen. In den Unterlagen wird die Patientin als Frl. F. notiert. Die Bezeichnung «Fräulein» verwendet Crome in ihrem Brief nur bei Holmérus; für Blumstedt ist keine ihren Zivilstand bestimmende Bezeichnung vorhanden, es wird nur über den Fall Blumstedt gesprochen.

Die Krankengeschichte

Unveröffentlichte Quellen: Krankenbericht mit Angaben Rudolf Steiners (Typoskript mit Besprechung mehrere Fälle, IWA.07.D.01.01), Typoskript des Krankenberichts von Hilma Walter (IWA.01.D.03.02), Briefe von Grete Crome an Rudolf Steiner, 24. und 27.6.1923 (RSA I B Von Crome.G).

Veröffentlichte Quellen: A. G. van Degenaar: Krankengeschichten, *Nr. 7, S. 17, gleichlautende Wiedergabe in Hilma Walter:* Abnormitäten der geistig-seelischen Entwicklung, *Nr. 40, S. 64; Margarete Kirchner-Bockholt:* Grundelemente der Heileurythmie, *S. 178. Die Wiedergabe folgt Hilma Walter.*

Angstzustände, Depressionen, Schlaflosigkeit

Anamnese: Magenerscheinungen, Veränderungen der Kniegelenke: Gicht*. Angstzustände vom Nacken ausgehend. Schwere seelische Depressionen, besonders nach erschöpfender Arbeit. Vom Hinterkopf in die Arme und Beine ausstrahlende Schmerzen. Schwere Schlaflosigkeit.

Therapie nach Rat von Dr. Steiner: Heileurythmisch L M N R. Sie soll abends die ersten 13 Verse des Johannesevangeliums lesen und morgens noch einmal durch die Seele ziehen lassen. Außerdem Zinnsalbe D3, «diese müsste man ihr auf die Stelle auflegen oder aufstreichen, wo diese Sachen ausstrahlen, damit das eben stark durchstrahlt wird von der Zinnstrahlung und auf diese Weise aus dem Subjektiven ins Objektive gebracht wird».

Eurythmietherapie

L M N R

Grundelemente der Heileurythmie

(Kapitel XI: Konsonantenreihen, S. 178)

L M N R wurde einer Patientin verordnet, die an schweren seelischen Depressionen, Angstzuständen und Schlaflosigkeit litt. Daneben bestanden Knieveränderungen und vom Nacken in Arme und Beine ausstrahlende Schmerzen.

Kommentar

Unter den Krankheitsfällen, die Rudolf Steiner und Ita Wegman in ihrer Schrift *Grundlegendes für eine Erweiterung der Heilkunst* behandeln, ist auch der eines Lehrers mit depressiver Symptomatik. Sehr genau werden hier die Wesensgliederverhältnisse beschrieben. Die Beschwerden des Lehrers rühren von einer «zu geringen Affinität» des Astralleibes zu physischem Leib und Ätherleib her.[128] Das Ziel der Behandlung muss also sein, diese Verbindung zu fördern und zu stärken.

In demselben Buch werden auch die Wesensgliederverhältnisse bei Gicht, der anderen Diagnose der Patientin Grete Cromes, erläutert: Dem Prozess der Ablagerung von Harnsäurekristallen bei der Gichterkrankung liegt eine unzureichende Aktivität der Ich-Organisation im Verhältnis zum Astralleib vor.[129]

Die Therapie, welche die finnische Lehrerin erhält, lässt sich mit ihren verschiedenen Elementen (äußere Einwirkung durch Salbe, Meditation und Heileurythmie) unter menschenkundlichen Aspekten einordnen:

- Mit der konsonantischen Heileurythmie L M N R soll eine Wirkung auf den rhythmischen Organismus über den «Umweg durch den Gliedmaßen-Stoffwechsel-Organismus»[130] erreicht werden. Der Tendenz der Organe zur Kristallisierung wird entgegengewirkt.[131] Die Zusammenstellung besteht aus vier Konsonanten. Alle vier sind vortingiert, die beiden rhythmischen Laute L und R umrahmen die beiden Stoßlaute M und N.
- Die äußere Anwendung von Zinnsalbe D3 auf Hinterkopf und Nacken soll «aus dem Subjektiven ins Objektive bringen». Ita Wegman schreibt zur äußeren Anwendung von Zinn: «Oder man gibt

128 Rudolf Steiner, Ita Wegman: *Grundlegendes zu einer Erweiterung der Heilkunst,* GA 27, 8. Aufl. Basel 2014, Kapitel XIX, zweiter Fall, S. 101–103, hier S. 102. Weiter heißt es: «Die Empfindung des nicht richtig mit dem Astralleib verbundenen Ätherleibes erzeugt Depressionen.»

129 Rudolf Steiner, Ita Wegman: *Grundlegendes zu einer Erweiterung der Heilkunst,* GA 27, 8. Aufl. Basel 2014, Kapitel XI, S. 62–65.

130 Rudolf Steiner: Vortrag, Dornach, 15. April 1921, in: *Heileurythmie,* GA 315, 6. Aufl. Basel 2021, S. 56.

131Rudolf Steiner: Vortrag, Dornach, 16. April 1921, in: *Heileurythmie,* GA 315, 6. Aufl. Basel 2021, S. 87.

es [das Zinn] beispielsweise auch in äußerlicher Form von Salben oder Umschlägen und hat so je nach der Wahl der örtlichen Applikation die Möglichkeit, vom Sinnes-Nervensystem aus vermittels der Ich-Organisation nach den verschiedenen Richtungen regulierend auf die eine oder andere Krankheitstendenz einzuwirken.»[132]

- Wie in KG 23 erwähnt wurde, werden durch die Eurythmietherapie die äußeren Anwendungen in ihrer Wirksamkeit verstärkt. «Der Heilungsprozess wurde unterstützt durch Heileurythmie, die die Ich-Organisation als solche in rege Tätigkeit versetzt. Dadurch wird, was äußerlich angewendet wird, in die Tiefen der Organisation geleitet.»[133]
- Bei KG 45 (Somatoforme Beschwerden, S. 346) wird ebenfalls die Anwendung von Zinnsalbe empfohlen. Auch hier steht die Ich-Organisation im Zentrum der Behandlung. Die dort empfohlene Lautreihe ist L R T P, die ebenfalls die beiden rhythmischen Konsonanten L und R sowie zwei Stoßlaute umfasst.
- Mit der rhythmisierten Meditation (abends lesen, morgens erinnern) wird der vom Ich geführte Impuls zur Gewohnheit gemacht, eine Verbindung von Ich und Ätherleib wird gefördert.

Die hier gegebene Lautfolge L M N R kann aus allgemeinen eurythmischen Gesichtspunkten auch noch anders eingeordnet werden. Sie lässt sich als Teil der sogenannten anregenden Reihe L M N P Q R betrachten (siehe dazu ausführlich das Kapitel «Lautfolgen in der Eurythmie und Eurythmietherapie», S. 34), wobei in diesem Fall P und Q ausgelassen sind.

Unter dem Aspekt der Zuordnung der Konsonanten zum Tierkreis folgt die Lautreihe dem Prozess von Steinbock über Wassermann und Fische zum Stier, dem Ort, der mit «Tat, Wille» bezeichnet wird.[134] Man könnte auch sagen, die Bewegung führt aus der Nacht zum Tag, vom Winter in den Frühling. Der zum Stier gehörende Laut R wirkt

132 Ita Wegman in: *Beiblätter der Zeitschrift Natura*, 2. Jg., Nr. 5–7, Februar 1928, Reprint Dornach 2000, S. 104.

133 Rudolf Steiner und Ita Wegman: *Grundlegendes für eine Erweiterung der Heilkunst*, GA 27, 8. Aufl. Basel 2014, S. 113.

134 Vgl. dazu den zehnten Vortrag des Lauteurythmiekurses, Dornach, 7. Juli 1924, in: *Eurythmie als sichtbare Sprache*, GA 279, 6. Aufl. Basel 2019, S. 213.

durch seine Beziehung zum Lichtäther und durch seine Bewegungsqualität astralisierend, er bildet hier das Ziel des konsonantischen Prozesses.
Für den Spruch «Finsternis, Licht, Liebe», der am Ende eines Zyklus von fünf Vorträgen über Erziehung gegeben wurde, hat Rudolf Steiner 1924 eine Eurythmieform entworfen. Als Vortaktlaute stehen dort die Konsonanten L M N R, im Nachtakt erscheinen dieselben Konsonanten in umgekehrter Reihenfolge.[135] Auch hier geht es um einen ins Geistige führenden Prozess.

Dem Stoff sich verschreiben,
Heißt Seelen zerreiben.

Im Geiste sich finden,
Heißt Menschen verbinden.

Im Menschen sich schauen,
Heißt Welten erbauen.

135 Ein Faksimile der Form ist abgedruckt in: Rudolf Steiner: *Eurythmieformen I,* GA K 23, 2. Aufl. Dornach 2000, S. 89–93. Der Vortrag, Stuttgart, 11. April 1924, in: *Die Methodik des Lehrens und die Lebensbedingungen des Erziehens,* GA 308, 5. Aufl. Dornach 1986, S. 89; der Spruch ist ebenfalls abgedruckt in: *Wahrspruchworte,* GA 40, 10. Aufl. Basel 2019, S. 156.

42 Depression, Erschöpfung

Die Patientin wurde am 23. November 1923 im Klinisch-Therapeutischen Institut in Arlesheim aufgenommen und blieb dort wahrscheinlich sechs bis acht Wochen in stationärer Behandlung. Vermutlich fand am 26. November 1923 eine Begegnung mit Rudolf Steiner statt.

Frau C. A. Bergsma ist zum Zeitpunkt ihres Klinikaufenthalts 52 Jahre alt und aus Sumatra angereist, um sich in Europa von der intensiven Pflege ihres schwer kranken Ehemannes zu erholen. Bei ihrer Ankunft in der Klinik ist sie sehr erschöpft, ihre Stimmung ist gedämpft. Sie ist innerlich und äußerlich sehr unruhig und weinerlich. Rudolf Steiner verschreibt Injektionen, gibt eine eurythmietherapeutische Anregung, nämlich Konsonanten zu bewegen, und eine Meditation.

Die Krankengeschichte

Unveröffentlichte Quellen: Patientenkarte vom November 1923 (IWA.01.D.03.11), Aufzeichnungen des Gesprächs mit Rudolf Steiner, hand- und maschinenschriftlich (IWA.01.D.03.01), Eintrag im Behandlungsbuch Heileurythmie (IWA.03.D.01.01, S. 133), Meditation (IWA 02.D.10.01)

Veröffentlichte Quellen: Hilma Walter: Die Pflanzenwelt, *Nr. 102, S. 186; Peter Selg:* Patientenmeditationen von Rudolf Steiner, *S. 69–72. Die Wiedergabe folgt der Darstellung Hilma Walters.*

Ermüdbarkeit, Nervosität

Sie erhält die Ordination:

morgens: Datura stramonium D6
mittags: Berberisfrucht D4, Schwefel D6
abends: Belladonna D6, Stramonium D10, Melisse D6
14 Tage und 8 Tage Pause.

Dazu erhielt die Patientin noch eine Meditation.

Vorausgegangen waren die folgenden Fragen von Dr. Steiner an die Patientin:

- Wann haben Sie den Nierenstein verloren?
- Mit 43 Jahren.
- Waren seit jener Zeit noch solche Koliken?
- Nein.
- Haben Sie immer in Sumatra gelebt?
- Nein, auch in Südafrika bis zum 39. Lebensjahr, bin auch da geboren.

Der Vater ist Ire, die Mutter ist in Südafrika geboren, aber ihre Eltern sind Engländer.

- Nun haben Sie den Wunsch, diesen Zustand zu verlieren von Müdigkeit und Nervosität? Lebt Ihr Mann noch?
- Ja, er ist sehr schwer krank, nierenkrank. Der Arzt sagt, dass er immer kränker würde, weil er auch Arterienverkalkung hat.
- Und Sie sind zur Stärkung nach Europa geschickt worden, um sich für die Pflege Ihres Mannes zu stärken?
- In was haben diese Atemübungen geholfen?
- Ja, wenn ich gleichzeitig in den Bergen war, nicht aber in der Stadt. Da werde ich wieder unruhig, ungeduldig, und es kommen unschöne Eigenschaften heraus.

Ergänzendes Material

Patientenkarte vom 23. November 1923

Anamnese, Befund, Diagnose: Als Kind sehr gesund, mit 24 Jahren Mumps. Nach ihrer Heirat mit 31 Jahren sehr viel Kopfschmerzen, und es wurde ihr verboten, irgendwas zu lesen oder zu schreiben, sie musste die Augen so viel wie möglich schonen. Mit 43 Jahren Nierenkoliken, und es ging ein Nierenstein ab. Später nie wieder Nierensteine.

Die Verdauung war meistens gut und regelmäßig, aber sie litt viel unter Appetitlosigkeit und hatte lange Zeit hindurch das Gefühl, als hätte sie einen Kloß im Hals.

Die erste Periode war mit 14 Jahren, regelmäßig, immer mit viel Schmerzen, die letzte vor einem Jahr. Patientin hat keine Kinder. Vor fünf Jahren starken Juckreiz am Genitale längere Zeit hindurch.

Jetzt fühlt sie sich sehr herunter, immer in Aufregung und Eile, weint leicht.

Urin: Eiweißspuren, Zucker negativ. Sediment: Epithelien*, einzelne Leukozyten*.

Therapie: Dr. Steiner

1) Berberisfrucht D4, Sulfur D6 mittag

2) Belladonna D6, Datura stram. D10, Melisse D5 abend

3) Dat. stram. D6 morgen

Meditation

Heileurythmie Konsonanten

Salzinjektionen

Aufzeichnungen des Gesprächs mit Rudolf Steiner

Sowohl die Handschrift als auch die Typoskripte des Gesprächs von Rudolf Steiner (IWA.01.D.03.01) mit der Patientin datieren die Begegnung auf den 26. November 1923, allerdings versehen mit einem Fragezeichen. In allen drei Dokumenten ist am Ende noch eine die publizierte Wiedergabe ergänzende Bemerkung festgehalten, die hier im – zwischen direkter Anrede und dritter Person changierenden – Wortlaut wiedergegeben wird.

Ja, sehen Sie, wir können nur machen eine Sache, wenn sie bleibt 6–8 Wochen. Und dann muss sie machen Übungen, die Ihnen Frau Dr. heute Abend geben wird. Und dann müssen wir machen eine kleine Injektion in den nächsten Monaten. Und Sie müssen hierbleiben.

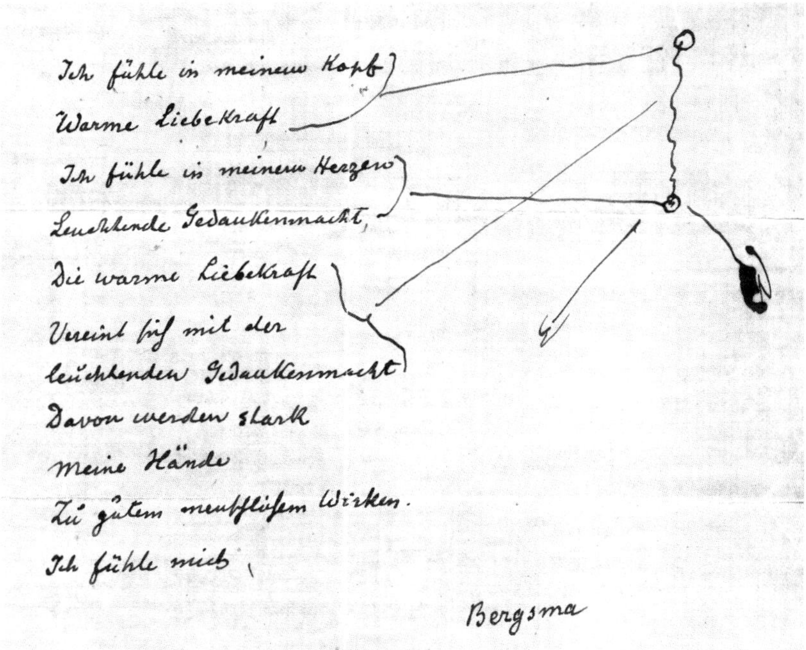
Ich fühle in meinem Kopf
Warme Liebekraft
Ich fühle in meinem Herzen
Leuchtende Gedankenmacht,
Die warme Liebekraft
Vereint sich mit der
leuchtenden Gedankenmacht
Davon werden stark
meine Hände
Zu gutem menschlichem Wirken.
Ich fühle mich

Bergsma

Rudolf Steiner: Meditationsangabe für Frau Bergsma

Meditation

Das Blatt mit der von Rudolf Steiner handschriftlich notierten Meditation befindet sich im Ita Wegman Archiv (Abb.). Unten rechts ist ebenfalls von der Hand Rudolf Steiners vermerkt «Bergsma», rechts vom Text befindet sich eine Skizze, vermutlich als Meditationsanweisung gedacht.

Ich fühle in meinem Kopf
Warme Liebekraft
Ich fühle in meinem Herzen
Leuchtende Gedankenmacht,
Die warme Liebekraft
Vereint sich mit der
leuchtenden Gedankenmacht
Davon werden stark

Meine Hände
Zu gutem menschlichem Wirken:
Ich fühle mich[136]

Eurythmietherapie

Konsonanten

Behandlungsbuch Heileurythmie

(Eintragungen von Margarete Bockholt, S. 133)

Mrs. Bergsma, Irländerin

Dezember	Ballen u. Spreizen Eurythm. Gehen A Rhythmen Halleluja
7. – 12. Januar	Konsonanten (G, K, H, L, M) (R [andere Lesart: B]) (U) Formen: [Zeichnung Spirale] nur einwickelnd mit I in Wollen [Zeichnung Pentagramm] mit Geh-Übung, [Zeichnung Pentagramm, Pentagramm-Wege, zu jedem Weg eine Stimmung angegeben] Ernst, Feierlich, Denken, Wollen, Fühlen [Zeichnung Form für G, K, G, K, G, K, H] (Energie- und Friedenstanz)

Kommentar

Rudolf Steiners Angaben für die Eurythmietherapie sind hier eher allgemein gehalten, er schlägt vor, Konsonanten zu üben. Eine therapeutische Wirkung des Konsonantierens wird im Heileurythmiekurs beschrieben. Demnach wirkt konsonantische Eurythmietherapie all-

136 Abgedruckt in: *Mantrische Sprüche. Seelenübungen II,* GA 268, 2. Aufl. Basel 2015, S. 164.

gemein der Tendenz der Organe zu «kristallisieren» entgegen. Der Nierenstein, unter dem die Patientin mit 43 Jahren litt, kann ein Hinweis auf diese Tendenz sein. Eine Organdeformation, die ebenfalls eine Indikation für konsonantische Eurythmietherapie wäre, ist nicht bekannt.

Die Konsultation, bei der Frau Bergsma die Verordnung erhielt, fand Ende November statt. Margarete Bockholt, die die Eurythmietherapie mit der Patientin durchführte, dokumentiert im Dezember Ballen und Spreizen, eurythmisches Gehen, A, Rhythmen und Halleluja. Erst ab Januar kommen die Konsonanten G, K, H, L, M dazu, ferner Raumformen und eurythmische Seelengesten. In Klammern notiert sie noch die Laute R (je nach Lesart eventuell auch B) und U. Die von ihr gewählten Gaumenlaute G, K und H hat sie wohl nicht entsprechend der Angaben im Heileurythmiekurs gewählt, da die Verdauung der Patientin laut Anamnese meist gut und regelmäßig war.

Interessant ist bei diesem Fall die Fülle anderer Übungen, die Margarete Bockholt mit der Patientin durchgeführt hat. Auf welcher Grundlage diese gewählt wurden, ist unklar.

43 Depression, Abmagerung

Die Patientin wurde im Oktober 1923 im Klinisch-Therapeutischen Institut in Arlesheim aufgenommen. Eine ausführliche Anamnese wurde am 15. Oktober 1923 erhoben; vermutlich am 10. November 1923 fand ein Gespräch mit Rudolf Steiner statt, bei dem auch die Eurythmietherapie besprochen wurde.

Berenice Langton ist etwa 50 Jahre alt, als sie in Arlesheim behandelt wird. Die in Paris wohnende Amerikanerin wird als dunkelhaarig, mittelgroß und blass beschrieben. Sie wirkt etwas abgemagert, ist müde und deprimiert. Aller Wahrscheinlichkeit nach besteht bei der Patientin eine Erschöpfungsdepression mit chronischer Obstipation, chronischen Kopfschmerzen und einem großen Schlafbedürfnis. Der biografische Hintergrund weist auf ein schweres Leben hin. Ihre Mutter ist verstorben, als sie vier Jahre alt war. Sie gebar in ihren Zwanzigern drei Kinder, von denen eines mit einem halben Jahr verstarb. Nach der Geburt des dritten Kindes hatte sie eine lebensbedrohliche Sepsis; sie litt unter rezidivierenden Depressionen, und die Ehe war schwierig. Ihr Ehemann beging Suizid; die Patientin war nicht in der Lage, die Kinder allein großzuziehen, und musste sie abgeben, was sie emotional sehr belastet hat. Im Alter von 26 und 38 Jahren wurden insgesamt drei chirurgische Eingriffe durchgeführt.

Rudolf Steiner empfiehlt Kalisalpeter D4, dazu Bäder mit Rosmarin und Walnussblättern sowie Massagen der Nierengegend. Er verordnet unter Verweis auf die Abmagerung, entsprechend der Indikation im Heileurythmiekurs, der Patientin eurythmietherapeutisch die E-Übung. Zudem erhält Berenice Langton eine Meditation.

Die Krankengeschichte

Unveröffentlichte Quellen: Patientenkarte vom Oktober 1923, handschriftliche Notizen Hilma Walters zur Anamnese und zur Besprechung mit Rudolf Steiner (IWA.01.D.03.14), Typoskript der Besprechung mit Rudolf Steiner (IWA.01.D.03.01), Notizbucheintragungen von Hilma Walter (IWA.03.D.01.02, NB II; NB III, S. 286), Eintragung im Behandlungsbuch Heileurythmie (IWA.03.D.01.01, S. 121)

Veröffentlichte Quellen: Hilma Walter: Abnormitäten der geistig-seelischen Entwicklung, *Nr. 87, S. 98. Die Wiedergabe folgt dieser Darstellung.*

Müde, deprimierte Stimmung

Anamnese: Seit Jahren Müdigkeit, großes Schlafbedürfnis, viel Hunger, doch hartnäckige Verstopfung. Beständig etwas Kopfschmerz, vom Hinterkopf ausgehend, Zucken der Mundwinkel. Drüsen in der Achselhöhle.

Ist wiederholt operiert wegen Gebärmuttersenkung, Wanderniere, Achseldrüsen.

Befund: Schlank, mittelgroß; sehr mäßiger Ernährungszustand; blass, dunkle Haare; deprimiert.

Therapie nach Angaben von Dr. Steiner: Kalisalpeter D4 innerlich, Bäder mit Rosmarin und Walnussblättern, Massage der Nierengegend, Meditation.

Ergänzendes Material

Nachtrag zur Anamnese

Auf einen Zettel (IWA.01.D.03.14) ist in der Handschrift von Hilma Walter folgender Nachtrag zur Anamnese notiert:

Kopfschmerzen krampfartig am Hinterkopf, besonders während der Arbeit; immer etwas ziehender Schmerz im Kopf. Nach dem Krieg sehr krank, hatte keine Kräfte. Auch jetzt noch keine Kraft zum Arbeiten. Kann jetzt die Arbeit auch nicht mehr mit dem Willen durchsetzen. Hat seit der Jugend Obstipation und jetzt bei kleiner Anstrengung Verschlimmerung.

Wanderniere beiderseits; durch Bandage weniger Schmerzen durch diese Wanderniere.

Jetzt immer viel Kopfschmerzen und ständiges Frieren. Viel Schlafbedürfnis; schläft ein, wenn sie nichts gegessen hat. Hat immer Hunger. Immer viel Träume.

Besprechung mit Rudolf Steiner

Mit Datum vom 10. November 1923 hat Hilma Walter auf demselben Zettel ein Gespräch der Patientin mit Rudolf Steiner aufgezeichnet (IWA.01.D.03.14).

[Steiner:] Haben Sie eine Veränderung bemerkt?

– Ich denke, ich bin wärmer, mehr interessiert. Morgens nicht mehr die Oppression. Aber beim Erwachen deprimiert und traurig.

Hat das Gefühl, als ob sie sich irgendwo befinde, weiß aber nicht, wo. Die Zuckungen am Munde sind besser, auch das Aussehen.

– Meditation für den Abend. Dann schlafen und beobachten, ob die Traurigkeit nicht besser wird.

Sie hat auch etwas Heileurythmie gemacht.

– Speziell würde bei ihr in Betracht kommen die Übung, die wir gemacht haben für die Leute mit Abmagerung: die E-Übung.

Patientenkarte vom Oktober 1923

Die Anamnese vom 15. Oktober 1923 enthält viele Informationen, die nicht in die publizierte Krankengeschichte aufgenommen wurden.

Als Kind sehr schwächlich, viel Halsentzündungen und vergrößerte Mandeln, die teilweise operativ entfernt wurden; hat zweimal Scharlach gehabt, einmal als Kind, das zweite Mal vor vierzehn Jahren gleichzeitig mit ihrem Töchterchen. Im Alter von 4 Jahren die Mutter verloren, war deshalb als Kind viel sich selbst überlassen, hatte ihre eigene Traumwelt, wurde von der Umgebung nicht verstanden und fühlte sich fremd in der Welt.

Mit 20 Jahren geheiratet und wegen Unerfahrenheit sehr viele Schwierigkeiten in der Ehe mit seelischen Depressionen. Erste Geburt mit 22 J., normal; zweite Geburt mit 23 J., ebenfalls normal; Kind nach sechs Monaten gestorben. Dritte Geburt mit 25 Jahren, danach mit septischem Fieber schwer erkrankt; es bestand damals Lebensgefahr, doch hatte Patientin dabei selbst den festen Willen, zu leben, und versuchte immer, ihr Bewusstsein zu erhalten.

Mit 26 Jahren Operation zur Hebung der Gebärmutter. Mit 38 J. zweite Operation wegen beiderseitiger Wanderniere; es wurde die rechte Niere fixiert, doch ohne dauernden Erfolg. Durch die Wandernieren hat Patientin auch jetzt noch von Zeit zu Zeit starke Schmerzen und Unregelmäßigkeiten im Urinieren; bald wenig und konzentrierter Urin, bald große und wässrige Harnmengen.

Mit 38 J. eine weitere Operation wegen Drüsenschwellung in der rechten Achselhöhle; die mikroskopische Untersuchung der Drüse ergab keine Malignität. Nach einem Jahr Drüsenrezidiv an der gleichen Stelle und Operation.

Seit vielen Jahren immer große Müdigkeit, die sie im Gegensatz zu früher jetzt nicht mehr durch Energie überwinden kann. Immer großes Schlafbedürfnis; schläft schwer ein und möchte morgens nicht aufstehen; nur wenn großes Interesse für etwas vorliegt, kann sie sich zwingen, den Tag zu beginnen. Viele Träume. Hat immer Hunger und kann auch viel essen, hat das Gefühl, dass sie essen und trinken muss. Dabei sehr schlechte Verdauung und hartnäckige Obstipation.

Immer etwas Kopfschmerz im Hinterkopf, der bis nach vorn zur Mitte zieht und bis in den Mund und in die Halspartien ausstrahlt. Dazu öfter Zuckungen um die Mundpartien und das Gefühl von Lähmung in diesen Muskeln. Nase frei.

Der Ehegatte hat sich vor Jahren das Leben genommen. Die Kinder musste sie zur Erziehung weggeben, wodurch eine Entfremdung zwischen Mutter und Kindern entstand, worunter die Patientin sehr zu leiden hatte.

Jetzt wieder Drüsenrezidiv in der rechten Achselhöhle.

Meditation

Die Meditation ist von Hilma Walter überliefert, die sie zusammen mit der Krankengeschichte aufgezeichnet hat im Notizbuch III, S. 286 (IWA.03.D.01.02).

Denken, Hand auf Gesicht legen

I have need

The hand gives me the power

[Im Anschluss an den Therapievorschlag «Massage der Nierengegend» ist mit einem Pfeil noch folgende Aufzeichnung geschrieben:] unregelmässig Gehen, Astralleib an den Unterleib [?]

Eurythmietherapie

E

Behandlungsbuch Heileurythmie

(Eintragungen von Margarete Bockholt, S. 121)

Mrs. Langton, Amerikanerin 52 J. *Obstipation*, sehr schwach u. zart.

Dr. Steiner verordnet E.

Nov. 6. Eurythm. Gehen
E mit den Armen

8, 9, 10, ~~12~~ E stehend u. gehend
Symp. – Antip.
L mit X-Beinen
eurythm. Gehen

Pat. ist bei allen Übungen sehr interessiert, aber es ist sehr schwierig für sie, der Kopf ist wie ganz abgetrennt vom Körper daher Gehen im Denken, Fühlen, Wollen, aber sie bekommt den Impuls fast nie bis ganz in die Füße hinein.

12.–17. dieselben Übungen
ausserdem G mit X-Beinen stehend
viel E auch mit den Fingern
ebenso L u. I A O mit Fingern.

Pat. ist zeitweise sehr erschöpft, zeitweise frischer, subjektiv Besserbefinden.

19. 20: Unwohl
Übungen zum Fortsetzen:
E stehend u. gehend morgens u. abds
I A O mit Körper, Arm u. Fingern (abends)
L mit X-Beinen morgens

Abreise

Kommentar

Zum Alter der Patientin und zum Behandlungszeitraum finden sich in den Quellen unterschiedliche Angaben. Während Hilma Walter durchgängig 48 Jahre notiert, korrigiert Margarete Bockholt im Behandlungsbuch die Zahl auf 52 Jahre. Bei der ersten Veröffentlichung der Krankengeschichte durch Hilma Walter wird die Behandlung zudem auf 1924 datiert, während auf der Patientenkarte 1923 steht. Auch bezüglich der Diagnose gibt es Abweichungen: Walter, die sich in ihren Notizen nichts Diesbezügliches vermerkt hat, führt an «müde, deprimierte Stimmung», wohingegen Bockholt im Behandlungsbuch «Obstipation, sehr schwach u. zart» notiert. Die eurythmietherapeutische Verordnung wurde von Hilma Walter auf den 10. November datiert. Margarete Bockholt notiert im Behandlungsbuch zuoberst die Verordnung von Rudolf Steiner und datiert die erste Sitzung der Eurythmietherapie, bei der sie diese umsetzt, auf den 6. November. Zu Beginn des Eintrags findet sich also die Angabe, dass Steiner das E verordnet, danach die Umsetzung mit den Armen, stehend und gehend, und schließlich auch mit den Fingern.

In der publizierten Krankengeschichte erwähnt Hilma Walter die eurythmietherapeutische Angabe nicht, obwohl sie das Gespräch von Rudolf Steiner mit der Patientin aufgezeichnet hat, datiert auf den 10. November. Da die eurythmietherapeutische Angabe schon ab dem 6. November ausgeführt wurde, dürfte das Gespräch mit Rudolf Steiner vor dem 6. November stattgefunden haben. Auch den Wortlaut der Meditation gibt Walter in der oben erwähnten Veröffentlichung nicht wieder. In ihrem Notizbuch fügt sie jedoch eine meditative Anweisung ein.

Die Angaben zur Wesensgliederkonfiguration der Patientin beschränken sich auf die nicht gut leserlichen Angaben im Notizbuch Walters «Astralleib an den Unterleib»; vielleicht ist damit gemeint, dass der Astralleib besser in den Unterleib integriert werden solle durch die Massage der Nierengegend.

Sicher sagen lässt sich, dass dies einer der wenigen Fälle ist, in denen Rudolf Steiner der Patientin eine Übung empfiehlt und sie auch ganz direkt als bekannte Übung mit der zugehörigen Indikation aus dem Heileurythmiekurs benennt.

Außer dieser von Rudolf Steiner verordneten E-Übung macht Margarete Bockholt mit der Patientin noch verschiedene andere Übungen: Sympathie – Antipathie, L mit X-Beinen, G mit X-Beinen stehend, L mit den Fingern und I A O mit Körper, Arm und Fingern.

Im Zentrum der ganzen Behandlung steht wahrscheinlich eine Verstärkung der Ich-Organisation. Die Angabe zur E-Übung im Heileurythmiekurs macht deutlich, dass diese eine Fixierung des Ich im Ätherleib zum Ziel hat. Zusätzlich äußert sich Rudolf Steiner im ersten Medizinerkurs in Bezug auf Rosmarinbäder, wie er sie hier ja verordnet: «Nun wird geradezu eine wesentliche Verstärkung dieser Ich-Tätigkeit, die sich sehr gut eingliedert in dieses Gerüste, dadurch herbeigeführt, dass man zum Beispiel Bäder den Menschen nehmen lässt, in die man sehr fein verdünnten Rosmarinsaft gibt, aus den Blättern von Rosmarin den Saft. Diese Anregung, die da von der Peripherie her kommt durch den Rosmarinsaft, diese Anregung, die ist so, dass gewissermaßen in dem, was da an den Menschen herankommt durch den Rosmarinsaft, den fein zerteilten, dass das Ich drinnen arbeiten kann.»[137]

Ähnlich der Beschreibung der Wirkung des von der Peripherie kommenden Rosmarinsaftes wirken auch die Fingerübungen der Eurythmietherapie von der Peripherie aus auf den ganzen Menschen.

137 Rudolf Steiner: Vortrag, Dornach, 3. April 1920, in: *Geisteswissenschaft und Medizin*, GA 312, 8. Aufl. Basel 2020, S. 266.

44 Somatoforme Beschwerden, Schlafstörungen

Zwei Aufenthalte der Patientin im Klinisch-Therapeutischen Institut Arlesheim sind für die 1920er-Jahre belegt. Der erste Anamnesebericht datiert vom 14. April 1924; der zweite vom 14. August 1925. Im Jahr 1939 war die Patientin dann für einen kurzen Klinikaufenthalt erneut in Arlesheim. Ob sie bei ihren ersten beiden Aufenthalten ambulant oder stationär behandelt wurde, lässt sich nicht mit Sicherheit sagen. Auf jeden Fall hat Rudolf Steiner beim ersten Mal eine Behandlung vorgeschlagen.

Frida Cornelia Büchenbacher, wie sie auf den Patientenkarten genannt wird, eigentlich Friederike Büchenbacher, geb. Cornelius (1876–1943), lebt in Stuttgart. Die Beschwerden von Friederike Büchenbacher sind vielfältig. Sie leidet unter Schlaflosigkeit, Anfällen von Herzklopfen, Erschöpfung und Verdauungsstörungen. Außerdem treten Wallungen auf, die wahrscheinlich menopausal bedingt sind. Die von Rudolf Steiner vorgeschlagene Behandlung umfasst ein Medikament (Fliegenschwamm-D10-Injektionen), eine Meditation und für die Eurythmietherapie die Lautfolge L I M A R U. Dazu werden ihr noch eine Diät und ein Wermut-Wickel empfohlen. Ein Jahr später ist Friederike Büchenbacher wieder in der Arlesheimer Klinik, neben der anhaltenden Erschöpfung stehen diesmal Leberschmerzen im Vordergrund.

Die Krankengeschichte

Unveröffentlichte Quellen: Patientenkarten vom April 1924 und August 1925, Typoskript zur Krankengeschichte sowie handschriftliche Notiz Hilma Walters zur Therapie (IWA.01.D.03.11), Eintragung im Behand-

lungsbuch Heileurythmie (IWA.03.D.01.01, S. 146), Notizbucheintragung Hilma Walters (IWA.03.D.01.02, NB III, S. 179)

Veröffentlichte Quellen: Hilma Walter: Der Krebs und seine Behandlung, *Nr. 44, S. 68; Margarete Kirchner-Bockholt:* Grundelemente der Heileurythmie, *S. 195. Die Wiedergabe der Krankengeschichte folgt der Darstellung Hilma Walters.*

Leber-Darmstörungen

Anamnese, 14. April 1924: Klagt über hartnäckige Schlaflosigkeit, Anfälle von Herzklopfen, Schwellungsgefühl im Leib, Obstipation mit Blähungen. Außerdem rasche Ermüdbarkeit. Ist sehr müde am Abend, schläft dann schnell ein, erwacht aber meist sehr bald wieder und kann dann nicht mehr einschlafen. Friert auch sehr viel, hat oft kalte Füße und Hitzewellen nach dem Kopfe zu. Appetit ist schlecht. Kaffee und Tee werden nicht ertragen.

Behandlung nach Rat von Dr. Steiner: Injektionen mit Fliegenschwamm D10, Heileurythmie: *LI MA RU*, Meditation. Außerdem Diät und Wermut-Leibwickel.

14. August 1925: Klagt über Unfähigkeit zu arbeiten, hat nicht genügend Ausdauer. Wurde von ihrem Arzt zu Hause wegen Gebärmuttersenkung behandelt. Hat ein Jahr lang wegen Leberschmerzen heiße Wermutwickel gemacht, da sonst morgens beim Aufwachen Leberschmerzen. Schlaf sehr leicht, träumt viel. Verdauung geregelt mit Abführmittel.

Ordination: Fliegenschwamm-D10-Injektionen. Später Viscum (erhielt Viscum pini 0,5–10%), Sepia innerlich.

Juli 1939: Als Patient in der Klinik aufgenommen. Leidet seit Jahren an Asthma.

Ergänzendes Material

Meditation

Auf einem undatierten Zettel (IWA.01.D.03.11) hat Hilma Walter handschriftlich die Behandlung notiert, die Friederike Büchenbacher von Rudolf Steiner gegeben wurde. Neben den Fliegenschwamm-Injektionen und der eurythmietherapeutischen Lautfolge L I M A R U ist dort auch die folgende Meditation festgehalten:

Ich versenke mich in mein Inneres
Ich nehme Kraft meines Herzens
Und sende sie in meine Hände
Ich nehme Kraft meines Herzens
Und sende sie in meine Füße.

Auf der Patientenkarte vom August 1925 ist vermerkt: «Wünscht jetzt meditative Behandlung.» Deshalb ist fraglich, wann beziehungsweise von wem Frau Büchenbacher diese Meditation bekommen hat.

Eurythmietherapie

L I M A R U

Behandlungsbuch Heileurythmie

(Eintragung von Margarete Bockholt, notiert ist jedoch nur die Verordnung, kein Therapieverlauf)

Frau Büchenbacher, 48 Jahre
früher etwas Eurythmie
Dr. St L I
M A
R U

Grundelemente der Heileurythmie

(Kapitel XII: Konsonanten und Vokale in gemischten Reihen, S. 195)

L I M A R U bei Leber-Darm-Störungen.

Die 48-jährige Patientin klagte über eine hartnäckige Durchschlafstörung, Obstipation und Meteorismus*, Wallungen, kalte Füße und sehr rasche Ermüdbarkeit.

Bei dieser vom Stoffwechselsystem bedingten Schlafstörung schlafen die übermüdeten Patienten rasch ein, um nach kurzem Schlaf wieder zu erwachen.

Im Gegensatz dazu stehen die Einschlafstörungen, die durch das übererregte Nervensystem verursacht sind. Diese Patienten können sich nicht von ihren Vorstellungen lösen. Bei dieser Veranlagung sind andere Übungen, z. B. A-Verehrung, am Platze.

Auch bei Herzpatienten treten oft Durchschlafstörungen auf. Das häufige Erwachen tritt dadurch ein, dass organische Herzangst entsteht, wenn Ich und Astralleib zu lange aus dem Körper gelöst sind. In solchen Fällen ist die Liebe-E-Übung angebracht.

Kommentar

Zum Zeitpunkt der Konsultation bei Dr. Steiner war Frau Büchenbacher alleinerziehende Mutter eines zehnjährigen Knaben, Hans Ludwig Büchenbacher (*17.06.1913). Der Vater, Hans Büchenbacher, erwartete zu diesem Zeitpunkt ein zweites Kind mit seiner zweiten Frau.

Die im Anamnesebericht beschriebenen Wallungen deuten zusammen mit dem Alter der Patientin auf klimakterische Beschwerden hin. Die Leberschmerzen, die bei der zweiten Behandlung deutlicher zutage treten, sind in ihrer Ursache unklar; der gesamte Symptomkomplex weist jedoch auf psychosomatische Anteile hin.

Margarete Kirchner-Bockholt stellt die gegebene eurythmietherapeutische Lautfolge unter den Oberbegriff der Leber-Darm-Störungen, sieht hierin also den primären Anwendungsbereich, während sie in ihrem Kommentar zu dieser Krankengeschichte vor allem auf die Schlafstörungen eingeht.

Bei der Lautfolge fällt zunächst einmal die typografische Zusammenstellung auf: Von den sechs Lauten werden immer zwei zusammengefasst, jeweils ein Konsonant und ein Vokal, sodass eine Abfolge von drei Silben entsteht. Es liegt zwar für die Angaben keine Handschrift von Rudolf Steiner vor, doch sowohl Hilma Walter wie auch Margarete Bockholt notieren die Lautfolge immer in der gleichen Art.

Es ist daher davon auszugehen, dass diese Abfolge von drei Silben eurythmietherapeutisch genau so intendiert war.

In der Zusammenschau mit der Meditation lässt sich jeweils eine Dreigliederung erkennen:

L I Ich versenke mich in mein Inneres

M A Ich nehme Kraft meines Herzens
Und sende sie in meine Hände

R U Ich nehme Kraft meines Herzens
Und sende sie in meine Füße

Meditation und Heileurythmie erhielt die Patientin vermutlich unabhängig voneinander, und diese Zusammenstellung ist auch nicht als konkrete Übungsanweisung gedacht. Doch soll an dieser Stelle auf die beidem zugrunde liegende Gliederung hingewiesen werden, welche die Patientin ganzheitlich anspricht.

45 Somatoforme Beschwerden, Angstzustände

Die Patientin war erstmals im April 1924 im Klinisch-Therapeutischen Institut in Arlesheim, die Patientenkarte datiert auf den 26. April 1924. In diese Zeit fallen auch ihre Besprechung mit Rudolf Steiner und ein Dossier mit Kurvorschriften, das von Steiner ausgefüllt wurde. Ein Jahr später, im Juni 1925, kam die Patientin erneut nach Arlesheim. Nach den Eintragungen zur Eurythmietherapie dürfte sie auf jeden Fall bis zum 1. August 1925 in Arlesheim geblieben sein.

Maria Anna Reiser-Krasa ist am 18. September 1896 in Prag geboren und besitzt die österreichische Staatsbürgerschaft. Sie lebt seit etwa 1922 in London und fühlt sich dort nicht wohl.

Frau Reiser stellt sich in Arlesheim mit vielfältigen, somatoformen Beschwerden* vor: große Müdigkeit, Verstopfung, schwere, schmerzende Beine, Herzklopfen und häufige Kopfschmerzen. Auch träumt die Patientin viel und schreit in der Nacht manchmal auf. Rudolf Steiner empfiehlt Kupfersulfat D6, regt Bäder mit Lindenblüten und abwechselnd Holunder- und Malvensaft sowie Bandagen des Unterleibs mit Lindenblüten und Holundersaft an. Eurythmietherapeutisch gibt er ihr die Lautfolge *I O A L M S*. Sie soll mit den Armen ausgeführt werden, Beinbewegungen dazu sollen in der Bandage ausgeführt werden. Seine Anregungen schreibt er selbst in ein kleines Heft mit der «Kurvorschrift» von Frau Reiser.

Die Krankengeschichte

Unveröffentlichte Quellen: Patientenkarten vom April 1924 und Juni 1925 (IWA.01.D.03.16), Kurvorschrift, ausgefüllt von Rudolf Steiner (IWA.02.D.10.02, Abb. S. 352), zwei Typoskripte Hilma Walters mit ausführlichem Behandlungsbericht (IWA.01.D.03.03), Notizbuch-

eintragungen von Hilma Walter (IWA.03.D.01.02, NB II, NB III, S. 335f., NB IV), Eintragungen im Behandlungsbuch Heileurythmie (IWA.03.D.01.01, S. 151, 165)

Veröffentlichte Quellen: Hilma Walter: Abnormitäten der geistig-seelischen Entwicklung, *Nr. 45, S. 66f.; Margarete Kirchner-Bockholt:* Grundelemente der Heileurythmie, *S. 194. Die Wiedergabe der Krankengeschichte folgt der Darstellung von Hilma Walter.*

*Frau mit Schwindelanfällen, Angstzuständen, Weinkrämpfen, Schweißausbrüchen, Pavor nocturnus**

Anamnese: Patientin (Österreicherin) leidet seit zwei Jahren, seit sie in London lebt, an Schwindelanfällen verbunden mit Sausen im Kopf, Angstzuständen, Weinkrämpfen mit Schweißausbrüchen. Die Anfälle treten besonders während der Eisenbahnfahrt auf, aber auch im Theater, bei Menschenansammlungen, auch manchmal selbst im Bett. Autofahren wird dagegen ertragen, weil die Patientin das Gefühl hat, dass es in ihrer Macht liege, die Fahrt jederzeit zu unterbrechen.

Als Kind hat Patientin viel an nächtlichen Angstzuständen gelitten, war überhaupt sehr scheu; hat alle Kinderkrankheiten durchgemacht. War später sehr blutarm.

Mit 21 Jahren Geburt eines übertragenen Kindes, das infolge zu engen Beckens nicht lebend geboren werden konnte. Im Anschluss daran trat eine Blasenentzündung auf. Mit 23 Jahren linksseitiger Lungenspitzenkatarrh, der durch eine Kur in Meran ausheilte. Patientin neigte außerdem immer viel zu Durchfällen; doch jetzt besteht Neigung zu Verstopfung, und sie nimmt dafür Karlsbader Salz. Der Schlaf ist gut; nur schreit Patientin in der Nacht oft auf, wovon sie selbst nichts weiß. Sie träumt auch oft. Ist morgens früh schon müde, und diese Müdigkeit verschwindet abends. Sie klagt auch über schwere Beine mit Schmerzen und Plattfüße; außerdem über Herzklopfen und viel Kopfschmerzen. Die Periode ist regelmäßig und ohne Beschwerden.

Dr. Steiner gibt folgende Erklärung: Sie «kriegt nicht genug O [Sauerstoff] in den Kopf», «Plattfuß ist eigentlich die Folge von Sauerstoffmangel», und empfiehlt: Innerlich CuSO4 D6 [Kupfersulfat], als Wickel: Bandage, die den Unterleib etwas nach oben zieht, mit Lindenblüten und Holundersaft (Blüten und Beeren), Bandage, welche Füße stützend Beine nach oben zieht, mit Lindenblüten und Malve.

Heileurythmie: Beinbewegungen in der Bandage, Armbewegung: I O A L M S. Medizinisches Bad abwechselnd mit: 1. Lindenblüte und Holundersaft, 2. Lindenblüte und Malve.

Ergänzendes Material

Typoskripte des Behandlungsberichts

Die maschinenschriftlichen Aufzeichnungen folgen den Angaben auf den beiden Patientenkarten, die auch der von Hilma Walter publizierten Fassung zugrunde liegen, eingefügt sind jedoch erklärende Kommentare mit Wesensgliederbezügen, die wahrscheinlich von Hilma Walter verfasst wurden und die hier umfassend wiedergegeben werden.

Erläuterung der Anamnese vom 26. April 1924 im ersten Typoskript

Dieser Patientin fehlt es demnach am inneren Gleichgewicht in dem Sinne, dass der innere Auftrieb, in dem der Gleichgewichtssinn sich offenbart, abgeschwächt wird und die Kräfte, die dem Organismus die Schwere geben, überwiegen. Der Organismus hat zu viel Lastendes. Angefangen von der Neigung zur seelischen Depression bis zum Vorhandensein von Plattfüßen äußert sich das. Besonders bemerkbar wird dies alles, wenn die Patientin nach dem Norden geht. Das Nicht-fertig-Werden mit der Außenwelt und das Sich-nicht-aufrecht-halten-Können steigert sich, es treten die Schwindelanfälle, die Angstzustände auf. Der Astralleib verkrampft sich im Innern. Das äußert sich am auffälligsten in Weinkrämpfen, den Schweißausbrüchen, auch in der ungeordneten Darmtätigkeit. Die Neigung zum Abkapseln nach außen liegt vor. Und wenn man nach einem Vergleich sucht, so wird man an den Gegensatz in der Natur erinnert, der in der Kalkschalenbildungstendenz und dem Phosphorwirken sich darlebt. Der Organismus hat durchweg die Neigung, den CO_2-Kalkprozess überwiegen zu lassen, von dem die mit dem Sauerstoff verbundenen Verbrennungsprozesse zurückgedrängt werden. Es liegt demnach zugrunde eine starke Eigenwirkung und Überempfindlichkeit des Astralleibes bei einer schwachen Ich-Organisation.

Die von Dr. Steiner anhand einer kleinen Skizze gegebene Charakteristik war: «Sie kriegt nicht genug O (= Sauerstoff) in den Kopf», «Plattfuß ist eigentlich Folge von Sauerstoff-Mangel».

Die von Dr. Steiner angegebene Kur war:

Als Wickel:	Bandage, die den Unterleib etwas nach oben zieht mit Lindenblüte Holundersaft (Blüte-Beeren), Bandage, welche Füße stützend Beine nach oben schiebt, mit Lindenblüte und Malve
Heileurythmie:	Beinbewegung in der Bandage, Armbewegung: I O A L M S
Heilmittel:	$CuSO_4$ D6
Med. Bad:	abwechselnd mit Lindenblüte und Holundersaft (Blüte und Beeren), Lindenblüten und Malve.

Überall ist das Wirksame das Schweflig-Phosphorige; in der Lindenblüte und dem Holunder mehr das Phosphorige, in den Malven hauptsächlich das Schweflige. Geweckt wird allseitig die Aktivität der Ich-Organisation, nach der Verdauungs/Stoffwechselseite hin und im Sinnes-Nerven-System. Und auf verschiedenen Stufen geschieht dies, alles dazu angetan, die Regsamkeit der Prozesse von innen nach außen, von unten nach oben und wiederum von außen nach innen bis in die Beine und die Ausscheidungsprozesse zu steigern.

Was das Kupfersulfat zur Befeuerung des Stoffwechsels bewirkt, wird durch die Leibumschläge hineingeleitet in die Atmung, durch die Bäder und Beinwickel hineingetragen bis in die äußerste Peripherie, wo es entgegengenommen wird von der Betätigung der Ich-Organisation im Sinnes-Nervensystem. Dort findet zugleich die entsprechende Anregung der zentripetalen gestaltenden Prozesse als Unterlage der Bewusstseinsvorgänge statt. Und speziell diese Wirkung wird erhöht durch das Anwenden der Leib- und Bein/Fuß-Wickel als stützende Bandage, auch durch das, was durch die Einatmung als Duft wirkt. Die Heileurythmie wiederum erfüllt von innen aktiv in allen seinen geschilderten Stufen diesen von außen herangebrachten Heilungsvorgang.

Erläuterung im zweiten Typoskript

Hier lag ganz offensichtlich von Kindheit an vor eine Tendenz zu Unterernährung und Nervosität auf Grundlage eines durch einen labilen Astralleib bedingten Mangels an innerem Appetit in dem Sinne wie einleitend geschildert. Damit in Zusammenhang steht schon die Veranlagung eines zu engen Beckens, dann die Erkrankung der Lunge – wohl teilweise auch provoziert durch eine Depression in Zusammenhang mit dem tot geborenen Kind –, dann etwa sieben Jahre später nach diesem Schockerlebnis und gegen das 28. Lebensjahr zu, wo die natürlichen Reserven verbraucht sind, der erneute Ausbruch von Beschwerden, die sich äußern im Versagen der Verdauungs- und Stoffwechseltätigkeit, verbunden mit Müdigkeit und insbesondere Schwere und Schmerzen der Beine mit Anlage zu Plattfuß als Zeichen von mangelndem Auftrieb im physisch-ätherischen Leib. Hand in Hand damit gehend ein ähnliches Versagen im Nervensystem, eine auf Unterernährung beruhende, durch gestörte Zirkulation und Atmung bedingte physische und seelische Depression. Körper- und Seelenentfaltung leiden unter der Schwere, können sich nicht recht ausweiten. Das führt zu Angstzuständen als kaschierte Atemstörungen und zu Entladungen durch Weinkrämpfe und Schweißausbrüche. [...]

Die Behandlung geht also dahin, über den Weg der Ich-Wärme-Organisation den astralischen Leib in das rechte Gleichgewicht zu setzen zu ätherischem Leib und physischem Leib, wie es normalerweise der unteren und oberen Organisation entspricht. Dabei muss in erster Linie die Ätherorganisation nach dem Gehirn zu so angeregt werden, dass diese in ihrer Affinität zum astralischen Leib bestärkt wird, zugleich so, dass damit verbunden ist eine Regulierung des Zirkulations- und Atmungssystems. Das bewirkt das schwefelsaure Kupfersalz den Stoffwechselvorgängen einverleibt.[138] Von außen, sich an die Sinnes-Nerven-Organisation wendend, wird das stufenweise unterstützt: durch die speziell gewählten warmen Bäder mehr im Ganzen als Anregung der Stoffwechsel-, Zirkulations-, Atmungs- und Ausscheidungsvorgänge; durch die als Bandage angelegten Wickel mehr mit spezieller Wirkung auf die Regulierung im mittleren System; durch die Wickel-Bandage an den Füßen und Beinen mit betonter Polarwirkung nach dem Kopfe zu, wobei die Kombination Lindenblüten und Holundersaft (Blüten und Beeren) mehr im Sinne von Kohlensäure und anderen Säuren erfrischend und zugleich anregend auf die Sinnes-Nerven-Organisation und die von ihr ausgehenden Prozesse wirkt; die Kombination Lindenblüte und Malve (eine duftlose und schleimreiche Blüte) mehr im Sinne von Laugigem das Nervensystem durch Belebung beruhigend. Und allen diesen verschiedenen Angriffspunkten der Wirksamkeit sollte vom rhythmischen System aus

138 Vgl. Rudolf Steiner, Ita Wegman: *Grundlegendes für eine Erweiterung der Heilkunst,* GA 27, 8. Aufl. Basel 2014, S. 84 und S. 128 f.

entgegenkommen die speziell gewählte Lautfolge mit der Gegenüberstellung von I O A und L M S.

Eurythmietherapie

I O A L M S

Behandlungsbuch Heileurythmie

(Zwei Eintragungen, S. 151, 165. Bei der ersten, von der Hand Margarete Bockholts, ist die Seite nur oben mit dem Namen und den Therapieangaben Rudolf Steiners beschrieben, Angaben zum Verlauf fehlen.)

Frau Reiser

Dr. St. I O A L M S

Eine weitere Eintragung findet sich 14 Seiten später, diesmal verfasst von Julia Bort, die wahrscheinlich die Eurythmietherapie bei Frau Reiser durchgeführt hat. Sie berichtet hier über die durchgeführte Behandlung.

Frau Reiser, 28 J.

Angstzustände, wenn sie in der Eisenbahn od. auf dem Schiff ist. Österreicherin, ist seit einigen Jahren gezwungen, in London zu leben, wo sie sich sehr unglücklich fühlt. Sie war monatelang ganz apathisch, innerlich wie leer. Morgens nach dem Aufwachen ganz üblen Geschmack im Munde, belegte Zunge. Früher sehr viel Durchfall, seit sie hier ist starke Verstopfung.

I O A L M S

I A O, I, Formen, Lemniskate, Kreis nach hinten. «Ich will, ich kann nicht, ich muss.»

L, R, T u. K gegen Verstopfung.

1. Aug. Verstopfung schlug durch einen Schwenk u. Stoß beim Hinfallen in Durchfall um, seither ist die Verstopfung verschwunden (bekam außerdem Massage).

An der I-Übung hat sie manchmal große Freude u. oft den Gedanken: Könnte es dir mehr so zu Mute sein. Wenn sie morgens in vollkommen negativer Einstellung gegen alles, auch gegen die Heil-Eurythmie, aufwacht u. dann trotzdem die I-Übung macht, dann ist sie am Schluss wie verwandelt, in viel besserer, positiver Stimmung.

Im Ganzen fühlt sie sich innerlich gefestigter, sie hat die Empfindung, dass sie jetzt in sich einen Halt gefunden hat, ein Etwas, was ihr früher ganz fremd war. Sie freut sich nun sogar darauf, in England beweisen zu können, dass sie nun auch dort leben kann.

Kurvorschrift mit Therapieangaben Rudolf Steiners

Das «Kurvorschrift des Klinisch-Therapeutischen Institutes Arlesheim» überschriebene Behandlungsheft von Frau Reiser (IWA.02.D.10.02) ist von Rudolf Steiner ausgefüllt worden. Hier abgebildet sind die Seiten mit den Rubriken ‹Heileurythmie› und ‹Luft- und Sonnenbad ...›; Letztere ist mit einer erläuternden Zeichnung versehen.

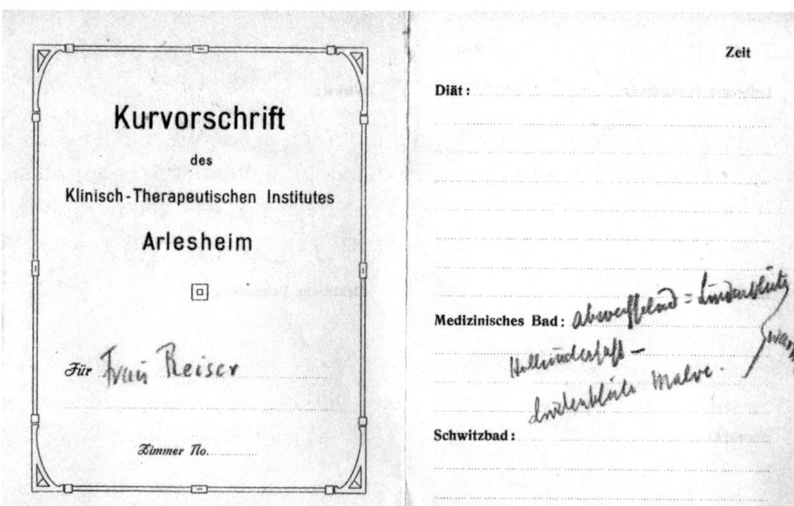

Kurvorschrift für Maria Reiser-Krasa
Abwechselnd: Lindenblüte
Holundersaft – } warm
Lindenblüte Malve

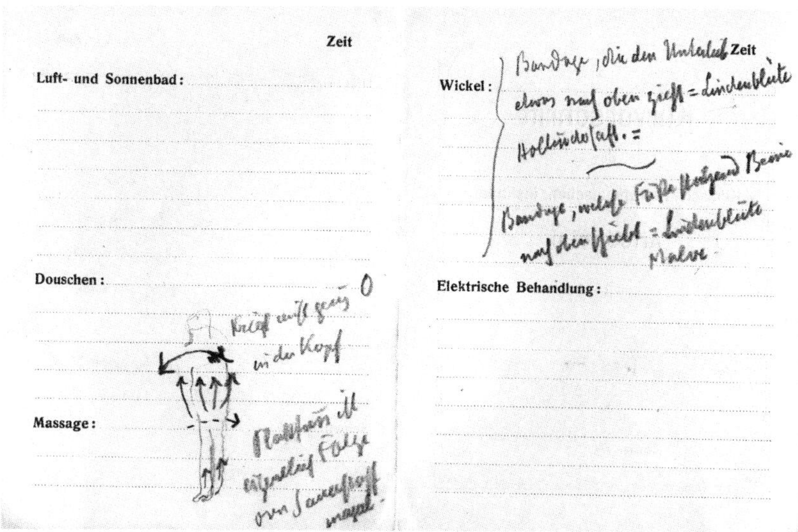

Zeit

Luft- und Sonnenbad:

Douschen:

Massage:

Zeit

Wickel:

Elektrische Behandlung:

Kurvorschrift für Maria Reiser-Krasa, Innenseiten:
Kriegt nicht genug O / in den Kopf
Plattfuss ist / eigentlich Folge / von Sauerstoff / mangel.

Bandage, die den Unterleib / etwas nach oben zieht = Lindenblüte / Holundersaft= /
Bandage, welche Füße stützend Beine / nach oben schiebt = Lindenblüte / Malve

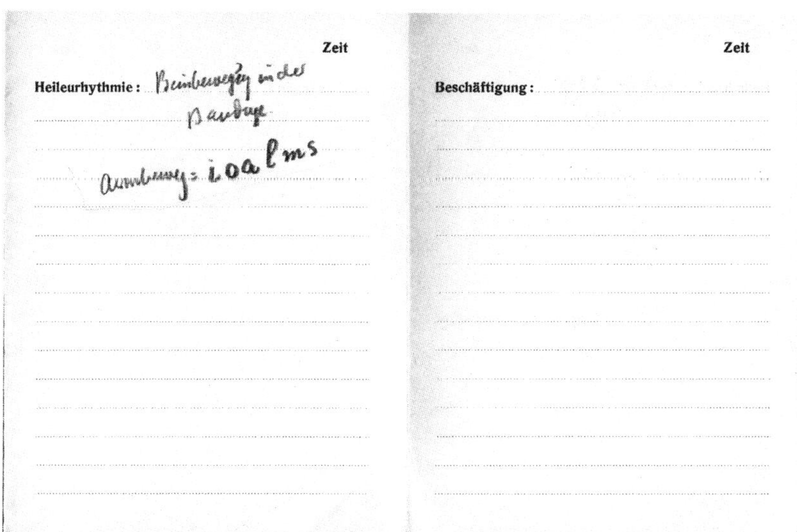

Zeit

Heileurhythmie:

Zeit

Beschäftigung:

Kurvorschrift für Maria Reiser-Krasa, Innenseiten:
Beinbewegung in der Bandage. / Armbewegung = i o a l m s

Grundelemente der Heileurythmie

(Kapitel XII: Konsonanten und Vokale in gemischten Reihen, S. 194)

I O A – L M S wurde einer 28-jährigen Frau mit Angstzuständen verordnet. Nach eingreifender Lebensumstellung und Übersiedelung in ein anderes Land litt sie unter Schwindelanfällen mit Kopfsausen, Weinkrämpfen, Schweißausbrüchen und Angstzuständen. Dies trat besonders auf, wenn sie unter vielen Menschen war. Sie hatte schon als Kind nächtliche Angstzustände gehabt. Daneben klagte sie über schwere, schmerzende Beine – sie hatte starke Plattfüße –, Herzklopfen und Kopfschmerzen. Neben medikamentöser Behandlung wurden Beine und Unterleib bandagiert, und während dieser Zeit wurde die Lautfolge mit den Beinen geübt, sonst als Armbewegungen.

Durch Bandagen wird das Bewusstsein in der betreffenden Körperregion erhöht und dadurch die Wirkung der Heileurythmie verstärkt.

Diese Patientin hatte an der I-Übung große Freude, und manchmal wünschte sie sich, dass es ihr immer so zumute sein möge wie während der Übung. Wenn sie morgens in völlig negativer Einstellung erwachte, war sie nach der I-Übung wie verwandelt, positiv gestimmt.

Kommentar

Die Anamnese vom 26. April 1924 ist weniger ausführlich als die Anamnese vom 9. Juni 1925. Bei der ersten Konsultation werden folgende Beschwerden erwähnt: große Müdigkeit, Verstopfung, schwere Beine mit Schmerzen, Herzklopfen und Kopfschmerzen. Ob die 1925 dokumentierte Panikstörung 1924 schon bekannt war, als Rudolf Steiner die Verordnungen gegeben hat, lässt sich anhand der überlieferten Dokumente nicht feststellen. In der von Hilma Walter in dem Buch *Abnormitäten der geistig-seelischen Entwicklung* publizierten Darstellung des Falles werden beide Anamnesen zusammengefasst und auf den 6. April 1924 gelegt, was aber im Widerspruch zu den zwei existierenden, voneinander abweichenden Patientenkarten steht.

Auch zur Eurythmietherapie sind zwei, zeitlich auseinanderliegende Eintragungen überliefert, einmal von Margarete Bockholt, die – wohl 1924 – nur die von Rudolf Steiner angeordnete Lautfolge festgehalten hat, und einmal in der Handschrift von Julia Bort über den Verlauf der durchgeführten Therapie. Dieser zweite Eintrag dürfte aus dem Jahr 1925 stammen; auffällig ist, dass die Lautfolge die gleiche ist wie bei dem früheren Eintrag.

In dem Heft mit den Kurvorschriften für die Patientin notiert Rudolf Steiner auf der Seite zur Heileurythmie selbst die Anweisung, er differenziert dabei zwischen Bein- und Armbewegungen: «Beinbewegung in der Bandage. Armbewegung: i o a l m s» (siehe Abb. S. 353). Für die Beinbewegung notiert Steiner keine auszuführenden Lautbewegungen. Es ist daher nicht zwingend, dass mit den Beinen dieselben Laute ausgeführt werden sollten wie mit den Armen. Margarete Kirchner-Bockholt hat dies allerdings so aufgefasst und in ihrem Buch *Grundelemente der Heileurythmie* entsprechend beschrieben.

Wie bereits in KG 38 (S. 308) ausgeführt, äußert sich Rudolf Steiner im Heileurythmiekurs[139] über die unterstützende Wirkung von Bandagen, auch in ihrer Anwendung im Zusammenhang mit eurythmietherapeutischen Übungen.

Eurythmietherapeutisch kann das innerliche Empfinden der Form der Gliedmaßen als eher vokalisches Prinzip verstanden werden. Bei der Besprechung des Falles stellt Rudolf Steiner eine Beziehung her zwischen den Plattfüßen und einem Sauerstoffmangel im Kopf. In dem Heft mit den Kurvorschriften hält er dies sogar in einer Skizze fest (siehe Abb. S. 353). Sauerstoff als bewusstseinsbildendes Element wird hier mit der polaren, bewusstseinsverstärkten Bewegung der Beine in Verbindung gebracht.

Hilma Walter beschreibt in ihrem Kommentar, wie die Therapie von verschiedenen Seiten her wirken soll und dass dabei das rhythmische System im Zentrum der Behandlung steht. In der Verbindung der zwei Lautgruppen I O A und L M S, ergänzt durch den von der Bandage ausgelösten Bewusstseinsprozess, kann für die Eurythmietherapie das gleiche Prinzip ausgemacht werden. Die Wirkungsweisen der beiden hier sich ergänzenden Lautfolgen ist im Kapitel «Wesensgliederdiagnose als Leitprinzip für die Lautfolgen», S. 37, ausführlich

139 Rudolf Steiner: Vortrag, Stuttgart, 28. Oktober 1922, in: *Heileurythmie*, GA 315, 6. Aufl. Basel 2021, S. 122.

behandelt. Demzufolge stellen die Vokale I O A, wie Rudolf Steiner im Lauteurythmiekurs formuliert, «vieles vom Seelischen dar, fast das ganze Seelische seinem Gefühlsleben nach».[140] Die Konsonantenfolge L M S wird von ihm als die Atmung fördernd beschrieben, und bezüglich Entzündung und Sklerose wird durch die Kombination von Vokalen und Konsonanten ausgleichend gewirkt.[141]

140 Rudolf Steiner: Vortrag, Dornach, 24. Juni 1924, in: *Eurythmie als sichtbare Sprache*, GA 279, 6. Aufl. Basel 2019, S. 32.

141 Rudolf Steiner: Vortrag, Stuttgart, 28. Oktober 1922, in: *Physiologisch-Therapeutisches auf Grundlage der Geisteswissenschaft*, GA 314, 4. Aufl. Dornach 2011, S. 190f. Siehe auch Anhang «Textauszüge zur Entwicklung der wichtigsten Lautfolgen in der Eurythmie und Eurythmietherapie», S. 492.

46 Adipositas, Herzbeschwerden, Neigung zu Drüsenschwellung

Die Patientin kam im Mai 1924 in das Klinisch-Therapeutische Institut Arlesheim, wo sie bis Juni 1924 und dann erneut vom 17. Juli bis zum 4. August 1924 stationär behandelt wurde. Nach einer ambulanten Behandlung im Januar 1925 war sie 1926 vom 10. August bis 11. Dezember ein weiteres Mal in klinischer Behandlung. Zu Beginn ihres ersten Klinikaufenthalts kam es zu einer Besprechung mit Rudolf Steiner, das genaue Datum konnte nicht ermittelt werden.

Ilse Zastrow, geboren am 31. Juli 1903 in Dresden, wird als mittelgroße, blonde, blass aussehende, adipöse Frau beschrieben. Sie hat trotz ihres jugendlichen Alters eine lange Krankengeschichte: Blinddarm- und Leistendrüsenoperation mit Komplikationen, Herzschwäche, Thrombose und Grippeerkrankungen, jeweils mit langwierigen Erholungsphasen. Auch war sie bis Frühjahr 1924 seelisch stark beansprucht. Rudolf Steiner rät zu einer Astragalus-Kur, Rosmarinbädern und gibt als Eurythmietherapie die Lautfolge: L S A M I. Wegen Verschlechterung ihres Zustandes nach der Entlassung aus der Klinik wird die Patientin im Folgemonat wieder aufgenommen. Am Ende des zweiten Aufenthaltes geht es ihr wesentlich besser. Ein neuerlicher stationärer Aufenthalt Ende 1926 ist einer akuten Gallenkolik geschuldet; es gibt keine Hinweise für eine erneute eurythmietherapeutische Behandlung bei diesem dritten Aufenthalt.

Die Krankengeschichte

Unveröffentlichte Quellen: Patientenkarte vom Januar 1925 (IWA.01.D.03.18), handschriftlicher Anamnesebericht sowie Notizzettel mit Indikation vom April 1924 (IWA.01.D.03.18), Typoskript zu Anamnese und Behandlung (IWA.01.D.03.03), Eintragung im Behandlungs-

buch Heileurythmie (IWA.03.D.01.01, S. 149), Notizbucheintragungen Hilma Walters (IWA.03.D.01.02, NB II, NB IV)

Veröffentlichte Quellen: Hilma Walter: Die Pflanzenwelt, *Nr. 95, S. 179–181; Margarete Kirchner-Bockholt:* Grundelemente der Heileurythmie, *S. 196. Die Wiedergabe der Krankengeschichte folgt der Darstellung Hilma Walters.*

Adipositas, Herzbeschwerden, Neigung zu Drüsenschwellung

Anamnese: Mit 4 Jahren leichter Keuchhusten. Mit 5 bis 8 Jahren leichte Herzschwäche. Mit 9 Jahren schwere Masernerkrankung; der Ausschlag kam erst nach drei Wochen hohen Fiebers, nach Abklingen desselben noch vier Wochen in Bett wegen Herzschwäche. Mit 10 Jahren schwerer Bronchialkatarrh; auch Würmer. Mit 11 Jahren leichte Röteln. Mit 12 Jahren Mumps. Mit 13 ½ Jahren Eintritt der Periode; diese war das erste halbe Jahr mit krampfartigen Schmerzen verbunden; doch immer sehr regelmäßig.

Juli 1916: heftige Mundfäule* mit hohem Fieber.

August 1918: Gallenreizung. November 1918: Gallenreizung; Kopfgrippe gefolgt von Nerven- und Ischiasschmerzen*. November 1919: Bronchialkatarrh und Grippe. Juli 1920: Oxydvergiftung durch Kohleneisen. Juni 1921: Sehr starke Herzschwäche mit Ohnmacht. Februar 1922: Grippe, die nur durch Höhensonne besser wurde und [von] starken Nervenschmerzen begleitet war. Februar 1922: Blinddarmschmerzen und leichte Herzschwäche. Juli 1922: Blinddarmoperation; die Wunde brach wieder auf. August 1922: Thrombose. September 1922: Leistendrüsenoperation. November 1922: Grippe mit schwerer Herzschwäche. 1923: Immer wieder Rückfälle. Das ganze Blut soll vergiftet gewesen sein. Sehr viel Drüsenschwellungen am ganzen Körper; war sehr schlapp; konnte sich trotz Kur in Pyrmont und Warnemünde nicht richtig erholen. Hatte auch sehr starke seelische Erregungen bis Frühjahr 1924. Der Mann der Patientin ist wegen Lungenerkrankung in Behandlung.

Mai 1924: Aufnahme in der Klinik.

Befund: Mittelgroß, blond, blass und reichlich adipös. Gewicht: 76 kg. Das Herz ist labil. Urin frei von Eiweiß und Zucker.

Dr. Steiner rät zu folgender Behandlung: Injektionen mit Astragalus, Heileurythmie L S A M I, Rosmarinbäder.

Kurverlauf

19.–31. Mai 1924: sieben Injektionen Astragalus D3, in den Zwischentagen Rosmarinbäder mit leichtem Nachschwitzen; täglich Heileurythmie. Das Gewicht fällt auf 74,7 kg. Die Temperaturen bewegen sich von 36,4 bis 37,3°. Es bestehen tageweise dumpfe Kopfschmerzen und rheumatische Beschwerden in den Schultern. Nach Beendigung der sieben Injektionen vorübergehend Schmerzen im Bein, wo früher die Thrombose war, auch etwas Übelkeit und Erbrechen. Dafür symptomatisch verordnet: Biodoron, Massage der Schultern, Arnica-Umschläge auf das Bein.

10.–24. Juni 1924: weitere sieben Injektionen Astragalus D3, auch Heileurythmie und Bäder wie oben. Dazu Rohkost und Beschäftigung mit Modellieren und Malen. Patientin fühlt sich dabei frischer; wiegt 74 kg. Nach der siebten Injektion verlässt sie die Klinik. Ambulante Weiterbehandlung, doch mit dem Erfolg, dass das Herz sich bemerkbar macht, auch der Magen rebelliert. Sie musste deshalb die Rohkost teilweise aufgeben; auch vorübergehend das Bett hüten. Das Gewicht ist wieder 76,5 kg. Zusätzliche Ordination: Cardiodoron und gelegentlich Strophant.

5.–11. Juli 1924: vier Injektionen Astragalus D3. Diese Serie wird unterbrochen wegen gesteigerter Herzbeschwerden.

17. Juli – 4. August 1924: Wiederaufnahme in die Klinik. Die nächsten sieben Injektionen Astragalus D3 erfolgen vom 17. bis 29. Juli 1924. Dabei geht es Patientin ziemlich rasch wesentlich besser; kann wieder aufstehen, hat keine Klagen; der Puls ist auch wieder regelmäßiger. Das Gewicht ist: 72,8 kg. Bei der Abreise am 4. August 1924 bestehen keinerlei subjektive Klagen.

Januar 1925: Konsultation wegen Gallenstein-Beschwerden. Verordnet wird: Choleodoron, Stuhlregelung, Diät und warme Leibeswickel.

10. August 1926: Aufnahme in der Klinik wegen Gallensteinkoliken und Herzbeschwerden. Patientin war zunächst in sehr elendem Zustand, hatte anfänglich fast täglich einen Gallenanfall und dazwischen Zustände von Herzschwäche. So musste sich die Behandlung darauf konzentrieren und entsprechend dem Befinden modifizieren. Neben Choleodoron, Carbo vegetabilis, Cardiodoron, Olivenöl innerlich, Mohntropfen, Belladonna-Zäpfchen oder -Salbe usw. wurden viele äußere Applikationen wie Kataplasmen*, Dampfkompressen, Senffußwickel usw. gemacht. So klangen allmählich die Gallenbeschwerden im Laufe von sechs bis acht bis zehn Wochen ab, und weitere sechs Wochen waren notwendig, um

Patientin wieder auf die Beine zu bringen, da das Herz zunächst noch ziemlich labil und die Diurese* etwas träge war. Die Entlassung konnte erfolgen am 11. Dezember 1926.

Eurythmietherapie

L S A M I

Behandlungsbuch Heileurythmie

(Eintragungen zur Lautfolge von Margarete Bockholt, S. 149, ein Therapieverlauf ist nicht beschrieben.)

Frau Zastrow
Dr. St. ~~A M S I~~ *[durchgestrichen]*
L S A M I

Notizbücher Hilma Walter

In zwei Notizbüchern hält Hilma Walter ebenfalls die Lautreihe L S A M I fest; sie notiert jedoch nur die Reihe als solche (NB IV), einmal mit der zusätzlichen Angabe: Astragaluskur (NB II).

Grundelemente der Heileurythmie

(Kapitel XII: Konsonanten und Vokale in gemischten Reihen, S. 196)

L S A M I bei Fettsucht.

Kommentar

Neben dem geschilderten Übergewicht und der Herzschwäche zeigen sich bei Frau Zastrow häufige Infektionskrankheiten mit zum Teil schweren Verläufen. Der medikamentöse Behandlungsvorschlag von Rudolf Steiner ist eine Astragaluskur. Injektionen mit einem Präparat aus Astragalus exscapus, der Tragantwurzel, wurden von Rudolf Steiner in anderen Fällen für die Syphilisbehandlung empfohlen;

Astragalus wird auch traditionell als immunstärkendes Medikament eingesetzt. Im Vortrag vom 31. Dezember 1923 beschreibt Steiner ausführlich die Herstellung und Wirkung des entsprechenden Medikaments auf die Ich-Organisation.[142] Die Empfehlung des Präparats im Fall der jungen Patientin könnte auf eine entsprechende Belastung beziehungsweise eine ähnliche Wesensgliederkonfiguration hinweisen. Zusätzlich empfiehlt Rudolf Steiner Rosmarinbäder, deren Wirkung er als Verstärkung der Ich-Tätigkeit bei Neigung zu Entzündungen beschreibt.[143]

Wenn die Lautfolge hier in Zusammenhang mit der Regulation der Ich-Organisation stehen soll (siehe dazu auch das Kapitel «Wesensgliederdiagnose als Leitprinzip für die Lautfolgen», S. 37), ist auffallend, dass neben Konsonanten auch Vokale angegeben werden. Allerdings erscheint hier nicht, wie im Heileurythmiekurs gegen Dicklichsein angegeben, die große O-Übung, sondern A und I werden empfohlen. Auch die Abfolge der Laute, bei der das M zwischen beiden Vokalen steht, ist auffallend und in dieser Reihenfolge einmalig unter den von Rudolf Steiner angegebenen Lautfolgen.

Im Behandlungsbuch Heileurythmie wird zuerst eine andere Lautfolge (A M S I) eingetragen und dann durchgestrichen. Unklar ist der Hintergrund dieser ersten Lautfolge.
Die in der Behandlung von Frau Zastrow tatsächlich empfohlene Lautfolge L S A M I kann im Zusammenhang der beiden anderen eurythmietherapeutischen Angaben Steiners zur Adipositas (große O-Übung im Heileurythmiekurs und R S L in KG 56, S. 401) gesehen werden. Allerdings stellt sich bei der vorliegenden Krankengeschichte die Frage, ob die eurythmietherapeutische Behandlung sich primär auf die Adipositas bezieht oder ob sie im größeren Zusammenhang einer Regulation der Ich-Organisation zu betrachten ist.

---

142 Rudolf Steiner: Vortrag, Dornach, 31. Dezember 1923, in: *Physiologisch-Therapeutisches auf Grundlage der Geisteswissenschaft,* GA 314, 4. Aufl. Dornach 2011, S. 206 f.

143 Rudolf Steiner: Vortrag, Dornach, 3. April 1920, in: *Geisteswissenschaft und Medizin,* GA 312, 8. Aufl. Basel 2020, S. 266 f.

47 Nervosität, Herzbeschwerden, Obstipation

Die Patientin wurde dreimal im Klinisch-Therapeutischen Institut Arlesheim behandelt. Das erste Mal im Dezember 1921; im Frühjahr 1922 folgte eine ambulante Konsultation und im Oktober/November 1923 dann ein einmonatiger Aufenthalt zusammen mit ihrer Schwester und Nichte. Bei diesem Aufenthalt wie auch bei der vorangegangenen Konsultation gab es eine Besprechung mit Rudolf Steiner, der eine entsprechende Medikation empfahl.

Anna Åkerlund kommt aus Schweden, sie ist etwa 35 Jahre alt, arbeitet als Masseurin und ist Eurythmistin. Bereits im Dezember 1921 wird sie erstmals im Klinisch-Therapeutischen Institut in Arlesheim vorstellig und von Ita Wegman behandelt; bei ihrem zweiten Besuch und Ende 1923, als sie erneut stationär aufgenommen wird, kommt sie zusammen mit ihrer Schwester, Hildur Troell, und ihrer Nichte Kerstin Troell (siehe KG 23, S. 183) nach Arlesheim in die Behandlung.

Frau Åkerlund wird als eine schlanke, mittelgroße, hellblonde Frau beschrieben. Sie wirkt hastig in ihren Bewegungen und ist innerlich unruhig. Ihr Schlaf ist oberflächlich, und ihre Verdauung neigt zu Obstipation. Rudolf Steiner empfiehlt bei ihrem Aufenthalt 1923 Solidago-Bäder, Abreibungen mit Stellaria media, Salbeitee, ferner einen Kupferverband an den Beinen und ein Walnusspräparat, um den «Astralleib in Bewegung» zu bringen. Außerdem werden ihr, zusammen mit ihrer Schwester, eurythmietherapeutisch Beinbewegungen empfohlen, und die Patientin und ihre Schwester sollen viel E machen. Im Sommer 1924 schreibt Fräulein Åkerlund an Margarete Bockholt, dass es ihr gesundheitlich viel besser gehe, ihrer Meinung nach hauptsächlich wegen der Eurythmietherapie, die sie nach dem Klinikaufenthalt weitergeführt habe. Die Patientin ist im Mai 1969 verstorben.[144]

144 Siehe Peter Selg: *«Und in der Tat, dies wirkte»*, Dornach 2007, S. 117.

Die Krankengeschichte

Unveröffentlichte Quellen: Patientenkarte vom Dezember 1921 (IWA.01.D.03.11), Patientenkarte mit rückseitiger Zeichnung Rudolf Steiners zum Kupferverband und Tagesverlauf vom Oktober 1923 (IWA.01.D.03.11), zwei Typoskripte Hilma Walters mit der Krankengeschichte (IWA.01.D.03.03), Notizbucheintragung Hilma Walters (IWA.03.D.01.02, NB III, S. 151)

Veröffentlichte Quellen: Rudolf Steiner, Ita Wegman: Grundlegendes für eine Erweiterung der Heilkunst, *S. 87–93, Hilma Walter:* Die Pflanzenwelt, *Nr. 155, S. 221, Peter Selg:* «Und in der Tat, dies wirkte», *S. 77–117. Die Wiedergabe der Krankengeschichte folgt der Darstellung Hilma Walters.*

Nachtrag zu der als «Vierter Fall» von Dr. Steiner und Dr. Wegman im Buch *Grundlegendes für eine Erweiterung der Heilkunst* besprochenen Krankengeschichte, die Tante des Kindes betreffend. Diese Patientin war ziemlich schwierig in der Behandlung. Bald klagte sie über Schwitzen in der Nacht, bald über Verdauungsbeschwerden, aß auch am liebsten nichts mehr am Abend. Wenn sie Clairotee* nahm, bekam sie davon Pruritus*. Vorübergehend klagte sie auch über Steifheit im Rücken, war auch manchmal sehr müde, insbesondere während der Periode, die innerhalb von vier Wochen zweimal eingetreten war.

Dr. Steiner bei einer letzten Beratung: «Bei der müssten wir die Kur fortführen mit Salben, aber außerdem dies eigentlich noch extra behandeln mit einem Präparat, mit dem man später vielleicht noch mehr machen kann: aus Kupfer D4, Spuren Silber, das kann ganz schwach sein und das müsste man verarbeiten mit Bindemittel – und es könnte überhaupt für Leute sein, die innerlich so stark an Stockungen leiden –, dieses Kupfer binden in einer Bindung von Walnussschalen, die aufgelöst werden in 10. D[ezimale]-Kupfervitriol. Also dieses ist so: Wir geben Kupfer, das vermehrt etwas die Kopfabsonderung, sie kriegt also die Möglichkeit, das Blut etwas zu vitalisieren; dann Spuren von Silber, dadurch bekommen wir die nötige Schleimabsonderung, die von der Lunge ausgeht. Nun muss das Ganze durch den Astralleib in Bewegung kommen, das erreichen wir durch Walnussschale, die äußere Schale der noch grünen Nuss. Wir haben fast ganz genau die Form, die der menschliche Astralleib hat um die beiden Lungenflügel. Nun treibt man das hinein, und dann das

Kupfervitriol macht auch nur, dass das Kupfer recht wirksam ist. Die anderen drei Sachen sind die Hauptsache. Es ist interessant, wie in manchen Pflanzenteilen einfach Teile des menschlichen Astralleibes darinnen sind. Und wählt man diese aus, so sind das die besten Heilmittel, die man kriegen kann.»

«Heileurythmie wird beiden Frauen nicht schaden: alle eurythmischen Übungen, die hauptsächlich mit den Beinen gemacht werden. Viel E wird Fräulein ... gut machen.»

Ergänzendes Material

Typoskript Hilma Walters zur Krankengeschichte

Hilma Walters Beschreibung der Krankengeschichte (IWA.01.D.03.03) enthält noch zusätzliche Informationen zu Anna Åkerlund.

Fräulein Anna Åkerlund. Schwedin, Masseuse. Alter 35 Jahre. Arlesheim-Klinik 14. Oktober bis 15. November 1923.

Familienanamnese: Vater an Herz- und Nierenleiden gestorben. Die Mutter hatte sehr schwache Nerven und ist gestorben; auch die Großmutter mütterlicherseits war sehr nervös. Eine Tante und die Großeltern väterlicherseits sind an Krebs gestorben. Von drei Geschwistern ist Frau Troell nierenleidend.

Kindesalter: Normale Entwickelung, gleichmäßiges Wachstum. Mit anderthalb Jahren zweimal Diphtherie; Masern; mit 5 Jahren Scharlach, hatte während der Schulzeit sehr leicht Fieber und war sehr nervös; einmal auch Fieber mit schmerzhaften Bläschen im Mund und Rachen, hatte oft Ekel beim Essen, besonders gegen Fleischnahrung. Mit 12 Jahren rheumatisches Fieber mit Schmerzen in der linken Brust und in den Knien. Zwischen 11 und 13 Jahren nachts sehr häufig Neigung zu Übelkeit, die nur durch absolutes Ruhighalten vermieden werden konnte.

Reife mit 14 Jahren, Blutungen immer regelmäßig, mittelstark ohne Beschwerden.

Mit 20 Jahren bei einer Typhusepidemie fünf bis sechs Monate lang gastrisches Fieber*. Vom 26. bis 30. Jahre sehr leidend; hatte während dieser Zeit jede Nacht sehr heftiges Brennen an den äußeren Genitalien und am After; musste fast die ganze Nacht mit den Händen reiben, konnte infolgedessen nie schlafen und hatte oftmals das Gefühl, als ob sie den Verstand verlieren würde. Mit 29 Jahren wurden die Beschwerden dadurch gebessert, dass Patientin des Nachts Lehmumschläge machte; so konnte sie etwa zwei bis drei Jahre wieder leidlich schlafen.

Wegen Rückfall konsultierte Pat. mit etwa 31/32 Jahren eine bekannte Laienpraktikerin mit atavistischem Hellsehen. Diese verordnete ihr des Nachts Aufschläge mit Urindurchtränktem (Urin der Pat.) und mit Kreide bestrichenem Bast. Daraufhin nach wenigen Tagen Heilung. Seitdem nur selten Spuren ähnlicher Beschwerden, die dann meist nach Genuss von Äpfeln, Zitronen und Apfelsinen auftreten.

Während der Irritationen hatte Pat. angeblich in der Umgebung der Urethra* und Scheidenmündung zahlreiche, warzenartige Gebilde, die auf Druck eine dunkle, blutige Flüssigkeit entleerten. Dieses brennende Gefühl war auch innerlich in den Gedärmen zu fühlen; der Stuhl war dabei immer steinhart, und es bestand gehäufter Urindrang in der Nacht.

Augenblickliche Beschwerden: Müdigkeit in den Beinen; Krampfadern, zeitweise Herzklopfen, das auf eine Kur mit Cardiodoron verschwunden ist. Die Müdigkeit der Beine ist auf Behandlung mit Aurum und Kupfersalbe schon etwas gebessert. Die Verdauung ist träge, mit vielen Gasen.

Befund: Mittelgroß, schlank, Gewicht ca. 64 Kilo, hellblond, Gesichtsfarbe wechselnd, errötet leicht. Kräftige Armmuskeln (Masseuse), geringes Fettpolster. Hastig in der Bewegung, schnell im Auffassen, willensstark, heiterer Stimmung (als Kind melancholisch), geschickt mit den Händen (ist Eurythmistin). Augen, Gehör, Geruchsinn sind gut.

Appetit: Appetit seit dem 17. Jahr gut, mit Vorliebe für Nüsse und Obst.

Schlaf: Schläft schwer ein, wacht öfter auf und ist morgens schnell munter, keine besonderen Träume.

Urin: Spuren von Eiweiß; Zucker negativ.

Verlauf: Dr. Steiner empfiehlt folgende Kur: drei Tage Bad aus Auskochung von Solidago, vier Tage kein Bad, dafür Rückenabreibung mit Stellaria-media-Auskochung, täglich Tee von Salbeiblättern.

Während vier Wochen wurde diese Kur in der Klinik durchgeführt. Daneben wurde auch Heileurythmie gegeben. Patientin war ziemlich schwierig in der Behandlung. Bald klagte sie über Schwitzen in der Nacht, bald über Verdauungsbeschwerden, aß am liebsten nichts mehr am Abend. Wenn sie Clairotee nahm, bekam sie angeblich davon wieder Pruritus, vorübergehend auch Steifigkeit im Rücken und manchmal sehr müde, insbesondere während der Periode, die zweimal während vier Wochen eingetreten war.

Zweites Typoskript von Hilma Walter

März 1922: Herzklopfen bei Toneurythmie. Dr. Steiner verordnet Bäder mit Virgo aurea, Einreibungen mit Stellaria media, Salbeitee, Cardiodoron 3 × 5 Tropfen.

Notizbücher Hilma Walter

In NB III, S. 151, vermerkt Hilma Walter noch eine Wesensgliederangabe, die Rudolf Steiner in Bezug auf Anna Åkerlund machte:

«Gestörtes Gleichgewicht zwischen Astral- und Ätherleib» verursacht durch mangelhafte Ausbildung der embryonalen Ernährungsorgane, der Allantois*. [Siehe dazu auch KG 23.]

Eurythmietherapie

E, Beinübungen

Kommentar

Im Buch «*Und in der Tat, dies wirkte*» geht Peter Selg ausführlich auf diese Krankengeschichte ein, und zwar im Zusammenhang mit jener der Schwester und der Nichte, deren Behandlung Rudolf Steiner und Ita Wegman als vierten Fall in *Grundlegendes zu einer Erweiterung der Heilkunst* geschildert haben.[145] Anna Åkerlund war bei ihrem zweiten und dritten Aufenthalt gemeinsam mit ihren Angehörigen in Arlesheim.

Die Therapie von Anna Åkerlund wurde vor allem bei dem stationären Aufenthalt vom 14. Oktober bis 15. November 1923 angepasst, und sie bekam nun unter anderem eine eigens für sie angefertigte Kupfersalbe. Im Kurveneintrag steht dazu gleich zu Beginn der Behandlung unter dem 15. Oktober: «Beine einwickeln mit Kupfersalbe und Uranpechblende.» In der Patientenkurve ist als Verordnung zudem eingetragen, dass die Patientin täglich Heileurythmie bekam.

145 Siehe auch Peter Selg: «*Und in der Tat, dies wirkte*», Dornach 2007, S. 77–117. Zur Datierung des zweiten ambulanten Aufenthalts ebd., S. 91, zur Kupfersalbe bes. S. 94, Fn. 32.

Hatte Hilma Walter zur zweiten Behandlung im März 1922 in ihrem Bericht noch vermerkt: «Herzklopfen bei Toneurythmie», so ist es laut Aussagen der Patientin dann hauptsächlich die Eurythmietherapie, die zu einer deutlichen Verbesserung ihres Befindens führt.[146] Sie soll viel E machen, hauptsächlich mit den Beinen.

Die Patientin wird als hellblond beschrieben, was auf eine sulfurische Konstitution hinweist, wie im Heilpädagogischen Kurs ausgeführt.[147] Eurythmie mit den Beinen durchzuführen, schlägt Rudolf Steiner auch bei einer anderen Patientin vor: Frau Linhoff, die ebenfalls als blond, unruhig und von schwefelreicher Konstitution beschrieben wird (vgl. KG 54, S. 393).

Die vokalische Therapie kann auch im Sinne des zweiten Vortrages des Heileurythmiekurses[148] verstanden werden, die dort zur Behandlung der Obstipation angeregt wird.

146 So in einem Brief an Margarete Bockholt vom 4. Juli 1924, zitiert nach Peter Selg: *«Und in der Tat, dies wirkte»*, S. 95.

147 Vgl. Rudolf Steiner: Vortrag, Dornach, 30. Juni 1924, in: *Heilpädagogischer Kurs*, GA 317, 8. Aufl. Dornach 1995, S. 82.

148 Rudolf Steiner: Vortrag, Dornach, 13. April 1921, in: *Heileurythmie*, GA 315, 6. Aufl. Basel 2021, S. 35.

48 Chronischer Knieschmerz, Verdauungsschwäche

Die Patientin hatte einen fast dreimonatigen Klinikaufenthalt im Klinisch-Therapeutischen Institut in Arlesheim vom 4. März 1922 bis zum 29. Mai 1922. Es fanden mehrere Beratungen mit Rudolf Steiner statt: eine am 23. März 1922, eine weitere nach der Entlassung aus der Klinik, aber noch 1922, sodann in den darauffolgenden Jahren: drei 1923, am 11. September und 24. Oktober sowie davor, und drei 1924, am 7. Januar, am 26. Februar und im August.

Willy (Wilhelmine) Roelvink, Holländerin, wird als große, kräftig gebaute Person beschrieben. Sie ist hellblond und blass und kommt in die Klinik, um sich von einer Grippe zu erholen. Sie hat Schlafstörungen und rheumatische Schmerzen, von denen Arme, Rücken und Seiten betroffen sind. Ihre Finger sind immer feucht, manchmal bläulich. Ihre Füße sind leicht kalt. Zudem hat sie Schmerzen im linken Knie, da sie sich einige Jahre zuvor die Kniescheibe gebrochen hat. Tägliche Rückenabreibungen mit Kochsalz und Meerrettich lindern diese Beschwerden, und die Patientin verlässt am 29. Mai 1922 die Klinik. In den nächsten zwei Jahren finden noch sieben Beratungen mit Rudolf Steiner wegen des Knies statt. Rudolf Steiner äußert sich dabei wiederholt zu einer astralen Schwäche in den Gliedern und im Unterleib. In diesem Zusammenhang empfiehlt er Eurythmietherapie, wobei er Bewegungen mit vielen Rhythmen anrät, zum Beispiel die Laute R oder L. Auf diese Weise soll, so Steiner, vom Kopfpol auf die untere Verdauung gewirkt werden.

Die Krankengeschichte

Unveröffentlichte Quellen: Anamneseformular vom Frühjahr 1922 sowie Aufzeichnungen des weiteren Verlaufs (IWA.01.D.03.16), Typoskript und verschiedene handschriftliche Aufzeichnungen Hilma Walters zur Behandlung und den Gesprächen mit Rudolf Steiner (IWA.01.D.03.03), Eintragungen im Behandlungsbuch Heileurythmie (IWA.03.D.01.01, S. 118), Notizbucheintragungen Hilma Walters (IWA.03.D.01.02, NB II, III, S. 346f., IV)

Veröffentlichte Quellen: Hilma Walter: Grippe, Encephalitis, Poliomyelitis, *Nr. 15, S. 25–28; Peter Selg:* Patientenmeditationen von Rudolf Steiner, *S. 107f. Die Wiedergabe folgt der Darstellung Hilma Walters.*

Anamnese: Patientin hat vor einiger Zeit eine Grippe gehabt. Kann sich seitdem nicht mehr recht erholen, schläft schlecht, fühlt sich fast immer müde, schwitzt sehr viel und klagt über rheumatische Schmerzen in den Armen, am Rücken und an den Seiten. Hat auch etwas Fluor alb*. Sie kommt jetzt von Paris, wo sie mit Injektionen (Phosphor und anderes enthaltend) behandelt wurde, die etwas Besserung brachten. Außerdem klagt Patientin über Schmerzen im linken Knie. Diese Schmerzen hat sie schon mehrere Jahre infolge Bruchs der Patella*, sie treten besonders beim Stehen auf. Dafür hat Dr. Steiner der Patientin schon vor einiger Zeit einmal Arnica-Umschläge empfohlen.

Befund: Große, kräftig gebaute Patientin, hellblond und sehr blass, hat kräftigen Muskelbau und gutes Fettpolster, Gewicht: 70,8 Kilo. Die Hände sind fast immer feucht, die Fingerspitzen manchmal etwas bläulich, die Füße leicht kalt. Der Appetit ist gut, auch die Verdauung. Die Untersuchung der inneren Organe ergibt nichts Besonderes. Auch die vom Knie gemachte Röntgenplatte ergibt keine sichtbaren Veränderungen.

Dr. Steiner sieht die Patientin am 23. März 1922 und empfiehlt: Tägliche Abreibung des Rückens mit Kochsalz und Meerrettich abwechselnd. Dies wegen bestehender Neigung zu Degenerationsvorgängen der Nerven als Folge der vorausgegangenen Grippe und der eigentlichen Ursache der Schmerzen im Rücken, den Armen und Seiten. Bald waren auch speziell die damit zusammenhängenden Beschwerden wie: Schlaflosigkeit, Schwitzen, Rückenschmerzen etc. behoben. Und Patientin verließ die Klinik am 29. Mai 1922.

Weiterer Verlauf: Noch im gleichen Jahr (1922) wieder in Behandlung wegen Weiterbestehen der Schmerzen im Knie. Dr. Steiner erklärte, dass innere Stauungen in dem Knie vorliegen, und rät zu Stauungsbehandlung des Knies und Umschlägen mit Arnica. Daraufhin zeitweilige Besserung, aber bei ungenügender Schonung auch immer wieder Schmerzen beim Stehen. Diese sind auf eine bestimmte Stelle lokalisiert, die auch druckempfindlich wird. Ein weiteres Röntgenbild, von einem Chirurgen in Holland gemacht, ergibt keine krankhafte Veränderung am Knochen.

September/Oktober 1923 auf Anraten von Dr. Steiner: Bandage des Knies mit Uranpechblende* und Tragen einer Gipshülse am Knie. Die Beschwerden im Knie werden besser, doch nach 14 Tagen Schmerzen im Oberschenkel.

Weitere Beratung am 11. September 1923:

Dr. Steiner: Haben Sie Schmerzen, wenn Sie gegangen sind?

Patientin: Ja, wie wenn ich Zahnschmerzen hätte im Bein, es zieht.

– Und wie viel müssen Sie gehen, bis die Schmerzen vorhanden sind?
– Wenn ich zwei Stunden gehe ...
– Haben Sie noch nie im andern Bein etwas gespürt?
– Ja, ich habe auch hier etwas Schmerzen, seitdem ich mit diesem Bein so gehe.
– Können Sie alles essen?
– Ich glaube, ich kann alles ertragen ...
– Was haben Sie als 16–19-jähriges Mädchen gemacht? Wo waren Sie da?
– 1908 war ich in England, war aber nicht krank damals. Ich habe aber das Bein damals schon gespürt, also bevor ich gefallen bin. Ich glaube, dass ich schon einmal Wasser im Knie hatte. Aber eine Krankheit ist mir weiter nicht bewusst.
– Haben Sie damals ein sehr bewegtes Leben geführt?
– Ja, ich habe damals viel mitgemacht. ... Für blutarm hat man mich gehalten. Als Kind hatte ich geschwollene skrofulöse* Drüsen am Hals, war mit 7 Jahren damals in Kreuznach. Als Kinderkrankheit hatte ich Masern.
– Dieses (gemeint sind die vorhergehenden Verordnungen) muss bleiben. Dann müsste man nachhelfen. Es muss irgendwie etwas stecken, was ich nicht finde. Wie sind Ihre Zähne? Haben Sie viele Zahnplomben?

– Schon mehrere. Und auch jetzt bin ich in zahnärztlicher Behandlung.

– Und hat das früh angefangen?

– Nein.

– Es ist nicht so ausgesprochen, ob es ist, dass in ihrem Leib eine Untätigkeit vorhanden war, im astralischen Leib, die nicht da sein sollte. Das prägt sich auch dadurch aus, dass auch physische Zustände auftraten. Der Astralleib ist so beschaffen wie bei einem Menschen, der starke Unregelmäßigkeiten in seiner Nierenfunktion hat. Könnten Sie einmal ein Experiment machen? Denn sie hat eine ausgesprochen träge Partie im Unterleib. Sie können ihr geben ein Glas Wasser und dann probieren, von wann ab sie Wasser lässt. Man muss ausprobieren, ob ein mäßig großes Trinkglas Wasser aufgenommen wird, und was wird, wenn sie mehr trinkt. Ob sie das schnell ausscheidet oder lange zurückbehält? Wenn das der Fall ist, dann ist es äußerlich eine so schwer bemerkbare Funktion im Unterleibstrakt und in den Nieren, was einfach ihre Därme platt drückt, statt sie rund zu halten. Man muss auch nachsehen, ob das Wasser auch ausgeschwitzt wird, dann wäre es doch auch.

Dieser Wasserversuch wurde gemacht und ergab keine wesentliche Retention. Am 24. Oktober 1923 äußerte sich darüber Dr. Steiner wie folgt: «Der Wasserversuch, den sie gemacht hat, ist nicht sehr unregelmäßig. Das Knie muss noch eine Zeit lang in Gips bleiben, und das andere an den Beinen kommt jetzt schon etwas besser heraus. Jetzt würde ich eine ganz besondere Sache machen, um diesen ganzen Komplex von der anderen Seite anzufassen. Es ist eigentlich alles so schön geworden. Und Sie müssten sich eigentlich besser fühlen. Und die Versuche zeigen nicht eine große Unregelmäßigkeit. Vorhanden ist nur zuerst wie ein zu starkes Durchdringen mit Wasser und dann erst ein Auspressen. Dann würde ich raten, dass man in der nächsten Zeit nimmt, um die ganze untere Tätigkeit zu massieren: Fliedertee (Blüten), den man schneidet und etwas kocht, aber mit seinem warmen Wasser dann lässt, hinein noch Holundertriebe schneidet, auch ganz klein, mit dem Fliedertee vermischt und dann damit ziehen lässt. Und dieses müssen Sie dann im Gesicht beiderseits auf den Backen auflegen und das durch eine Woche machen. Dann werden wir wahrscheinlich eine sehr gute Regelung der unteren Tätigkeit herauskriegen. Hier ist die korrespondierende Tätigkeit des Unteren, und da können wir damit angreifen.

Eurythmie wäre ganz gut, namentlich Bewegungen mit vielen Rhythmen, wo sich eine Bewegung immer wiederholt, vielmals z. B. R oder L. Das ist ganz so, dass man muss versuchen, von dem Kopfpol aus auf ihre untere Verdauung zu wirken. Sie werden schon sehen, dass eine Wirkung da sein wird.»

Dies wurde durchgeführt, auch die durch das Tragen des Fixationsverbandes beeinträchtigte Muskulatur massiert. Doch trotz Besserung nach Ermüdung ein taubes Gefühl im Oberschenkel und Empfindlichkeit auf Druck. Im Dezember 1923 zeitweilig ganz beschwerdefrei, doch gelegentlich noch leichte Rückfälle.

Dr. Steiner empfiehlt am 7. Januar 1924: drei Wochen lang Antimonspiegelsalbe und Hinterkopf-Umschlag mit Ranunculusblütensaft und Spuren von Datura stramonium.

26. Februar 1924: Es bestehen noch ziehende Schmerzen im Oberschenkel und Neigung zu kalten Händen und Füßen.

Dr. Steiner: «Den Verband (gemeint ist die Gipshülse) noch 3 Wochen weiter und in dieser Zeit es so probieren, ob durch ein inneres Mittel das Ziehen ganz vergeht.» Empfohlen wird Mohnsaft D4. «Es ist überall eine astrale Schwäche nach den Gliedern zu.» August 1924 empfiehlt Dr. Steiner bei einer auswärtigen Beratung: essigsaures Eisen D3 innerlich, etwas später außerdem: in 3. Dezimale Auszug aus dem Herzmuskel vom Kalb innerlich. Danach die nächsten Jahre keine nennenswerten Beschwerden mehr vonseiten des Knies gehabt.

Nachtrag: Patientin lebt seit Jahren im Ausland. 1942/43 Beginn der Menopause, vorher Menorrhagien und Entfernung eines Schleimhautpolypen. Im Anschluss daran zunehmende Augenbeschwerden. Bei kleinster Beanspruchung der Augen treten Schmerzen auf, schläft auch schlecht, fühlt Unbehagen in der Milz. Die Augenuntersuchungen ergaben keinen besonderen Befund. Starke Adipositas. Wegen Schmerzen im Kreuz und im linken Oberschenkel 1947 Röntgenaufnahme. Sie ergibt: Osteochondropathia lumbosacralis*. 1947 prophylaktische Iscador-Behandlung. Das Blutbild hatte ergeben: verlängerte Durchbruchzeiten, ohne Sperrungen mit unruhigen Formen der oberen Linie und der Sperrzahl 52, die zu hoch ist. Leberformen sind im Vordergrund, vereinzelte Gallenformen und Formen der Genitalregion. 1949 Kontrolle des Blutbildes und eine prophylaktische Iscadorkur wegen präcancerösem* Befund.

Ergänzendes Material

Meditation

Die Patientin erhielt im Dezember 1923 zudem eine Meditation von Rudolf Steiner, die in verschiedenen Varianten überliefert ist.[149]

Ich nehme meine Schmerzen
von der linken Seite (Knie)
Ich nehme meine Schmerzen
von der rechten Seite (Knie)
Ich trage sie nach oben
und wandle sie in meinem Herzen
Denn ich bin stark in meiner Mitte.

In der handschriftlichen Fassung der Patientin lautet die Meditation folgendermaßen:

Es spannt rechts
Es spannt links
Ich habe den Schmerz
Ich bring ihn bis zum Herzen.
Da bezwing ich ihn
Denn ich bin stark
Stark in meiner Brust.

Eurythmietherapie

R, L, wiederholende Bewegungen

Behandlungsbuch Heileurythmie

Die undatierten Eintragungen auf Seite 118, die am Ende abbrechen, stammen von Margarete Bockholt. Wahrscheinlich wurde die Be-

149 Anton Gerretsen (Hrsg.): *Meditationen für Patienten. Meditative Anweisungen und Texte von Rudolf Steiner, zusammengestellt für Ärzte,* KG 1, Kasuistik Nr. 15. Hier zitiert nach Peter Selg: *Patientenmeditationen von Rudolf Steiner,* Arlesheim 2019, S. 108 sowie 203, Anm. 122 und 123, der die die weitere Therapie unterstützende Wirkung der Meditation erläutert.

handlung Ende Oktober 1923 durchgeführt, zumindest ist sie im Behandlungsbuch zwischen Behandlungsverläufen von Ende Oktober und Anfang November 1923 eingetragen.

Frl. Roelvink. Holländerin.

siehe Bericht vom 25./Okt.

lks. Knie im Gipsverband, daher Eurh. im wesentlichen nur sitzend, u. mit den Händen.

viel Konsonanten

B M D N R L

gegen ihre nicht ganz gute Nierenfunktion B mit Armen u. Vormachen mit den Beinen, was sie nur in Gedanken

Kommentar

Die Patientin hat vergleichsweise viele Konsultationen mit Rudolf Steiner. Während des Klinikaufenthalts zielt die Behandlung vor allem auf Symptome, die heute wahrscheinlich als postvirales Fatigue-Syndrom bezeichnet würden. Nach deren Besserung wird sie entlassen. Bei den folgenden ambulanten Konsultationen stehen die Schmerzen im Knie im Vordergrund. Diese scheinen ihre Ursache in einer Schwäche des Astralleibes in Gliedern und Unterleib zu haben. Die astrale Schwäche zeigt sich bei der Patientin in der Gegebenheit, dass sie schon vor der Patellafraktur Schmerzen im Knie hatte. Auch das Phänomen der feuchten Hände und leicht kalten Füße deutet auf eine astrale Schwäche an der Peripherie des Körpers hin.

Eurythmietherapie wird erst am 24. Oktober 1923 empfohlen und steht im Zusammenhang mit der Schwäche des Astralleibs in Gliedern und Unterleib. Steiner regt an, die rhythmischen Konsonanten R und L auszuführen. Damit soll die polare Behandlung durch Flieder- und Holundertee unterstützt werden, der als Auflage auf den Backen vom Kopfpol auf die untere Verdauung wirken soll. Die Eurythmietherapie ist hier ein ergänzender Teil des Therapiekonzeptes: Durch eine Verstärkung des rhythmischen Systems wird die polare Wirkung angeregt. Dies entspricht den Ausführungen Rudolf Steiners im Lauteurythmiekurs, in dem er die Laute R und L als in sich bewegte bezeichnet, als Laute, die es ermöglichen, das In-sich-Bewegte auszudrücken, und die damit eine Gemeinsamkeit mit dem rhythmischen System des Menschen aufweisen.[150] Auch im dritten Vortrag des Heileurythmiekurses geht Steiner auf dieses rhythmische Phänomen der Laute R und L ausführlich ein.[151] Die Meditation, die die Patientin erhält, spricht die Stärkung des rhythmischen Systems ebenfalls und ganz direkt an.

Margarete Bockholt arbeitet mit der Patientin die ersten sechs Konsonanten der Evolutionsreihe[152] durch. Bemerkenswert ist dabei, dass sie der Patientin die Beinbewegungen vormacht, da diese sie wegen des Knieverbandes nicht selber ausführen kann und sie daher in Gedanken miterleben soll. Es handelt sich hier um eine ähnliche Herangehensweise, wie sie auch in KG 24 (Multiple Sklerose, S. 197) beschrieben ist.

Der Bericht vom 25. Oktober, der im Behandlungsverlauf erwähnt wird, ist aller Wahrscheinlichkeit nach der über die Beratung mit Rudolf Steiner am 24. Oktober 1923. Bei dieser Konsultation stand eine «Wasserprobe» zur Diskussion, und Margarete Bockholt beschreibt die Ausführung des B mit den Armen explizit als eine Anwendung zur Nieren-Regulation.

Bei dem Blutbild, dass im Nachtrag der Krankengeschichte beschrieben wird, handelt es sich wohl um eine Analyse nach der Blutkristallisationsmethode von Ehrenfried Pfeiffer.

---

150 Rudolf Steiner: Vortrag, Dornach, 2. Juli 1924, in: *Eurythmie als sichtbare Sprache*, GA 279, 6. Aufl. Basel 2019, S. 139.

151 Rudolf Steiner: Vortrag, Dornach, 14. April 1921, in: *Heileurythmie*, GA 315, 6. Aufl. Basel 2021, S. 44 f.

152 Siehe das Kapitel «Lautfolgen in der Eurythmie und Eurythmietherapie», S. 34.

49 Anämie, Erschöpfung

Die Patientin kam am 20. September 1922 zur Beratung in das Klinisch-Therapeutische Institut Arlesheim und hatte ein Gespräch mit Rudolf Steiner.

Die Norwegerin Eva Lunde ist ungefähr 45 Jahre, als sie in die Klinik kommt. Sie lebt in Lillehammer, ist Mutter von neun Kindern und leidet unter Erschöpfung. Bei Anstrengung bekommt sie schnell Anfälle von Herzklopfen. Bei der Untersuchung wird eine Anämie festgestellt. Eurythmietherapeutisch bekommt sie von Rudolf Steiner drei Übungen verordnet: E-Übung, M-Übung und A.

Die Krankengeschichte

Unveröffentlichte Quellen: zwei Patientenkarten vom September 1922 (IWA.01.D.03.14), Eintragung im Behandlungsbuch Heileurythmie (IWA.03.D.01.01, S. 86)

Veröffentlichte Quellen: Hilma Walter: Die sieben Hauptmetalle, *Nr. 130, S. 281f. Die Wiedergabe folgt dieser Darstellung.*

Varicosis, Anämie* (perniciöse*?)*

Anamnese: Patientin ist Mutter von neun Kindern. Die letzte Geburt war Dezember 1921. Wegen Varicosis und Neigung zu Thrombosen war ihr durch Vermittlung der Klinik ein Kupfergürtel geschickt worden. Jetzt klagt sie über Müdigkeit. Sie kann keine Anstrengungen vertragen, sonst tritt Herzklopfen auf.

Seit vielen Jahren litt sie an Schlaflosigkeit, die sich aber in der letzten Zeit sehr gebessert hat. 1918 hatte Patientin eine Grippe mit Lungenentzündung.

Als Kind war sie blutarm. Die Periode war immer sehr stark, doch nur zwei Tage. Der Stuhlgang ist regelmäßig.

Die Untersuchung ergibt: Herztöne nicht ganz rein, sonst Herz o. B.*, Lungen o. B.

Blutstatus: Hämoglobin 55% nach Sahli*, Erythrozyten* 3 Mill., Leukozyten* 3800

Dr. Steiner empfiehlt: innerlich: Sassafrasholz/Spinatwurzel D6, Cardiodoron, Bäder mit Zusatz von: Sassafrasholz 20%, Spinatwurzel 20% aa, 50 ccm pro Bad.

Eurythmietherapie

E M A

Behandlungsbuch Heileurythmie

(Eintragungen von Margarete Bockholt, S. 86)

Madame Lunde, 45 J.
Erschöpfung. Mangel an roten Blutkörperchen

Verordnung Dr. St. E Übung
M "
A

Durch die Tochter der Mutter beibringen lassen, verspricht Nachricht über den Erfolg.

Kommentar

Eva Lunde war eine in Norwegen engagiert tätige Anthroposophin, und Rudolf Steiner hat die Familie oft auf seinen Reisen nach Skandinavien besucht. Er kannte also die Familiensituation und die neun Kinder, von denen mehrere später in der Eurythmie aktiv waren. Bei der in den Dokumenten erwähnten Tochter der Patientin, die sie in der Eurythmietherapie unterstützen sollte, handelt es sich höchstwahrscheinlich um ihr ältestes Kind, Eli Lunde (1903–1996), die 1921 nach Dornach gezogen war, dort Handarbeit, Sprachgestaltung, Eurythmie, Musik und Malen studierte und später als Eurythmistin und Waldorflehrerin tätig war.

Leider konnte kein Bericht über den Erfolg der eurythmietherapeutischen Behandlung ausfindig gemacht werden. Die einzige Quelle zur Verordnung der E-, M- und A-Übung gegen die anämischen Beschwerden ist die Angabe im Behandlungsbuch Heileurythmie, wo Margarete Bockholt die Übungen als von Rudolf Steiner stammend vermerkt.

Die im Heileurythmiekurs genannte Indikation für die E-Übung ist ein organisch bedingtes Schwachsein, die sich gut auf die Anämie beziehen lässt.[153] Die beiden Vokale A und E führen als Moll-Vokale zu einer stärkeren Verbindung der oberen mit den unteren Wesensgliedern.[154] Der Konsonant M wirkt, so Steiner ebenfalls im Heileurythmiekurs, «regulierend [...] auf den ganzen Stoffwechselorganismus».[155]

153 Rudolf Steiner: Vortrag, Dornach, 13. April 1921, in: *Heileurythmie,* GA 315, 6. Aufl. Basel 2021, S. 31f.

154 Rudolf Steiner: Vortrag, Dornach, 19. Februar 1924, in: *Eurythmie als sichtbarer Gesang,* GA 278, 7. Aufl. Basel 2016, S. 51.

155 Rudolf Steiner: Vortrag, Dornach, 15. April 1921, in: *Heileurythmie,* GA 315, 6. Aufl. Basel 2021, S. 60f.

50 Anorexia nervosa bei «luetischer Grundlage»

Die Patientin hielt sich zuerst einen knappen Monat lang im Klinisch-Therapeutischen Institut Stuttgart auf, vom 19. Juni 1924 bis zum 17. Juli 1924. Kurz darauf kam sie für mehrere Monate nach Arlesheim. Dieser zweite Klinikaufenthalt dauerte vom 24. August 1924 bis zum 3. Januar 1925. Am 20. September 1924 fand eine Beratung mit Rudolf Steiner statt.

Die 17-jährige Annemarie Riedel ist eine große, blonde, stark abgemagerte junge Frau aus Schweden. Sie wird in ihrem Charakter als «starrsinnig» und «überintellektuell» beschrieben. Zur Behandlung ihrer Magersucht empfiehlt Rudolf Steiner am 20. September 1924 Eisen in Form von Levico, Injektionen von Sarsaparillwurzel[156] D5 und für die Eurythmietherapie die Lautfolge L M S R. Als Begründung gibt er an, dass eine «luetische Grundlage»* vorhanden sei, ebenso wie bei ihrer Schwester (KG 9, S. 104). Über die Patientin wurde als weitere Bemerkung Rudolf Steiners noch die Aussage notiert: «Sie muss mehr zu sich kommen.» Annemarie Riedel ist im Januar 1925 nach Hause abgereist. Ihre Essstörung bestand fort. Im Januar 1926 wog sie nur noch 26 kg, sie ist kurz darauf verstorben.

Die Krankengeschichte

Unveröffentlichte Quellen: Patientenkarte vom August 1924, Tagesverlauf vom Dezember 1924 und handschriftliche Notizen zu Medikation und Gewicht (IWA.01.D.03.16), maschinenschriftlicher Anamnesebericht und handschriftliche Notizen zur Behandlung von Hilma Walter (IWA.01.D.03.03), Notizbucheintragungen Hilma Walters

156 Sarsaparille auch Sassaparille, Stechwinde (Smilax), fand früher Verwendung in der Behandlung der Syphilis.

(IWA.03.D.01.02, NB II, NB III, S. 339f.), Fieberkurve des Klinisch-Therapeutischen Instituts in Stuttgart vom Juni/Juli 1924 (RSA IV SACH Kommender Tag)

Veröffentlichte Quellen: Hilma Walter: Abnormitäten der geistig-seelischen Entwicklung, *Nr. 32, S. 58f.; Margarete Kirchner-Bockholt:* Grundelemente der Heileurythmie, *S. 179. Die Wiedergabe der Krankengeschichte folgt der Darstellung Hilma Walters.*

Übersteigerte Intellektualität, Magersucht

Anamnese, Arlesheim, 24. August 1924: Um das 2. Lebensjahr eine Magenvergiftung durch Genuss von Blättern aus dem Garten; auch eine Polypenoperation in der Nase. Von 3 bis 6 Jahren Masern, Keuchhusten, Varicellen*. Mit 8 Jahren Mumps. Mit 10 Jahren Scharlach, Varicellen und Eiweiß im Urin. Mit 12 Jahren Grippe; auch Beginn der Reife; die Blutungen waren sehr unregelmäßig und schwach. Mit 13 Jahren Influenza. Seit Sommer 1921 Amenorrhoe* – damals große Aufregungen in der Familie –, gleichzeitig Beginn von Magenbeschwerden; nach jeder Nahrungsaufnahme Magenschmerzen und schließlich absolute Nahrungsverweigerung. Dieser Zustand dauerte bis Juni 1924. Dabei aber intellektuell wie körperlich sehr tätig.

Juni 1924: Aufnahme im Klinisch-Therapeutischen Institut in Stuttgart. Seitdem langsame Besserung, insofern als die Schmerzen besser sind und auch der Appetit allmählich kommt. Bis jetzt jedoch noch keine Gewichtszunahme (64 Pfund).

Die Behandlung in Stuttgart war: Ferrum metall. natural. 10^3, Herb. Urtica dioic. pulv., Sacch. Lactis: 3 × täglich nach dem Essen messerspitzenweise den Mahlzeiten zugesetzt. Magenkompressen mit Seesalz. Als Diät: Tomaten, Kürbis, Kartoffeln.

Patientin lebt zurzeit hauptsächlich von Suppe, Kartoffeln, Tomaten und gekochtem Gemüse; sie hat auch große Lust nach Süßem in Form von Bonbons. Der Stuhlgang neigt zu Obstipation. Der Schlaf ist gut mit wenig Träumen.

Befund: Größe: 169 cm. Gewicht: 64 Pfund. Erschreckendes Aussehen, da bis zum Skelett abgemagert. Gesichtsfarbe wechselnd; Schleimhäute gut durchblutet; blonde Haare. Im Wesen überintellektuell und starrsinnig. Leib weich; diffuse Druckempfindlichkeit der Magengegend; Zunge leicht belegt. Urin: frei von Eiweiß und Zucker, Phosphate enthaltend.

Ordination: Waldon I als Zugabe zu obiger Behandlung.

20. September 1924 empfiehlt Dr. Steiner:

Eisen als Levico, Heileurythmie: L M S R, Sarsaparillwurzel-D5-Injektionen.

Diese Lautfolge als Heileurythmie ebenso die Sassaparilwurzel-Injektionen wurden von Dr. Steiner gleichzeitig für die 16-jährige Schwester [KG 9, S. 104] angeraten, die außerdem noch wegen Struma, verbunden mit Herzbeschwerden, großer Ermüdbarkeit, Neigung zu Furunkulose*, rheumatischen Beschwerden im Nacken erhielt: Colchicum innerlich und als Injektion, Waldon III und Kupferglanz innerlich. Dies mit dem Hinweis: Als Untergrund ist eine «luetische Grundlage» vorhanden; dazu kommen die übrigen Symptome, die für sich behandelt werden müssen; und bezüglich der 17-jährigen Schwester: Sie «muss mehr zu sich kommen». Die luetische Grundlage ist vorhanden. Die anderen Dinge sind aber auch da und müssen für sich behandelt werden.

Verlauf: Die Injektionen wurden ambulant gegeben und jeden zweiten Tag injiziert: in Serien von je sieben Injektionen, mit 7- bis 14-tägigen Pausen dazwischen. Am 2. Dezember 1924: Gewicht 34,2 kg. Am 20. Dezember 1924: Gewicht 33,0 kg. Vom 23. Dezember 1924 bis 3. Januar 1925 in der Klinik Arlesheim. Dann nach Hause abgereist. Januar 1926: laut Bericht nur noch 26 kg Gewicht. Die Patientin ist bald danach gestorben.

Ergänzendes Material

Im Rudolf Steiner Archiv, Dornach (RSA IV SACH Kommender Tag), hat sich eine Fieberkurve aus der Zeit des Klinikaufenthalts in Stuttgart erhalten, der zu entnehmen ist, dass das Gewicht der Patientin in dieser Zeit (19. Juni – 17. Juli 1924) 66 Pfund (33 kg) betrug.

Eurythmietherapie

L M S R

Grundelemente der Heileurythmie

(Kapitel XI: Konsonantenreihen, S. 179)

L M S R bei einer 17-jährigen Patientin mit übersteigerter Intellektualität und Magersucht (Anorexia mentalis). Menarche mit 12 Jahren. Nach großen Aufregungen zwei Jahre später war die Periode wieder ausgeblieben, und es traten nach jeder Nahrungsaufnahme Magenschmerzen auf, die zur absoluten Nahrungsverweigerung führten. Im Wesen war die Patientin überintellektuell und starrsinnig. Neben vielen anderen Behandlungen bekam sie von Rudolf Steiner diese Konsonantenreihe, die auch ihre Schwester mit gleicher Konstitution üben sollte.

Kommentar

Dieser Fall ist bereits ausführlich im Kapitel über die «Wesensgliederdiagnose als Leitprinzip für die Lautfolgen» kommentiert worden (vgl. S. 38 ff.). Hier sei dazu zusammenfassend nochmals erwähnt, dass die eurythmietherapeutische Behandlung sich nicht primär auf die Anorexie bezieht, sondern auf die luetische Grundlage, es wird damit also die Regulation der Ich-Organisation angestrebt, um auf diese Weise die Ursache ihrer Erkrankung zu behandeln.

51 Manischer Erregungszustand

Der Patient wurde 1922 im Klinisch-Therapeutischen Institut in Stuttgart behandelt. Im Juli 1922 erhielt er eine erste Medikation, am 10. Oktober 1922 bekam er dann nach einer Besprechung mit Rudolf Steiner eine neue Verordnung.

Herr Meinelt ist 26 Jahre alt und ist bereits stationär in einer psychiatrischen Klinik behandelt worden, als er im Juli 1922 in das Klinisch-Therapeutische Institut Stuttgart kommt. Zunächst erhält er als Medikamente Antimon D6 und Phosphor D15 sowie den eurythmietherapeutischen Hinweis, Konsonanten zu üben. Im Oktober 1922 verordnet Rudolf Steiner dann Antimon D6–D10 und Carbo vegetabilis, die je nach Symptomatik abwechselnd gegeben werden sollen. Bezüglich der Wesensglieder des Patienten äußert sich Rudolf Steiner ebenfalls: Durch die Behandlung soll der Ätherleib reguliert werden.

Die Krankengeschichte

Unveröffentlichte Quellen: Typoskripte Hilma Walters zu Anamnese und Behandlung (IWA.01.D.03.02), Notizbucheintragung Hilma Walters (IWA.03.D.01.02, NB II)

Veröffentlichte Quellen: A. G. van Degenaar: Krankengeschichten, *Nr. 121, S. 87; Margarete Kirchner-Bockholt:* Grundelemente der Heileurythmie, *S. 179. Die Wiedergabe der Krankengeschichte folgt der Darstellung Degenaars.*

Anamnese, 10. Oktober 1922: Er ist nicht erblich belastet. Als Kind Pavor nocturnus*. Mit 12 Jahren Gehirnerschütterung (oder Rückenmarksentzündung), Angstzustände, der Patient konnte nicht allein sein. 1919 Furunkulose. 1920 Drüsenvereiterung am Hals (Klinik, Operation); nach Verlassen der Klinik allmählich Herausbildung eines manischen Erregungszustandes mit Halluzinationen: glaubt, die Krankenschwester rufen zu hören, oder meint, er sei mit ihr verheiratet. Psychiatrische Klinik; nach einigen Wochen geheilt, Krankheitseinsicht, aber Schlaflosigkeit.

Verordnet wurde Phosphor D15 und Heileurythmie: Konsonanten.

Dr. Steiner: Man müsste ihm Antimon D6–10 geben und Carbo vegetabilis, aber diese sehr energisch, vielleicht nur in dritter Potenz drei- bis viermal täglich ein erbsengroßes Stück. Zunächst mit Carbo vegetabilis beginnen, dann wird eine große Veränderung auftreten: Alle Symptome werden in ihr Gegenteil übergehen, starke Ermüdungszustände werden auftreten. Dann gibt man Antimon, bis wieder Erregungszustände sich zeigen, und so weiter, geradezu rhythmisch wechselnd.

Frage: Warum Carbo vegetabilis?

Dr. Steiner: Man muss versuchen, den Ätherleib, der ganz aus der Façon ist, wieder einzurenken. Das kann man nur, wenn man Carbo vegetabilis, das noch die vitalen Kräfte in sich hat, anwendet.

Ergänzendes Material

Auf einem Typoskript von Hilma Walter stehen Auszüge aus einer Besprechung im Klinisch-Therapeutischen Institut in Stuttgart. Darauf werden zwei Verordnungen angegeben, eine im Juli 1922 und eine im Oktober 1922:

Verordnung Juli 1922: Antimon D6, Phosphor D15, Heileurythmie: Konsonanten; 10. X. 22 obige Verordnung Dr. Steiners. [Gemeint ist oben in der KG angegebene Verordnung Steiners.]

Eurythmietherapie

Konsonanten

Grundelemente der Heileurythmie

(Kapitel XI: Konsonantenreihen, S. 179)

Konsonanten wurden einem 26-jährigen Patienten nach Ablauf eines manischen Erregungszustandes verordnet. Es bestand noch Schlaflosigkeit.

Kommentar

Soweit dokumentiert, stammt nur die zweite Medikamentenangabe gesichert von Rudolf Steiner, der sich im Oktober 1922 in Stuttgart aufhielt und zu einer Patientenbesprechung zur Verfügung stand. Im Juli 1922, als die erste Medikation stattgefunden haben soll, war Steiner nicht vor Ort. Wenn die Datumsangabe «Juli 1922» korrekt ist, so muss die Beratung ohne Rudolf Steiner stattgefunden haben. Ob die Stuttgarter Ärzte zu Lebzeiten Steiners selbsttätig Verordnungen für Eurythmietherapie gemacht haben oder bereits im Juli eine Rücksprache mit Steiner stattgefunden hat, ist nicht bekannt, aber beides ist durchaus möglich.

Die beschriebene Symptomatik schildert einen manischen Erregungszustand im Rahmen einer psychotischen Störung mit wahnhaftem Erleben. Bei seiner Vorstellung im Klinisch-Therapeutischen Institut ist dieser bereits abgeklungen; der Patient leidet unter Schlaflosigkeit, ein wahnhaftes Erleben liegt nicht mehr vor. Rudolf Steiner geht, soweit seine Äußerungen zu dem Patienten festgehalten sind, besonders auf die Wesensglieder ein: Sein Ätherleib sei «ganz aus der Façon» und solle wieder «eingerenkt» werden. Es geht demnach darum, die zu frei gewordenen Ätherkräfte wieder zu integrieren und in eine geordnete Wirksamkeit zu bringen. So heißt es im Vortrag vom 8. Oktober 1920 zur Unterscheidung von physischen und psychischen Erkrankungen:

> Wir haben die andere, die manische Seite, die tobende Seite, wo der Mensch toll wird, und die verschiedenen Formen der sogenannten geistigen Erkrankungen, die aber in nichts anderem bestehen als darinnen, dass wir hier bei den physischen Erkrankungen ein Geistig-Seelisches haben, das nicht hineingehört in den physischen Organismus, während

> wir bei den sogenannten geistigen Erkrankungen im Psychisch-Seelischen aus dem Physisch-Ätherischen etwas heraustreiben, was eigentlich drinnen sein sollte und was wir aus dem Organismus heraustreiben.[157]

Im Sinne dieser allgemeinen Erklärung psychischer Erkrankungen aus einem Ungleichgewicht des Gefüges der Wesensglieder geht es auch im konkreten Fall des 26-jährigen Patienten darum, die zu frei gewordenen Ätherkräfte, die zu dem manischen Zustand geführt haben, durch den Ätherleib wieder in den Organismus zu integrieren. Die eurythmietherapeutische Angabe des Konsonantierens kann in diesem Zusammenhang verstanden werden.

157 Rudolf Steiner: Vortrag, Dornach, 8. Oktober 1920, in: *Physiologisch-Therapeutisches auf Grundlage der Geisteswissenschaft. Zur Therapie und Hygiene*, GA 314, 4. Aufl. Dornach 2011, S. 43f.

52 Akute psychotische Störung

Die Patientin war 1923 im Klinisch-Therapeutischen Institut in Stuttgart in Behandlung. Am 19. Dezember 1923 fand eine Unterredung mit Rudolf Steiner statt.

Fräulein Koops ist 19 Jahre alt, als sie Ende 1923 in die Klinik kommt, und nach mehreren als Hitzschlag gedeuteten Notfällen im Sommer akut erkrankt. Sie leidet an einer Entzündung des Gehörganges, verbunden mit seelischer Erregtheit. Nachdem sie am 18. Dezember in einen Verwirrungszustand geraten ist, mit Wahnvorstellungen und Bewusstseinstrübungen, erhält sie am 19. Dezember 1923 von Rudolf Steiner einen neuen Therapievorschlag, der auch eine Bewegungsangabe enthält. Sie soll die Hände ballen und zu dem Ausspruch «Ich halte mich fest» bei jedem Wort mit den Fäusten abwechselnd rechts und links eine energische Bewegung nach unten machen.

Die Krankengeschichte

Unveröffentlichte Quellen: Typoskript zur Unterredung mit Rudolf Steiner am 19. Dezember 1923 (IWA.07.D.01.01)

Veröffentlichte Quellen: A. G. van Degenaar: Krankengeschichten *Nr. 48, S. 41f.; Hilma Walter:* Abnormitäten der geistig-seelischen Entwicklung, *Nr. 34, S. 60; Peter Selg:* Patientenmeditationen von Rudolf Steiner, *S. 26. Die Darstellung Walters folgt weitgehend wörtlich derjenigen Degenaars, allerdings weichen die zeitlichen Angaben voneinander ab. Während Degenaar von einer akuten Erkrankung im Dezember 1923 berichtet, datiert Hilma Walter die Unterredung auf den*

19. Juli. Dies ist möglicherweise einer fehlerhaften Lesart der römischen Datumsangabe in den Stuttgarter Unterlagen geschuldet. Die Wiedergabe folgt der Darstellung Degenaars.

Anamnese, 19. Dezember 1923: Hatte im Sommer mehrere kleine Anfälle von Hitzschlag, aber nicht sehr stark. Hat von jeher mit der linken Seite sich besser bewegen und arbeiten können. Am 9.12. akut erkrankt. Hat seit einigen Tagen eine Entzündung des äußeren Gehörganges mit starken Schmerzen, dazu seelische Erregungen. Am Abend des 18.12. plötzlich verwirrt, schlug mit dem Kopf fortwährend hin und her, sprach von Dunkelheit und Menschen, die sie bekämpfen, sagte, dass Steine nach ihrem Kopf geworfen würden. Der Zustand hielt so ziemlich die ganze Nacht an. Am andern Morgen etwas beruhigt, aber immer noch traumhaft benommen, apathisch, während sie von Temperament sehr lebendig ist. Neurologische Untersuchung ergab nichts Besonderes. Die Patientin klagte über Druck und Schmerz im Hinterkopf (gegen das Kleinhirn), wurde auf Zureden munterer. Leidet an kalten Händen und Füßen, schwitzt stark und sauer riechend.

Bisherige Therapie: Wadenwickel mit Arnika, heiße Bäder und Schwitzpackungen mit Lindenblütentee und Schachtelhalmtee.

Dr. Steiner empfiehlt ihr als Übung, die Hand stark als Faust zu ballen und bei den Worten: «*Ich halte mich fest!*» bei jedem Wort abwechselnd mit den Fäusten eine energische Bewegung nach unten zu machen. Innerlich Ferrum chloratum D10, dieses kommt in Spuren im Magensaft vor, ist stark links orientiert und wirkt stark rechts herüber; es gleicht die Asymmetrie von links nach rechts aus. In akuten Erkrankungen verwendet man niedere Dezimalen, wenn die Krankheit bereits verwandelt ist, höhere. In diesem Falle sind starke Asymmetrien von links nach rechts vorhanden, auch im Kleinhirn.

Eurythmietherapie

Bewegungsübung mit geballten Fäusten

Kommentar

Die Beratung und Behandlung erfolgt unmittelbar auf eine akute psychotische Störung. Auch wenn Rudolf Steiner hier keine Eurythmietherapie im eigentlichen Sinne vorschlägt, handelt es sich bei der angeordneten Maßnahme doch um eine mit Sprache verbundene Bewegungstherapie. Da hierbei Bewegungsrichtungen und -qualitäten eine große Rolle spielen, wie sie auch in der Eurythmietherapie Anwendung finden, scheint eine Aufnahme dieser Krankengeschichte und ihrer Behandlung in den Zusammenhang dieses Buches sinnvoll. Selbstverständlich darf diese Übungsanweisung aber nicht als allgemeine Angabe zur Behandlung von psychotischen Störungen verstanden werden.

Auffallend ist, dass bei der auszuführenden Übung Qualitäten betont werden, die mit dem Ich zusammenhängen. Der Satz beginnt mit dem Wort «Ich» und ist mit einer Bewegung von oben nach unten, der Ich-Richtung,[158] verbunden. Das Ballen der Fäuste entspricht eurythmietherapeutisch einer Stoßlautqualität im Sinne der Bewegungsdynamik, die bei den Stoßlauten das Übergehen von der Bewegung in die Form bedeutet. Im Lauteurythmiekurs charakterisiert Steiner die Stoßlaute als «Laute [...] für die Geltendmachung der eigenen menschlichen Wesenheit, die man bewahren will draußen in der Welt».[159]

Die Angabe «energisch» in der Übungsanweisung für die Patientin beschreibt eine Bewegungsqualität, die durch Kraft und Tempo charakterisiert ist und somit starker Ich-Führung bedarf.

Die Bewegungen werden wechselseitig ausgeführt, ohne dass dabei eine Seite gesondert betont würde. Dies ist vor allem deshalb erwähnenswert, weil es bei der gleichzeitigen Medikation von Ferrum chloratum explizit darum geht, die Asymmetrie zwischen links und rechts auszugleichen. Dieses deutet darauf hin, dass der Bewegungsübung hier eine regulierende Funktion zugeschrieben werden kann. Als Ausgleich für die erwähnte Asymmetrie käme eurythmietherapeutisch auch die I-Übung infrage, die im Heileurythmiekurs entsprechend angeführt wird.[160]

158 Vgl. dazu den Vortrag, Berlin, 26. Oktober 1909, in: *Anthroposophie, Psychosophie, Pneumatosophie,* GA 115, 5. Aufl. Basel 2012, S. 60.

159 Rudolf Steiner: Vortrag, Dornach, 2. Juli 1924, in: *Eurythmie als sichtbare Sprache,* GA 279, 6. Aufl. 2019, S. 139.

160 Vgl. dazu die Angaben in dem Vortrag, Stuttgart, 28. Oktober 1922, in: *Heileurythmie,* GA 315, 6. Aufl. Basel 2021, S. 120.

53 Hysterische Lähmung

Die Patientin wurde im Klinisch-Therapeutischen Institut in Arlesheim behandelt, Rudolf Steiner machte Angaben zu einer eurythmietherapeutischen Behandlung. Wann dies war, geht aus den erhaltenen Unterlagen nicht hervor.

Frau Hafftner ist Österreicherin, deren Leiden als hysterische Lähmung bezeichnet wird. Ein Anamnesebericht ist nicht erhalten, weitere Angaben zu ihrer Person konnten nicht ermittelt werden.

Die Krankengeschichte

Unveröffentlichte Quellen: Notizbucheintragungen Hilma Walters (IWA.03.D.01.02, NB II und NB III, S. 232)

Veröffentlichte Quellen: Hilma Walter: Abnormitäten der geistig-seelischen Entwicklung, *Nr. 58, S. 73; Margarete Kirchner-Bockholt:* Grundelemente der Heileurythmie, *S. 179. Die Wiedergabe folgt der Darstellung Hilma Walters.*

Hysterische Lähmung

Dr. Steiner rät zu: Heileurythmie: In der Vorstellung die Konsonanten machen.

Eurythmietherapie

Konsonanten in der Vorstellung

Grundelemente der Heileurythmie

(Kapitel XI: Konsonantenreihen, S. 179)

Konsonanten in der Vorstellung machen wurde einer Patientin mit hysterischer Lähmung geraten. Sie war vor allem am Gehen gehindert.

Kommentar

Ohne weitere Informationen zur Patientin ist es nur schwer möglich, zu sagen, welcher Art ihre Erkrankung war und was für ein Hysterie-Begriff hier zugrunde gelegt wurde. Üblicherweise wird unter Hysterie eine psychische Störung verstanden, die unter anderem mit oberflächlicher, labiler Affektivität und einem hohen Bedürfnis nach Geltung und Anerkennung einhergeht.

Im vierten Vortrag des Heilpädagogischen Kurses stellt Rudolf Steiner ausführlich die Wesensgliederverhältnisse bei einer sogenannten hysterischen Konstitution dar. Kurz zusammengefasst handelt es sich um «das Ausrinnen irgendeines Organes oder irgendeines Organkomplexes an Astralität oder Ich-Organisation».[161]

Diese Erklärung gibt Steiner zu einer Zeit, als das Verständnis von Hysterie noch stark von Sigmund Freud und Josef Breuer geprägt war, die 1895 die *Studien über Hysterie* herausgegeben hatten. Mit der fortschreitenden Entwicklung der Psychiatrie wurde die Hysterie als medizinische Diagnose zunehmend differenzierter gesehen und ist heute in der internationalen Klassifikation psychischer Störungen durch die Bezeichnungen dissoziative Störung/Konversionsstörung ersetzt. Im vorliegenden Fall könnte es sich um eine dissoziative Bewegungsstörung* und histrionische Persönlichkeitsstörung* handeln.

Eine Bewegungsstörung wie zum Beispiel die Lähmung eines Beines kann also durchaus im Rahmen einer solchen psychischen Störung auftreten. Anders als bei der Patientin, die aufgrund ihrer Lähmung die Eurythmietherapie nur innerlich, also in der Vorstellung, ausführen konnte (siehe KG 24, S. 197), liegt hier nur eine partielle Lähmung vor. Die Patientin hätte die Übungen also auch physisch

161 Rudolf Steiner: Vortrag, Dornach, 28. Juni 1924, in: *Heilpädagogischer Kurs*, GA 317, 8. Aufl. Dornach 1995, S. 67.

ausführen können, zum Beispiel mit den Armen, da sie laut Kirchner-Bockholt durch die Lähmung vor allem am Gehen gehindert war. Sie soll aber, so die überlieferte Angabe, die eurythmischen Bewegungen äußerlich zurückhalten und lediglich innerlich, in der Vorstellung durchführen. Damit wird eine prozessuale, strukturierte Willenstätigkeit im Denken ausgeführt und geübt. Diese bewusstseinsbasierte, meditative Form der Behandlung könnte als ein Behandlungsprinzip für Lähmungen psychogenen Ursprungs interpretiert werden.

Die eurythmietherapeutische Behandlung macht sich zudem, das wird aus der Angabe deutlich, das polare Prinzip zunutze: Der Lähmung in den Beinen wird die Vorstellungskraft im Kopf entgegengesetzt. Ziel der Eurythmietherapie ist es, die Bewegung in den Gliedmaßen anzuregen. Dazu dienen besonders die Konsonanten. Wie Rudolf Steiner im sechsten Vortrag des Heileurythmiekurses erläutert, wirkt die Ausführung von Konsonanten im Menschen einem «wesenlosen Zusammenfließen mit der Welt» entgegen.[162]

162 Rudolf Steiner: Vortrag, Dornach, 17. April 1921, in: *Heileurythmie*, GA 315, 6. Aufl. Basel 2021, S. 90.

54 Sulfurische Konstitution

Die Patientin war vom 16. April 1924 bis zum 18. August 1924 zusammen mit ihrer Tochter im Klinisch-Therapeutischen Institut Arlesheim in Behandlung, und dann nochmals vom 17. Dezember 1924 bis zum 28. Februar 1925.[163] *Vorstellung bei Rudolf Steiner, das Datum ist nicht bekannt.*

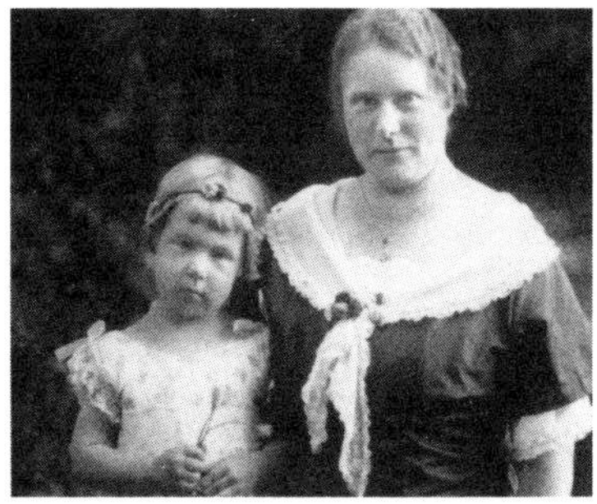

Hedwig Linnhoff mit ihrer Tochter Lore

Hedwig Linnhoff, zum Zeitpunkt des Klinikaufenthalts 39 Jahre alt, wird als eine hellblonde, adipöse Frau mit einem nervösen Verhalten beschrieben. Sie hatte anderthalb Jahre zuvor eine Grippe mit Rippenfellentzündung, von der sie sich nur schlecht erholt hat. Sie leidet öfters unter Kopfschmerzen und Blähungen. Ihr Blutdruck ist systolisch erhöht. Der Schlaf ist abwechselnd leicht und tief, und sie träumt viel und schwer. Rudolf Steiner geht auf die Wesensgliederkonfiguration ein und sieht bei Frau Linnhoff eine sulfurische Konstitution vorliegen. Astralleib und Ich-Organisation seien in Richtung der Gliedmaßen stark geschwächt. Steiner verordnet kohlensauren Kalk D6 innerlich, Arsenbäder, danach Senfpflaster an den Beinen, Eurythmie für Füße und Beine und als «Beschäftigungstherapie»: Malen. Hedwig Linnhoff ist Mutter einer damals fünfjährigen Tochter, Lore Linnhoff, die zusammen mit ihr in die Behandlung kommt und die gleiche Konstitution hat. Lore Linnhoff wird im Heilpädagogischen Kurs als sulfurisches Kind beschrieben;[164] die eurythmie-

163 Wilhelm Uhlenhoff: *Die Kinder des Heilpädagogischen Kurses. Krankheitsbilder und Lebenswege,* Stuttgart 1994, S. 147 ff.

164 Rudolf Steiner: Vortrag, Dornach, 3. Juli 1924, in: *Heilpädagogischer Kurs,* GA 317, 8. Aufl. Dornach 1995, S. 126 f. Vgl. auch den Vortrag vom 30. Juni 1924, ebd., S. 79 ff.

therapeutische Behandlung erhielten Mutter und Tochter zusammen. Hedwig Linnhoff stirbt im Sommer 1935.

Die Krankengeschichte

Unveröffentlichte Quellen: Patientenkarte vom April 1924 (IWA.01.D.03.14), Typoskript Hilma Walters (IWA.01.D.03.02), Eintragung im Behandlungsbuch Heileurythmie (IWA.03.D.01.01, S. 152), Notizbucheintragung Hilma Walters (IWA.03.D.01.02, NB III, S. 279f.)

Veröffentlichte Quellen: Hilma Walter: Pflanzenwelt, *Nr. 94, S. 177f.; Rudolf Steiner: Meditation, in:* Mantrische Sprüche und Seelenübungen II, *GA 268, S. 176. Die Wiedergabe folgt der Darstellung Hilma Walters.*

Restbeschwerden nach Grippe-Pleuritis; sulfurische Konstitution

Anamnese, April 1924: Mit 3 Jahren Diphtherie, sonst keine Kinderkrankheiten. Doch als Kind sehr zart und blass. Die Menses begannen mit 15 Jahren, waren immer sehr stark und mit viel Schmerzen verbunden. Mit 16 Jahren Gelenkrheumatismus, der auch später häufig wiederkam. Früher auch häufig Ohnmachten, besonders bei Hitze, jetzt seltener, aber bisweilen Schwindelanfälle. Mit 17 Jahren Magengeschwür. Davon später keine Beschwerden mehr und bis zur Heirat (mit 33 Jahren) gesund. Mit 34 Jahren erste Geburt. Während der Schwangerschaft viel Erbrechen und viel bettlägerig, auch deprimiert. Die Geburt verlief normal und leicht; doch musste die Plazenta manuell gelöst werden, und unter Fieber stießen sich die letzten Reste nach sieben Tagen ab. In der Folge fühlte sich Patientin immer schwach und neigte zum Dickwerden. Mit 36 Jahren zweite Schwangerschaft. Wieder viel Erbrechen, im 6. Monat Bauchfellentzündung und Totgeburt. Danach zunächst Wohlbefinden; doch bald Beginn von Herzbeschwerden, Atemnot und Herzschwäche. Wurde schnell dicker, bekam auch geschwollene Beine. Vor anderthalb Jahren (November 1922) Grippe mit Rippenfellentzündung. Seitdem oft Schmerzen in der Seite.

Appetit schlecht, Verdauung gut. Periode: regelmäßig und stark; viel Ausfluss. Schlaf: abwechselnd leicht und tief mit vielen und schweren Träumen. Viel Kopfschmerzen und Gasbildung.

Befund: Sehr dickliche Patientin mit hellblonden Haaren; nervöses Verhalten. Blutdruck: 168 mm Hg. Herz: o. B.*

Dr. Steiners Angaben waren: «Hier handelt es sich darum, dass Astralleib und Ich nach unten ganz verkümmert sind und dadurch nach oben verschoben. Es ist eine starke Sulfurwirkung, die sich in den blonden Haaren äußert und in ihrem unstetigen Wesen. Gegen diese Wirkung ist zu geben: kohlensaurer Kalk D6 innerlich, Arsenbäder zur Anregung des Astralleibes, vor und nach dem Bad ziehendes Pflaster (Senf) an den Beinen, Eurythmie für Füße und Beine, Beschäftigungstherapie: Malen.»

Das 5-jährige Töchterchen hatte als Therapie: Arsenbäder, vor und nach dem Bad Packungen an den Füßen mit Senf oder geriebenem Meerrettich.

Meditation

Wohl ergänzend erhielt Hedwig Linnhoff 1924 von Rudolf Steiner auch eine Meditation.[165]

Morgens:
Ein weißer Strahl
Der hellen Sonne
Fällt mir ins Herz
Ich erstarke
Durch den weißen Strahl
Dreimal stärkt er
mein Ich –

Abends:
Dunkel,
Geistesdunkel
Nimmt mich auf
Ich werde
Aus dem Dunkel
Das Licht empfangen
Das helldunkle Licht. –

Eurythmietherapie

Eurythmie mit Beinen und Füßen

Behandlungsbuch Heileurythmie

Überschrift und Verordnung auf S. 152 sind von Margarete Bockholt notiert worden; der Eintrag zur Durchführung der Eurythmiethera-

165 Abgedruckt in: Rudolf Steiner: *Mantrische Sprüche und Seelenübungen II*, GA 268, 2. Aufl. Basel 2015, S. 176.

pie stammt von Julia Bort, die die Behandlung auch angeleitet haben dürfte. Sie beschreibt allerdings darin nur die Behandlung des Kindes mit der gleichen Konstitution.

Frau Linnhoff und Kind

Dr. St, viel Eurythmie (Rhythmen) mit den Füßen.

Lore Linnhoff, 5 Jahre, rothaariges, launisches Kind, das beim kleinsten Anlass sinnlose Erregungszustände bekommt.

7. I.: IAO

A, A u. E mit Beinen

Rhythmen mit den Füßen,

Jambus für zapplige Kinder.

Sie macht gerne u. ziemlich gut Eurythmie, nur sind ihre Bewegungen oft schlaff. Rhythmen mit den Füßen, die sie früher überhaupt nicht beherrschte, gehen gut. Sie ist ruhiger geworden, nicht mehr so tierisch.

Kommentar

Auf der Patientenkarte und in den Berichten über die Behandlung heißt es jeweils Eurythmie, nicht Heileurythmie. Ob damit ein qualitativer Unterschied deutlich gemacht werden sollte oder ob es sich um eine Ungenauigkeit in der Formulierung beziehungsweise Dokumentation handelt, muss offenbleiben. Behandlung und Verlauf einer Eurythmietherapie von Hedwig Linnhoff sind jedenfalls nicht protokolliert, auch wenn ein entsprechender Eintrag im Behandlungsbuch Heileurythmie mit «Frau Linnhoff und Kind» überschrieben ist und demnach für beide Eurythmietherapie vorgesehen war.

Die Therapieverordnung für Mutter und Tochter fand in der Zeit der Vorträge des Heilpädagogischen Kurses statt, an dem auch Mitarbeiterinnen und Mitarbeiter des Klinisch-Therapeutischen Instituts in Arlesheim teilnahmen. Am 3. Juli 1924 wurde die Tochter Lore den Zuhörenden vorgestellt.[166] Die von Hilma Walter festgehaltene Behandlung mit Arsenbädern und Senf- beziehungsweise Meerrettich-

166 Rudolf Steiner: Vortrag, Dornach, 3. Juli 1924, in: *Heilpädagogischer Kurs*, GA 317, 8. Aufl. Dornach 1995, S. 126–128.

pflaster auf die Füße für Mutter und Tochter wurde von Rudolf Steiner im darauffolgenden Vortrag am 4. Juli besprochen.[167]

In diesem Kurs ging Rudolf Steiner auch auf die sulfurische Konstitution ein. Im fünften Vortrag des Kurses, am 30. Juni 1924, beschreibt er das Verhältnis der Wesensglieder bei den polaren Konstitutionen «schwefelreich» und «schwefelarm» und bringt diese in Verbindung mit heller und dunkler Haarfarbe. Das auch auf dem Schwarz-Weiß-Foto gut zu erkennende, von Rudolf Steiner beschriebene blonde Haar von Mutter und Tochter (Abb. S. 393) – Julia Bort notiert abweichend eine rote Haarfarbe – sowie die Erregungszustände des Kindes sind klare Hinweise auf die oben beschriebene schwefelreiche Konstitution.

Interessant ist in diesem Zusammenhang auch der Hinweis für die Behandlung von Hedwig Linnhoff, es sollten Rhythmen geübt werden. Auf die Bedeutung von Rhythmen in der Behandlung konstitutioneller Einseitigkeiten ging Rudolf Steiner im Heilpädagogischen Kurs ebenfalls ein. Bei Menschen mit einer sulfurischen Konstitution wird durch rhythmisches Wiederholen versucht, das aus der Erinnerung Verschwundene wieder ins Bewusstsein zu bringen. Umgekehrt wird in der Behandlung von Menschen mit einer eisenreichen Konstitution versucht, durch rhythmisches Wiederholen das zu stark im Bewusstsein sich Verfestigende, Zwanghafte zu mildern. In der Eurythmietherapie wird das rhythmische Prinzip durch das Bewegen von Rhythmen in die Gliedmaßen verlagert und damit das rhythmische System gestärkt.

Die Eurythmietherapie steht hier klar im Zusammenhang mit der sulfurischen Konstitution, bei der die Wesensglieder die Tendenz haben, sich im Stoffwechsel-Gliedmaßen-System abzuschwächen und in Richtung Kopf zu verlagern. Die Eurythmietherapie regt die Bewegungen gerade in jenem abgeschwächten Bereich des Körpers an.

Die gleiche Verordnung hat Rudolf Steiner im Fall von Anna Åkerlund (KG 47, S. 362) gegeben, bei der dieselbe Konstitution vorlag.

---

167 Rudolf Steiner: Vortrag, Dornach, 4. Juli 1924, in: *Heilpädagogischer Kurs,* GA 317, 8. Aufl. Dornach 1995, S. 140–142.

55 Zarte Konstitution

Die Behandlung der Patientin im Klinisch-Therapeutischen Institut Arlesheim fand vermutlich zur gleichen Zeit wie die ihres Mannes statt. Der Aufenthalt des aus den USA stammenden Paares in der Schweiz ist belegt von Herbst 1919 bis Juni 1921, sowie im Sommer 1922, den sie zwischen dem Besuch des Wiener Kongresses und der Oxford Conference in Dornach verbrachten.

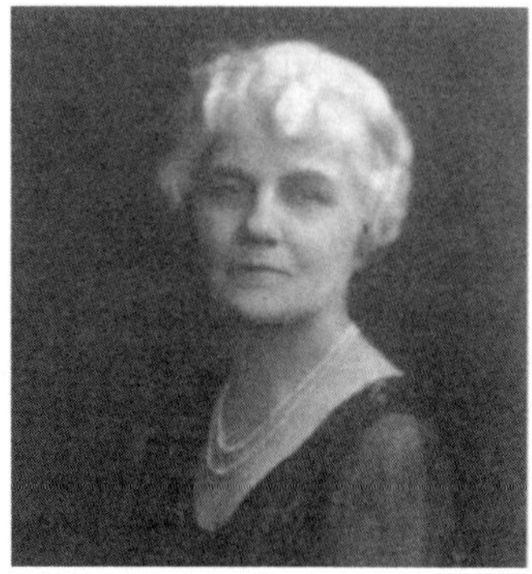

Madeleine Monges-Breckenridge

Madeleine (Maud) Monges-Breckenridge (1874–1936) ist die Ehefrau von Henry B. Monges, der wegen seines Heuschnupfens in Arlesheim in Behandlung war (siehe KG 2, S. 63). Maud Monges ist etwa 45 Jahre alt, als sie mit wohl eher geringen Beschwerden – genannt ist allein ihre zarte Konstitution – behandelt wird und in diesem Zuge auch Eurythmietherapie verordnet bekommt.

Die Krankengeschichte

Unveröffentlichte Quellen: Eintragung im Behandlungsbuch Heileurythmie (IWA.03.D.01.01, S. 134), Notizbucheintragungen Hilma Walters (IWA.03.D.01.02, NB III, S. 307, NB IV)

Veröffentlichte Quellen: Hilma Walter: Die sieben Hauptmetalle, *Nr. 38, S. 228; Margarete Kirchner-Bockholt:* Grundelemente der Heileurythmie, *S. 196. Die Wiedergabe der Krankengeschichte folgt der Darstellung Hilma Walters.*

Zarte Konstitution

Sie ist schon ergraut, von grazilem Bau und zarter Konstitution und erhält auf Rat von Dr. Steiner innerlich: Gold und Eisen, als Heileurythmie: M R O N.

Eurythmietherapie

M R O N

Behandlungsbuch Heileurythmie

(Eintragung von Margarete Bockholt, S. 134)

Mrs Monges
Dr. St. N O R M

Notizbücher Hilma Walter

Zwei Eintragungen in den Notizbüchern, beide mit der gleichen Lautfolge:

M R O N

Grundelemente der Heileurythmie

(Kapitel XII: Konsonanten und Vokale in gemischten Reihen, S. 196)

N O R M zur Anregung der Vitalität.
Die zarte, früh gealterte Patientin litt an leichten Stoffwechselstörungen.

Kommentar

Die wenigen Dokumente, die zu dieser Krankengeschichte gefunden wurden, weichen in ihren Angaben zur Eurythmietherapie voneinander ab. Auffällig dabei ist, dass Hilma Walter und Margarete Bockholt zwar dieselben Laute, ihre Abfolge jedoch gespiegelt notieren. Welche der beiden Reihenfolgen die von Rudolf Steiner ursprünglich gemeinte ist, lässt sich nicht mehr feststellen, wobei sich die Dokumentationen von Hilma Walter in anderen Krankengeschichten (vgl. KG 10: L M S R, S. 107, KG 24: T L R S, S. 197, KG 29: L R T P, S. 242) als zuverlässiger erwiesen haben.

Jedenfalls handelt es sich bei der Frau Monges verordneten Lautfolge um eine gemischte Reihe aus drei vortingierten Konsonanten und einem Vokal. M und N gehören dynamisch zu den Stoßlauten, das R ist rhythmisch. Bis auf das R, das sprachlich in allen Zonen lokalisiert sein kann, liegen die Laute im Bereich von Lippen und Zahn/Zunge.

Hier wird erneut deutlich, dass Rudolf Steiner sich bei den Empfehlungen für einzelne Patientinnen und Patienten nicht nach den allgemeinen, symptombezogenen Indikationen richtete, um die es ihm im Heileurythmiekurs ging. Nach den Angaben im Heileurythmiekurs würde das O ja einer Tendenz zum Dicklichwerden entgegenwirken, die bei Frau Monges laut der Beschreibung eindeutig nicht vorliegt.

In der eurythmietherapeutischen Behandlung von Maud Monges lässt sich vielmehr eine Betonung der Lebensätherkräfte durch M und N feststellen (siehe Kapitel «Wesensgliederdiagnose als Leitprinzip für die Lautfolgen», S. 37) wie auch ein Einwirken auf das rhythmische System mit O und R (siehe dazu auch KG 6: O S R, S. 86).

56 Adipositas

Während ausführlicher Konsultationen im Klinisch-Therapeutischen Institut in Stuttgart am 5. September 1922 wurde mit Rudolf Steiner auch dieser Fall besprochen.

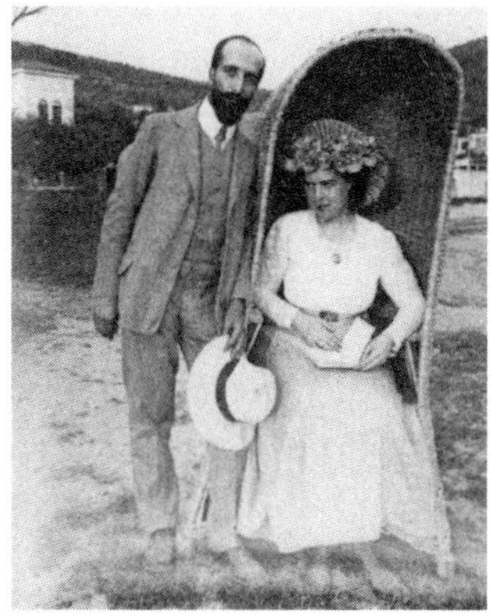

Maria Strakosch-Giesler mit Alexander Strakosch in Triest, 1919

Maria Strakosch-Giesler (1877–1970) ist zum Zeitpunkt der Konsultation 45 Jahre alt. Bereits 1919 ist die Malerin, eine Schülerin Wassily Kandinskys, zusammen mit ihrem Mann, Alexander Strakosch, nach Stuttgart gezogen, wo beide in intensiver Zusammenarbeit mit den dortigen anthroposophischen Initiativen auch in regelmäßigem Austausch mit Rudolf Steiner stehen. 1923 gründet Maria Strakosch-Giesler in Stuttgart die «Malschule für Rudolf Steiners Farbenlehre», und sie ist es auch, die Rudolf Steiner bittet, Vorträge zum Wesen der Farben zu halten.[168]

Die Krankengeschichte

Unveröffentlichte Quellen: maschinenschriftliche Notiz mit der von Steiner empfohlenen Therapie (IWA.01.D.03.17), Typoskript mit den Angaben der Besprechung vom 5. September 1922 (IWA.07.D.01.01), A. G. Degenaar: Krankheitsfälle und andere medizinische Fragen, besprochen

168 Vgl. zu Biografie und Wirken auch Alexander Strakosch: *Lebenswege mit Rudolf Steiner*, 2 Bde., Straßburg/Dornach 1947 und 1952 sowie Maria Strakosch-Giesler: *Die erlöste Sphinx*, Freiburg i. Br. 1955.

mit Dr. Rudolf Steiner, Exemplar Nr. 53 (von Dr. Marianne Fiechter-Bischoff) mit handschriftlichen Annotationen Margarete Bockholts (IWA)

Veröffentlichte Quellen: A. G. van Degenaar: Krankengeschichten, *Nr. 2, S. 13; Margarete Kirchner-Bockholt:* Grundelemente der Heileurythmie, *S. 179. Die Wiedergabe der Krankengeschichte folgt der Darstellung Degenaars.*

Diagnose: Adipositas

Dr. Steiner: Heileurythmisch R S L zum Dünnwerden.

Eurythmietherapie

R S L

Notiz von Margarete Bockholt

In dem im Ita Wegman Archiv vorliegenden Exemplar des Manuskriptdrucks der von Thon Degenaar zusammengestellten Krankheitsfälle (nummeriertes Exemplar Nr. 53) ist in der Handschrift von Margarete Bockholt neben der oben zitierten Angabe vermerkt: «mit d. Beinen». Es ist der einzige Hinweis auf diese spezielle Art der Ausführung.

Grundelemente der Heileurythmie

(Kapitel XI: Konsonantenreihen, S. 179)

R S L bei Fettleibigkeit.
Die Reihe kann auch mit der O-Übung kombiniert werden.

Kommentar

Die handschriftliche Anmerkung Margarete Kirchner-Bockholts im Manuskriptdruck der von Degenaar zusammengestellten Krankheitsfälle ist die einzige Überlieferung, dass die Lautfolge «mit den Beinen» ausgeführt werden sollte. Sie lässt sich historisch nicht genauer einordnen. In ihrem Band *Grundelemente der Heileurythmie* geht Kirchner-Bockholt nicht darauf ein, sie ergänzt die für Maria Strakosch-Giesler gemachte Angabe dort vielmehr mit dem Hinweis, dass die Reihe auch mit der O-Übung kombiniert werden könne. Dabei bezieht sie sich auf die Indikation Rudolf Steiners im Heileurythmiekurs, wo die Vokalübung O ganz allgemein bei «Tendenz zum Dickwerden» empfohlen wird.[169] In KG 46 (siehe S. 357) wird ebenfalls eine Lautfolge in Zusammenhang mit Fettsucht angegeben, eine gemischte Lautfolge aus drei Konsonanten und zwei Vokalen.

Die in verschiedenen Kontexten gegebenen eurythmietherapeutischen Übungen bei Adipositas lassen sich allerdings nicht ohne Weiteres nebeneinanderstellen. Hier gilt es, den grundlegenden Unterschied zwischen den eurythmietherapeutischen Angaben im Heileurythmiekurs, in dem jeweils bestimmte Erkrankungen und ihre Behandlungsmöglichkeiten betrachtet wurden, und den einzelnen Krankengeschichten zu beachten. Bei Letzteren geht es um konkrete Patientinnen oder Patienten, deren Erkrankung eine individuelle Ausprägung hat und die daher meistens ausgehend von der je spezifischen Wesensgliedersymptomatik behandelt werden (siehe dazu das Kapitel «Wesensgliederdiagnose als Leitprinzip für die Lautfolgen», S. 37). Bei der Lautfolge R S L ist auffallend, dass keine Stoßlaute (Lebensäther) darunter sind und damit nur Licht-, Wärme- und Klangätherqualitäten angeregt werden.

169 Rudolf Steiner: Vortrag, Dornach, 14. April 1921, in: *Heileurythmie*, GA 315, 6. Aufl. Basel 2021, S. 49.

57 Schaukeln

Das Kind wurde Rudolf Steiner am 8. Mai 1924 im Klinisch-Therapeutischen Institut Arlesheim vorgestellt.

Albert Bestgen ist ein sechsjähriger Knabe aus Bern, groß gewachsen, blond und eher blass, der zusammen mit seinem eineinhalb Jahre älteren Bruder in die Behandlung kommt (siehe die nachfolgende Krankengeschichte KG 58). Der Vater hat in Bern eine «Werkstätte für Kunst- und Geigenbau». Mit vier Jahren etwa hat Albert mit rhythmischen Schaukelbewegungen während des Schlafes begonnen; diese nächtliche Jactatio corporis ist Grund für eine eurythmietherapeutische Behandlung, bei der die Lautfolge I S R, und zwar Laut für Laut abwechselnd mit dem linken und rechten Arm in einer Art Schaukelbewegung gemacht werden soll. Eine weitere Medikation ist nicht vorgesehen.

Die Krankengeschichte

Unveröffentlichte Quellen: Patientenkarte vom Mai 1924 (IWA.01.D.03.11), Typoskript zur Krankengeschichte (IWA.01.D.03.01), Notizbucheintragungen Hilma Walters (IWA.03.D.01.02, NB II, NB III, S. 163), Eintragung im Behandlungsbuch Heileurythmie (IWA.03.D.01.01, S. 159)

Veröffentlichte Quellen: Hilma Walter: Abnormitäten der geistig-seelischen Entwicklung, *Nr. 12, S. 44; Margarete Kirchner-Bockholt:* Grundelemente der Heileurythmie, *S. 192. Die Wiedergabe der Krankengeschichte folgt der Darstellung Hilma Walters.*

Schaukelbewegungen im Schlaf

Anamnese: Bruder des Knaben der Krankengeschichte [KG 58].

Die Geburt war normal, ebenso die körperliche Entwicklung; hat auch noch keine Kinderkrankheiten gehabt. Ist in letzter Zeit sehr rasch gewachsen und für sein Alter relativ groß. Sah im vergangenen Winter sehr blass aus und wurde einen Monat lang mit Quarzlicht bestrahlt; war danach aber etwas nervös. Seit zwei Jahren beobachtet die Mutter, dass der Junge während des Schlafes im Liegen mit dem ganzen Oberkörper von links nach rechts Schaukelbewegungen macht, dabei etwas brummt. Dieses Schaukeln beginnt um Mitternacht und steigert sich gegen Morgen. Danach am Morgen sehr blasses Aussehen.

Der Appetit ist mäßig. Der Stuhlgang ist regelmäßig. Der Junge ist groß, schmal, blond, blass.

Er erhielt nach Beratung mit Dr. Steiner die folgende heileurythmische Übung:

Linker Arm: I

Rechter Arm: I

Linker Arm: S

Rechter Arm: S

Linker Arm: R

Rechter Arm: R

«und dies wirklich schaukelnd, bis er schwitzt»

Eurythmietherapie

I S R

Behandlungsbuch Heileurythmie

(Eintragungen von Margarete Bockholt, S. 159)

Albert Bes[t]gen

			Schaukeln
Dr. St.	Zuerst	linker Arm	I
		rechter »	I
		linker »	S
		rechter »	S
		linker »	R
		rechter »	R

Und das wirklich schaukelnd, bis er schwitzt

Grundelemente der Heileurythmie

(Kapitel XII: Konsonanten und Vokale in gemischten Reihen, S. 192)

Linker Arm: I – rechter Arm: I

Linker Arm: S – rechter Arm: S

Linker Arm: R – rechter Arm: R

wurde bei Schauklern angegeben.

Diese Übung wurde dem 6-jährigen Bruder des vorigen Knaben verordnet, der seit seinem vierten Lebensjahr im Schlafe mit dem Oberkörper Schaukelbewegungen machte.

Dies ist ein weitverbreitetes Übel, das man besonders gut mit Heileurythmie angehen kann. Bei vielen abnormen Kindern[170] treten diese Schaukelbewegungen auf, entweder nach vorn/hinten oder nach rechts/links. Es kann sich so weit steigern, dass die Kinder auch am Tage eine Umhüllung suchen, sich ein Nest zurechtmachen und tief befriedigt vor sich hin summen und stundenlang schaukeln, wenn man sie in Ruhe lässt. Es ist, als wollten sie sich in einen embryonalen Zustand zurückversetzen.

Auch bei normalen Kindern sind diese Schaukelbewegungen nicht selten. Es sind oft gerade die überdurchschnittlich begabten Kinder mit labilem Nervensystem.

Die Übung selbst ergibt das Bild des Schaukelns, besonders wenn man die Laute immer schneller und schneller abwechseln lässt. Rudolf Steiner bemerkte dazu: «Er soll wirklich schaukeln, bis er schwitzt.»

170 Nicht der physiologischen Norm entsprechend. Früher allgemein übliche Beschreibung, die heute aufgrund ihres normativen, diskriminierenden Charakters nicht mehr verwendet wird. Siehe dazu auch die Einleitung, S. 14 f..

Kommentar

Das Besondere bei dieser Therapieanweisung ist die abwechselnde Ausführung der Konsonanten erst mit dem linken, dann mit dem rechten Arm sowie der Hinweis, dass bis zum Schwitzen geübt werden soll. Dass mit links begonnen wird, mag der von Hilma Walter überlieferten Schilderung der auftretenden Symptome geschuldet sein, dem nächtlichen Schaukeln von links nach rechts, es kann jedoch therapeutisch auch auf andere Weise motiviert sein. So lässt sich dabei an die Strömungsrichtung des physischen Leibes denken;[171] für die Übung wäre demnach eine inkarnierende Richtung in der Ausführung von Bedeutung.

Im Wechsel von Vokalen und Konsonanten entsteht eine starke Rhythmisierung zwischen dynamischen und geometrischen Bewegungen. Im vorliegenden Fall sind die Konsonanten in ihrer licht- und wärmeätherischen Dynamik besonders bewegt. Der Vokal I wirkt, so Rudolf Steiner im Vortrag vom 28. Oktober 1922, «harmonisierend auf das Assoziieren der linken und rechten Seite des menschlichen Organismus. Man kann bei allen Asymmetrien, die im menschlichen Organismus auftreten, durch die I-Bewegungen helfen.»[172]

Schwitzen als körperliches Phänomen zeigt hingegen grundsätzlich die Tendenz, etwas aus sich herauszukommen. Bei der Vokalübung O etwa, darauf weist Rudolf Steiner im Heileurythmiekurs explizit hin, soll das Schwitzen unbedingt vermieden werden,[173] beim epileptischen Kind hingegen soll es – durch warme Kleider befördert – immer leicht vorhanden sein.[174] Bei der Behandlung von Albert Bestgen erscheint das Schwitzen als Folge einer intensiven körperlichen Anstrengung.

Das Schaukeln im Schlaf beziehungsweise beim Einschlafen (Jactatio corporis) ist, wie Margarete Kirchner-Bockholt schreibt, ein bei

171 Vgl. dazu Rudolf Steiner: Vortrag, Berlin, 26. Oktober 1909, in: *Anthroposophie, Psychosophie, Pneumatosophie,* GA 115, 5. Aufl. Basel 2012, S. 60.

172 Rudolf Steiner: Vortrag, Stuttgart, 28. Oktober 2022, in: *Heileurythmie,* GA 315, 6. Aufl. Basel 2021, S. 120.

173 Rudolf Steiner: Vortrag, Dornach, 13. April 2021, in: *Heileurythmie,* GA 315, 6. Aufl. Basel 2021, S. 31.

174 Rudolf Steiner: Vortrag, Dornach, 27. Juni 1924, in: *Heilpädagogischer Kurs,* GA 317, 8. Aufl. Dornach 1995, S. 66.

Kindern häufig auftretendes Phänomen, das verschiedene Ursachen haben kann. Diese sind für die angewendete Therapie und Eurythmietherapie je individuell zu berücksichtigen. So ist auch durch keinen weiteren Fall oder eine entsprechende Äußerung Rudolf Steiners belegt, dass diese Übung allgemein für Schaukler gegeben wurde.

58 Zwergwuchs

Das Kind wurde Rudolf Steiner am 8. Mai 1924 im Klinisch-Therapeutischen Institut in Arlesheim vorgestellt.

Werner Bestgen ist etwa siebeneinhalb, acht Jahre alt, als er Rudolf Steiner wegen seines Kleinwuchses vorgestellt wird. Er wird, so die Notizbucheintragungen Hilma Walters, ‹Wernerli› genannt und kommt zusammen mit seinem jüngeren Bruder Albert (siehe Krankengeschichte KG 57, S. 404) in die Klinik. Auffallend sind neben seinem großen Kopf, folgt man Walter, zudem sein gutes Gedächtnis und sein pedantisches Wesen. Während Albert eurythmietherapeutisch Übungen erhält, die mit den Armen auszuführen sind, soll Werner Bestgen die Lautkombinationen S U, L A mit den Füßen ausführen. Er erhält darüber hinaus Fußbäder und Injektionen.

Die Krankengeschichte

Unveröffentlichte Quellen: Patientenkarte vom Mai 1924 (IWA.01.D.03.11), Typoskript mit Krankengeschichte (IWA.01.D.03.01), Notizbucheintragung Hilma Walters (NB III, S. 164, IWA.03.D.01.02), Eintragung im Behandlungsbuch Heileurythmie (IWA.03.D.01.01, S. 159)

Veröffentlichte Quellen: Hilma Walter: Abnormitäten der geistig-seelischen Entwicklung, *Nr. 10, S. 42f.; Margarete Kirchner-Bockholt:* Grundelemente der Heileurythmie, *S. 192. Die Wiedergabe der Krankengeschichte folgt der Darstellung Hilma Walters.*

Zwergwuchs, großer Kopf, pedantisches Wesen

Anamnese: Erstes Kind; drei weitere Geschwister, davon ist sein 6-jähriger Bruder ebenfalls Patient [siehe vorangegangene Krankengeschichte, KG 57]. Vater gesund; Mutter grazil, sonst gesund.

Während der Schwangerschaft hatte die Mutter durch starkes Frieren einen kurzen Ohnmachtsanfall. Sonst während der ganzen Schwangerschaft keine Störungen, nur in den allerersten Tagen vorübergehend etwas geschwollene Beine. Bei der Geburt war sehr viel Fruchtwasser vorhanden. Die Geburt verlief spontan, nur etwas protahiert, weil der Kopf des Kindes sehr groß war. Geburtsgewicht sieben Pfund.

Das Kind wurde ein halbes Jahr von einer Amme genährt und zeigte während dieser Zeit für die Umgebung nichts Besonderes. Beim Umsetzen auf künstliche Ernährung wurde ein Arzt zurate gezogen, der dann feststellte, dass das Kind nicht normal sei. Sitzen konnte es mit 2 Jahren, war aber geistig sehr rege und angeblich dem Alter entsprechend. Mit 2½ Jahren begann das Laufenlernen. Mit 3½ Jahren hatte der Junge eine Lungenentzündung. Sonst keine besonderen Krankheiten. Nur war die Nase in den ersten Jahren sehr verstopft. Und vor zwei Monaten wurden die Rachen- und Halsmandeln operativ entfernt. Die Verdauung ist regelmäßig, der Appetit gut. Es besteht große Neigung zum Dickwerden. Der Schlaf ist sehr gut. Die Stimmung ist fröhlich, nur bei schlechtem Wetter etwas deprimiert. Er ist sehr anhänglich und gut zu lenken. Es besteht große Vorliebe für Musik; er singt auch sehr gern. Das Gedächtnis ist gut, und das Auswendiglernen von Gedichten fällt leicht.

Der weitere Befund ist: Größe: 98 cm, Gewicht: 22 kg, Kopfumfang: 56 cm. Die Gliedmaßen sind sehr kurz, die Oberarme in einer Art O-Stellung zum Rumpf. Die Lendenwirbelsäule ist stark eingebuchtet, der Rumpf sonst normal gebaut. Der Zahnwechsel hat begonnen (seit drei Monaten). Eine Vorliebe ist, in der Ecke zu sitzen und den Fahrplan zu studieren.

Dr. Steiner sieht den Jungen und empfiehlt: Hypophysis D 6: zunächst innerlich und später auch als Injektion. Zur gleichen Zeit: Fußbäder mit Senfpulver. Heileurythmie: S U, L A, mit den Füßen.

Ergänzendes Material

Patientenkarte vom 8. Mai 1924

Auf der Patientenkarte sind unter der Rubrik ‹Therapie› von Hilma Walter handschriftlich noch die folgenden Bemerkungen notiert:

Zeugnis für Werner, dass er nicht Schule machen kann

[...]

Konfiguration mitgebracht aus voriger Incarnation. In der vorigen Incarnation hat er einen Riesenwuchs gehabt.

Typoskript der Krankengeschichte

Auf einem dreiseitigen Typoskript im Ita Wegman Archiv (IWA.01.D.03.01), vermutlich von Hilma Walter verfasst, folgt auf die Darstellung der Krankengeschichte, wie sie in dem Buch *Abnormitäten der geistig-seelischen Entwicklung* dargestellt ist, noch ein erläuternder Kommentar, der die therapeutischen Maßnahmen in ihrer Wirkung auf die Wesensglieder und in ihrem funktionellen Zusammenspiel einordnet.

Die Hypophyse bringt *Bewegung* und *Wärme* in die von unten nach oben orientierten zentrifugal wirkenden Stoffwechselprozesse. Die Senffußbäder als Wirkung auf den andern Pol, das Nerven-Sinnessystem, wecken die Gestaltungskräfte im Kopf und wirken in ihrer zentripetal orientierten Aktivität hinein bis in die äußerste Peripherie. Es war damit angestrebt, die beiden polaren Kräftewirkungen anzuregen und hinzuführen zum richtigen Ineinandergreifen. Die Injektionen und Fußbäder sollten auch gleichzeitig gegeben werden. Und was so durch äußere Eingriffe erreicht werden kann, sollten die heileurythmischen Übungen von innen her befestigen: Das L A im Sinne des Wachstums und das S U im Sinne der Aktivität von Astralleib und Ich-Organisation, wie sie vom Kopfe sich hineinergießen soll bis in die Beine und Füße.

Eurythmietherapie

S U L A

Behandlungsbuch Heileurythmie

(Eintragungen von Julia Bort)

Werner Bes[t]gen	8 J
Dr. St.	S, U, L, A, mit den Füssen

Notizbuch Hilma Walter

In ihrem Notizbuch IV trägt Hilma Walter die den beiden Brüdern jeweils gegebenen heileurythmischen Übungen in einem Schema ein, das sie symmetrisch aufeinander zu beziehen scheint.

Bestgen: Wernerli

Füsse: S U	L A
Arme: links	rechts
Albert I S R	I S R

Grundelemente der Heileurythmie

Kapitel XII: Konsonanten und Vokale in gemischten Reihen, S. 192

S – U, L – A, bei chondrodystrophischem Zwergwuchs.

Der 7½-jährige Knabe hatte, wie immer bei typischem Zwergwuchs, besonders kurze Oberarme und einen großen Kopf; er war von pedantischem Wesen. Neben medikamentöser Therapie wurde die obige Lautreihe gegeben, die besonders mit den Füßen geübt werden sollte.

Kommentar

Bei der Erkrankung des Knaben dürfte es sich, so wie sie beschrieben wird, um eine Form der Kleinwüchsigkeit handeln, die allgemein als Achondroplasie oder Chondrodysplasie bezeichnet wird und die auf einer verfrühten Verhärtung der Knochenwachstumszone beruht. Rudolf Steiner empfiehlt zur Behandlung eine eurythmietherapeutische Lautfolge, die mit den Füßen auszuführen ist. Die Kombination von Konsonanten und Vokalen, die dabei geübt werden soll, dürfte in ihrer Wirkungsweise so zu erklären sein, wie Rudolf Steiner dies im Vortrag vom 28. Oktober 1922 angedeutet hat, in dem er die vorbereitende Wirkung des konsonantischen Eurythmisierens behandelt hat: Gehen die Konsonanten dem vokalischen Eurythmisieren voran, so werden die Bildeprozesse, die formierende und heilende Wirkung der Vokale gerade bei bereits länger bestehenden Deformationen gestärkt.[175] Die Ausführung mit den Füßen kann mit den anderen Fällen verglichen werden, bei denen die Bewegungen mit den Beinen und Füßen ausgeführt werden sollen (siehe dazu die Aufstellung im Kapitel «Eurythmietherapie mit Beinen und Füßen», S. 53 f.).

Die Notizbucheintragung Hilma Walters, in der sie die eurythmietherapeutischen Behandlungen der beiden Brüder Albert und Werner in einer Tabelle zusammenfasst, ist leider nicht mit einem erklärenden Text versehen. Deswegen lässt sich nicht letztgültig sagen, was mit dieser Gegenüberstellung (Arme vs. Füße, links vs. rechts) gemeint ist.

175 Rudolf Steiner: Vortrag, Stuttgart, 28. Oktober 2022, in: *Heileurythmie,* GA 315, 6. Aufl. Basel 2021, S. 118.

59 Verspätete Inkarnation

Die junge Frau kam am 28. Juni 1924 ins Klinisch-Therapeutische Institut in Arlesheim und wurde Rudolf Steiner vorgestellt.[176]

Anna Ramser ist eine 17-jährige junge Frau aus Oberwil bei Büren (Schweiz), die sich wegen Schmerzen im Ellenbogengelenk vorstellt. Rudolf Steiner betrachtet ihre Erkrankung vor dem Hintergrund einer verspäteten Inkarnation. Die als etwas untersetzt beschriebene Frau erhält Eurythmietherapie mit der ungewöhnlichen Lautfolge: Z S SCH U I, wobei keine spezifischen Ausführungsangaben vorliegen.

Die Krankengeschichte

Unveröffentlichte Quellen: Patientenkarte vom Juni 1924 (IWA.01.D.03.16), Typoskript der Krankengeschichte (IWA.03.D.01.01), Notizbucheintrag Hilma Walters (IWA.03.D.01.02, NB III, S. 333)

Veröffentlichte Quellen: Hilma Walter: Die Pflanzenwelt, *Nr. 149, S. 216. Die Wiedergabe folgt dieser Darstellung.*

Schmerzen im Ellbogengelenk, «Verspätete Inkarnation»

Anamnese, 28. Juni 1924: Als Kind spät laufen gelernt und im Wachstum zurückgeblieben, sonst gesund, auch keine Kinderkrankheiten gehabt.

176 An diesem Tag war Rudolf Steiner zu Konsultationen im Klinisch-Therapeutischen Institut in Arlesheim. Außerdem hielt er am Nachmittag den vierten Vortrag des Heilpädagogischen Kurses.

Zahnwechselbeginn erst mit 9 Jahren, auch ist ein oberer Eckzahn noch nicht durchgebrochen. Die Periode begann mit 15 Jahren, war immer regelmäßig und ohne Beschwerden. Vor drei Jahren leichte Grippe.

Mai 1923 erstmalig, ohne äußere Veranlassung Schmerzen im rechten Ellbogengelenk, die seither immer vorhanden sind, wenn sie den Arm strecken will. Durch Salzwasserumschläge und gelegentliche Sonnenbestrahlung in den letzten Monaten etwas Besserung. Es besteht Neigung zu Verstopfung. Appetit und Schlaf sind gut.

Befund: Untersetzte Statur; Beine im Vergleich zum Oberkörper und auch zu den Armen kurz; leichte O-Beine; Hände und Füße relativ groß; Epiphysen* an den Handgelenken etwas verdickt. Zähne regelmäßig und gut entwickelt; nur der linke obere Eckzahn fehlt. Das rechte Ellbogengelenk ist in leichter Beugestellung fixiert und bei extremem Strecken schmerzhaft; dabei ist äußerlich nur eine ganz geringe Schwellung vorhanden. Die Herzaktion ist etwas beschleunigt; sonst kein besonderer Organbefund. Urin: o. B.*

Dr. Steiner gibt den Hinweis: «Es handelt sich um eine verspätete Inkarnation», und empfiehlt als Heileurythmie: Z, S, Sch, U, I; innerlich: Sulfur D6, Nelkenöl D1; den Arm eine Zeit lang bandagieren mit Schindel.

Eurythmietherapie

Z S Sch U I

Kommentar

Verschiedene Entwicklungsschritte wie Laufenlernen, Körperwachstum, Zahnwechsel und Menarche treten bei Anna Ramser verzögert auf. Der Prozess der Erdenreifung geht bei ihr also eher langsam vonstatten. Die vorgeschlagene Eurythmietherapie scheint sich auf diesen Prozess zu beziehen, den Steiner als verspätete Inkarnation benennt.

Abgesehen von den Angaben zur Lautfolge, die sich so in allen überlieferten Quellen findet, liegen keine Angaben zur Eurythmietherapie, etwa zur spezifischen Ausführung der Laute vor. Die Bewegung bei der empfohlenen Konsonantenfolge, die sich vom Z über das

S zum Sch entwickelt, ist eine, die zunehmend runder, voluminöser und weicher wird und zugleich immer mehr Raum einnimmt. Auch bei den beiden daran anschließenden Vokalen U und I, die sich auf das Stehen und Gehen beziehen,[177] wird in der Folge der Raum ergriffen.

Bei den angeratenen eurythmietherapeutischen Übungen fällt besonders auf, dass Rudolf Steiner hier das Z empfiehlt, einen Laut, der im *Heileurythmiekurs* nicht erwähnt wird. Das Sch wiederum bezieht sich hier wohl kaum, wie bei der Zuordnung im vierten Vortrag des Heileurythmiekurses, auf die Bildung von Magensäure.[178]

Dynamisch handelt es sich bei den drei Konsonanten um Blaselaute[179], die einen Bezug zum Wärmeäther haben. Von der Lokalisation bei der Lautbildung her sind es Zahnlaute[180]; in der Zuordnung zum Tierkreis steht das Z in Beziehung zum Skorpion[181], S und SCH werden ebenfalls traditionell dem Skorpion zugeordnet.

177 Rudolf Steiner: Vortrag, Dornach, 13. April 2021, in: *Heileurythmie,* GA 315, 6. Aufl. Basel 2021, S. 30.

178 Rudolf Steiner: Vortrag, Dornach, 15. April 1921, in: *Heileurythmie,* GA 315, 6. Aufl. Basel 2021, S. 63.

179 Rudolf Steiner: Vortrag, Dornach, 14. April 1921, in: *Heileurythmie,* GA 315, 6. Aufl. Basel 2021, S. 46.

180 Rudolf Steiner: Vortrag, Dornach, 14. April 1921, in: *Heileurythmie,* GA 315, 6. Aufl. Basel 2021, S. 47.

181 Rudolf Steiner: Vortrag, Dornach, 8. Juli 1924, in: *Eurythmie als sichtbare Sprache,* GA 279, 6. Aufl. Basel 2019, S. 220.

60 Mikrozephalie

Der junge Patient kam 1923 nach Arlesheim, er erhielt bereits im August von Rudolf Steiner einen Spruch. Nach Steiners Rückkehr von einer Vortragsreise nach Ilkley wurde der Knabe in das Klinisch-Therapeutische Institut Arlesheim aufgenommen, und er wurde Steiner dort am 11. September 1923 vorgestellt. Er blieb bis 1930 oder 1931 im Sonnenhof. 1933 kam der Heranwachsende nach Malsch und 1938 zurück in den Sonnenhof. Zeitweilig und von 1946 an dauerhaft lebte er im Institut La Motta in Brissago.

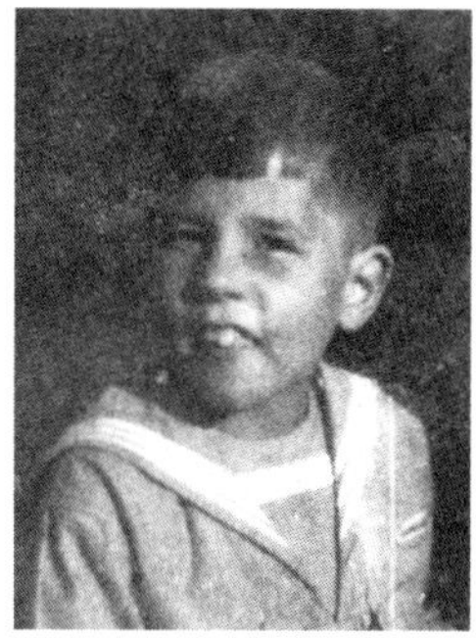

Sandroe Stoughton

Sandroe Stoughton (1914–1985) ist, als er in den Sonnenhof kommt, neun Jahre alt. Er stammt aus Nordamerika und hat zwei jüngere Schwestern. In seiner Entwicklung ist er deutlich zurückgeblieben, er wird als groß und eher schwächlich und ungeschickt beschrieben. Seine Geburt war sehr schwierig, er befand sich in Steißlage und musste mit der Zange geholt werden. Rudolf Steiner bezeichnet ihn als einen «richtigen Mikrozephalen» und empfiehlt neben Hypophyse D6 innerlich und Levico äußerlich pädagogisch vor allem Malen und Eurythmietherapie. Als Lautfolge gibt er R L M N (auch in anderer Reihenfolge dokumentiert) an und rät, die Eurythmie hauptsächlich mit den Beinen auszuführen, die Arme nur begleitend einzusetzen. Im sechsten und siebten Vortrag des Heilpädagogischen Kurses stellt Steiner Sandroe Stoughton vor und beschäftigt sich ausführlich mit ihm.

Die Krankengeschichte

Unveröffentlichte Quellen: Typoskript der Besprechungen mit Rudolf Steiner, datiert auf den 11. September 1923 (IWA.07.D.01.01), Notizbuch-

eintragungen Hilma Walters (IWA.03.D.01.02, NB II, NB III, S. 376), Eintragungen im Behandlungsbuch Heileurythmie (IWA.03.D.01.01, S. 102, 128)

Veröffentlichte Quellen: Rudolf Steiner: Vorträge, Dornach, 1. und 2. Juli 1924, in: Heilpädagogischer Kurs, *GA 317, 8. Aufl., Dornach 1995, S. 108–126; Hilma Walter:* Abnormitäten der geistig-seelischen Entwicklung, *Nr. 28, S. 53; Grete Bockholt: «Die Heileurythmie in der Heilpädagogik», in:* Natura. Eine Zeitschrift zur Erweiterung der Heilkunst nach geisteswissenschaftlicher Menschenkunde, *1. Jg., 1926/27, IV. Heft, S. 149–151; Margarete Kirchner-Bockholt:* Grundelemente der Heileurythmie, *S. 181; Wilhelm Uhlenhoff:* Die Kinder des Heilpädagogischen Kurses. Krankheitsbilder und Lebenswege, *Stuttgart 1994, S. 26–67 (dort auch Abbildung der Patientenkarte vom September 1923). Die Wiedergabe der Krankengeschichte folgt der Darstellung von Hilma Walter.*

Mikrozephale

Anamnese: Die Schwangerschaft verlief gut; die Mutter fühlte sich sehr wohl und machte im 5. Monat eine Reise durch Spanien. Die Geburt war sehr schwer. Hohe Zange nach vorheriger Wendung. Doch die Entwicklung war angeblich im ersten Jahr normal, und es lag kein Gedanke an Abnormität vor. Gestillt wurde drei Monate. Mit 6 Monaten war der Knabe einmal etwas zu lange in der Sonne gelegen, hatte eine Art Ohnmacht und nachts Fieber.

Vom 9. Monat bis zum 3. Jahr sehr schlecht gegessen. Im zweiten Sommer fiel auf, dass die Augen sich veränderten und weniger klar wurden. Im zweiten Jahr konnte er auch noch nicht gehen und sprechen und begann meistens nachts um 4 Uhr ohne Ursache zu schreien. Er hatte die Gewohnheit, am Daumen zu lutschen, bekam deshalb Kartons am Ellbogen und nachts Aluminiumglocken an der Hand zu tragen. Diese trug er drei Jahre. Dann blieb die Entwicklung immer mehr zurück. Mit 5 Jahren konnte er noch immer nicht zusammenhängend sprechen. Der Zahnwechsel begann mit dem 7. Jahre. Die mittleren Zähne sind gewechselt, doch fehlt oben noch der eine mittlere Schneidezahn.

Befund: schwächliche Konstitution, reduzierter Ernährungszustand. Zarte Knochen, schmalköpfig, untere Gesichtshälfte stark ausgebildet. Der Mund wird immer offen gehalten. Hände und Füße im Verhältnis zum

Körper sehr groß, auch ungeschickt. Sonst ergibt die äußere Untersuchung keinen besonderen Befund.

Darm und Blasenfunktion sind in Ordnung. Zur Nahrungsaufnahme besteht wenig Beziehung, am liebsten hat er noch Salat und Wasser. Wenn man nicht aufpasst, sind Teller und Tischtuch schnellstens am Boden. Auch ist das Interesse gering. Dafür unterhält er sich gerne mit seinem rechten Zeigefinger wie mit einem Wesen und nennt es «Bebe Assey». Auch kann er sich auf der Straße plötzlich auf den Boden werfen und brüllen in der Vorstellung, er sei ein Löwe.

Am 2. September empfiehlt Dr. Steiner: innerlich: Hypophyse D 6, äußerlich: Arsenbäder (stark). Heileurythmie: M L N R, hauptsächlich mit den Beinen, Arme begleitend. Außerdem: «Etwas unterrichten, zunächst malen lassen, damit ein bisschen das Gehirn sich vergrößert.»

Mit der Erklärung: «Falsche Lage im Uterus.» – «Der Junge ist ein richtiger Mikrozephale.» – «Man hat kein Gegengewicht gegen das Lutschen gegeben.» – «Bei ihm geht der Ätherleib mehr nach den Extremitäten und nach unten, und da kann es ganz gut sein, dass bei ihm ein Elementarwesen sitzt.»

Meditation

Den Spruch für Sandroe Stoughton hat Rudolf Steiner in einem seiner Notizbücher aufgezeichnet (RSA I A NB 141), im Anschluss an eine datierte Eintragung «Ilkley 12. August 1923».

Oben stehet die Sonne,
Sie schenkt mir liebes Licht;
Im Lichte gibt mir Gott
Die edle Kraft des Lebens,
Und des Gottes Kraft,
Sie strahlet überall,
In jedem Stein,
In allen Pflanzen,
In Tieren und Menschen;
Und wenn auch

In meinem Herzen
Die Liebe wohnen kann,
Dann ziehet Gottes Kraft
Auch in mich selbst hinein,
Die hohe Gotteskraft,
Die Christus den Menschen
Auf Erden hat geschenkt.[182]

Eurythmietherapie

R L M N

Ergänzendes Material

Heilpädagogischer Kurs

Im sechsten und siebten Vortrag des Heilpädagogischen Kurses bespricht Rudolf Steiner Sandroe sehr ausführlich, wobei er die zentrale Frage hinsichtlich der Entwicklung und Betreuung des Knaben so formuliert: «Das allerbedeutsamste Kennzeichen ist das, dass er in einen nicht harmonisch in seinen Kräften ausgebildeten Körper sein geistig-seelisches Wesen hineinzutragen hat. Da liegen karmische Verwicklungen zugrunde.»[183] Zur Verdeutlichung fasst er die aus solch «karmischen Antezedenzien» resultierende Situation so zusammen: «Und so schaut er sich die Welt an durch schwierige körperliche Verhältnisse, die er zunächst dadurch, dass die Kräfte des oberen und unteren Menschen nicht harmonisch ineinander eingreifen, so versteift und verhärtet hat. Man hat es zu tun mit einer Verhärtung des Organismus. Wenn er aufwacht, können der astralische Leib und die Ich-Organisation nicht ordentlich untertauchen. Sie stoßen auf so etwas wie eine Felsennatur des Organismus auf. Nun hängt

182 Abgedruckt in Rudolf Steiner: *Wahrspruchworte,* GA 40, 10. Aufl. Basel 2019, S. 340.

183 Rudolf Steiner: Vortrag, Dornach, 1. Juli 1924, in: *Heilpädagogischer Kurs,* GA 317, 8. Aufl. Dornach 1995, S. 90–103, hier S. 96, das nachfolgende Zitat ebd.; vgl. auch den Vortrag vom 2. Juli 1924, ebd., S. 104–117.

die ganze Aufmerksamkeit, die wir der Welt entgegenbringen, davon ab, dass wir mit unserem Geistig-Seelischen in der richtigen Weise ins Körperlich-Physische eingreifen können. Es bleibt bei Menschen, die das nicht können, wenn es sich nur um Oberflächliches handelt, zunächst eine Ungeschicklichkeit. Ein Rest von Nicht-Eingreifen-Können, muss ich sagen, der zeigt sich jetzt bei den allermeisten Menschen.»

Behandlungsbuch Heileurythmie

Sandroe Stoughton erhielt sowohl Einzeltherapie sowie Kindereurythmie, zusammen mit Trudi, Richard und Joachim; beides ist im Behandlungsbuch vermerkt. Margarete Bockholt führte, so zumindest lässt die Eintragung auf S. 102 vermuten, die Therapie mit Sandroe durch. Bei der Lautfolge, die zunächst als M L N R notiert wurde, ist eine Umstellung der letzten beiden Konsonanten eingezeichnet.

Sandry Stoughton Amerikaner, 9 Jahre, mongoloider Typ, Geburtstrauma

keine Eurythmie

Dr. St. M, L, N, R,[184] vorwiegend mit d. Beinen, nur begleitend m. d. Händen.

5/9 sehr schwer, ihn zur Eur. zu bringen

jeden Tag versucht, einiges von diesen 4 Buchstaben zu machen mit kleinen Verschen u. Sprüchen

1/10 Die Art, es zu machen, wechselt sehr je nach der Möglichkeit, ihn zu konzentrieren, bisweilen schon sehr schön. Er ist etwas ruhiger u. zugänglicher geworden, am meisten aufmerksam, wenn man Tiere mit ihm nachahmt, es kommt dann aber schnell etwas wildes Tierhaftes heraus.

Eine weitere Eintragung auf Seite 128 dokumentiert den Verlauf der Kindereurythmie:

Kinder-Eurythmie

(Sandroe, Trudi, Richard, Joachim.)

184 Ein um die Buchstaben N und R geführter Bogen deutet eine Vertauschung der beiden Laute an.

12.–24.11. Einfache metrische Rhyth. ⏑ –, – ⏑, ⏑⏑ –

» musikal. Rhyth. in Kinderliedern.

Alle Vokale + Umlaute, mit Berücksichtigung der Heil. Eurh.-Formen. IAO Finger-Eurythmie. Stabübungen. Wir, Ich + Du. Ballen + Spreizen, –

Sandroe: nur d[ur]ch Nachahmen zu gewinnen, Rhythm. sehr gut. Vocale, besonders I sehr schwer; ist sehr zerstreut + und leicht abgelenkt, hat fast kein Bewusstsein von dem was die Arme tun.

Es folgen die Eintragungen zu Trudi Rothen (siehe KG 66, S. 458), Richard Grob (siehe KG 63, S. 439) und Joachim.

Bericht in der Zeitschrift Natura[185]

Margarete Bockholt berichtet 1926 in der Zeitschrift *Natura* über die Eurythmietherapie, die sie mit Sandroe Stoughton durchgeführt hat.

Dieser Junge kam mit neun Jahren in das Kinderheim Sonnenhof. Es handelte sich bei ihm darum, dass der ganze Organismus viel zu stark verhärtet war, der Knochenbau stark und kräftig, die Muskeln wenig ausgebildet, die Bewegungen eckig; sie zeigten, dass sie mehr aus der Dynamik des Knochensystems kommen als aus der Dynamik der Muskulatur, ganz im Widerspruch zu seinem kindlichen Alter. Die dunklen Augen und Haare zeigten, dass im Organismus das Eisen über den Schwefel überwiegt, denn der Schwefel ist ja gerade diejenige Substanz, die den Organismus vom Stoffwechsel aus beweglich und lebendig macht, ihm rundere Formen gibt und helle Augen und Haare. Diese Schwefelarmut, verbunden mit den verhärteten Organen, machte es dem Kinde unmöglich, mit seinem Geistig-Seelischen in seinen Stoffwechsel richtig unterzutauchen. So konnte auch sein Körper nicht genügend durchdrungen und beseelt werden und blieb deswegen unbeweglich und sein Bewusstsein traumhaft. Dasjenige, was von seinem astralischen Leib außerhalb seines Körpers blieb, formte sich ihm zu dem Bilde von Tieren, die ihm als Löwen usw. entgegenkamen. Nun galt es durch die Eurythmie diejenigen Kräfte seinem Stoffwechsel zuzuführen, die diesem fehlten. Dies geschah durch

185 Grete Bockholt: «Die Heileurythmie in der Heilpädagogik», in: *Natura. Eine Zeitschrift zur Erweiterung der Heilkunst nach geisteswissenschaftlicher Menschenkunde,* 1. Jg., 1926/27, IV. Heft, S. 149–151.

die Laute R, L, M, N. Ganz unmittelbar wirkten die Laute bei ihm. Wenn der Junge morgens zur Heileurythmie kam, stand er da, unbeweglich, mit melancholischen Augen. Man sah, er hatte gar nicht die Möglichkeit, seine schweren, lastenden Glieder in Bewegung zu bringen. Dann war es die größte Mühe, ihn nur einigermaßen dazu zu bringen, in das Rollen des R hineinzukommen. Man musste mindestens «Rosse rasend rennen und ein großes Rad von Riesen den Berg hinaufrollen lassen», um seinen Tätigkeitsdrang zu erregen. Gelang das, so war schon viel gewonnen. Und man konnte übergehen zu dem L. Im L haben wir ja den Laut, in dem das Physische aus seiner Schwere hinausgehoben wird, und hatte der Junge eine Reihe von L gemacht, so veränderte sich sichtlich sein Temperament. Der vorher noch so melancholische Junge wurde immer heiterer, sein Gesicht hellte sich auf. Er empfand es deutlich wie eine Befreiung, dass er aus eigener Kraft seine Schwere überwinden konnte und mehr unter die Wirksamkeit des Ätherleibes kam, in dem ja das Kind seines Alters naturgemäß lebt und das ihm sein sanguinisches Temperament gibt. Nun waren durch diese Laute seine Stoffwechselkräfte aktiviert, Sulfurisches war ihm zugeführt. Das konnte man ihm ansehen, er war fast ausgelassen, er sprang und tollte herum und konnte schwer zur Ruhe gebracht werden. Man fühlte ganz genau, so konnte man ihn nicht lassen, die Arbeit war erst halb getan. Jetzt musste man diesen aufgeweckten Kräften eine Richtung geben. Das geschieht durch das M, es lässt uns in einer liebevoll-bedächtigen Gebärde die Außenwelt ergreifen, oder physiologisch gesprochen, es führt die gestauten Stoffwechselkräfte richtig durch den Ausatmungsstrom in die Außenwelt hinein. Den Höhepunkt der Übung und auch unserer Freude daran bildete das N. Da hüpfte dieser Junge, der sonst am liebsten saß oder stand, in leichten Sprüngen, und seine tollpatschigen großen Hände gaben sich die größte Mühe, möglichst «neckisch nichtsnutzige Nixen zu necken». Durch diesen Laut wurde das, was an Willenskräften im Stoffwechsel aktiv gemacht wurde, bis in die Bewusstseinskräfte des Kopfes hinaufgeleitet. Fröhlich und glücklich verließ er immer die Stunde, und die Erinnerung an dieses Erlebnis brachte den Jungen immer wieder dazu, selber nach der Heileurythmie zu verlangen, deren Anfang für ihn doch immer wieder ein schweres Beginnen war.

Notizbücher Hilma Walter

In zwei Notizbüchern hat Hilma Walter als Lautfolge für Sandroe Stoughton die Lautfolge M L N R eingetragen; in Notizbuch III, S. 376, war jedoch zunächst M N L R eingetragen, offensichtlich ein Schreibfehler, der mit einem Umkehrungszeichen korrigiert wurde.

Grundelemente der Heileurythmie

(Kapitel XI: Konsonantenreihen, S. 181)

R L M N wurde einem zurückgebliebenen, mikrozephalen Knaben verordnet, der mit neun Jahren in die Klinik kam. Er war schmalköpfig, die untere Gesichtshälfte war stark ausgebildet. Der Mund stand immer offen. Hände und Füße waren im Verhältnis zum Körper sehr groß und ungeschickt. Er unterhielt sich gern mit seinem rechten Zeigefinger wie mit einem Wesen, das er «Bebe Assey» nannte. – Rudolf Steiner erklärte, dass dies ein Elementarwesen sei, das sich dort manifestiert hatte. Schon kurz nachdem die Heileurythmie begonnen hatte und er dadurch seine Hände mehr durchdrang, verschwand das Spiel mit «Bebe Assey». – Beim Üben der angegebenen Konsonantenreihe sollte mehr Gewicht auf die Beinbewegungen als auf die Arme gelegt werden. Es sollten hier durch die Laute die Gliedmaßen angeregt werden, die Bildung des Hauptes noch zu fördern und die intellektuellen Kräfte zu erwecken. Man fängt an, die innere Beweglichkeit durch das R anzuregen, macht den Organismus geschmeidig durch das L, das gleichzeitig die Einatmung anregt, führt durch das M in den Ausatmungsprozess und leitet mit dem N die so angeregten Kräfte ins Intellektuelle.

Kommentar

Die Geschichte von Sandroe Stoughton ist ausführlich an mehreren Stellen dokumentiert und besprochen worden.[186] Wie sowohl in der Krankengeschichte nach Hilma Walter als auch im *Heilpädagogischen Kurs* beschrieben, war der Junge vom 11. September 1923 an in Arles-

186 Vgl. zu Sandroe Stoughtons Krankengeschichte und Biografie besonders die ausführlichen Schilderungen in Wilhelm Uhlenhoff: *Die Kinder des Heilpädagogischen Kurses. Krankheitsbilder und Lebenswege*, Stuttgart 1994, S. 26–67.

heim zur Behandlung. Die Besprechung und Vorstellung von Sandroe im Rahmen des Heilpädagogischen Kurses fand rund acht Monate später in Dornach statt, am 1. Juli 1924. Hilma Walter schreibt in ihrer 1955 publizierten Darstellung der Krankengeschichte, dass Rudolf Steiner bereits am 2. September 1923 Therapievorschläge gegeben habe; der erste Eintrag im Behandlungsbuch Heileurythmie stammt vom 5. September. In dem Zeitraum von 4. bis 17. August 1923 wurde Sandroe von seinen Eltern Rudolf Steiner in England vorgestellt. Am 12. August 1923 gab Rudolf Steiner Sandroe die oben stehende Meditation. Es ist wahrscheinlich, dass er zu diesem Zeitpunkt auch die eurythmietherapeutischen Vorschläge gemacht hat, weil er erst am 5./6. September von England zurück nach Dornach gereist ist. Erst am 18. September war Rudolf Steiner dann wieder zu Konsultationen im Klinisch-Therapeutischen Institut in Arlesheim.[187] Der 2. September als Datum der Verordnung von Rudolf Steiner in der Krankengeschichte von Hilma Walter ist demnach wahrscheinlich nicht korrekt, zumal er sich in ihren Notizbucheintragungen so nicht findet.

Auch was die Wiedergabe der von Rudolf Steiner gegebenen beziehungsweise der eingeübten Lautfolge anbelangt, bestehen deutliche Unterschiede zwischen den Dokumenten, die im Folgenden genauer untersucht werden.

In dem Typoskript, das die Patientengespräche Steiners vom 11. September referiert (IWA.07.D.01.01), werden die Laute M, L, N, R in dieser Reihenfolge festgehalten. Hilma Walter übernimmt dies so in ihr Buch *Abnormitäten der geistig-seelischen Entwicklung*. Auch in einem ihrer Notizbücher sind die Konsonanten in dieser Reihenfolge notiert. In dem anderen Notizbuch schreibt sie M N L R, fügt dann aber eine Wellenlinie um die Konsonanten L und N ein, um eine Vertauschung zu markieren.

Im Behandlungsbuch Heileurythmie schreibt Margarete Bockholt: «Dr. St. M, L, N, R» und fügt ebenfalls eine Wellenlinie ein, hier aber um die Konsonanten R und N.

187 Christoph Lindenberg: *Rudolf Steiner. Eine Chronik*, Stuttgart 1988, S. 532–537.

Auf der Patientenkarte[188] ist die Reihenfolge R L M N festgehalten, ebenso in der Schilderung Bockholts in der Zeitschrift *Natura* (s. o.). Auch in *Grundelemente der Heileurythmie* erscheint diese Abfolge mit der entsprechenden Erklärung, die Angabe sei so, wie sie Rudolf Steiner im Heilpädagogischen Kurs erläutert habe. Dort erläuterte Steiner:

> Nun brauchen Sie sich nur zu vergegenwärtigen, wie Heileurythmie auf einen solchen Jungen wirken kann. Nehmen wir: Er macht R und L. R ist die Drehung, da dreht sich etwas, da ist schon die Beweglichkeit drinnen. Die meisten von Ihnen, die ja beim Eurythmiekurs sitzen, wissen nun aber auch, was das L bedeutet. Denken Sie nur, was die Zunge für Gestaltungskräfte in sich entwickelt beim L. Daher ist L der Buchstabe, der anzeigt das Anschmiegen, das Sich-Hineinversetzen in etwas. Er braucht das Geschmeidigmachen des Organismus, um sich hineinzuversetzen in etwas. Nun, wenn Sie bedenken, dass bei einem solchen Jungen der Einatmungsprozess, wie ich es auseinandergesetzt habe, den Ausatmungsprozess überwiegt, dann werden Sie sich sagen müssen: Wir müssen sehen, dass der Ausatmungsprozess möglichst mit Teilnahme angeregt wird, das geschieht im M. Das ist der Ausatmungslaut. Wenn man ihn hervorbringt eurythmisch, so kommt in ihm eben das ganze Gliedmaßensystem zu Hilfe. Im N liegt das Zurückleiten ins Intellektuelle. Sodass man machen wird R L M N.[189]

Seine Erklärungen während des Vortrags hat Rudolf Steiner mit entsprechenden Zeichnungen und Notizen an der bereitgestellten Wandtafel veranschaulicht, die sich erhalten haben. Dort sind die Laute in zwei Gruppen untereinander notiert:

R M
L N

188 Wilhelm Uhlenhoff: *Die Kinder des Heilpädagogischen Kurses. Krankheitsbilder und Lebenswege*, Stuttgart 1994, S. 28f.

189 Rudolf Steiner: Vortrag, Dornach, 1. Juli 1924, in: *Heilpädagogischer Kurs*, GA 317, 8. Aufl. Dornach 1995, S. 100; in den früheren Auflagen (2.–7. Auflage) hieß es an dieser Stelle, der Stenogrammübertragung folgend, R M L N.

Bei seinen Ausführungen im Heilpädagogischen Kurs geht Rudolf Steiner auf die qualitativen Eigenarten der Bewegungen ein. Er spricht hier vor dem Publikum des Heilpädagogischen Kurses nicht wie bei der Konsultation mit den Ärztinnen ein knappes Jahr zuvor über das Verhältnis der Wesensglieder, und er gibt hier auch keine weitere Spezifizierung für die Ausführung. Bei der Konsultation 1923 hingegen wurde die Ausführung mit den Beinen empfohlen. Diese Empfehlung kann mit den Gesichtspunkten, die hier im Kapitel «Eurythmietherapie mit Beinen und Füßen» (S. 52) genauer ausgeführt sind, in Verbindung gebracht werden. Dort wird gezeigt, dass Ziel dieser spezifischen Ausführung mit den unteren Gliedmaßen eine Regulation des Astralleibes ist, der auf Sandroes Patientenkarte ja in der Tat als «passiv» bezeichnet wird.[190] Die von Rudolf Steiner in der Konsultation 1923 gegebene Charakterisierung, dass bei Sandroe «der Ätherleib mehr nach den Extremitäten und nach unten» geht, sodass es, wie es weiter heißt, gut sein könne, «dass bei ihm ein Elementarwesen sitzt», beschreibt ein Missverhältnis von Astral- und Ätherleib und erklärt damit die konsonantische Eurythmietherapie mit den Beinen.

190 Wilhelm Uhlenhoff: *Die Kinder des Heilpädagogischen Kurses. Krankheitsbilder und Lebenswege,* Stuttgart 1994, S. 28.

61 Motorische Unruhe

Der Patient kam am 13. September 1922 zur Konsultation in das Klinisch-Therapeutische Institut Arlesheim.

Roland Müller kommt zusammen mit seiner Mutter zur Konsultation nach Arlesheim. Auf der Patientenkarte wird als Wohnort La Tour-de-Peilz bei Vevey (Schweiz) angegeben. Der etwa acht oder neun Jahre alte Junge, grazil gebaut und mit braunen Haaren, wird als «sonst gesund, aber sehr zappelig» beschrieben. Auf der Patientenkarte selbst ist neben der Medikation von Bädern und Bleiglanz nur pauschal «Heileurythmie» vermerkt, ohne spezifische Angabe zur Lautfolge. Von Hilma Walter ist die Lautfolge L U O K M überliefert, im Behandlungsbuch Heileurythmie findet sich hingegen nur ein knapper Eintrag, der als Laute L und M angibt. Ob Mutter und Sohn länger in Arlesheim geblieben sind und die vorgeschlagene Heileurythmie tatsächlich durchgeführt wurde, lässt sich den im Ita Wegman Archiv erhaltenen Unterlagen nicht entnehmen.

Die Krankengeschichte

Unveröffentlichte Quellen: Patientenkarte vom September 1922 (gemeinsame Karte für Mutter und Sohn, IWA.01.D.03.14), Notizbucheintragungen Hilma Walters (IWA.03.D.01.02, NB III, S. 302, NB IV), Verordnung für Mutter und Sohn, französisch, auf Briefpapier (IWA.01.D.03.14), Eintragung im Behandlungsbuch Heileurythmie (IWA.03.D.01.01, S. 162)

Veröffentlichte Quellen: Hilma Walter: Abnormitäten der geistig-seelischen Entwicklung, *Nr. 7, S. 42; Margarete Kirchner-Bockholt:* Grundelemente der Heileurythmie, *S. 193. Die Wiedergabe der Krankengeschichte folgt der Darstellung Hilma Walters.*

Zappeligkeit

Dr. Steiner empfiehlt:

Bleiglanz D5 innerlich, 2 × täglich;

Kieselsäurebäder mit Schwefelzusatz, 3 × wöchentlich

(verwendet wurde Equisetum-Abkochung plus Schwefel);

Heileurythmie: L, U, O, K, M.

Eurythmietherapie

L U O K M

Behandlungsbuch Heileurythmie

Auf Seite 162 des Behandlungsbuchs findet sich eine undatierte Eintragung zur Eurythmietherapie von Mutter und Sohn Müller. Sie stammt von Margarete Bockholt, die jedoch nur die Laute beziehungsweise Übungen als solche notiert hat. Ob und wie lange die Therapie durchgeführt wurde, lässt sich dem nicht entnehmen.

Kind Roland Muller

zappelig

Jambus

M mit Kiebitzschritt

L

Notizbücher Hilma Walter

In Notizbuch III, S. 302, findet sich ein ausführlicher Eintrag zu Roland Müller, der später noch ergänzt wurde. Die zum Teil kaum leserlichen Hinzufügungen wurden hier weggelassen.

Müller, Kind Roland ca 8–9jährig; sehr gracil, brünett, zierlicher griechischer Kopf (in Athen geboren)

sehr zappelig sehr schwache Verdauung

(durch Frau Dr. Garbert erfasst)[191]

Dr. St: Bleiglanz D4 2 × tgl. innerlich

Bäder mit: Equisetum + Schwefel 3 × wöchentl. 40 cc [cubic centimeters entspricht 40 ml] pro Bad

(wenn Bad nicht möglich, dann tgl. Abreibung)

Heileurythmie L, U, O, K, M

Grundelemente der Heileurythmie

(Kapitel XII: Konsonanten und Vokale in gemischten Reihen, S. 193)

L U O K M erhielt ein Knabe mit motorischer Unruhe und Zappeligkeit. Es ist nicht leicht für diese Kinder, nachdem sie in L alle Kräfte aktiviert haben, in die Zusammenziehung des U zu gehen. Nun bilden sie von innen heraus das O, mit dem sie ihre Kräfte aus dem Organismus befreien, benutzen sie mit dem K zur Beherrschung der Gliedmaßen und enden harmonisch mit dem M. Diese Übung kann in Zusammenhang mit dem Zappeljambus gegeben werden.

Kommentar

Die Beschreibung des gesteigerten Bewegungsdranges von Roland Müller lässt an eine Verhaltensstörung im Sinne einer Aufmerksamkeitsdefizit-/Hyperaktivitätsstörung (ADHS) denken.

Die eurythmietherapeutische Lautfolge L U O K M wird von Hilma Walter in zwei Notizbüchern dokumentiert und später auch so von Margarete Kirchner-Bockholt beschrieben. Im Behandlungsbuch Heileurythmie wurden jedoch andere Übungen festgehalten, die sich zum Teil aus den Angaben im Heileurythmiekurs ableiten lassen.[192]

191 Zu dieser Ärztin konnten keine weiteren Informationen gefunden werden.

192 Im ersten Vortrag des Heileurythmiekurses beschreibt Rudolf Steiner eine Übung, die beruhigend wirke auf ein zappeliges Kind: das jambische A. Vgl. Rudolf Steiner: Vortrag, Dornach, 12. April 1921, GA 315, 6. Aufl. Basel 2021, S. 22.

In ihrem Buch *Grundelemente der Heileurythmie* greift Kirchner-Bockholt zudem die Übung «Jambisches A» als mögliche Ergänzung der Reihe auf (dort noch unter der heute nicht mehr gebräuchlichen Bezeichnung «Zappeljambus»).

Die Zusammenschau der Lautreihe mit der Beschreibung des Patienten ist ein weiteres Beispiel für den je unterschiedlichen Ansatz Steiners im Heileurythmiekurs und in der direkten Begegnung mit Patienten. Da es sich der Beschreibung nach um einen grazil gebauten Jungen handelt, bezieht sich die Empfehlung, dass innerhalb der Lautreihe auch das O zu üben sei, wohl kaum auf die im Heileurythmiekurs gegebene Indikation bei der Tendenz zum Dicklichsein. Eher könnte man an die Offenbarung des Menschen als Seele denken,[193] zumal das O hier in der Mitte der Lautfolge steht. Eine Annäherung an das Verständnis der Reihe ergibt sich hier eher durch eine mögliche vergleichende Zusammenschau mit den im weitesten Sinne zur Beruhigung gegebenen Lautfolgen (pädagogisch DFGKH-R[194] und heilpädagogisch MN BP AU[195]).

193 Rudolf Steiner, Vortrag, 13. April 1921, in: *Heileurythmie,* GA 315, 6. Aufl. Basel 2021, S. 34.

194 Rudolf Steiner: *Die Entstehung und Entwicklung der Eurythmie 1912–1918,* GA 277a, 5. Aufl. Basel 2022, S. 64.

195 Rudolf Steiner, Vortrag, 30. Juni 1924, in: *Heilpädagogischer Kurs,* GA 317, 8. Aufl. Dornach 1995, S. 108.

62 Entwicklungsstörung

Der Knabe wurde Rudolf Steiner bereits im Herbst 1921 in Berlin vorgestellt. Er kam im März 1924 zunächst ambulant in das Klinisch-Therapeutische Institut Arlesheim und wurde im Spätsommer desselben Jahres, nach dem Heilpädagogischen Kurs, fest im Sonnenhof aufgenommen. 1925 ging er mit seinen Eltern nach Breslau, wo Albrecht Strohschein sein Hauslehrer wurde.

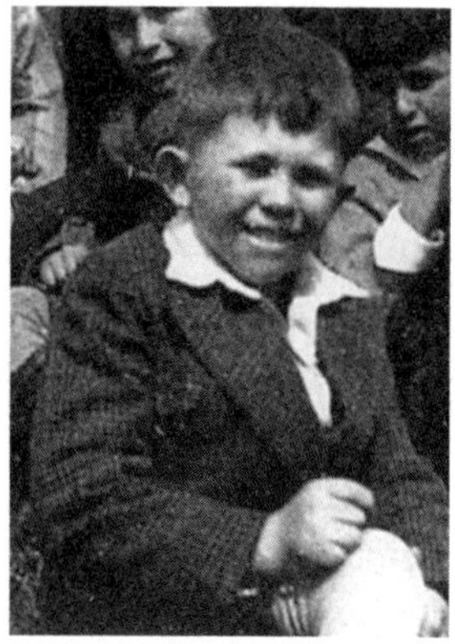

Robert Ruch

Robert Ruch (1917–1977) ist knapp sieben Jahre alt, als er mit seiner Mutter, einer Schauspielerin, aus Rostock nach Arlesheim kommt.[196] Bei dem Jungen, der einen gedrungenen, ‹plumpen› Körper zu haben scheint, wird eine Entwicklungsstörung festgestellt. Sprechen lernt er verspätet, sein Lieblingslaut ist das R. Rudolf Steiner, der ihm vermutlich bereits 1921 Sprechübungen gab, schlägt eurythmietherapeutisch die Lautfolge E U Ö vor. Im Heilpädagogischen Kurs geht er im siebten Vortrag ausführlich auf Robert Ruch ein.[197] 1925 geht Robert mit seinen Eltern nach Breslau und wird dort zeitweilig von Albrecht Strohschein pädagogisch betreut. 1929 kommt er nach Gerswalde, später nach Hamburg und 1932 dann mit seiner Mutter nach Dornach. Während des Krieges und auch danach lebt er mit seiner Mutter im Schwarzwald.

---

196 Zum Leben und zur Entwicklung Robert Ruchs vgl. die ausführliche Darstellung in: Wilhelm Uhlenhoff: *Die Kinder des Heilpädagogischen Kurses. Krankheitsbilder und Lebenswege,* Stuttgart 1994, S. 68–90.

197 Rudolf Steiner: Vortrag, Dornach, 2. Juli 1924, in: *Heilpädagogischer Kurs,* GA 317, 8. Aufl. Dornach 1995, S. 105–108.

Die Krankengeschichte

Unveröffentlichte Quellen: Typoskript mit Anamnese und Ordination (IWA.01.D.03.14), Notizbucheintragungen Hilma Walters (IWA.03.D.01.02, NB II, NB III, S. 352f., NB IV), Eintragung im Behandlungsbuch Heileurythmie (IWA.03.D.01.01, S. 143)

Veröffentlichte Quellen: Rudolf Steiner: Heilpädagogischer Kurs, *7. Vortrag, S. 97–100, Grete Bockholt: «Die Heileurythmie in der Heilpädagogik», in:* Natura. Eine Zeitschrift zur Erweiterung der Heilkunst nach geisteswissenschaftlicher Menschenkunde, *1. Jg., 1926/27, IV. Heft, S. 151f., Margarete Kirchner-Bockholt:* Grundelemente der Heileurythmie, *S. 76; Julia Bort: «Heileurythmie und Heilpädagogik», in:* Heilende Erziehung. Vom Wesen seelenpflege-bedürftiger Kinder und deren heilpädagogischer Förderung, *Arlesheim 1956, S. 170ff.; Hilma Walter:* Abnormitäten der geistig-seelischen Entwicklung, *Nr. 11, S. 43f.; Wilhelm Uhlenhoff:* Die Kinder des Heilpädagogischen Kurses. Krankheitsbilder und Lebenswege, *Stuttgart 1994, S. 68–90 (mit Abbildung der Patientenkarte von 1924). Die Wiedergabe der Krankengeschichte folgt der Darstellung von Hilma Walter.*

In der körperlichen und seelischen Entwicklung zurückgeblieben

Anamnese: Einziges Kind, Mutter Schauspielerin. Achtmonatskind. Während der Schwangerschaft hat die Mutter noch die ersten vier Monate ihren Beruf auf der Bühne ausgeübt und ist zeitweise viel gesprungen, etwas später auch während der Schwangerschaft gestürzt.

Das Kind hat mit 2 ¼ Jahren eine Ernährungsstörung gehabt. Mit 2 Jahren erst stehen gelernt. In den ersten vier Jahren war der Junge apathisch, aber gierig auf Essen. Der erste Laut war R, er weinte auch mit R. Bis zum 4. Lebensjahr hat er nur einzelne Worte gelallt. Dann bekam er auf Rat von Dr. Steiner Sprechübungen; er musste lernen, Sätze vorwärts und rückwärts zu sprechen.

Mit dem Sprechenlernen begann eine motorische Unruhe. Er schläft wenig, hat Mühe mit dem Einschlafen. Ist abends sehr erregt. Die Verdauung ist ungeregelt. Es besteht Neigung zu Bronchitis.

Befund: Für sein Alter ist das Wachstum zurückgeblieben. Der Kopf ist verhältnismäßig etwas groß.

Dr. Steiner empfiehlt: «Sprechübungen nach vorn und rückwärts zur Regulierung des Zusammenhangs von Ätherleib und Astralleib.»

Heileurythmie: E, U, Ö. «Übungen, welche ihn dazu bringen, seine eigene physische Organisation zu spüren. Das E ist besonders geeignet, denn da berührt sich der Mensch in seiner Organisation selber. Ebenso das U und das Ö. Ö nimmt man zur Regulierung.»

Innerlich: Hypophysis cerebri D6, 2 × täglich eine Messerspitze.

Eurythmietherapie

E U Ö

Behandlungsbuch Heileurythmie

Die Eintragungen vom März 1924 stammen von Margarete Bockholt, die damals die Therapie begonnen haben dürfte. Die Eintragung vom 7. Januar 1925 stammt hingegen von Julia Bort.

Robert Ruch, Rostock, 6 ¾ Jahre,
zurückgebliebenes Kind, mechanische Verletzung intrauterin

23/III

Dr. St.	U, Ö, E und auch andere Vokale Sprechübung, z. B. Und es wallet und woget Woget und wallet es und
24/III	Zurücksprechen fällt ihm sehr schwer, es ist auffallend, wie stark da[s] R bei dem Jungen ausgeprägt ist.
25/III – 30/III	Übungen schwer mit ihm zu machen, da er durch alle Dinge abgelenkt wird, aber bisweilen macht er schon zum Erstaunen der Mutter sehr gut nach.
7.I.25.	Er ist seit 1. Sept. 24 im Kinderheim, ist sehr viel ruhiger geworden, gewachsen, spricht deutlicher. Seine Übungen macht er sehr gerne u. mit guter Concentration, auch das Ö, gegen das er sich früher sehr wehrte. Es ist möglich, ihn jetzt in der Gruppe mit anderen Kindern vokalisch Eurythmie machen zu lassen, wobei er gar nicht sehr stört.

Grundelemente der Heileurythmie

Kapitel V: Die Vokalreihen, S. 76

E U Ö für ein körperlich und seelisch *zurückgebliebenes* Kind.

Dazu werden auch Sprechübungen vor- und rückwärts zur Regulierung des Zusammenhanges von Ätherleib und Astralleib gemacht und «Übungen in Heileurythmie, welche es dazu bringen, seine eigene physische Organisation zu spüren. Das E ist dazu besonders geeignet, denn da berührt sich der Mensch in seiner Organisation selber, ebenso das U und Ö. Ö nimmt man zur Regulierung.»

Es war ein nahezu siebenjähriges Kind mit einem chaotischen Stoffwechsel, gierig im Essen, mit Neigung zu Durchfällen und starken Blähungen. Aus der Angabe im *Heileurythmiekurs,* dass das U bei nervösen Durchfällen verwendet wird, ist die Angabe des U auch hier verständlich.

Natura

In Zeitschrift *Natura,* 1. Jg. 1927, Heft IV,[198] berichtet Margarete Bockholt über die Heileurythmie mit Robert Folgendes:

[...] Ein anderes Kind bietet fast in allem das genaue Gegenbild [Der Vergleich betrifft Sandroe Stoughton, vgl. KG 60]. Blaue Augen, helle Haare, gedrungen, rundlich, immer in Bewegung. Wir haben hier einen Organismus vor uns, der überreich an Schwefel ist, dadurch ist alles bei ihm aufgelockert, wässerig, und der Astralleib, der hier schon an sich schwach ist, aber sehr stark in sich beweglich, findet an diesem Ätherleib keinen Widerstand und keinen rechten Angriffspunkt, um einzugreifen. So bleibt der Astralleib auf der einen Seite im Organismus fast untätig und bringt den Ätherleib nur gerade in ein dauerndes Vibrieren, auf der anderen Seite vergeudet er seine Kräfte durch ein flatterndes Sichverlieren an seine Umgebung. Er geht auf in allem, was er sieht und hört. Alle Naturkräfte, Feuer, Luft und Wasser sind sein Element. Die starke Beweglichkeit des Astralleibes äußert sich bis in seine Sprache durch ein Überwiegen des R-Lautes. Dies war der erste Laut, den er sprach, und war noch lange bevorzugt. Das Gegenbild dazu ist im Physischen eine zu schnelle Darmbewegung, eine ausgesprochene Neigung zu Diarrhoe. Diesem Kinde

198 Grete Bockholt: «Die Heileurythmie in der Heilpädagogik», in: *Natura. Eine Zeitschrift zur Erweiterung der Heilkunst nach geisteswissenschaftlicher Menschenkunde,* 1. Jg., 1926/27, IV. Heft, S. 151 f.

also durfte man nicht noch mehr dynamische Kraft durch die Konsonanten zuführen[199], sondern musste ihm durch die Vokale helfen, diesem verfließenden Organismus festere, beherrschtere Formen zu geben. Das geschah durch die Laute U, E und Ö. Durch das kreuzweise Berühren der Arme und Beine im E erreicht man, dass Ich und Astralleib sich stärker mit physischem Leib und Ätherleib befassen und diese festigen und gestalten. Das Bewusstsein, das vorher wie außerhalb in der Umgebung war, kommt zu sich selbst, es fasst sich. Man kommt mit dem Kinde zu einer Konzentrationsmöglichkeit. Das U ist in seiner Wirksamkeit in gewissem Sinne entgegengesetzt, indem es Ich und Astralleib mehr heraushebt aus dem Ätherleib und dem physischen Leib, aber es werden dann durch die in den physischen Leib und den Ätherleib hineinströmenden U-Kräfte diese konsolidiert und das Ausfließen des Organismus mehr in ein Erstarren gebracht. So fasst man von zwei verschiedenen Seiten den Organismus an und gleicht zwischen beiden aus durch das Ö.

Der Weg, den man hier geht, führt in einer solchen Stunde aus der übergroßen Beweglichkeit in die Beruhigung. Der Junge, der vorher rettungslos den Kräften seiner Umgebung preisgegeben war, hat jetzt die Möglichkeit, mehr in sich zu beruhen und sich zur Wehr zu setzen. Es ist oft wie ein Wunder, ihn zum Beispiel im E-Laut zu sehen, wie er still und andächtig dabei ist, und da sein eigenes geistig-seelisches Wesen wirklich einmal zur Geltung kommt.

Heilende Erziehung

Julia Bort berichtet in einem 1956 erschienenen Artikel[200] in *Heilende Erziehung* über die Heileurythmie bei Robert Ruch.

Es war ergreifend, mit diesem Kinde die U-Übung zu machen. Hatte man das ihn quälende rollende R etwas beruhigt, so konnte man beginnen. Auch bei bestem Willen war es für ihn unendlich schwer. Die kurzen, schlaffen Arme konnten sich kaum zu einer U-Bewegung zusammenschließen, da der zwischen den Schultern steckende Kopf im Wege war; und nur mit großer Mühe lernte er allmählich die Füße zwischen Ballen und Ferse elastisch zu heben und zu senken. Aber gerade dieser Anblick

199 Steht hier im Widerspruch zu der Angabe aus dem Heileurythmiekurs, N bei Durchfall anzuwenden.

200 Julia Bort: «Heileurythmie und Heilpädagogik», in: *Heilende Erziehung. Vom Wesen seelenpflege-bedürftiger Kinder und deren heilpädagogischer Förderung*, Arlesheim 1956, S. 170 ff.

mit der rührend bittenden Geste seiner Arme zeigte, was dem Kind fehlte. Es war unsere Aufgabe, ihm dabei zu helfen, dass der Mensch in ihm erstarke.

Kommentar

Die eurythmietherapeutische Behandlung von Robert Ruch ist nur zu Beginn, für den März 1924, detailliert dokumentiert. Ein Eintrag im Behandlungsbuch Heileurythmie neun Monate später, datiert auf den 7. Januar 1925, fasst die Entwicklung des Knaben seit seinem Eintritt ins Kinderheim zusammen.

Eine der Besonderheiten dieses Falles ist die Angabe, das Ö zu üben, das als Umlaut im Heileurythmiekurs keine Erwähnung findet. Bei der Beschreibung der Lautfolge im Heilpädagogischen Kurs hingegen wird die Wirkung des Ö als «regulierend» beschrieben. Weitere Hinweise zum Ö finden sich in einer Beschreibung von Lory Maier-Smits von 1912,[201] als es noch keine zugehörige Armgebärde gab, sowie im Lauteurythmiekurs.[202] Besonders interessant ist in dem hier behandelten Kontext auch das im Toneurythmiekurs[203] beschriebene Verhältnis der Vokale zu den Stufenintervallen der Skala, der Konkordanz. Dort entspricht das Ö dem Intervall der Quart, mit dem sowohl anatomisch wie auch musikalisch eine Grenze gestaltet wird. Man macht dabei, so Rudolf Steiner zum Erleben der Quart, einen «angenehmen Zwerg» aus sich, einen komprimierten Menschen, bei dem der obere Pol dominiert.

Im siebten Vortrag des Heilpädagogischen Kurses stellt Rudolf Steiner klar, in welchem Kontext die therapeutische Behandlung von Robert Ruch stehen soll.[204] Er bringt die Gehirntätigkeit mit der Darmtätigkeit in Verbindung und bemerkt dazu ganz explizit, dass es

201 Rudolf Steiner: Notiz vom 24. September 1924, in: *Die Entstehung und Entwicklung der Eurythmie,* GA 277a, 5. Aufl. Basel 2022, S. 121.

202 Rudolf Steiner: Vortrag, Dornach, 2. Juli 1924, in: *Eurythmie als sichtbare Sprache,* GA 279, 6. Aufl. Basel 2019, S. 148.

203 Rudolf Steiner: Vortrag, Dornach, 21. Februar 1924, in: *Eurythmie als sichtbarer Gesang,* GA 278, 7. Aufl. Basel 2016, S. 86.

204 Vgl. dazu die Wandtafelzeichnung vom 2. Juli 1924, in: *Heilpädagogischer Kurs,* GA 317, 8. Aufl. Dornach 1995, Beilage, Tafel 10.

nicht darum gehe, nur die Darmtätigkeit zu regulieren, sondern darum, deren Zusammenhang mit der Gehirntätigkeit in seiner Gänze zu erfassen und mit der Behandlung dort anzusetzen. Die Hinweise, die Margarete Bockholt in ihrem Aufsatz «Die Heileurythmie in der Heilpädagogik» bezüglich der Darmregulation gibt, erfassen diesen Zusammenhang nicht.

Was schließlich die Wesensglieder betrifft, so beschreibt Rudolf Steiner Roberts Astralleib, Ich-Organisation und physische Organisation als schwach. Die eurythmietherapeutische Behandlung setzt dementsprechend bei der physischen Organisation an; Ziel ist es, die physische Organisation zu empfinden. Durch deren Empfindung werde sich, so Steiner, die Wachstumskraft der physischen Organisation «einschleifen».[205] Die Eurythmietherapie steht hier im Zusammenhang mit der Regulation von Ätherleib (Wachstumskraft) und physischem Leib; die zusätzlich gegebenen Sprechübungen zielen auf die Regulation von Astralleib und Ätherleib. Zu den Vokalen U und E äußert Steiner, dass sich das Kind bei ihnen in sich selber spürt. Die Wahl der geeigneten Vokale, um den Organismus bewusst von innen zu ergreifen, erklärt sich aus den Ausführungen im zweiten Vortrag des Heileurythmiekurses, wo es in Bezug auf das Vokalische heißt, es sei außerordentlich wichtig, dass man «gewissermaßen die Bewegung oder die Haltung, die gemacht wird, fühlt».[206] Diese Fähigkeit ist bei Robert nämlich nicht genügend vorhanden, er lebt sehr stark in der Außenwelt.

Interessant ist im Zusammenhang der hier gegebenen Lautfolge auch, dass in der holländischen und französischen Sprache E und U als Diphthong EU wie Ö in der deutschen Sprache gesprochen wird.

205 Rudolf Steiner: Vortrag, Dornach, 2. Juli 1924, in: *Heilpädagogischer Kurs*, GA 317, 8. Aufl. Dornach 1995, S. 100.

206 Rudolf Steiner: Vortrag, Dornach, 13. April 1921, in: *Heileurythmie*, GA 315, 6. Aufl. Basel 2021, S. 30.

63 Kleptomanie

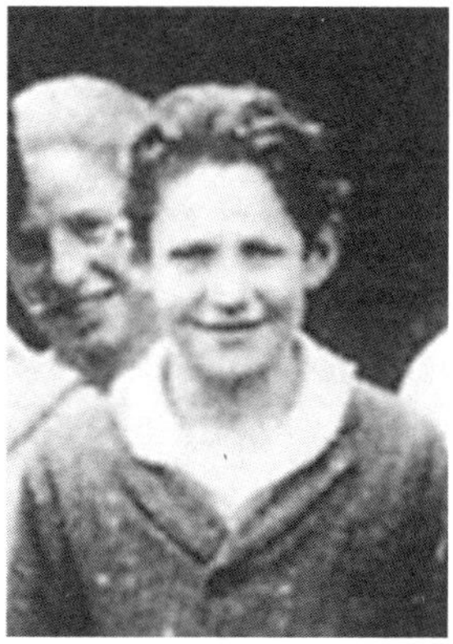

Richard Grob

Der junge Patient wurde zunächst im Klinisch-Therapeutischen Institut Arlesheim behandelt und später in den Sonnenhof verlegt. Am 19. und am 22. November 1923 sah ihn Rudolf Steiner und machte erste diagnostische und therapeutische Angaben. Am 4. Juli 1924 wurde der Knabe im Rahmen des Heilpädagogischen Kurses besprochen.

Richard Grob (1912–1992) ist zwölf Jahre alt, als er zur Behandlung in das Klinisch-Therapeutische Institut kommt. Der aufgeweckte Sohn eines Revisors der Schweizerischen Bundesbahn ist in der Schule kaum zu bändigen und als Kleptomane auch polizeilich bereits aufgefallen. Zur Konsultation im November 1923 kommt er auf Vermittlung von Frau Hirter, einer Bekannten der Mutter. Richard Grobs lebendige Schilderung seiner Begegnung mit Rudolf Steiner wurde von Wilhelm Uhlenhoff abgedruckt.[207] Rudolf Steiner bezeichnet den Knaben als «Schlaukopf», nimmt ihn jedoch gegenüber unterstellter Mutwilligkeit seines Verhaltens in Schutz: Er könne «nichts dafür», sei kein «eigentlicher Kleptomane», sein Verhalten beruhe vielmehr auf einer krankhaften Verkümmerung der Hirnlappen. Dadurch werde ein Teil des Astralleibes nicht integriert in den Gesamtorganismus des Kopfes, was dann zu der vorhandenen Problematik führe. Der

207 Richard Grob berichtete später selbst über seine erste Begegnung mit Rudolf Steiner und die Zeit in Arlesheim. Vgl. die ausführliche Darstellung seiner Krankengeschichte und Biografie in Wilhelm Uhlenhoff: *Die Kinder des Heilpädagogischen Kurses. Krankheitsbilder und Lebenswege*, Stuttgart 1994, S. 107–133, hier S. 110 f., er datiert die erste Begegnung mit Rudolf Steiner dort allerdings auf den 9. November.

Junge erhält Injektionen (Hypophyse und Honig D10 abwechselnd mit Großhirnschläfenlappen D10) und bekommt Heileurythmie mit den Beinen verordnet – heileurythmische Übungen, die, so Steiner, «in diesem Falle etwas sehr Feines sein können». Richard Grob bleibt in Arlesheim, nach Weihnachten kommt er zu den anderen Kindern in den Suryhof, den späteren Sonnenhof. Er nimmt bald schon am Unterricht in der Fortbildungsschule teil. Im Juli 1924 bespricht Rudolf Steiner Richards Krankengeschichte im Heilpädagogischen Kurs (8. und 9. Vortrag); der Zustand des Jungen bessert sich jedoch erst, als Rudolf Grosse[208] im Oktober 1924 die pädagogische Betreuung übernimmt. Richard Grob wird später Lehrer und wirkt selbst ein Berufsleben lang als Pädagoge.

Die Krankengeschichte

Unveröffentlichte Quellen: Patientenkarte 1925 (IWA.01.D.03.12), drei Typoskripte und ein handschriftlicher Bericht zu den Gesprächen mit Rudolf Steiner und zur Therapie (IWA.01.D.03.12), zwei handschriftliche Berichte Hilma Walters und ein Typoskript zu den Gesprächen mit Rudolf Steiner (IWA.01.D.03.12), Notizbucheintragungen von Hilma Walter (IWA.03.D.01.02, NB II, NB III, S. 352f., NB IV), Eintragungen im Behandlungsbuch Heileurythmie (IWA.03.D.01.01, S. 128), Korrespondenz bezüglich der pädagogischen Betreuung von Richard (IWA.01.D.02.95)

Veröffentlichte Quellen: Rudolf Steiner: Heilpädagogischer Kurs, *GA 317, 8. und 9. Vortrag, 3. und 4. Juli 1924, S. 116–118 und 121–126; Hilma Walter:* Abnormitäten der geistig-seelischen Entwicklung, *Nr. 11, S. 53f.; Margarete Kirchner-Bockholt:* Grundelemente der Heileurythmie, *S. 70; Wilhelm Uhlenhoff:* Die Kinder des Heilpädagogischen Kurses. Krankheitsbilder und Lebenswege, *Stuttgart 1994, S. 107–133. Die Wiedergabe der Krankengeschichte folgt der Darstellung von Hilma Walter.*

208 Rudolf Grosse: *Erlebte Pädagogik. Schicksal und Geistesweg*, Dornach 1968, S. 128–133.

Kleptomane

Befund: Mittelgroß, kräftig gebaut, rotwangig, dunkelbraune lockige Haare; liebenswürdiges Wesen.

Die Stirnpartie ist etwas schmal, da die Schläfengegend beiderseits etwas zusammengedrängt ist. – Organisch sonst gesund. Intelligenz dem Alter entsprechend. Macht einen freundlichen und gutmütigen Eindruck.

Dr. Steiner sieht den Jungen bei der Aufnahme und sagt über ihn am 19. November 1923: «Der Junge kann nichts dafür, er ist nicht ein eigentlicher Kleptomane; er kann nichts dafür, wenn er selber aufsteigende Wünsche hat oder andere sie ihm suggerieren. Diese Partien (Schläfen) sind verkümmert, der Astralkörper bleibt immer draußen. Nun ist es notwendig, dass man bei ihm noch eine Kur macht, die darinnen besteht, dass man ihm dieses Schläfenlappensekret abwechselnd injiziert mit Schleimdrüsensekret*, beides in 10. Dezimale. Nun möchte ich aber das Schleimdrüsensekret noch extra vermischt haben mit 10. Dezimale von gutem vorjährigem Bienenhonig. Das müsste man ihm injizieren. Und dann müsste er in eine Erziehung kommen, wo er jeden Tag moralische Erzählungen bekommt, wo er sieht, wohin das Lügen führt.»

Zwischenbemerkung: «Er hat das immer im Herbst getan.»

Dr. Steiner: «Das will ich erklären: Die Bösigkeit, dass er böse Wünsche hat, ist immer in ihm, aber im Herbst wird er nur schlauer. Im Frühling und Sommer fällt ihm nichts ein, wie er das ausführt. Die Begierden dazu sind immer da. Da ist er dumpf, und im Herbst wird er heller. Gerade jetzt macht er den Eindruck eines Schlaumeiers, jetzt fällt ihm alles Nichtsnutzige ein. Deshalb wird er mit dem 17. bis 18. Lebensjahre, wenn der Junge nicht mehr so abhängig ist von dem Klima usw., wird er schon etwas besser werden. Dann werden wir bei ihm gerade ganz besondere heileurythmische Übungen machen, die in diesem Falle etwas sehr Feines sein können.»

22. November 1923: Der Junge hatte einige Versuche zu lügen gemacht.

Dr. Steiner: «Sie sehen, dass durch die Verkümmerung der Hirnlappen ein Teil seines Hirnastralleibes freigelegt ist. Und in diesen freigelegten Astralleibern dämmern zunächst, wenn sie unbeherrscht sind, unwahre Vorstellungen auf. Man sieht auch hier, wie diese einzelnen Organismen eine Intelligenz für sich haben. Der Junge hat also zum Beispiel einen Brief bekommen, worin steht, dass er ein Körbchen vom Bahnhof abholen soll. Er selbst behauptet, einen Brief erhalten zu haben von seinem

Freund, der ihn besuchen wollte und den er zu einer bestimmten Zeit abholen will. Es ist da so, dass beim Lesen der Astralleib, der frei ist und schlau, mit ihm liest und bei dem Wort Körbchen irgendetwas mit Freund und Bahnhof kombiniert. Das wird vom Sehzentrum aufgenommen und in den Brief projiziert.»

Und Dr. Steiner gibt zu den bisherigen Behandlungen noch den Rat: «Dann können wir jetzt bei ihm mit Heileurythmie beginnen. Sie müssen eigentlich machen lassen für ihn feste Strumpfbänder, die das Bein unter den Knien abbinden. Und dann, wenn er dies hat, müsste er im Sprung A ausführen zunächst, und zwar sowohl durch Springen beider Beine und Anziehen im Knie und auch mit den Zehen. Also hauptsächlich diese Beinübungen mit A. Und dann muss man ihn auch ein E im Springen machen lassen. Und das können wir ihn einstweilen den ganzen Tag machen lassen.»

Nachtrag: Aus diesem Jungen ist ein ganz tüchtiger und in seinem Beruf als Lehrer sehr verantwortungsvoller junger Mann geworden.

Eurythmietherapie

A und E mit den Beinen

Behandlungsbuch Heileurythmie

Laut der Eintragungen im Behandlungsbuch hat Richard Grob zusammen mit Sandroe Stoughton (KG 60), Trudi Rothen (KG 66) und Joachim «Kindereurythmie» gemacht; Aufzeichnungen zur Einzeltherapie mit den von Rudolf Steiner vorgeschlagenen Übungen finden sich in dem Behandlungsbuch Heileurythmie nicht.

Kinder-Eurythmie

(Sandroe, Trudi, Richard, Joachim)

12. – 24.11. Einfache metrische Rhyth. ⏑ –, – ⏑, ⏑⏑ –

" musikal. Rhyth. in Kinderliedern.

Alle Vokale + Umlaute, mit Berücksichtigung der Heil. Eurh.-Formen. IAO

Finger-Eurythmie. Stabübungen.

Wir, Ich + Du. Ballen + Spreizen, –

[Es folgen zunächst Notizen zu Sandroe und Trudi, siehe S. 421 f. und 461.]

Richard: sehr geschickt, fast zu weiche Bewegungen. Körperhaltg. sehr schlecht. H-E. I sehr ungeschickt, dagegen viel Interesse für Rhythmen.

[Es folgen noch Notizen zu Joachim.]

Notizbücher Hilma Walter

In zwei Notizbüchern notiert Hilma Walter zusammenfassend die Angaben zur Heileurythmie: «Feste Strumpfbänder unter den Knien und im Sprung A ausführen und mit den Beinen u. Füßen auch E»; in Notizbuch III, S. 225 f., zitiert sie ausführlich die Angaben Rudolf Steiners und hält seitlich noch ergänzend fest:

Aus dem Willen heraus treiben den Intellekt.

Grundelemente der Heileurythmie

(Kapitel V: Die Vokalreihen, S. 70)

Alle Vokale mit den Beinen bei Kleptomanie. Diese Angabe stammt aus dem Heilpädagogischen Kurs. Dort schildert Rudolf Steiner das Wesen der Kleptomanie folgendermaßen: «... dann rutscht die intellektuelle Anlage ins Willentliche herunter und die Kleptomanie kann herauskommen». Durch das Üben der Vokale mit den Beinen treibt man das Intellektuelle «aus dem Willen heraus» und «das Bemühen, das in den Vokalen liegt, [...] in den Willen hinein».[209]

Es ist auch gut, die Vokale mit den Beinen schnell hüpfen zu lassen; Gedichte, die dafür geeignet sind, sind vor allem humoristische.

Bei einem 12-jährigen kleptomanen Jungen machte Rudolf Steiner folgende Angabe: «Dann können wir jetzt bei ihm mit Heileurythmie beginnen. Sie müssen eigentlich machen lassen für ihn feste Strumpfbänder, die das Bein unter dem Knie abbinden. Und dann, wenn er diese hat, müsste er im Sprung A ausführen zunächst, und zwar sowohl durch Springen beider Beine und Anziehen im Knie, und auch mit den Zehen. Also hauptsächlich diese Beinübungen mit A. Und dann muss man ihn auch ein E im Springen machen lassen. Und das können wir ihn einstweilen den ganzen Tag machen lassen.»

209 Rudolf Steiner: Vortrag, Dornach, 4. Juli 1924, in: *Heilpädagogischer Kurs*, GA 317, 8. Aufl. Dornach 1995, S. 132 und 134. Die Zitate wurden nach dem Wortlaut des Vortrags korrigiert.

Kommentar

Bei der ausführlich dokumentierten Geschichte von Richard Grob liegt ein kombinierter Therapievorschlag vor.

1. Medikamentös:
   Injektionen von Hypophysis cerebri D 10 mit vorjährigem Bienenhonig D 10.
2. Heilpädagogisch:
   Geschichten erzählen, die dramatisch erleben lassen, wohin das Lügen führt.
3. Pädagogisch:
   Mit Autorität und Zuneigung wirken, auch das Abscheuliche zum Bewusstsein bringen, aber nicht in zu frühem Alter.
4. Eurythmietherapeutisch:
   A und E mit den Beinen springen bei Bandage unterhalb des Knies.

Laut Hilma Walter wurden von Rudolf Steiner die Vokale A und E empfohlen. Das A dient – so Steiners Äußerungen im Heileurythmiekurs – der Überwindung «der tierischen Natur im Menschen», und das E «fixiert das Ich im Ätherleib».[210]

Zum Verständnis der Formulierung «tierische Natur im Menschen» sei hier noch auf den zehnten Vortrag des Lauteurythmiekurses verwiesen, wo Steiner kosmische Gebärden für die zwölf verschiedenen Tierkreisbilder entwickelt.[211] Dabei wird der Mensch so verstanden, dass er «alle Fähigkeiten der hauptsächlichsten Tiere» in sich trägt und diese zu einer «höheren Synthese» zusammenfügt. Die Fähigkeiten sind im Menschen ausgeglichen vorhanden. Sollte diese Balance abhandengekommen sein, kann die A-Übung helfen, sie herbeizuführen. Entsprechend der Beschreibung Rudolf Steiners bei der Konsultation zu Richard Grob dürften die beiden Vokale A und E ausgewählt worden sein, um eine Wirkung auf den «freiliegenden Astralleib» hervorzurufen. Sie sollen springend und mit festen Strumpfbändern, also einer Verstärkung des Bewusstseins, geübt

210 Rudolf Steiner: Vortrag, Dornach, 13. April 1921, in: *Heileurythmie,* GA 315, 6. Aufl. Basel 2021, S. 34.

211 Rudolf Steiner: Vortrag, Dornach, 7. Juli 1924, in: *Eurythmie als sichtbare Sprache,* GA 279, 6. Aufl. Basel 2019, S. 212–218, die nachfolgenden Zitate S. 212.

werden. Rudolf Steiner legt hier großen Wert auf ein «stramm energisches» Durchführen der Eurythmietherapie, wie er im neunten Vortrag des Heilpädagogischen Kurses sagt, in dem er die Geschichte von Richard Grob und die vokalischen Beinbewegungen, die er ihm empfohlen hat, thematisiert.[212]

Die Angabe, die Übungen mit den Beinen auszuführen, wird verständlich durch die Charakterisierung der Kleptomanie als Zustand, bei dem der Intellekt als nicht integrierter Teil des Astralleibes, der sich eigentlich im Nerven-Sinnes-System des Menschen lokalisieren sollte, in das Stoffwechsel-Gliedmaßen-System hinunterrutscht.[213] Dieser Zustand muss durch das Vokalisieren umgestaltet werden, und zwar dadurch, dass das «Bemühen, das in den Vokalen liegt»[214], in die Gliedmaßen hineingebracht wird. Eurythmietherapeutisch bedeutet dieses «Bemühen», dass man sich beim Vokalisieren «ein Anschauungsbewusstsein erwirbt, [...] dass man gewissermaßen die Bewegung oder die Haltung, die gemacht wird, fühlt».[215] Richard Grob soll auf diese Weise durch die eurythmietherapeutische Bewegung seinen Willen bewusst umgestalten. Infolgedessen kann die Kleptomanie abklingen.

212 Rudolf Steiner: Vortrag, Dornach, 4. Juli 1924, in: *Heilpädagogischer Kurs*, GA 317, 8. Aufl. Dornach 1995, S. 134.

213 Rudolf Steiner: Vortrag, 4. Juli 1924, in: *Heilpädagogischer Kurs*, GA 317, 8. Aufl. Dornach 1995, S. 154 f.

214 Ebd., S. 159.

215 Rudolf Steiner: Vortrag, Dornach, 13. April 1921, in: *Heileurythmie*, GA 315, 6. Aufl. Basel 2021, S. 28.

64 Epilepsie und Störung des Sozialverhaltens

Der junge Patient war vom 4. August bis zum 26. September 1923 im Klinisch-Therapeutischen Institut Arlesheim in Behandlung. Rudolf Steiner sah ihn am 11. September 1923.

Jean Schröder, ein als lebhaft beschriebener Neunjähriger, kommt wegen epileptischer Anfälle in die Klinik und bleibt dort nur knapp zwei Monate. Er ist, so die Beschreibung Hilma Walters, kräftig, gut genährt und rotbackig, zugleich aber unkonzentriert und flatterhaft. Vor allem neigt er, wie festgehalten wird, zu Tierquälereien und auch sonst zu Grausamkeit. Rudolf Steiner stellt eine nicht ausreichende plastische Durchgestaltung des Hinterhauptlappens im Großhirn fest sowie einen zurückgebliebenen Astralleib am Hinterkopf, der nicht integriert werden kann. Rudolf Steiner empfiehlt hier verstärkt Heilpädagogik und ganz besonders Eurythmietherapie sowie das Malen von Symmetrien.

Die Krankengeschichte

Unveröffentlichte Quellen: drei Typoskripte zur Krankengeschichte und dem Gespräch mit Rudolf Steiner (IWA.01.D.03.03), Notizbucheintragungen Hilma Walters (IWA.03.D.01.02, NB II, NB III, S. 368), Eintragung im Behandlungsbuch Heileurythmie (IWA.03.D.01.01, S. 94)

Veröffentlichte Quellen: Hilma Walter: «Krankengeschichte», in: Beiblatt der Zeitschrift Natura, *2. Jg., 1927, Nr. 3/4, S. 94–96; Hilma Walter:* Abnormitäten der geistig-seelischen Entwicklung, *Nr. 100, S. 111f.; Margarete Kirchner-Bockholt:* Grundelemente der Heileurythmie,

S. 54f. Die Wiedergabe der Krankengeschichte folgt der Darstellung in Hilma Walters Buchpublikation.

Epileptische Anfälle

Anamnese: Als einjähriges Kind plötzlich eine Konvulsion ohne bekannte Ursache; schlug um sich, biss die Zähne aufeinander. Dies dauerte nur kurze Zeit; dann 40 Grad Fieber und gleich darauf ganz kalt. 1922 sehr starke Grippe; dabei wieder Konvulsionen, die auch nur kurze Zeit dauerten, aber sehr stark waren. Seitdem nach Aufregungen, besonders abends, ähnliche Konvulsionen und Weinkrämpfe, von denen er selbst aber nichts weiß. Am nächsten Morgen ist er aber müde und blass. Sonst ist er kräftig und robust (Gewicht 33 kg). Gehen und Sprechen lernte er angeblich zu normaler Zeit; soll nur immer die Füße einwärtsgedreht haben, was zu vielen mechanischen Korrektionsversuchen Anlass gab. Beim Sprechen ist nichts an Schwierigkeiten aufgefallen; nur dass er manchmal nicht so schnell die Worte finden konnte, wie er wollte. Auf der Schule hat er es schwer, sich zu konzentrieren, kommt dadurch nicht gut mit.

Beobachtungen in der Klinik: Der Anfall verläuft so, dass er zunächst einschläft, auch etwa zwei Stunden ganz ruhig schläft. Dann fängt er an, im Schlaf zu weinen, und wird dabei motorisch unruhig. Wenn man ihn weckt, ist dies vorbei, und er schläft ruhig weiter. Die Anfälle sind auch die letzte Zeit nicht mehr aufgetreten. Er ist in seinem ganzen Verhalten ruhiger geworden und kann sich bei der Eurythmie schon besser konzentrieren.

Die Behandlung bestand in: Conchae 5% 2 × täglich, Hypophysis D6 2 × täglich. Malen und Modellieren; abends kalte Fußdusche.

11. September 1923:

Dr. Steiner: «Hat er irgendwelche besondere Gewohnheiten, zum Beispiel ist er grausam?»

Es wird bejaht, da es in der Klinik selbst beobachtet wurde.

«Es handelt sich bei ihm darum: Da ist der Astralleib zurückgeblieben am Hinterkopf, und die Lappen, die am Hinterhirn über das Kleinhirn herüberhängen, sie sind verkümmert und haben gleichzeitig Wülste. Sie haben sich nur materiell gebildet und sind nicht genügend gewunden. Das ist nur durch die Heilerziehung besser zu kriegen, das ist nur durch Heileurythmie zu erreichen; und dann ist es zu kriegen durch Malen von

Symmetrien. Lassen Sie ihn zum Beispiel dies machen und dass er das dazu machen muss [siehe Abb. S. 452]. Und dann erklären Sie ihm Dinge, wo etwas zusammengehört und gegliedert ist. So muss man ihn erziehen jetzt. In diesen Partien geht ein Heilmittel gar nicht hinein, und man kann höchstens versuchen, innerlich etwas Blei zu geben. – Das ist die Stelle, wo die Grausamkeitstriebe gehindert werden. Der Mensch hat ja alle Triebe in sich, aber auch für alle Hemmungen, und die haben ihre Lokalisationen.»

Verlauf: Die Behandlung wurde so durchgeführt und Blei zum Beispiel auch als Scleron A 2 × täglich eine Tablette gegeben.

20. September 1923: Der Junge war im Ganzen ruhiger; zeigt Interesse für die Hausgenossen und bemüht sich um einen anderen kleinen Jungen. Er hat aber offenbar in der Nacht heute wieder einmal einen Anfall gehabt. Er hatte Urin auf den Boden gelöst und geweint.

26. September 1923: Er war die letzte Woche etwas lauter und mehr aufgeregt; auch unkonzentrierter in der Eurythmie. Ist heute abgereist.

Weiteres Material

Im *Beiblatt der Zeitschrift Natura,* 2. Jg., 1927, Nr. 3/4, S. 94–96, berichtet Hilma Walter ausführlich über die Krankengeschichte des neunjährigen Jean Schröder. Ein Auszug daraus sei hier ergänzend wiedergegeben.

Im Übrigen ist dieser Junge sehr lebhaft, etwas altklug und vorwitzig, aber flatterhaft und unkonzentriert in der Schule. Auch ist er im Umgang mit anderen Kindern derb und egozentrisch, den Tieren gegenüber zu kleinen Quälereien fähig, und es fehlt ihm etwas von dem unbefangen hingebungsvoll fragenden Wesen eines Kindes. Er ließ sich aber andererseits doch auch wieder leicht lenken, wenn man sich die Mühe nahm. – Sein Appetit und die Verdauungstätigkeit waren sehr gut. Auch war er gut genährt, kräftig gebaut, von gedrungener Körperkonstitution, und sein Gesicht war rund, rotbackig, der Kopf verhältnismäßig groß, etwas viereckig und mit flachem Hinterkopf; die Augen und Haare dunkel.

Einige Anfälle, die beobachtet werden konnten, waren wie folgt: Der Junge schlief zur gewohnten Zeit ein und schlief etwa zwei Stunden ganz ruhig, dann fing er im Schlafe zu weinen an, wurde motorisch sehr unruhig und stieg eventuell sogar aus dem Bett. Weckte man ihn, so war alles vorbei, und er schlief ruhig weiter.

Man hatte bei diesem Jungen unmittelbar den Eindruck, dass sein Leib sehr erdenfest war, während seine individuellen Ichkräfte nicht stark genug waren, die physischen Vererbungskräfte zu überwinden. Es mangelte ihm an denjenigen Kräften, die vom Hinterhaupte aus in den ersten sieben Lebensjahren aufrichtend und vom Ich aus gestaltend in den Organismus hineinwirken, von denen auch die plastische Durchgestaltung der Hinterlappen des Großhirns abhängt und die, wenn sie nach und nach frei werden, sich zu bestimmten moralischen Fähigkeiten umbilden; oder in anderen Worten: Es waren die sogenannten bleiabweisenden Kräfte, die, wie wir durch Dr. Steiner wissen, ihren Ausgangspunkt im Hinterhaupte haben, zu schwach ausgebildet, und sowohl der schlechte Gang und die ganze erdenschwere Konstitution wie auch die abnormen moralischen Anlagen hängen mit diesem Mangel zusammen. Dazu kam, dass durch eine unsachgemäße Erziehung die intellektuellen Kräfte zu früh geweckt und dadurch auch zu früh einer gesunden körperlichen Entwicklung entzogen wurden. Es kam infolgedessen zu den inneren Verkrampfungen des zügellosen Astralleibes, was zu den eigenartigen Anfällen führte. Und es ist bemerkenswert, dass diese Störungen besonders zutage traten nach einer Grippe, die ja, vom geisteswissenschaftlichen Standpunkt aus gesehen, eine Art Ablähmung des Sensoriums ist, in deren Folge latente Krankheitserscheinungen leicht zum Ausbruch kommen können.

Um nun für die körperliche Entwicklung nachzuholen, was bei der Entfaltung der Ich-Gestaltungskräfte in Wachstum und Organbildung versäumt war, erhielt dieser Junge – noch auf Anraten von Dr. Steiner – als Medikament innerlich Blei (Plumb. met. D20), außerdem wurde viel Heileurythmie mit ihm geübt, und es war in diesem Falle vor allem eine heilpädagogische Erziehung sehr wesentlich; wobei zum Beispiel unter anderem auch versucht wurde, die plastischen Kräfte dadurch zu unterstützen, dass man diesen Jungen regelmäßig dazu angeregt hat, sowohl in der Eurythmie wie im Malen bestimmte Formen spiegelbildlich zu ergänzen.

Auch hier hat das Blei sehr bald seine Heilwirkung beobachten lassen. Die Anfälle blieben danach aus, der Junge wurde langsam konzentrierter und beteiligte sich gerne an allen seinen Übungen; und der Junge hatte sich innerhalb einiger Wochen, die wir ihn beobachten konnten, schon sichtlich zu seinen Gunsten verändert. So war es nur bedauerlich, dass er schon so früh wieder in seine alte Umgebung zurückkehren musste, wenn auch dort nunmehr nach besten Kräften versucht wurde, den Anleitungen für weitere Erziehung dieses Kindes gerecht zu werden.

Eurythmietherapie

Heileurythmie

Behandlungsbuch Heileurythmie

Die ausführlichen Eintragungen im Behandlungsbuch stammen zunächst von Käthe Krebs, die die Behandlung zu Beginn, im August 1923, durchgeführt haben dürfte, und später dann von Margarete Bockholt.

Jean Schröder Zappelig – Mangel an Konzentr.fähigkeit.
(Früher keine Eurythmie)

4/8 I A O
Gedichtchen m. Vokalen (französisch)
7-Teilige Stab-Übung
«J'y suis» («Ich bin da»)

5/8 Court court longue
6 E-Übung stufenweise etc.
Jambus-Üb f. zappelige Kinder

17/8: I-Übung
Anapäste in 8'en [mit kleiner Skizze]
Konzentr.übung m. Greifen des Stabes
u. Auslassung des Schrittes
0, 2, 3 1, 0, 3 1, 2, 0 0,2,3.
[Die nachfolgenden Angaben von Margarete Bockholt]
I Übung so, dass er es mit einem Speer macht, hat daran viel Freude
7-Teilige Stabübungen mit 1 – 2 – 3 – 2 – 1 Schritt.

[in der rechten Spalte sind von Käthe Krebs noch ausführlichere Angaben zum französischen Gedicht notiert, zu dessen Umsetzung zudem eine kleine Skizze angefertigt wurde]

für «Il y avait une bergère, rond, rond, rond (o) petit patapon

Il y avait une bergère qui gardait ses moutons, tons tons, qui gardait ses moutons»

Die ersten dutzend Male furchtbar unkonzentriert – keine Beherrschung der Glieder. Tritt immer auf d. Fersen, dreht die Zehen nach innen, verliert das Gleichgewicht.

Nachdem m. Hansi Maier zusammen macht, etwas besser. Mit dem 17/8 eine grosse Besserung eingetreten. Viel konzentrierter, viel beherrschter, obwohl noch Glieder sehr unbeherrscht, Fussstellung sehr nach innen, die Laute schlaff.

[Die nachfolgenden Eintragungen stammen von Margarete Bockholts Hand.]

5/9: Momentan sehr wild, das Zusammensein mit Sandrow, den er ganz beherrscht, scheint ihn nicht günstig zu beeinflussen. Auch in den Stunden wieder unkonzentrierter.

10/9: Ich und Du mit Hansi.
Energietanz

Grundelemente der Heileurythmie

(Kapitel IV: Die Vokale, S. 54 f.)

Rudolf Steiner sah im Klinisch-Therapeutischen Institut in Arlesheim einen Jungen mit Neigung zu Grausamkeiten. Er wies darauf hin, dass es sich dabei um eine mangelhafte Ausbildung des Hinterhauptlappens handle, der bei dem Knaben nicht ordentlich gefurcht war, sondern Wülste bildete und das Kleinhirn nicht bedeckte. Bei diesem Kind wurden koordinierte Bewegungen und spiegelbildliches Zeichnen verordnet. Es ist so, «dass hier der Astralleib zurückgeblieben ist am Hinterkopf und die Lappen, die am Hinterhirn über das Kleinhirn herüberhängen, verkümmert sind und gleichzeitig Wülste haben. Sie haben sich nur materiell gebildet und sind nicht genügend gewunden». Heileurythmie und spiegelbildliches Zeichnen wurden bei diesem Kind als hauptsächlichste Therapie angegeben. Beispiele für spiegelbildliches Zeichnen sind folgende:

In dieser Art wurden auch Formen gelaufen und die Laute gemacht; man bildete sie mit der einen Seite und dann mit der anderen Seite – mit Armen und Beinen.

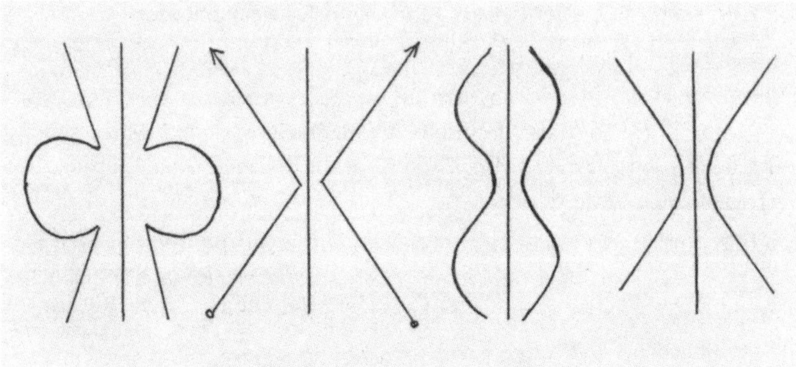

Margarete Kirchner-Bockholt: Spiegelbildliche Formen

Dieser Hinweis ist nicht nur wichtig für diesen einzelnen Fall; wir können darin einen Weg sehen, der für die Jugendkriminalität bedeutsam wird. Nach der Feststellung des geistigen Tatbestandes bei diesem Knaben führt Rudolf Steiner weiter aus: «Das ist die Stelle, wo die Grausamkeitstriebe gehindert werden. Der Mensch hat ja alle Triebe in sich, aber auch alle Hemmungen dafür, und die haben ihre Lokalisation.» Nimmt man dazu einen Vortrag aus dem Jahre 1916, so hat man dort den Hinweis, dass bei allen verbrecherischen Neigungen diese mangelhafte Ausbildung am Hinterhirn zu finden ist.[216] Es handelt sich nun darum, solchen Menschen möglichst früh das ätherische Hinterhaupt noch auszubilden. Dadurch ist in der Jugend noch eine Chance, kriminelle Veranlagung umzuwandeln, eventuell sogar in ein hohes, stark moralisches Bewusstsein.

Diese koordinierten Bewegungen sind als Ich-Übungen anzusehen und werden auch häufig im Zusammenhang mit dem Laut I gemacht. In der Waldorfschule gab Rudolf Steiner diese koordinierten Übungen bei manchen Kindern, zum Beispiel bei Kleinköpfigen. Man erzielte damit gute Erfolge. Auch wenn physisch die volle Ausbildung des Gehirns nicht mehr gelingt, so wirkt man doch damit auf das Äthergehirn symmetriebildend und heilend.

---

216 Rudolf Steiner: Vortrag, Bremen, 3. März 1916, abgedruckt in: *Das Goetheanum*, 19. Jg., Nr. 42, 13.4.1940, S. 329 f. Der ganze Vortrag ist in acht Heften (Heft 37–44) verteilt abgedruckt und ist bislang noch nicht in der Gesamtausgabe erschienen. Zu dem diskutierten Sachverhalt, der auf kriminalanthropologische Untersuchungen der Zeit Bezug nimmt, siehe den Kommentar unten.

Kommentar

Jean Schröder kommt wegen epileptischen Anfällen in die Klinik. Während seines Aufenthalts treten jedoch Störungen im Sozialverhalten in den Vordergrund, und in diesem Zusammenhang rät Rudolf Steiner zu Heileurythmie, Malen von symmetrischen Formen und heilpädagogischer Erziehung. Der Hinterhauptlappen oder Okzipitallappen des Großhirns ist der kleinste der vier Hirnlappen; dort ist die Sehrinde beheimatet, er ist mithin für die Wahrnehmung von visuellen Eindrücken und auch für die Interpretation der Seheindrücke zuständig.

Ähnlich wie bei dem ungestümen, kleptomanischen Jungen in der vorangegangenen Krankengeschichte, bei dem eine andere Form verkümmerter Hirnlappen diagnostiziert wurde (KG 63), ist die Diagnose hier, dass bestimmte Teile des Astralleibes nicht imstande sind, sich in den Gesamtorganismus einzufügen. Während bei KG 63 der Astralleib als freiliegend beschrieben wird, heißt es in diesem Fall, dass er zurückgeblieben sei. Dies führe zu den genannten Störungen des Sozialverhaltens. Beide Knaben erhalten als Medikament Hypophysis in unterschiedlicher Potenz.

Die Eurythmietherapie, die mit Jean Schröder durchgeführt wurde, ist sehr vokalisch geprägt, was in Bezug auf die Epilepsie verständlich erscheint. Indikation ist jedoch nicht die Epilepsie, sondern Zappeligkeit und Mangel an Konzentration. Margarete Kirchner-Bockholt erwähnt in *Grundelemente der Heileurythmie* noch, dass «koordinierte Bewegungen» angegeben wurden. Auch Elisabeth Baumann beschreibt die Ausführung dieser Übungen in ihren Beiträgen zum Heileurythmiekurs,[217] und auch, dass sie von Rudolf Steiner für Kinder mit «Unregelmäßigkeiten in der Gehirnorganisation» empfohlen wurden.

Diese Indikation wird bei Hilma Walter nicht erwähnt. Wohl aber erwähnt Hilma Walter, dass spiegelbildliche Formen auch in der Eurythmietherapie versucht worden seien.

---

217 Elisabeth Baumann: *Aus der Praxis der Heileurythmie. Studienmaterial der Freien Hochschule für Geisteswissenschaft Goetheanum*, 3. Aufl. Dornach 1983, S. 22f.

Der von Margarete Kirchner-Bockholt erwähnte Bremer Vortrag vom 3. März 1916 ist insofern interessant, als Rudolf Steiner hier auf Ergebnisse der Hirnforschung zu Menschen mit kriminellem Hintergrund eingeht. Kriminalanthropologische Untersuchungen wollten seinerzeit herausgefunden haben, dass der Hinterhauptlappen bei Verbrechern unterentwickelt sei. Bloß mit dem physischen Tatbestand eines zu kleinen Hinterhauptlappens zu argumentieren, wird von Steiner als Materialismus bezeichnet; dann sei keine Entwicklung mehr denkbar. Er verweist auf die geistigen Wesensglieder; wenn diese einbezogen würden, sei Veränderung möglich. Ein zu kleiner Hinterhauptlappen, physisch gesehen, rühre, so Steiner, daher, dass der ätherische Hinterhauptlappen zu kurz ist. Diesen wiederum könne man durch Erziehung, Eurythmietherapie oder symmetrisches Zeichnen in der Jugend zu vergrößern suchen. Der Astralleib wird dann bei einem günstigen Verlauf imstande sein, sich in den Gesamtorganismus zu integrieren. So könne die Störung des Sozialverhaltens gehemmt werden. Besondere Bedeutung misst Rudolf Steiner dabei der Erziehung des Kindes bei.

65 Psychische Störung

Der Patient kam am 30. Juli 1924 zur Beratung ins Klinisch-Therapeutischen Institut Arlesheim. Ob er für einen längeren Aufenthalt blieb, lässt sich den vorliegenden Unterlagen nicht entnehmen.

Karl Neilson aus Dänemark ist 28 Jahre, als er 1924 im Klinisch-Therapeutischen Institut in Arlesheim Beratung sucht. Er hatte im Kleinkindalter einen mehrtägigen und im Nachhinein als Meningitis* diagnostizierten Fieberanfall, der in der Folge zu Entwicklungsverzögerungen bis hin zu Apathie geführt hat. Seine Geschicklichkeit hat sich gebessert, nachdem er als Pflegling zu Fräulein von Rosenberg in Fredericia in Dänemark gekommen ist, die ihn im Haushalt und mit Handarbeiten beschäftigt hat. Er hat in dieser Zeit auch mit der Eurythmie begonnen und Klavierunterricht erhalten. Rudolf Steiner empfiehlt Injektionen von Epiphysis cerebri D6 und Eurythmie, ohne genauere Spezifizierung.

Die Krankengeschichte

Unveröffentlichte Quellen: Patientenkarte vom Juli 1924 (IWA.01.D.03.15), Notizbucheintragung Hilma Walters (IWA.03.D.01.02, NB III, S. 310)

Veröffentlichte Quellen: Hilma Walter: Grippe, Encephalitis und Poliomyelitis, *Nr. 5, S. 17f.; Hilma Walter:* Abnormitäten der geistig-seelischen Entwicklung, *Nr. 51, S. 70f. Die Wiedergabe folgt letzterer Darstellung.*

*Beginnende Dementia praecox**

Anamnese: Patient ist seit fünf Jahren in Pflege von Fräulein R. (Dänemark). Bis zum 4. Lebensjahr war er gesund, kräftig und normal entwickelt; hatte dann einen dreitägigen Fieberanfall, der nachträglich von den Ärzten als leichte Meningitis aufgefasst wird. Danach war er äußerlich sehr verändert. Er blieb auch in seiner geistigen Entwicklung zurück. Bis zum 12. Jahre konnte er noch am allgemeinen Schulunterricht teilnehmen, wurde dann aber allmählich immer apathischer und stumpfer, sodass auch Privatunterricht nicht mehr möglich war. Als Patient vor fünf Jahren zu Fräulein R. kam, war er sehr ungeschickt mit den Händen, auch völlig ungeschickt im Rechnen, sodass er zum Beispiel nicht mit Geld umgehen konnte. Er saß oft stundenlang da, ohne sich zu interessieren, was um ihn herum vorging. Dagegen war er sehr musikliebend; manchmal etwas mürrisch. Das Gedächtnis war gut. Sein spezielles Interesse waren Eisenbahnen und Fahrpläne.

In den letzten Jahren war eine langsame stetige Besserung erreicht. Fräulein R. beschäftigte ihn im Haushalt, ließ ihn Handarbeiten machen, zum Beispiel auch bunte Stickereien. Und im letzten Jahr waren durch Eurythmie (viele Vokale) besonders gute Fortschritte zu beobachten.

Patient ist wieder lebhafter, hat etwas mehr Verantwortungsgefühl bekommen, ist etwas geschickter geworden mit Händen und Füßen, kann auch beim Klavierunterricht allmählich die Noten vom Blatt spielen.

Appetit normal. Verdauung gut. Schlaf sehr gut. Das Aussehen ist welk und greisenhaft.

Dr. Steiner empfiehlt Epiphysis cerebri D6 als Injektionen und Eurythmie.

«Das ganze Aussehen muss sich damals verändert haben.»

Antwort: «Ja, er strotzte von Gesundheit.»

Dr. Steiner fügt erklärend hinzu, dass «im 4. Lebensjahr plötzlich Unfähigkeit, Hirnsand* zu bilden», aufgetreten war.

In dem Band *Grippe, Encephalitis, Poliomyelitis* gibt Hilma Walter die Krankengeschichte weitgehend identisch wieder; dort findet sich allerdings am Ende noch die zu dem Obenstehenden widersprüchliche Bemerkung:

Die Behandlung wird während eines Aufenthaltes in Stuttgart durchgeführt.

Eurythmietherapie

Vokale

Kommentar

Die Ursache der Entwicklungsverzögerung des 28-jährigen Dänen geht aus den erhaltenen Unterlagen nicht klar hervor. Die Anamnese lässt zunächst auf die Spätfolgen einer Gehirnhautentzündung schließen, während die Schilderung der Krankengeschichte in Hilma Walters Zusammenstellung *Abnormitäten der geistig-seelischen Entwicklung* (und nur dort) unter der Diagnose «beginnende Dementia praecox» zusammengefasst wird. Mit diesem Begriff wurden früher psychische Störungen aus dem schizophrenen Formenkreis bezeichnet. Wir verwenden hier den allgemeinen Begriff der psychischen Störung, da in diesem knapp dokumentierten Fall die genaue Diagnose nicht eindeutig zu benennen ist. Die Äußerung Rudolf Steiners, dass eine «Unfähigkeit, Hirnsand zu bilden», vorliege, weist auf eine unzureichende physiologische Sklerotisierung im Gehirn hin.

Es ist gut möglich, dass sich Margarete Kirchner-Bockholt auf diesen Fall bezieht, wenn sie in ihrem Buch *Grundelemente der Heileurythmie* davon spricht, dass therapeutisches Vokalisieren bei beginnender Schizophrenie angegeben worden sei.[218] Allerdings nennt sie in diesem Zusammenhang keinen konkreten Fall; auch stammt die Angabe des Vokalisierens bei Karl Neilson wohl nicht von Rudolf Steiner, sie wurde zumindest nicht erst bei der Besprechung im Klinisch-Therapeutischen Institut gemacht, sondern der junge Mann vokalisierte bereits zuvor. Gleichwohl ist kein anderer Fall bekannt, der mit Schizophrenie in Verbindung gebracht werden kann und bei dem therapeutisch Vokalisieren empfohlen wurde.

218 Margarete Kirchner-Bockholt: *Grundelemente der Heileurythmie*, Dornach 1962, Kapitel V: Vokalreihen, S. 73: «Allgemeines Vokalisieren wurde auch bei beginnender Schizophrenie gegeben. Es ist dies verständlich, da die Vokale den Menschen konsolidieren, ihn in seinen Wesensgliedern harmonisieren und ihn als Menschen zu sich selbst bringen.»

66 Entwicklungsrückstand, Strabismus

Das Kind kam am 19. Oktober 1923 ins Klinisch-Therapeutische Institut Arlesheim, am 24. Oktober fand ein Gespräch mit Rudolf Steiner statt.

Trudi Rothen ist knapp fünf Jahre alt, als sie wegen Bewegungs- und Verhaltensstörungen sowie einem Strabismus divergens Rudolf Steiner vorgestellt wird. Ihre Entwicklungsstörung ist vermutlich die Folge einer Zangengeburt. Rudolf Steiner, der das Mädchen fünf Tage nach seiner Ankunft in Arlesheim sieht, geht in dem Gespräch ausführlich auf die bestehende Disharmonie von Äther- und Astralleib ein und diagnostiziert einen zu «saloppen» Astralleib, der erst noch in das Kind hineingebracht werden müsse. Er schlägt eine Übung vor, die auf die Wahrnehmung des stark schielenden Kindes Einfluss nehmen soll, und gibt diätetische Ratschläge. Eurythmie empfiehlt er grundsätzlich – besonders aber das E solle sie recht viel machen. Auf der Patientenkarte ist unter Therapie lapidar das E vermerkt, das in der Behandlung von Margarete Bockholt auch geübt wurde. Trudi war mindestens bis Ende November in Arlesheim in eurythmietherapeutischer Behandlung.

Die Krankengeschichte

Unveröffentlichte Quellen: Patientenkarte vom Oktober 1923 (IWA.01.D.03.16), zwei Typoskripte zur Anamnese und zu dem Gespräch mit Rudolf Steiner (IWA.01.D.03.16), Notizbucheintragungen Hilma Walters (IWA.03.D.01.02, NB II, III, S. 351f., IV), Eintragungen in das Behandlungsbuch Heileurythmie (IWA.03.D.01.01, S. 115, 128)

Veröffentlichte Quellen: Hilma Walter: Abnormitäten der geistig-seelischen Entwicklung, *Nr. 25, S. 50f. Die Wiedergabe folgt dieser Darstellung.*

Entwicklungsgestört nach schwerer Zangengeburt.

Anamnese: Einziges Kind; schwere Zangengeburt; nach der Geburt etwa zehn Minuten scheintot. Wurde künstlich ernährt. Die Mutter war damals 40 Jahre alt.

Im ersten Lebensmonat schien das Kind gesund, wurde nur sehr leicht durch Geräusch vom Schlaf aufgeweckt; war auch sehr zart.

Mit fünf Wochen plötzlich erkrankt, war drei Tage lang steif, hatte abwechselnd Fieber und Untertemperaturen und nahm während dieser Zeit kaum Nahrung auf. Man vermutete Schmerzen im Hinterkopf, weil das Kind oft mit den Händchen danach griff. Nach vierzehn Tagen hatte sich das Kind wieder von dieser Erkrankung erholt, wurde auch bald danach körperlich viel dicker; hatte jedoch sehr oft Katarrhe, Fieberzustände und Mittelohreiterungen. Sonst keine Kinderkrankheiten.

Die ersten Zähne kamen mit acht Monaten. Die ersten Stehversuche waren mit zehn bis zwölf Monaten, die ersten Gehversuche mit sechzehn Monaten. Man bemerkte dann, dass das Kind mehr auf den Zehen ging und das linke Füßchen weniger gut gebrauchen konnte, auch dass es sehr leicht müde wurde. Außerdem bemerkte man eine Störung im linken Arm, Schielen der Augen und ein Zurückbleiben im Sprechen.

Richtige Worte, außer Mama und Papa, kann das Kind erst seit einem halben Jahre sprechen und kleine Sätze bilden. Seitdem hat es auch gelernt, sich mit Interesse auf etwas zu konzentrieren, und ahmt in den letzten Wochen vieles nach, was in der Umgebung geschieht. Auch singt sie jetzt sehr gern und verlangt nach Musik. – Bei jeder Aufregung hat das Kind die Angewohnheit, die Hände zu krampfen und aneinanderzureiben, was früher viele Stunden anhalten konnte, jetzt aber schnell koupiert werden kann, wenn man es darauf aufmerksam macht.

Seit Juni dieses Jahres steht das Kind in Behandlung eines Homöopathen und Augendiagnostikers, der angeblich eine Wassergeschwulst im Hinterkopf festgestellt und Pillen verordnet hat. Seitdem ist nach Aussage der Mutter eine wesentliche Besserung zu beobachten.

Verdauung: war früher sehr unregelmäßig, doch ist jetzt gut. Im Stuhl sind Spulwürmer beobachtet worden. Appetit: ist gut; mit Vorliebe für

Fleisch und Salat. Schlaf: zurzeit oberflächlich; sie schläft schlecht ein, wacht mehrmals auf und ist auch morgens sehr früh. Urin: Eiweiß und Zucker negativ.

Befund: Dickes, kräftiges Kind mit frischer Gesichtsfarbe, Strabismus divergens, beim Gehen Schonung des linken Beines, kann aber alle Bewegungen gut machen; spricht noch nicht in Sätzen und hat einen ganz kleinen Wortschatz, lässt sich nicht auf etwas konzentrieren, hat sehr starken Eigenwillen und ist noch am besten zu fesseln durch Musik.

Dr. Steiner (24. Oktober 1923): «Jetzt müssten wir das Kind vor allen Dingen dazu bringen, dass es recht viel E macht und auch mit den Beinen unter Umständen sogar lernt, das E zu gehen. Warum ist es Ihnen unangenehm, dass das Kind mit den Händen so reibt? Bewusst kann sie es durchaus machen. Das Kind muss vorzugsweise von außen behandelt werden. Man könnte vielleicht so etwas machen: Sie muss natürlich gebändigt werden, sie muss über den Kopf etwas kriegen, was finster macht. Ich würde nicht meinen, dass man das ganze Zimmer verfinstert, nur den Kopf zuhüllen mit etwas, was verfinstert, und dann mit ihr sprechen, während sie nicht sieht. Man muss möglichst viel tun, ein halbes Jahr mindestens, dass wir ihre innere Tätigkeit, ihre Astralität, ganz in die Regelmäßigkeit hereinkriegen. Im Hinterkopf hat sie nichts, hier hat sie so kleine Neigungen zu Verwachsungen und hier fehlt ihr die volle Entwicklung des Hinterhauptlappens. Das Kleinhirn ist zu wenig zugedeckt. Von der Eurythmie müssten Sie bemerken, dass auch die Augenachsen sich mehr aus dem Schielen herausentwickeln.

Es ist interessant, zu sehen, wie dieses Kind gern Fleisch und Salat isst. Das wird immer bei denen der Fall sein, welche als Kind einen saloppen Astralleib haben. Das Fleisch ruft die Esslust hervor. Wenn der Astralleib ganz salopp ist, dann sehnt er sich nach tierischer Nahrung. Vielleicht könnten Sie diesem Kind auch Freude machen, wenn Sie ihm geben würden ungekochtes rohes Fleisch. Und der Salat beruhigt wieder die Fleischlust, weil der Salat das Fleisch überführt in die Lymphe.

Der Schlaf ist nicht verwunderlich, wenn ein so salopper Astralleib da ist, der immer wieder herausgerissen wird und fortwährend etwas schläft. Man sollte ihr vorläufig etwas Fleisch geben und Salat und dann übergehen zu einer mehr zuckerreichen Nahrung. – Morgens wacht sie früh auf, weil fortwährend sporadisch vieles in ihr schläft, und dann schläft sie schlecht, wenn sie wirklich schlafen soll. – Spulwürmer sind nur da, weil fortwährend eine Fäulnis entsteht, wenn sie so schlecht eingeschaltet ist. Und das Kind reibt sich die Hände, um überhaupt die Hände, um überhaupt den Astralleib hereinzukriegen, er macht Falten und ist schlampig. Es ist wahrscheinlich, dass die ganze Geschichte von der Zangengeburt kommt. Das war auch ganz charakteristisch, der Zustand mit fünf Wochen, da fand der Astralleib überhaupt nicht hinein, und das Greifen des Kindes nach dem Hinterkopf damals war auch nur, um irgendwo durch Empfindung den Astralleib hineinzutreiben. Es ist alles ein richtig geschlossenes Bild. – Sie sollte auch Jamben und Trochäen mit Musik machen. Ja, alles, wonach sie verlangt. Man kann eurythmisch mit ihr das tun, was ihr wohltut, und dann auch das Unangenehme.»

Das Kind ist einige Jahre später zu Hause gestorben.

Eurythmietherapie

E

Behandlungsbuch Heileurythmie

Im Behandlungsbuch ist die Eurythmietherapie von Trudi Rothen festgehalten. Sie erhält Einzelbehandlung, nimmt aber auch an gemeinsamer Kindereurythmie teil. Die Eintragung auf S. 115 stammt von Margarete Bockholt, diejenige zur Kindereurythmie (S. 128), die Trudi gemeinsam mit Sandro (KG 60, S. 417), Richard (KG 63, S. 439) und Joachim macht, von Käthe Krebs.

Kind Trudi Rothen. 4 ¾ Jahre

aus Bern.

siehe Bericht vom 24/10.

Dr. St. E mit den Armen u. Beinen u. ein E, ohne zu wechseln, gehen dann sehr oft mit den beiden Händen aneinanderreiben. Manchmal ein dunkles Tuch um den Kopf tun u. dann zu ihr sprechen.

25. 26. 27./10 reiben mit den Händen tut sie sehr gern u. macht es öfter am Tag. Auch E kann sie sehr nett machen. Nur ist es oft noch schwer, sie dazu zu bringen. Sie ist sehr verwöhnt u. versucht immer noch ihren Willen durchzusetzen.

Kinder-Eurythmie

(Sandroe, Trudi, Richard, Joachim.)

12.–24.11. Einfache metrische Rhyth. ◡ –, – ◡, ◡◡ –
" musikal. Rhyth. in Kinderliedern.
Alle Vokale + Umlaute, mit Berücksichtigung der Heil. Eurh.-Formen. IAO Finger-Eurythmie. Stabübungen. Wir, Ich + Du. Ballen + Spreizen, –

Sandroe: [die Notizen zu Sandroe siehe S. XX]

Trudi: rhyth. sehr gut, Vocale O + E gut, gar kein Formgefühl.

Richard: [die Notizen zu Richard siehe S. XX]

Notizbuch Hilma Walter

In ihren Notizbüchern hält Hilma Walter die Kasuistik wiederholt fest und referiert das Gespräch mit Rudolf Steiner. In Notizbuch III, S. 351 notiert sie leicht abweichend formuliert:

H-E: Viel E machen, auch mit den Beinen, lernen das E gehen.

Kommentar

Rudolf Steiner geht bei der Besprechung des Zustandes der kleinen Patientin sehr ausführlich auf die Wesensglieder ein und betont, dass ihr Astralleib «salopp», also locker oder nachlässig sei und nicht richtig eingreife. Er schlägt für dieses Kind das intensive Üben der E-Bewegung mit Armen und Beinen vor. Im Heileurythmiekurs wird die E-Übung im zweiten Vortrag zur Behandlung der Konstitution von «Dünnlingen» empfohlen.[219] Eine solche physische Konstitution liegt laut der Beschreibung Hilma Walters hier eindeutig nicht vor. Doch führt Rudolf Steiner im selben Vortrag die Wirkung der Vokalübungen weiter aus und erklärt: «das E fixiert das Ich im Ätherleib, es prägt sehr stark das Ich in den Ätherleib hinein».[220] In dem vorliegenden Fall ist dieser Effekt wohl der gewünschte.

219 Rudolf Steiner: Vortrag, Dornach, 13. April 1921, in: *Heileurythmie*, GA 315, 6. Aufl. Basel 2021, S. 32, vgl. auch S. 49.

220 Ebd., S. 34.

Die zusätzliche Angabe, dass Jamben und Trochäen mit Musik geübt werden sollen, weist auf einen Behandlungsansatz hin, der einerseits auf das rhythmische System zielt und andererseits den Astralleib durch das Hören der Musik miteinbezieht. Ebenso weist die Äußerung Steiners: «alles, wonach sie verlangt», darauf hin, dass durch das Eingehen auf die Wünsche der Astralleib von Trudi direkt angesprochen und durch die Eurythmietherapie in eine Ordnung geführt werden soll. Bei der Übung, bei der die Augen bedeckt werden und zu ihr gesprochen werden soll, wird die wahrscheinlich durch das Schielen gestörte Sehwahrnehmung zurückgenommen und das Hören verstärkt. Das Symptom des Schielens wird hier also nicht wie im Heileurythmiekurs mit I-Übungen an der Peripherie behandelt.[221]

221 Rudolf Steiner: Vortrag, Stuttgart, 28. Oktober 1922, in: *Heileurythmie*, GA 315, 6. Aufl. Basel 2021, S. 270 f.

67 Gereiztheit der Sexualorgane

Der Patient kam vermutlich im Oktober 1923 in das Klinisch-Therapeutische Institut Arlesheim. Ob er Rudolf Steiner dort zusammen mit seinem Vater vorgestellt wurde, der am 7. Oktober 1923 eine Besprechung mit Steiner hatte, lässt sich den wenigen überlieferten Dokumenten nicht entnehmen, ist aber zu vermuten.

Patrik oder Patrice Boussel (1916–1985) ist etwa sieben Jahre alt, als er in das Klinisch-Therapeutische Institut Arlesheim kommt, sein Vater wird dort wegen Depressionen behandelt. Zu dem Jungen liegen im Ita Wegman Archiv nur wenige Dokumente vor; die von Hilma Walter überlieferte Diagnose ist eine «Gereiztheit der Sexualorgane». Neben verschiedenen Medikamenten erhält er eine vokalische Eurythmieübung: Er soll das A mit Hand, Finger, Knie, Zehen und Auge ausführen.

Die Krankengeschichte

Unveröffentlichte Quellen: Notizbucheintragungen von Hilma Walter (IWA.03.D.01.02, NB III, S. 183, NB IV)

Veröffentlichte Quellen: Hilma Walter: Abnormitäten der geistig-seelischen Entwicklung, *Nr. 23, S. 49. Die Wiedergabe folgt dieser Darstellung.*

Gereiztheit der Sexualorgane.

Über den Vater siehe Krankengeschichte Nr. 78.[222]

222 Hilma Walter: *Abnormitäten der geistig-seelischen Entwicklung in ihren Krankheitserscheinungen und deren Behandlungsmöglichkeiten*, Arlesheim 1955, 2. Auflage 1987 S. 89 f.

Dr. Steiner rät zu:

Phosphor innerlich

Prunus spinosa innerlich

Mohn innerlich, wegen «zu großer Pupille».

Als Heileurythmie: A mit Händen, Fingern, Knien, Zehen, Augen.

Eurythmietherapie

A

Kommentar

Bei dem Jungen, für den Hilma Walter den Namen Patrik notiert hat, handelt es sich sehr wahrscheinlich um den am 2. April 1916 geborenen Patrice Boussel aus Paris, der später als Historiker und Kurator bekannt wurde. Er ist im Alter von 69 Jahren an Lungenkrebs gestorben.[223]

Die vorgeschlagene Eurythmietherapie entspricht hier wohl dem, was Rudolf Steiner im zweiten Vortrag des Heileurythmiekurses bezüglich einer aus verschiedenen Stellungen heraus unternommenen A-Übung gesagt hat: Dort ist die Indikation der Übung, die man zudem «recht oft ausführen» lassen soll, ganz auf körperliche Bedürfnisse bezogen. «Wenn man sie recht oft ausführen lässt, dann ist sie die Übung, die man anwenden soll bei Personen, die gierig sind, bei denen die Tiernatur besonders stark auftritt»,[224] erklärt Steiner, und auch: «das A wirkt der tierischen Natur im Menschen entgegen».[225] Für die Gestaltung der A-Übungen werden außer den Gliedmaßen

223 Vgl. zur Person den Nachruf auf Patrice Boussel von André Pecker: https://www.biusante.parisdescartes.fr/sfhm/hsm/HSMx1986x020x002/HSMx1986x020x002x0129.pdf (zuletzt abgerufen: 28. März 2022).

224 Rudolf Steiner: Vortrag, Dornach, 13. April 1921, in: *Heileurythmie,* GA 315, 6. Aufl. Basel 2021, S. 33.

225 Ebd., S. 34. In diesem Zusammenhang ist zu berücksichtigen, dass diese Beschreibung heute ungewöhnlich erscheinen mag, aber nicht qualifizierend verstanden werden darf. Zur Tiernatur des Menschen gehören Reflexe, Instinkte sowie die Befriedigung körperlicher Bedürfnisse.

auch die Augen erwähnt, die miteinzubeziehen seien. Die schwer auszuführende Übung erinnert in ihrer Anlage an die allgemeinen physiologischen und therapeutischen Ausführungen Rudolf Steiners im Heileurythmiekurs, wo es heißt: «Es ist ja so, dass man wirklich eine Art Gesetz aufstellen kann: Für alles dasjenige, was im unteren Menschen abnorm ist, wirkt normalisierend dasjenige, was im oberen Menschen als Ausgleich geschaffen wird, und umgekehrt.»[226]

226 Rudolf Steiner: Vortrag, Stuttgart, 28. Oktober 1922, in: *Heileurythmie,* GA 315, 6. Aufl. Basel 2021, S. 121 und S. 123.

68 Albuminurie

Wann dieser junge Patient in das Klinisch-Therapeutische Institut kam und wie lange er dort behandelt wurde, geht aus den im Ita Wegman Archiv überlieferten Unterlagen nicht hervor. Den Aufzeichnungen Hilma Walters lässt sich lediglich entnehmen, dass es eine Patientenbesprechung mit Rudolf Steiner gab, jedoch nicht, wann diese stattfand.

Von einem Kind namens Carter berichtet Hilma Walter und dass es neben verschiedenen innerlichen Anwendungen und Kupfersalbe Eurythmietherapie erhielt, vor allem Beinübungen. Festgestellt worden war eine Albuminurie*, es ist jedoch nicht überliefert, ob die erhöhten Eiweißwerte im Urin Symptom oder Folge einer anderen Erkrankung waren.

Die Krankengeschichte

Unveröffentlichte Quellen: Typoskript sowie handschriftliche Aufzeichnung Hilma Walters zu dem Gespräch mit Rudolf Steiner (IWA.01.D.03.15), Notizbucheintragungen von Hilma Walter (IWA.03.D.01.02, NB III, S. 185, NB IV)

Veröffentlichte Quellen: Hilma Walter: Die sieben Hauptmetalle, *Nr. 129, S. 281. Die Wiedergabe folgt dieser Darstellung.*

Albuminurie

Es treten im Urin Spuren von Eiweiß auf.

Nach Beratung mit Dr. Steiner war die Ordination: «drei bis vier Wochen Iridin innerlich, nachher Kieselsäure, Schwefel, aber jedes Mal schon bereitstehen lassen, wenn es dies nimmt, einen Aufguss von Fliedertee und den dann nachtrinken lassen. Das aber erst nach vier Wochen.» – Als Fliedertee bezeichnete Dr. Steiner Holunderblütentee.

Und unter gleichem Namen findet sich die Ordination notiert: Antimon-Suppositorien, Urtica dioeca innerlich, Clairotee*, Kupfersalbe, als Heileurythmie: L S N M, Beinübungen

Eurythmietherapie

L S N M, Beinübungen

Notizbucheintragung Hilma Walter

Nur in den Notizbüchern Hilma Walters finden sich die Angaben zu der in diesem Fall empfohlenen Eurythmietherapie. In Notizbuch IV heißt es:

Carter, Kind

L S N M

Beinübungen

Kommentar

Albuminurien können auf Erkrankungen der Niere hinweisen. In dem hier beschriebenen Fall liegen jedoch keine diesbezüglichen Indizien vor. Auch die Angaben zur Diagnose und vor allem zur Wesensgliederdiagnose sind hier nur spärlich überliefert.

Im Band *Grundlegendes zu einer Erweiterung der Heilkunst* findet sich jedoch die Beschreibung einer Albuminurie, die Wesensgliederaspekte miteinbezieht. Dort heißt es in Bezug auf die Behandlung: «Man sieht aus diesem Zusammenhange, wo die Heilung bei der Albuminurie einsetzen muss. Es ist die Kraft der Ich-Organisation in der Pankreasdrüse, die zu schwach ist, zu verstärken.»[227]

Rudolf Steiner spricht im konkreten Fall des Kindes Carter nicht explizit über die Notwendigkeit einer Regulierung der Ich-Organisa-

227 Rudolf Steiner, Ita Wegman: *Grundlegendes zu einer Erweiterung der Heilkunst,* GA 27, S. 44f.

tion. Die oben zitierte allgemeine Äußerung zur Albuminurie sowie die eurythmietherapeutischen Vorschläge mit den Konsonanten L S N M und den Beinübungen weisen jedoch auf diesen Zusammenhang hin (siehe die Kapitel «Wesengliederdiagnostik als Leitprinzip für die Lautfolgen», S. 37, und «Eurythmietherapie mit Beinen und Füßen», S. 52).

Zudem fällt auf, dass sowohl das Abführmittel Clairotee wie auch Iridin, ein pflanzliches Präparat aus der Iriswurzel, verordnet werden. Iridin wurde früher auch als Abführmittel und zur Anregung des Gallenflusses eingesetzt. In der eurythmietherapeutischen Lautfolge findet sich allerdings das N, welches laut Heileurythmiekurs bei Durchfall angewendet werden soll und unter dem Gesichtspunkt einer symptombezogenen Therapie hier einen Widerspruch darstellen würde.

Rudolf Steiner erwähnt im Vortrag vom 17. April 1921 Abkochungen aus der Iriswurzel jedoch auch in anderer Anwendung: als Medikament, das eine starke Beziehung zur Ich-Tätigkeit hat und zur Behandlung der Wassersucht* eingesetzt werden soll.[228]

In dem Fall einer Patientin mit Brustkrebs, der in den Dokumentationen der Stuttgarter Krankengeschichten überliefert ist, benennt Rudolf Steiner die Wirkung des Präparates folgendermaßen: «[...] was gründlich den ganzen Organismus vom Ich aus reinigt, und dafür würde ich empfehlen Iridin D6 [...]. Iridin ist ein solches Spezifikum, das den ganzen Ich-Organismus in seine richtigen Schwingungen bringt.»[229]

Bei dem Kind namens Carter könnte die Zusammenschau der eurythmietherapeutischen Angabe mit den medikamentösen Empfehlungen mithin auf eine erwünschte Wirkung auf die Ich-Organisation beziehungsweise auf die Ich-Tätigkeit hindeuten.

228 In: *Geisteswissenschaftliche Gesichtspunkte zur Therapie*, GA 313, 5. Aufl. Dornach 2001, S. 121.

229 Es handelt sich um Frau Faeren, der in der aus dem Nachlass Friedrich Husemanns stammenden, heute im Ita Wegman Archiv aufbewahrten Mappe mit Krankengeschichten dokumentiert ist (IWA.07.D.01.02).

69 Behandlung an Rücken und Beinen

Über den jungen Patienten liegen keine genauen Angaben bezüglich der Erkrankung und dem Zeitpunkt der Besprechung seiner Beschwerden mit Rudolf Steiner vor. Er war jedoch nicht Patient eines der Klinisch-Therapeutischen Institute, sondern der ihn behandelnde Arzt hat wohl individuell Steiners Rat gesucht.

Von Jan Lells ist nur der Name und die erhaltene Medikation überliefert. Rudolf Steiner schlug verschiedene Anwendungen vor und als Heileurythmie die Lautfolge L M N. Worunter das Kind litt, ist nicht überliefert, ebenso wenig, ob Rudolf Steiner es persönlich gesehen hat.

Die Krankengeschichte

Unveröffentlichte Quellen: Notizbucheintragungen Hilma Walters (IWA.03.D.01.02, NB II, NB III, S. 277, NB IV)

Veröffentlichte Quellen: Hilma Walter: Die sieben Hauptmetalle, *Nr. 53, S. 237. Die Wiedergabe folgt dieser Darstellung.*

Für einen Knaben wird dem behandelnden Arzt der Rat von Dr. Steiner übermittelt: Antimonspiegel-Salbe in Agropyrumsaft verrieben (für den Rücken); Cochlearia für die Beine (damit schlafen); salpetersaures Silber innerlich; als Heileurythmie: L M N.

Eurythmietherapie

L M N

Notizbücher Hilma Walter

Zu Jan Lells gibt es in drei Notizbüchern Hilma Walters jeweils eine kurze Eintragung, der sich jedoch über die therapeutischen Maßnahmen hinaus keine weiteren Informationen zu seiner Person entnehmen lassen. Als eurythmietherapeutische Lautfolge ist jedes Mal L M N angegeben. In den Notizbüchern II und III hat Walter unter die Konsonantenreihe noch metrische Zeichen hinzugefügt: – ⌣ ⌣, also lang-kurz-kurz für das Metrum Daktylus.

Kommentar

Die erwähnten Medikamente[230] lassen vermuten, dass die Behandlung die Stärkung aufbauender Kräfte zum Ziel hatte.

Ob der notierte Daktylus für sich geübt oder die drei Konsonanten daktylisch ausgeführt werden sollten, bleibt offen. Letzteres würde eine gewisse Geschicklichkeit des Patienten voraussetzen.

Die Konsonantenfolge L M N entspricht dem Anfang der in den Krankengeschichten KG 40 (S. 318) und KG 41 (S. 323)[231] verordneten Reihe L M N R. Statt des rhythmischen Konsonanten R notiert Hilma Walter in ihrem Notizbuch das Metrum Daktylus, was in der publizierten Krankengeschichte von ihr aber nicht mehr erwähnt oder gar weiter ausgeführt wird.

230 Agropyrum oder Agropyron = Quecke; Antimon-Spiegel = reines Antimon (ohne Schwefel); Cochlearia (wahrscheinlich officinalis) = Löffelkraut; salpetersaures Silber = Silbernitrat, eine toxische Substanz, die nur verdünnt gegeben wird.

231 Diagnosen dort sind Absencen respektive Depression, Angstzustände und Schlaflosigkeit.

Anhang

Glossar

A

Abrasio uteri: Kürettage, Ausschabung der Gebärmutter

Absence: Form eines epileptischen Anfalls mit plötzlich einsetzender und meist nach 10–30 Sekunden abrupt endender Bewusstseinsstörung mit nachfolgender Amnesie (Gedächtnisverlust). Zusätzlich können milde motorische Begleitsymptome (z. B. Lidzuckungen, Änderungen des Muskeltonus, Automatismen) und vegetative Störungen auftreten.

Achillessehnenreflex (Abk.: ASR): durch einen Schlag auf die Achillessehne ausgelöste Muskelkontraktion im Unterschenkel

Adduktoren: Muskeln, die eine Bewegung eines Körperteils in Richtung der Medianebene (Körpermitte) bewirken. Ihre Gegenspieler sind die Abduktoren, die eine Bewegung von der Medianebene weg auslösen.

Adipositas: Fettleibigkeit

Ägyptische Augenkrankheit: auch Trachom oder Körnerkrankheit, eine bakterielle, durch Chlamydia trachomatis verursachte Entzündung der Binde- und Hornhaut des Auges

Albuminurie: Auftreten des Proteins Albumin im Urin

Allantois: Ausstülpung des embryonalen Enddarms

Amenorrhoe: Ausbleiben der Menstruation

Anämie: Blutarmut, Mangel an Hämoglobin (eisenhaltiger, roter Blutfarbstoff in den Erythrozyten)

Appendektomie: Entfernung des Wurmfortsatzes, ugs. auch als Blinddarmentfernung bezeichnet

Appendizitis: Entzündung des Wurmfortsatzes, ugs. Blinddarmentzündung

Askariden: Spulwürmer (lat.: Ascaris lumbricoides)

ASR: siehe Achillessehnenreflex

Asthma bronchiale: chronische entzündliche Erkrankung der Atemwege, die durch bronchiale Hyperreaktivität und eine variable Verengung der Atemwege (Atemnot) gekennzeichnet ist.

Astigmatismus: Stabsichtigkeit, durch eine Hornhautverkrümmung verursachte Sehstörung, bei der ein Brechungsfehler unscharfes Sehen verursacht (parallel einfallende Lichtstrahlen werden nicht in einem Punkt gebündelt).

Ataxie: Störung der Koordination von Bewegungsabläufen

Atrophie: Rückbildung eines Organs oder Gewebes

Axilla: Achselhöhle

B

Babinski, Babinski-Reflex: pathologischer Reflex, der bei einer Schädigung der Pyramidenbahn auftritt (Pyramidenbahnzeichen). Durch das forcierte Bestreichen des seitlichen Fußrandes wird eine Anhebung der Großzehe bei gleichzeitiger Spreizung der übrigen Zehen ausgelöst. Klinisch: ‹positiver Babinski-Reflex›.

Basedow: siehe Morbus Basedow

Bauchfelltuberkulose: Peritonealtuberkulose, durch Tuberkelbakterien verursachte Bauchfellentzündung

Baunscheidt-Therapie: Behandlungsverfahren, das auf einer starken Reizung der Haut beruht

Bleibeklistier: Darmeinlauf, Applikationsform von Arzneimitteln

Bridenileus: durch narbige, bindegewebige Verwachsungen entstehende mechanische Passagestörung des Darmes

Bronchialkatarrh: akute Bronchitis, Atemwegserkrankung

Buttersäure: Butansäure, stark riechende, gesättigte Fettsäure

C

Cardia: Mageneingang

Cardialgie: vom Herzen ausgehende Schmerzen in der Brust oder schmerzhafter Krampf am Mageneingang

Chorea: Veitstanz, neurologisches Syndrom mit Hyperkinesien und Hypotonie der Muskulatur

Clairotee: Abführtee, bestehend aus Anissamen, Pfefferminze, Sennesblättern und Gewürznelke

Coecum, auch Caecum: Blinddarm

Colocynthis: Bittergurke, zu den Kürbisgewächsen gehörende, giftige Pflanze

Colon: Dickdarm

D

Dammriss: Weichteilverletzung bei der Geburt mit Einriss der Scheidenhaut

Dämpfung: Entsteht bei der Perkussion, dem diagnostischen Abklopfen des Brustkorbes, ein gedämpfter bzw. hyposonorer Klopfschall, so weist dies auf einen vermehrten Flüssigkeitsgehalt in der Lunge hin (siehe auch Pneumonie, Pleuraerguss).

Darmkatarrh, Katarrh: Bezeichnung für eine mit Schleimabsonderungen einhergehende Entzündung der Schleimhäute, in diesem Falle des Darmes

Deltoideus: Deltamuskel (lat.: Musculus deltoideus), dem Schultergelenk aufliegender Skelettmuskel

Dementia praecox: alte Bezeichnung der Schizophrenie («Jugendirresein»)

Diabetes mellitus: Zuckerkrankheit, auf Insulinmangel beruhende Stoffwechselerkrankung

Diphtherie: akute Infektionskrankheit durch Corynebacterium diphtheriae

Dissoziative Bewegungsstörung: Bewegungsstörung, die nicht mit einer bekannten neurologischen Ursache vereinbar ist

Diurese: physiologische Ausscheidung von Harn

Dysenterie: Ruhr, Durchfallerkrankung

E

Elektrische Behandlung: siehe Elektrisieren

Elektrisieren: Behandlung mit elektrischen Stromstößen zur Kräftigung der Muskulatur

Ektropion: Umstülpung des Augenlids nach außen

Encephalitis lethargica: Gehirnentzündung, aufgrund des gehäuften Auftretens zwischen 1915 und 1927 in Europa auch als Europäische Schlafkrankheit bezeichnet

Endokarditis: Entzündung des Endokards, der inneren Herzwandschicht

Englische Krankheit: siehe Rachitis

Epigastrium: Magengrube

Epiphyse: 1. Epiphysis cerebri: Glandula pinealis oder Zirbeldrüse, hier 2. Epiphysis ossis: knorpelig angelegtes Ende der langen Röhrenknochen

Epithelien: Epithelzellen, die innere oder äußere Körperoberflächen bedecken

Erysipel: Wundrose, bakteriell verursachte, akute Entzündung der Haut

Erythrozyten: rote Blutkörperchen, Normwerte: bei Frauen 4,3–5,2 Mio./µl, bei Männern 4,8–5,9 Mio./µl

Esbach: Esbach-Probe oder Albuminometer nach Esbach, eine veraltete Methode zum Proteinnachweis im Harn

Exophthalmus: Hervortreten des Augapfels aus der Augenhöhle mit Bewegungseinschränkung, kann ein- oder beidseitig auftreten

F

Flatulenz: Blähungen, Aufblähung des Darms mit reichlichem Abgang von Darmgasen

Fluor alb(us): Weißfluss, veraltete Bezeichnung für Leukorrhoe, weißliches Scheidensekret

Frieseln: aus kleinen Bläschen oder Pusteln bestehender Hautausschlag

Furunkulose: rezidivierendes oder kontinuierliches Auftreten einzelner Furunkel (akute eitrige Entzündung eines Haarfollikels) an verschiedenen Körperteilen

Fußklonus, Klonus: eine unwillkürliche, sich schnell wiederholende Muskelkontraktion als Antwort auf einen Dehnungsreiz, im Falle des Fußes die ruckartige Dorsalflexion

G

Gallenkolik: krampfartige Leibschmerzen infolge spastischer Kontraktionen der Gallenblase bzw. des Gallenganges

Gastrisches Fieber: Bezeichnung für Typhus, fieberhafte Magenschleimhautentzündung

Gastroenterostomie: operative Querverbindung zwischen Magen und Dünndarm zur Wiederherstellung der Magen-Darm-Passage

Gaumensegellähmung: Lähmung des weichen Gaumens (Velum palatinum) infolge Schädigung des N. glossopharyngeus und N. vagus (9. und 10. Hirnnerv)

Gehirnerweichung: Verflüssigung der Gehirnmasse mit Auflösung der Gewebestruktur, meistens durch einen ischämischen Schlaganfall verursacht, ohne Blutaustritt

Gicht: in akuten Schüben oder primär chronisch verlaufende Purinstoffwechselstörung, die durch Abscheidung von Salzen der Harnsäure an verschiedenen Körperstellen, besonders im Bereich der Gelenke, charakterisiert ist

Gichter: alte Krankheitsbezeichnung für Krämpfe, hat nichts mit Gicht zu tun

Giemen: Rasselgeräusche, beim Abhören der Lunge wahrzunehmendes Atemnebengeräusch, deutet auf eine bronchiale Obstruktion hin

Gran: Maßeinheit, als Apothekergewicht meistens 65 mg

H

Hashimoto Thyreoiditis: nach dem japanischen Pathologen und Chirurgen Hakaru Hashimoto (1881–1934) benannte Autoimmunerkrankung, chronische Entzündung der Schilddrüse

Hämoglobin: roter Blutfarbstoff, eisenhaltiges Protein (Abkürzung Hb)

Hämoglobin % nach Sahli: nach dem Schweizer Internisten Hermann Sahli (1856–1933) benannte Methode zur Hämoglobinbestimmung mittels des sog. Sahli-Hämometers; heute nicht mehr gebräuchlich

Hämorrhagien: starke Blutungen

Hirnsand: Acervulus; Ablagerungen von Calcium- und Magnesiumsalzen in der Epiphyse (Zirbeldrüse)

Histrionische Persönlichkeitsstörung: Form der Persönlichkeitsstörung, die durch übermäßige Emotionalität sowie egozentrisches, theatralisches und extravertiertes Verhalten gekennzeichnet ist

Hyaline Zylinder: zylinderförmige Harnsedimente, die mit dem Urin ausgeschieden werden. Das Auftreten von Harnzylindern ist oft ein Hinweis auf eine Nierenerkrankung.

Hypertrophie: Vergrößerung von Geweben oder Organen

Hypochondrium: Region des Oberbauchs, links und rechts des Epigastriums

Hysterie: veraltete Bezeichnung für psychogene körperliche Störungen, heute in der internationalen Klassifikation psychischer Störungen (ICD-10, DSM-4) in dissoziative Störungen und histrionische Persönlichkeitsstörungen differenziert

Hypotrophie: Verkleinerung von Geweben oder Organen

Hypothyreose: Schilddrüsenunterfunktion

I

Ileus: Darmverschluss

Inguinalgegend, Inguen: Leistengegend, Übergang zwischen vorderer Bauchwand und Oberschenkel

Intentionstremor: Zittern der Gliedmaßen bei einer zielgerichteten Bewegung

Interscapularmuskeln: Muskeln zwischen den Schulterblättern

Intoxikation: Vergiftung

Involutionsmelancholie: Altersdepression

Inzidierung: Einschneidung, Durchführung eines operativen Einschnitts

Ischiassyndrom: akuter oder subakuter Nervenschmerz im unteren Rückenbereich mit Ausstrahlung in das Bein

K

Katalepsie: anhaltendes Verharren in einer bestimmten Körperhaltung, meist mit erhöhtem Muskeltonus verbunden und mit der Unfähigkeit, sich trotz intakter Körperfunktionen spontan zu bewegen

Kataplasma: Breiumschlag (Wickel) mit einer weichen Paste aus Pflanzen oder Arzneimitteln

Klimakterium: Menopause, Wechseljahre der Frau

Klonisch: schüttelnd, ruckartig

Kongestionen: Stauungen, Blutandrang in einer bestimmten Körperregion

Konjunktiva: Bindehaut, Gewebeschicht, die den Augapfel mit den Augenlidern verbindet

Konvulsionen: Schüttelkrämpfe, kurze oder auch anhaltende Muskelkontraktionen

Koupieren: einen Krankheitsprozess aufhalten oder unterdrücken

Kyphose: nach hinten verstärkte konvexe Krümmung der Wirbelsäule im Brustbereich, ugs. Buckel

L

Leinsamenkataplasma: siehe Kataplasma

Lethargie: Bewusstseinsstörung mit Schläfrigkeit und Verlangsamung der psychischen Aktivität

Leukozyten: weiße Blutkörperchen, enthalten im Gegensatz zu den →Erythrozyten kein →Hämoglobin

Little'sche Krankheit: alte Bezeichnung für eine infantile Zerebralparese, eine zu Bewegungsstörungen führende Hirnschädigung, verursacht durch Sauerstoffmangel bei der Geburt

Lordose: nach ventral, zur Vorderseite des Körpers gerichtete konvexe Krümmung der Wirbelsäule

Luetische Grundlage: syphilitische Trägerschaft, luetische Disposition. Lues ist eine alte Bezeichnung für Syphilis, eine chronische, verschiedene Stadien durchlaufende Infektionskrankheit. Inwieweit Lues bzw. Syphilis als Begriff ähnlich wie bei der in dieser Zeit bekannten Miasmenlehre Samuel Hahnemanns verwendet wird, kann nicht sicher belegt werden.

Lumbago: «Hexenschuss», akute Schmerzen im Bereich der Lendenwirbelsäule

Lungenspitzenkatarrh: Entzündung des Teiles der Lunge, der oberhalb des Schlüsselbeins liegt, galt in der Zeit um 1922 noch als Initialsymptom für eine Lungentuberkulose

M

Magenptose: Gastroptose, Magensenkung, angeborener oder erworbener Tiefstand des Magens

Mamillarlinie: zur Orientierung dienende, gedachte senkrechte Linie, die parallel zur Medianlinie durch die Brustwarze (Mamille) verläuft

Mastdarm: Rektum, Teil des Enddarms

Mastkur: diätetische Maßnahmen zur Erhöhung des Körpergewichts

Measles: engl. für Masern, virale Infektionskrankheit mit Fieber und Hautausschlag, gilt als sogenannte Kinderkrankheit

Mediale Veranlagung: Fähigkeit, Aspekte der geistigen Welt wahrzunehmen

Meningitis: Hirnhautentzündung

Menorrhagie: verlängerte und verstärkte Menstruation bei erkennbarem Zyklus

Meteorismus: übermäßige Ansammlung von Luft im Verdauungstrakt

Miliare Aussaat: hirsekorngroße Streuung durch die Erreger bei Tuberkulose

Morbus Basedow: Autoimmunkrankheit, Entzündung der Schilddrüse mit klinischen Zeichen einer Vergrößerung (Struma) und Überfunktion (Hyperthyreose) der Schilddrüse

Motilitätsstörung: Bewegungsstörung der Verdauungsorgane

Mundfäule: Entzündung der Mundschleimhaut und des Zahnfleisches

Musculi interossei: lat. für Zwischenknochenmuskeln

Myokarditis: Entzündung des Herzmuskels

Myom: gutartige Muskelgeschwulst der Gebärmutter mit östrogenabhängigem Wachstum

Myopie: Kurzsichtigkeit

Myosin: Muskeleiweiß

Myxödem: Ödematöse Auftreibung der Unterhaut, ausgelöst durch Störungen im Hormonhaushalt der Schilddrüse

N

Nystagmus: Augenzittern

O

o. B.: ohne Befund

Osteochondropathia lumbosacralis: Schädigung des Knorpels und Knochens im Bereich der Lendenwirbelsäule und Kreuzbein

Oxalsäure: historisch Kleesäure

Oxyuren: Madenwürmer

P

Parese: Lähmung

Patella: Kniescheibe

Patellarsehnenreflex (Abk.: PSR): Eigenreflex, durch Schlag auf die Patellarsehne (unterhalb der Kniescheibe) wird eine Kontraktion der Streckmuskulatur des Oberschenkels und damit eine Streckung im Kniegelenk ausgelöst.

Pavor nocturnus: Nachtangst, Schlafangst. Hochschrecken aus dem Tiefschlaf mit panikartigem Schreien, starker vegetativer Erregung und Nichtansprechbarkeit

Perniciöse Anämie: auf Vitamin-B12-Mangel beruhende Blutarmut

Pleura: Brustfell, zweiblättrige dünne Haut in der Brusthöhle, bestehend aus Lungen- und Rippenfell

Pleuraerguss: pathologische Flüssigkeitsansammlung zwischen den Blättern des Rippen- und Lungenfells

Pneumonie: Lungenentzündung, meist durch Bakterieninfektionen verursacht

Poliomyelitis anterior: spinale Kinderlähmung, eine epidemische, durch Poliomyelitis-Viren ausgelöste Infektionskrankheit, die das Rückenmark befällt und zu dauerhaften Lähmungen führen kann

Pollution: unwillkürlicher Samenerguss im Schlaf

Präkanzerose: Gewebeveränderung oder Tumor, der als definiertes potenzielles Vorstadium einer Krebserkrankung gilt

Pruritus: Juckreiz

Pseudotabes: allgemeine Bezeichnung für Erkrankungen mit Symptomen ähnlich der Rückenmarkschwindsucht (Tabes dorsalis). Kann in verschiedenen Formen auftreten.

PSR: siehe Patellarsehnenreflex

Pulsus irregularis perpetuus: fortdauernd arrhythmischer Puls mit unregelmäßiger Pulsfrequenz und wechselnder Pulsamplitude, verursacht durch Herzmuskelerkrankungen und Herzrhythmusstörungen

Pyämie: wiederholte Bakteriämie, zeitweiliges Vorhandensein von Bakterien im Blut, kann zu Abszessen führen

Pylorospasmus: Magenpförtnerkrampf, der zu einer vorübergehenden Verengung des Magenausgangs führt, meist von schwallartigem Erbrechen begleitet.

R

Rachitis: Englische Krankheit. Meist im Kleinkindalter auftretende Störung des Calcium- und Phosphatstoffwechsels (Vitamin-D-Mangel) mit typischen Skelettveränderungen infolge ungenügender Verkalkung der Knochensubstanz

S

Sahli: siehe Hämoglobin

Schleimdrüse: alte Bezeichnung der Hypophyse, lat. Glandula pituitaria, was Schleimdrüse bedeutet

Skorbut: Mangelkrankheit, verursacht durch Mangel an Vitamin C (Ascorbinsäure)

Skrofulös: Adjektiv zu Skrofulose, einer alten Bezeichnung für eine Hauterkrankung mit Geschwülsten an den Halsdrüsen (lat.: scrofulae) und vergrößerten Lymphknoten, am ehesten eine Form von Hauttuberkulose

Solbäder: Salzbäder

Somatoforme Beschwerden: wiederholt auftretende und häufig wechselnde körperliche Beschwerden, die auf psychische Erkrankungen zurückgehen. Nach der Internationalen statistischen Klassifikation der Krankheiten (ICD-10) gelten solche Beschwerden als somatoform, wenn sie von mindestens zweijähriger Dauer und ohne (ausreichende) somatische Erklärung sind.

Soporös: stark benommen, Ausdruck einer präkomatösen Bewusstseinsverminderung

Spastische Parese: unvollständige Lähmung mit erhöhtem Muskeltonus, gesteigerten Eigenreflexen und Störungen der Feinmotorik

Sphinkter ani: analer Schließmuskel

Status nascendi: lat. für Zustand des Entstehens

Stertor, stertoröses Atmen: röchelndes Atemgeräusch bei Ansammlung von Schleim

Strabismus convergens alternans: Einwärtsschielen, alternierend beidseitiges Schielen

Strabismus divergens: Auswärtsschielen

Supinieren: Auswärtsdrehen der Hand oder des Fußes durch Rotation des Armes bzw. Beines

Suppositorium: Zäpfchen, Darreichungsform von Arzneimitteln

Supraorbital: oberhalb der Augenhöhle liegend

Systolisches Geräusch: bei der Herzauskultation wahrzunehmendes Geräusch, das in der systolischen Phase des Blutkreislaufes, also bei der Kontraktion des Herzens entsteht und bei Erwachsenen meist Ausdruck einer krankhaften Störung ist

T

Tabes: Auszehrung, Schwindsucht, veraltete Bezeichnung für Tuberkulose (TBC)

Tabes dorsalis: Rückenmarksschwindsucht, Form der Neurosyphilis im Spätstadium der Syphilis

Tonisch: den Spannungszustand der Muskulatur betreffend, angespannt, sehr stark kontrahiert

Trigeminuspunkt: einer der drei Austrittspunkte des Nervus trigeminus (5. Hirnnerv, in drei Äste geteilt). Bei der Verwendung in diesem Buch sind die Austrittspunkte oberhalb der Augenhöhle gemeint.

Tubenschwangerschaft: Eileiterschwangerschaft, Schwangerschaft, bei der sich das befruchtete Ei außerhalb der Gebärmutter im Eileiter (lat.: Tuba uterina) eingenistet hat

U

Ulcus pylori: Magengeschwür in der Nähe des Magenausgangs

Uranpechblende: radioaktives Mineral Uraninit (Chem.: UO_2)

Urate: Salze der Harnsäure

Urethra: Harnleiter

Uterusmyom: siehe Myom

Uterus myomatosus: Vergrößerung des Uterus durch Myome

V

Varicellen: Windpocken, durch das Varicella-Zoster-Virus ausgelöste Infektionskrankheit mit bläschenartigem Ausschlag

Varicosis: Krampfadern, degenerative Erkrankung der Beinvenen

Vorhofflimmern: Herzrhythmusstörung

W

Wassersucht: Aszites, eine pathologische Ansammlung von freier Flüssigkeit in der Bauchhöhle

Wochenbettfieber: heute seltener, fieberhafter Krankheitsprozess, der durch Eindringen von pathogenen Bakterien in die Geburtswunden entsteht und zu einer lebensbedrohlichen Sepsis führen kann

Textauszüge zur Entwicklung der wichtigsten Lautfolgen in der Eurythmie und Eurythmietherapie

Rudolf Steiner entwickelte die neue Bewegungskunst der Eurythmie auf eine Anfrage von Clara Smits hin, zunächst für deren Tochter Lory. Schon in den ersten Unterrichtsstunden, die – nach verschiedenen vorbereitenden Übungen – Mitte September 1912 in Bottmingen bei Basel stattfanden, machte Steiner Angaben zu Lautfolgen, die auch für die viel später ausgearbeitete Eurythmietherapie von zentraler Bedeutung sind. Er gab hier ebenso wie in späteren Kursen ganz konkrete Anweisungen zur Ausführung der Gebärden und Bewegungen. Im Folgenden sind die wichtigsten Äußerungen Rudolf Steiners zusammengestellt, die sich auf Lautfolgen beziehen, die im Kontext der in diesem Band behandelten Krankengeschichten eine Rolle spielen.

IAO

Am Anfang steht das I A O, zu dem Rudolf Steiner die allererste Angabe bereits am 31. August 1912 machte, kurz vor der Abreise von Lory und Clara Smits aus München, wo anlässlich der Aufführung der Mysteriendramen und des begleitenden Vortragszyklus *Von der Initiation* (GA 138) von Rudolf Steiner Vorgespräche mit ihm stattgefunden hatten. Lory Maier-Smits berichtete darüber rückblickend mit sehr detaillierten Angaben.

«Stellen Sie sich aufrecht hin und versuchen Sie, eine Säule zu empfinden, deren Fußpunkt der Ballen Ihrer Füße und deren Kopfpunkt Ihr eigener Kopf, Ihre Stirne ist. Und diese Säule, diese Aufrechte, lernen Sie empfinden als *i*.» Während ich mich noch bemühte, rief er noch einmal stark betonend dazwischen: «Das Gewicht ruht auf dem Ballen, nicht auf dem ganzen Fuß!» [...] «Nun verlegen Sie den Kopfpunkt der Säule hinter den Fußpunkt, und das lernen Sie empfinden als *a*.» Und als Drittes: «Neigen Sie den Kopfpunkt der Säule vor den Fußpunkt und lernen Sie so ein *o* empfinden.»[1]

1 Rudolf Steiner: *Die Entstehung und Entwicklung der Eurythmie*, GA 277a, 5. Aufl. Basel 2022, S. 46.

Zu einer Weiterentwicklung des I A O, dem Rudolf Steiner eine wichtige Rolle in Bezug auf die Harmonisierung der Wesensglieder beimaß, kam es dann 1921 im Rahmen des Heileurythmiekurses. Im Vortrag vom 12. April 1921 machte Steiner die folgenden Angaben:

Nun kann es sich gerade beim Kinde darum handeln, dass man sieht: Es schnappen gewissermaßen die drei Glieder des menschlichen Organismus nicht ordentlich ineinander ein. [...] Also ist es notwendig, wenn Sie dann die Übung mit dem Kinde machen, dass Sie das I mit dem Oberkörper machen lassen, das heißt, dass das Kind anfängt, den Oberkörper in Strecklage zu versetzen. Es fühlt den ganzen Oberkörper gestreckt. Es macht so, dass es mit den Beinen das A macht, und es macht das O, indem es seine Arme so bewegt. Das aber lassen Sie das Kind möglichst rasch hintereinander machen. [...] Und man kann eine solche Sache durchaus auch im Chor mit den Kindern machen. [...] Man müsste [...] aus den verschiedenen Klassen diejenigen herausnehmen, bei denen man gerade [...] durch ihr Nichtzusammenstimmen der drei Glieder der menschlichen Wesenheit für nötig befindet, dass sie eine solche Übung durchmachen.[2]

DFGKH R

Im Rahmen der Bottminger Unterrichtsstunden, die auch, ihren Inhalten entsprechend, als Dionysischer Kurs bekannt sind, entwickelte Rudolf Steiner gleich am zweiten Tag, am 17. September 1912, im Anschluss an die Einstudierung einzelner Laute zwei konsonantische Lautfolgen, wie Lory Maier-Smits berichtet.

Dann klammerte Rudolf Steiner die fünf bis dahin erklärten und kurz notierten Laute *d f g k h* zusammen und sagte: «Wenn Sie später einmal mit Kindern oder Erwachsenen zu tun haben werden, die aufgeregt, unruhig und nervös sind, dann kann diese Lautfolge *d f g k h* eine beruhigende und lösende Wirkung ausüben.»[3]

2 Rudolf Steiner: Vortrag, Dornach, 12. April 1921, in: *Heileurythmie,* GA 315, 5. Aufl. Dornach 2003, S. 24–26.

3 Rudolf Steiner: *Die Entstehung und Entwicklung der Eurythmie,* GA 277a, 5. Aufl. Basel 2022, S. 64.

LMNPQ R

Auch diese fünf Laute *l m n p q* fasste Rudolf Steiner zusammen und sagte: «Diese Gruppe nun wirkt exzitierend, anregend. Die müssen Sie Menschen machen lassen, die müde, abgespannt und schläfrig in Ihre Stunde kommen. Da werden sie wieder wach, angeregt und interessiert.»

Zuletzt sprach er noch über R, über dieses Mitgerissen-Sein – wenn der Wind davonträgt. Natürlich konnten weder er noch ich es in dem kleinen Raum vormachen oder versuchen. Dr. Steiner betonte aber sehr deutlich, man müsse immer wieder versuchen, «den Moment zu erwischen, wo der Schritt übergeht in den Lauf». R wirkt nun weder beruhigend noch anregend, aber neutral und bekräftigend und sollte darum jedes Mal nach einer solchen Lautfolge gemacht und geübt werden. Denn «es bringt das ganze Vorhergehende in eine richtige Beziehung zu dem, was schon da ist».[4]

I E U

Die zentrale Vokalreihe des sogenannten Bottminger Kurses, I E U, entwickelte Rudolf Steiner am 18. September 1912, dem dritten Tag des Kurses. In einem Bericht von Lory Maier-Smits heißt es dazu:

Nach einer kleinen Pause nahm er seinen Bleistift wieder zur Hand und sagte ungefähr das Folgende: «Es ist nicht nur möglich, mit den Armen und Händen die Ihnen nun ja schon bekannten Laute zu bilden, auch in Raumbewegungen müssen Sie sie empfinden lernen. Und da ist eine gerade in irgendeine Richtung strebende Linie ebenso wie ein *i*, wie ein ‹Strecken›, eine zweite im Winkel dazu sich bewegende Linie wie ein *e* – verlängern Sie nur einmal beide Linien über den Winkel heraus, da sehen Sie es ja mit Augen. Und die dritte Linie, die das gleichseitige Dreieck beschließt, indem sie zum Ausgangspunkt zurückkehrt, ist wie ein *u* zu empfinden. Jede Rückwärtsbewegung ist so etwas wie ein Sich-nach-oben-Wenden. Und so sollten Sie dieses gleichseitige Dreieck i e u wie urbildlich in sich tragen.» [...]

Rudolf Steiner sprach weiter: «Wären Sie in Griechenland, kurz ehe die Männer in eine Schlacht hätten ziehen müssen, an einem dem Dionysos geweihten Tempel vorbeigekommen, so hätten Sie einen merkwürdigen Ruf aus dem Innern des Tempels heraustönen hören.» Und nun hörten

4 Ebd., S. 68.

wir zum ersten Mal diesen eindringlichen Ruf auf die dionysischen Laute *i e u*: *i i I*, *i i I*, *e e E* – und dann drei Halbtöne höher *u u U*, *u u U* – den Rhythmus durch Klopfen mit seinem Bleistift noch intensiver betonend.[5]

Aus dem I E U und den damit in Zusammenhang stehenden kultischen Tänzen der einstigen Dionysos-Priester und -Krieger entwickelte Rudolf Steiner den sogenannten Energie- und Friedenstanz, der eine aus einem spitzwinkligen Energie-Dreieck sich bildend, der andere auf einem stumpfwinkligen Friedens-Dreieck basierend.

Rudolf Steiner nannte den ersten «Energietanz» und meinte, auch heute noch könne er den Menschen Kraft zu gemeinsamer Arbeit geben, zum Beispiel Kindern und auch Lehrern, wenn derselbe vor Beginn der Schule gemeinsam ausgeführt würde. Und durch den zweiten, den «Friedenstanz», da würden die streitsüchtigsten Kinder sich wieder friedlich und vergnügt vertragen, und aus den schwierigsten jungen Leuten könnten die «sanftmütigsten Eheleute» werden.[6]

Halleluja

Am 22. September 1912, dem siebten Tag des Bottminger Kurses, einem Sonntag, wurde das Wort *Halleluja* eurythmisch entwickelt.

«Also [...] machen Sie einmal ein h (abstoßende Reaktion, hatte ich gelernt) und gleich ein A (das ist eine innere Abwehr). Nun machen Sie siebenmal L (da fing ich klein an, sonst wird es zu eintönig), dann ein E (Kreuzen = Erstaunen). Nun folgen noch drei große, ruhige L-Bewegungen, die zu einem ganz großen, lang angehaltenen U (nach oben wenden, seriös in einer großen Armbewegung) hinführen. Zum Abschluss formen Sie noch ein starkes I und A.»

Dann sagte er sehr ernst, aber ernst-glücklich: «Nun haben Sie das Wort ‹Halleluja...h› gemacht. Das bedeutet: Ich reinige mich von allem, was mich am Anblick des Höchsten hindert.»

Er schrieb das Wort hin, erklärte während des Schreibens: «E ist ein erster Höhepunkt, ein staunendes Erahnen, das aber erst nach den letzten großen L- Bewegungen im U seinen endgültigen, erstrebten Höhepunkt, ein ruhevolles Anschauen und Aufnehmen erreicht.» – Nach einer Pause

5 Ebd., S. 74–76.
6 Ebd., S. 78.

mit gerade gerichtetem Antlitz sollten das I und das letzte A ganz groß und objektiv bis in die Finger I und A geformt werden, denn damit sei, wie ein Siegel, der Name des Höchsten, des Jahve hingestellt. «Und nun machen Sie das Ganze noch einmal.»

So ist Halleluja das erste Wort, welches eurythmisch dargestellt wurde!

«Eine schöne Übung wird es, wenn Sie fünf Menschen in einem Pentagramm aufstellen und alle das Wort gleichzeitig wie ein Wesen formen lassen. Das würde eine gesellige Wirksamkeit im höchsten Sinne des Wortes entstehen lassen.» Wenn es aber ein Mensch allein macht, dann sollte er – oben in der Spitze stehend – das Wort formen, aber dann mit einem ganz leisen, wie gehauchten H zum nächsten Platz gehen, wie durch das H dorthin getragen, und wenn der Hauch ausgeatmet hat, dann sollte man mit ganz gesenkten Armen dort angekommen sein. Auf diese Weise muss sechsmal «Halleluja...h» gemacht werden, denn am Anfang und am Ende sollte man immer oben an der Spitze stehen. Niemals dürfe man ein Pentagramm mit der Spitze nach vorne, also zum Zuschauer hin in den Raum stellen, ebenso wenig dürfe man «Halleluja...h» im Laufen machen, «denn dann wird es bacchantisch»! Als er das letzte Pentagramm, das ein Einzelner ausführen soll, schilderte, rief Fräulein von Sivers plötzlich: «Aber, Herr Doktor, das muss ja ungeheure Kräfte geben!» «Ja, meinten Sie denn, wir wollen nur tanzen? Wir wollen doch auch kranken Menschen helfen», war die Antwort, und er schrieb unter die Zeichnung: «Festigung des Ae[ther]-Leibes.»[7]

Evoe

Ebenfalls am 22. September 1912, im Anschluss an das Halleluja, entwickelte Rudolf Steiner das Evoe, basierend auf einem griechischen Ruf und Gruß. Wie Lory Maier-Smits berichtet, beschrieb Rudolf Steiner den empfindenden Sinn und die Ausführung des Evoe folgendermaßen:

Um etwas zu Verehrendes – um eine Anzahl schön geformter Mineralien, eine Schale mit Blumen, um ein Kind, aber niemals um einen alltäglichen, gleichgültigen Gegenstand, zum Beispiel um einen Stuhl oder etwas Ähnliches – sollte man einen Kreis bilden; oder sich auf einer Kreislinie fühlend, sich mit einer ehrfurchtsvollen E-Bewegung dem zu Verehren-

7 Ebd., S. 110 f.

den nahen, um dann von einem tief in das Knie sich senkenden zweiten, sehr kleinen Schritt aus mit den weit vorgestreckten Armen und Händen dieses Heilige leise und andächtig zu berühren: V, sich wieder aufrichtend ein O formen und in den Kreis zurücktretend mit dem letzten E das Wort, den Gruß beschließen.

Auch zwei Menschen könnten Evoe gemeinsam ausdrücken, indem jeder in seinem Gegenüber den Menschen sucht und findet. Das heißt, dass jeder mit dem E den andern staunend wahrnimmt, mit dem V sich zu ihm neigend leise die Hände auf seine Schultern legt, dann zu ihm – nicht um ihn – das O formt und zurücktretend das E. «Sie können noch manche mittelalterliche Bilder finden, auf denen zwei Menschen das erste E – gemeinsam mit den Unterarmen ein Kreuz bildend – formen und dann das ‹Evoe› weiter so gestalten, wie ich es Ihnen eben geschildert habe. Aber», fügte er lächelnd hinzu, «zu oft sollten Sie es Buben und Mädchen in der Schule nicht machen lassen, sonst verlieben die sich ineinander!» Mehr hat er nicht gesagt. – Außerdem formt wohl jeder Mensch täglich mit einem anderen Menschen ein ‹Evoe›. Denn nun forderte Rudolf Steiner mich auf, ihm meine Hand entgegenzustrecken, näherte seine Hand der meinen so weit, dass beide Hände ein E bildeten, «nun die Berührung mit dem V, das Umschließen oder Umfangen mit dem O und im Lösen wieder ein E. – So, sehen Sie, ist jeder Gruß aus ‹Evoe› entstanden.» Für die heutigen Menschen nicht nur unbewusst, sondern meist auch ungewollt. Und doch liegt in jedem grüßenden Handgeben das uralte ‹Evoe›. «Wir suchen uns und haben uns gefunden.»[8]

B M D N R L G CH F S H T

Die Lautfolge B M D N R L G CH F S H T wird auch Evolutionsreihe genannt. Rudolf Steiner trug sie in ein Notizbuch von Tatiana Kisseleff ein, die Ende März 1914 nach Dornach gekommen war, um dort die Eurythmiearbeit mit aufzubauen. Rechts neben den sechs ersten Konsonanten notierte er noch: «der Schutz suchende, sich erregende und wieder beruhigende Mensch». Tatiana Kisseleff berichtet mehr darüber:

Zur Erklärung dieser Konsonantengruppierung sagte Rudolf Steiner ungefähr Folgendes: Hierin sei eigentlich alles, was zur Entwicklung der

8 Ebd., S. 112 f.

Menschheit gehört, enthalten. Würden wir an diesen zwölf Lauten richtig eurythmisch arbeiten, dann würde er es nicht nötig haben, uns seine Vorträge zu halten.

Einmal nahm Rudolf Steiner mein Eurythmieheft für einige Tage zu sich und trug in dasselbe Ergänzungen, Korrekturen, Erklärungen und neue Elemente ein. So wurde von ihm damals die Reihenfolge von 12 Konsonanten aufgeschrieben: B, M, D, N, R, L, G, CH, F, S, H, T. [...] Auf leere Seiten zwischen meinen Aufzeichnungen der bekannten gewöhnlichen Konsonantenreihe schrieb Rudolf Steiner die vorstehende Reihenfolge und die Erklärung dazu:

B M D N R L: Der Schutz suchende, sich erregende und wieder beruhigende Mensch

B: Schutz in etwas

Dadurch wird man stark M

Und kann durchdringen

B: der andere

M: mein Versuch hineinzugehen

D: ich selbst

Wenn ihr BMD hintereinander macht so fühlt: Bei ihm da bin ich.[9]

Im sogenannten Apollinischen Kurs, dem zweiten Eurythmiekurs, den Rudolf Steiner zwischen dem 18. August und 11. September 1915 in Dornach gab, wird die Evolutionsreihe dann ohne weitere Erläuterung in Zusammenhang mit dem dreiteiligen Auftakt gebracht.[10]

I U A

Im Laufe des oben erwähnten Apollinischen Kurses wurden die drei Vokale I, U und A im Zusammenhang mit den drei aus dem Myste-

---

9 Tatiana Kisseleff: *Eurythmie-Arbeit mit Rudolf Steiner,* Basel 1982, S. 42–46.

10 Rudolf Steiner: *Die Entstehung und Entwicklung der Eurythmie,* GA 277a, 5. Aufl. Basel 2022, S. 274. In der fünften Auflage des Bandes GA 277a wurden zur Erklärung Ausführungen Annemarie Dubachs aus dem Jahr 1928 hinzugefügt, die zum dritten Teil, der sogenannten elegischen Lösung, bemerken: «Bei dem Zusammenziehen der Form [erster Teil, der sogenannten Schicksalsfrage] werden die ersten sechs Laute der ‹Menschheitsevolution eurythmisiert; es können nun auf diesem Umgang die sechs folgenden Laute *g ch f s h t* genommen werden.» (GA 277a, 5. Aufl. Basel 2022, S. 274f.)

riendrama *Die Pforte der Einweihung* bekannten Seelenkräften Philia, Luna und Astrid behandelt und diesen zugeordnet. Philia-I, Luna-U, Astrid-A stehen jeweils mit den Seelenkräften des Fühlens, Wollens und Denkens in Verbindung.[11]

Alice Fels berichtet von Rudolf Steiners Vorschlag, die Eurythmiestunden mit dem Reigen I U A anzufangen und abzuschließen:

Auf die Frage einer einleitenden und abschließenden Übung der Eurythmiestunde, wobei auch die Wochensprüche erwähnt wurden, schlug Rudolf Steiner etwas anderes vor. Er sagte: «In manchen Schulen ist es gebräuchlich, morgens mit einem Gebet zu beginnen. Sie sollten so vorgehen, dass Sie einen Reigen fabrizieren, der am Anfang und am Schluss der Stunde ausgeführt wird. Und wenn schon, dann sollten Sie so vorgehen, dass Sie sagen: es ist gut, dass man einen allgemeinen Rhythmus voranstellt und zum Schluss damit schließt. Sie können einen Reigen fabrizieren, der den Raum umschließt, in welchem die Eurythmie stattfindet.» Rudolf Steiner nahm sein Notizbuch aus der Tasche, führte eine Zeichnung aus und sagte dazu, dieser Reigen sei im Kreis herum auszuführen – nach jeder Form wieder zurückschwingen in den Kreis, dazu könnten die Vokale I, U, A eurythmisiert und intoniert werden. Es könne aber auch zu diesen Vokalen ein aufgelöster Akkord gespielt werden. Immer im Kreis herum und zurückschwingen. So werde der Raum umgrenzt, in dem die Eurythmisten sich bewegen.[12]

TIAOAIT

Das TIAOAIT ist eine Gruppenbewegung, der eine hygienisch-therapeutische Wirkung zugeschrieben wird. Rudolf Steiner entwickelt sie im Rahmen des Apollinischen Kurses im September 1915 und erläutert dazu: *«Gut für* Kinder und junge Leute, dass das Denken nicht ‹verstruwwelt›.»[13]

---

11 Rudolf Steiner: *Die Entstehung und Entwicklung der Eurythmie,* GA 277a, 5. Aufl. Basel 2022, S. 349–361. Siehe ferner Tatiana Kisseleff: *Eurythmie-Arbeit mit Rudolf Steiner,* Basel 1982, S. 67–75.

12 Alice Fels: *Vom Werden der Eurythmie,* Dornach 1986, S. 73.

13 Rudolf Steiner: *Die Entstehung und Entwicklung der Eurythmie,* GA 277a, 5. Aufl. Basel 2022, S. 434.

I O A

Die Lautfolge I O A wird im sogenannten *Lauteurythmiekurs,* den Rudolf Steiner im Juli 1924 in Dornach abhielt, in Zusammenhang mit dem Alphabet genannt. Bei der Erläuterung dieser drei Vokale beschreibt Steiner, wie der ganze Ätherleib durch die Lautbewegungen des Alphabets in Erscheinung gebracht wird und wie die Darstellung der Lautfolge I O A ein fast vollständiges Bild des seelischen Anteils des Menschen ergibt.

Sehen Sie, es geschieht also im Sprechen etwas ganz außerordentlich Bedeutungsvolles. Es bildet sich der Mensch. Und man kann schon mit einer gewissen Vollständigkeit zum Beispiel das Seelische bilden, wenn man nun folgende Gefühle hinstellt: I O A – das stellt vieles vom Seelischen dar, fast das ganze Seelische seinem Gefühlsleben nach.[14]

In einem Vortrag, den Rudolf Steiner nur wenige Monate vor dem Lauteurythmiekurs hielt und in dem es um die Mysterien von Ephesus und das Mysterienwesen im Allgemeinen ging, behandelte er die Lautfolge J O A ebenfalls sehr einlässlich. Schüler und Initiierte konnten sich in der dortigen Weihestätte, so Steiner, als Lichtgestalt empfinden, «wenn es von der Sonne herübertönte: J O A».

Dieses J O A, von dem wusste er, dass es regsam macht sein Ich, seinen astralischen Leib. J O – Ich, astralischer Leib, und das Herankommen des Lichtätherleibes in dem A – J O A. Jetzt fühlte er sich [...] als Ich, als astralischen Leib, als ätherischen Leib.

Und dann war es, wie wenn von der Erde heraufklänge, denn der Mensch war versetzt in das Kosmische, wie wenn von der Erde heraufklänge dasjenige, was das J O A durchsetzte: eh-v. Das waren die Kräfte der Erde, die heraufkamen in dem eh-v. Und nun fühlte er, in dem JehOvA fühlte er den ganzen Menschen. Das Vorgefühl des physischen Leibes, den er erst auf der Erde hatte, fühlte er angedeutet in den Konsonanten, die hinzugehörten zu dem Vokalischen, was in dem J O A andeutet Ich, astralischen Leib, ätherischen Leib. Dieses Sich-Einleben in dem JehOvA, das war es, was den ephesischen Schüler erfühlen ließ die letzten Schritte für das Heruntersteigen aus der geistigen Welt. Aber es war zu gleicher Zeit

14 Rudolf Steiner: Vortrag, Dornach, 24. Juni 1924, in: *Eurythmie als sichtbare Sprache,* GA 279, 6. Aufl. Basel 2019, S. 32.

dieses Erfühlen des J O A so, dass man sich fühlte im Lichte drinnen als dieser Klang J O A. Dann war man Mensch: klingendes Ich, klingender astralischer Leib, in lichtglänzendem Ätherleib. Dann war man Klang im Licht. So ist man als kosmischer Mensch.[15]

L M S

Am 1. Januar 1924 hält Rudolf Steiner einen Vortrag für Ärztinnen und Ärzte, in dem er auf deren Fragen eingeht und im Zusammenhang mit Ohrprozessen auch eine wichtige eurythmietherapeutische Lautfolge erwähnt wird.

Dr. Palmer: Zum Glaukomprozess, zum Ohrenprozess: Der Glaukomprozess wird als eine Art Geschwulstprozess angesehen; Ohrenprozesse sind Eiterprozesse, Entzündungsprozesse. Nun ist gerade das Auge in seiner ganzen Entstehung als ein Entzündungsprozess aufzufassen, und in der Ohrenbildung haben wir einen Geschwulstbildungsprozess zu sehen. Ist gerade der polarische Gegensatz dasjenige, was das Krankheitsbild des Glaukoms auf der einen Seite und der Ohreneiterung auf der anderen Seite ist?

[Steiner:] Liegt das nicht auf der Hand? Wenn man im Auge bei Normalität einen Entzündungsprozess hat, wenn man im Ohr bei Normalität einen Geschwulstprozess hat, so muss der Krankheitsprozess beim Auge ein Geschwulstprozess, beim Ohre ein Entzündungsprozess sein, nämlich dasjenige, was als das Gegenteil auftritt. Es liegt ja sozusagen auf der Hand, dass das so sein muss.

Nun, bei dieser Gelegenheit ist es vielleicht gleich möglich, von diesen polarischen Prozessen der Ohrenentzündung, namentlich der Mittelohrentzündung, zu sprechen. Man hat es bei der Ohrenentzündung ja ausgesprochen mit einem Überhandnehmen der ätherischen Organisation in diesem lokalen Trakt zu tun. Dass dies so ist, bringt nicht nur die okkulte Beobachtung, sondern der einfache Anblick eines Endzustandes, Endstadiums einer Mittelohrentzündung bei der Verwachsung der Organe und so weiter.

Man kann schon dem physischen Organismus dann ansehen, dass es sich hier handelt um eine überhandnehmende Tätigkeit des ätherischen Leibes. Nun muss man sich klar sein darüber, dass diese überhandneh-

15 Rudolf Steiner: Vortrag, Dornach, 22. April 1924, in: *Mysterienstätten des Mittelalters*, GA 233a, 6. Aufl. Basel 2013, S. 158.

mende Ätherorganisation in diesem Trakt sofort herbeiführt eine Verstärkung der Ich-Organisation für diesen Trakt, die ins Unterbewusste hinuntergeht.

Wir haben also eine physische Bildung, die nicht da sein sollte und die von der Ich-Organisation abhängig ist. Wir können der Sache am besten dadurch beikommen, dass wir wiederum den Atmungsprozess gewissermaßen in Schwung bringen. Innerlich medikamentös kann man den Atmungsprozess, sodass die Ausatmung eine lebendigere wird, dadurch in Schwung bringen, dass man Levistikum anwendet innerlich in einer entsprechenden Dosierung. Das bringt den Atmungsprozess – im entgegengesetzten Sinne des gestern Erwähnten für die Glaukombildung – in Schwung. Man atmet mehr so, dass die Verstärkung der Atmung nach innen geht, während es beim Levistikumprozess nach außen gehen muss. Also es geht mehr nach innen die Verstärkung des Atmungsprozesses. Und dann wird sich als besonders günstig herausstellen für die Ohrenentzündung, so sonderbar es aussieht, wenn man auch bei der Ohrenentzündung Eurythmie anwendet, Heileurythmie. Und zwar wird es außerordentlich günstig sein, wenn man gerade L, M, S als Heileurythmisches üben lässt. Nämlich alles dasjenige, was sich auf das Ohr bezieht, ist wirklich nur ein lokalisierter Prozess für einen Prozess im ganzen menschlichen Ätherleib. Daher kann man auf alles dasjenige, was sich im Ohr lokalisiert, dadurch wirken, dass man die Atmung auch so fördert – man fördert ja dadurch auch nur die Atmung –, dass man die angeführten Buchstaben heileurythmisch ausführen lässt. [...]

Dr. ...: Die Eurythmie müsste wohl verschieden sein bei Ohrenentzündungen und sklerotischen Prozessen?

[Steiner:] Wenn es sich um eine Sklerose handelt, wird man vorzugsweise eine vokalische Heileurythmie anwenden müssen. Dann würde es sich um Vokalisieren handeln in der Heileurythmie. Bei Entzündungsprozessen muss es sich um Konsonantierung, und namentlich um L, M, S und solche Laute handeln.[16]

R L S I und M N B P A U

Im fünften Vortrag des Heilpädagogischen Kurses gab Rudolf Steiner am 30. Juni 1924 zwei eurythmietherapeutische Lautfolgen an, die,

16 Rudolf Steiner: Vortrag, Dornach, 1. Januar 1924, in: *Physiologisch-Therapeutisches auf Grundlage der Geisteswissenschaft*, GA 314, 4. Aufl. Dornach 2011, S. 190 f.

so seine Erläuterungen, auf die Wesensglieder wirken und jeweils bei ganz unterschiedlicher Konstitution wirksam sind.

Das alles weist uns doch eben darauf hin, wie nach beiden Richtungen hin, indem wir die Glieder in regelmäßiger Weise beherrschen lernen, wir dem Schwachsinn und dem Maniakalischen entgegenwirken können. Und da haben Sie den unmittelbaren Übergang gerade bei schwachsinnigen Kindern zur Heileurythmie. Wenn Sie ein schwachsinniges Kind vor sich haben, so haben Sie die Notwendigkeit, sein Stoffwechsel-Gliedmaßensystem überzuführen in die Beweglichkeit. Dadurch wird angeregt sein Geistiges. Lassen Sie es R L S I machen, und Sie werden sehen, wie günstig Sie auf das Kind wirken. Haben Sie es mit einem maniakalischen Kinde zu tun, wissen Sie, wie es zusammenhängt mit dem Gliedmaßen-Stoffwechselsystem, lassen Sie es M N B P A U machen, und Sie werden wiederum sehen, wie das auf seinen maniakalischen Charakter zurückwirkt. Wir müssen eben überall diesen innigen Zusammenhang, der beim Kinde noch da ist, zwischen dem Physisch-Ätherischen und dem Seelisch-Geistigen berücksichtigen. Dann kommen wir auch zu den entsprechenden Behandlungsmethoden. [17]

Die Lautfolgen zu den Vor- und Nachtakten in der Eurythmie

Zu den Raumformen, die Rudolf Steiner zur Gestaltung einzelner Dichtungen entwickelt hat, gehören auch sogenannte Vor- und Nachtakte, die einen still gestalteten Ein- respektive Ausklang des Textes darstellen. Sie werden von unterschiedlich langen Lautfolgen begleitet. Die Lautfolge etwa, die Rudolf Steiner der Patientin in der Krankengeschichte KG 41 (S. 323) empfohlen hat, findet sich auch als Vortakt des Wahrspruches «Finsternis, Licht, Liebe», was im Kommentar zu der Krankengeschichte weiter ausgeführt wird. Trotz der Übereinstimmung: Die Lautfolgen der Vor- und Nachtakte orientieren sich an den Inhalten der Texte. Daher gelten für ihre Komposition andere Prinzipien als für die im pädagogischen oder therapeutischen Zusammenhang gegebenen Lautfolgen.

---

17 Rudolf Steiner: Vortrag, Dornach, 30. Juni 1924, in: *Heilpädagogischer Kurs*, GA 317, 8. Aufl. Dornach 1995, S. 108.

Register

Die nachfolgenden Register ermöglichen einen systematischen Zugriff auf die von Rudolf Steiner einzelnen Patientinnen und Patienten eurythmietherapeutisch verordneten Laute und Lautfolgen. So lassen sich die in den hier zusammengestellten Krankengeschichten gegebenen Lautfolgen gemäß dem Charakter der Laute in konsonantische, vokalische und gemischte Reihen unterteilen, und auch die Verordnungshäufigkeit der einzelnen Laute ist leicht zu erkennen. Durch die Zuordnung der einzelnen konkreten Krankheitsbilder zu jeweils größeren Themenkreisen respektive medizinischen Fachgebieten wird ein behandlungssystematischer Zugriff auf die verordneten Lautfolgen möglich, ebenso durch die Zuordnung der empfohlenen Lautfolgen zu den einzelnen Wesensgliedern, deren Diagnostik und Behandlung Rudolf Steiner im konkreten Fall zumeist als zentral ansah.

Konsonantische, vokalische und gemischte Lautfolgen sowie allgemeine eurythmietherapeutische Angaben

Konsonanten

Lautfolge	Diagnose	KG
L M N	Behandlung Beine und Rücken	69
L S N M, Beinübungen	Albuminurie	68
L M N R	Absencen	40
L M N R	Depression, Angstzustände	41
L M R S	Pseudotabes	25
L M S R	Leichte Hyperthyreose, Ermüdbarkeit bei «luetischer Grundlage»	9
L M S R	Chronische Durchfälle	10
L M S R	Anorexia nervosa bei «luetischer Grundlage»	50
L R T M	Verdauungsbeschwerden, Lebensmittelunverträglichkeit	15

Lautfolge	Diagnose	KG
L R T P	Parese nach Lumbalpunktion	28
L R T P	Hereditärer progressiver Muskelschwund	29
L S R T	Multiple Sklerose	24
M L R	Wiederholte Fehlgeburten	18
M N R	Kurzatmigkeit, Brustkrämpfe	3
R L M N	Mikrozephalie	60
R, L, wiederholende Bewegungen	Chronischer Knieschmerz, Verdauungsschwäche	48
R L M	Muskelrheuma	21
R M B	Progressive Muskelatrophie	30
R S L	Adipositas	56
R S L M	Menorrhagien bei Uterus myomatosus	17
S R L M	Epilepsie	32
S R T mit den Händen	Poliomyelitis und luetische Grundlage	27
Konsonanten	Manischer Erregungszustand	51
Konsonanten	Depression, Erschöpfung	42
Konsonanten in der Vorstellung	Hysterische Lähmung	53
Konsonanten mit Stab	Polioenzephalitis	26

Vokale

Lautfolge	Diagnose	KG
A	Gereiztheit der Sexualorgane	67
A mit den Beinen	Epilepsie	34
A mit den Beinen	Epilepsie	35
A und E mit den Beinen	Kleptomanie	63
E	Depression, Abmagerung	43
E	Entwicklungsrückstand, Strabismus	66

Lautfolge	Diagnose	KG
E U Ö	Entwicklungsstörung	62
E, Beinübungen	Nervosität, Herzbeschwerden, Obstipation	47
Fünf Vokale, periphere Reize	Verdauungsschwäche	13
I E EI	Pankreasschwäche, Verdacht auf Bauchfelltuberkulose	12
I, E, U	Epilepsie	39
I, E, Vokale	Epilepsie	36
U O I	Little'sche Krankheit	22
Alle Vokale	Epilepsie	37
Vokale	Leichte Form von Morbus Basedow	8
Vokale	Psychische Störung	65
Vokale mit Füßen und Beinen	Epilepsie	38

Konsonanten und Vokale

Lautfolge	Diagnose	KG
E, M, A	Anämie, Erschöpfung	49
G K A I	Stottern	4
I S R	Schaukeln	57
IAU LMR	Verdauungsschwäche, Epilepsie bei Menses	33
IOA LMS	Somatoforme Beschwerden, Angstzustände	45
K R A	Asthma bronchiale	1
L U O K M	Motorische Unruhe	61
LI MA RU	Somatoforme Beschwerden, Schlafstörungen	44
L M O	Darmkoliken	11
L S A M I	Adipositas, Herzbeschwerden, Neigung zu Drüsenschwellung	46
M I L A B U	Chronische, schwere Obstipation	14
M R O N	Zarte Konstitution	55
O E M L E I B D	Status nach Brustamputation	16

Lautfolge	Diagnose	KG
O S R	Herzinsuffizienz	6
S U L A	Zwergwuchs	58
SMA LMI TMU	Spastische Parese, epileptiforme Anfälle	23
S M I A	Neigung zu Morbus Basedow	7
T S R M A	Heuschnupfen	2
Z S SCH U I	Verspätete Inkarnation	59

Allgemeine Angaben (ohne konkrete Lautfolgen)

Lautfolge	Diagnose	KG
Bewegungsübung mit geballten Fäusten	Akute psychotische Störung	52
Eurythmie Beine, Füße	Sulfurische Konstitution	54
Eurythmiethera-pie mit den Füßen	Angstzustände im Klimakterium	19
Heileurythmie	Epilepsie und Störung des Sozialverhaltens	64
Hexameter	Stottern	5
Versteifen der Beine	Depression und Hemmung während der Menstruation	20

Angaben mit Bezug zur Wesensgliederdiagnostik

Ätherleib

Lautfolge	Diagnose	KG
E U Ö	Entwicklungsstörung	62
IOA LMS	Somatoforme Beschwerden, Angstzustände	45
L M O	Darmkoliken	11
L R T P	Parese nach Lumbalpunktion	28
M I L A B U	Chronische, schwere Obstipation	14
M L R	Wiederholte Fehlgeburten	18

Lautfolge	Diagnose	KG
O S R	Herzinsuffizienz	6
R L M N	Mikrozephalie	60
R L M	Muskelrheuma	21
SMA LMI TMU	Spastische Parese, epileptiforme Anfälle	23

Astralleib

Lautfolge	Diagnose	KG
A mit den Beinen	Epilepsie	34
A und E mit den Beinen	Kleptomanie	63
E	Entwicklungsrückstand, Strabismus	66
E U Ö	Entwicklungsstörung	62
E, Beinübungen	Nervosität, Herzbeschwerden, Obstipation	47
K R A	Asthma bronchiale	1
L R T M	Verdauungsbeschwerden, Lebensmittelunverträglichkeit	15
L R T P	Hereditärer progressiver Muskelschwund	29
L S R T	Multiple Sklerose	24
M I L A B U	Chronische, schwere Obstipation	14
M N R	Kurzatmigkeit, Brustkrämpfe	3
R, L, wiederholende Bewegungen	Chronischer Knieschmerz, Verdauungsschwäche	48
R M B	Progressive Muskelatrophie	30
R S L M	Menorrhagien bei Uterus myomatosus	17
SMA LMI TMU	Spastische Parese, epileptiforme Anfälle	23
S M I A	Neigung zu Morbus Basedow	7
Alle Vokale	Epilepsie	37
Eurythmie Beine, Füße	Sulfurische Konstitution	54
Fünf Vokale, periphere Reize	Verdauungsschwäche	13
Heileurythmie	Epilepsie und Störung des Sozialverhaltens	64

Ich

Lautfolge	Diagnose	KG
L M S R	Leichte Hypertyreose, Ermüdbarkeit bei «luetischer Grundlage»	9
L M S R	Chronische Durchfälle	10
Versteifen der Beine	Depression und Hemmung während der Menstruation	20
S R T mit den Händen	Poliomyelitis und luetische Grundlage	27
L R T P	Parese nach Lumbalpunktion	28
L R T P	Hereditärer progressiver Muskelschwund	29
Eurythmie Beine, Füße	Sulfurische Konstitution	54
S R L M	Epilepsie	32
L M S R	Anorexia nervosa bei «luetischer Grundlage»	50

Verordnungshäufigkeit der einzelnen Laute

Konsonanten

Laut	Anzahl Fälle
L	29
M	29
R	28
S	19
N	7
T	6
B	4
Konsonanten	4
K	3
P	2
SCH	1
Z	1

Vokale

Laut	Anzahl Fälle
A	15
I	13
E	10
U	10
O	7
Vokale	5
Ei	2
Ö	1

Zuordnung der Lautfolgen zu medizinischen Fachgebieten und Themenkreisen

Krankengeschichten mit Bezug zu Lues

Diagnose	Lautfolge	KG
Adipositas, Herzbeschwerden, Neigung zu Drüsenschwellung	L S A M I	46
Anorexia nervosa bei «luetischer Grundlage»	L M S R	50
Kurzatmigkeit, Brustkrämpfe	M N R	3
Leichte Hyperthyreose, Ermüdbarkeit bei «luetischer Grundlage»	L M S R	9
Poliomyelitis und «luetische Grundlage»	S R T mit den Händen	27
Pseudotabes	L M R S	25

Gastroenterologie

Diagnose	Lautfolge	KG
Chronische Durchfälle	L M S R	10
Chronische, schwere Obstipation	MILABU	14
Darmkoliken	L M O	11
Pankreasschwäche, Verdacht auf Bauchfell-tuberkulose	I E EI	12
Verdauungsbeschwerden, Lebensmittel-unverträglichkeit	L R T M	15
Verdauungsschwäche	Fünf Vokale, periphere Reize	13
Verdauungsschwäche, Epilepsie bei Menses	IAU LMR	33

Gynäkologie

Diagnose	Lautfolge	KG
Angstzustände im Klimakterium	Eurythmietherapie mit den Füßen	19
Depression und Hemmung während der Menstruation	Versteifen der Beine	20
Menorrhagien bei Uterus myomatosus	R S L M	17
Status nach Brustamputation	O E M L EI B D	16
Verdauungsschwäche, Epilepsie bei Menses	IAU LMR	33
Wiederholte Fehlgeburten	M L R	18

Kardiologie

Diagnose	Lautfolge	KG
Herzinsuffizienz	O S R	6

Neurologie

Diagnose	Lautfolge	KG
Epilepsie	S R L M	32
Epilepsie	A mit den Beinen	35
Epilepsie	I, E, Vokale	36
Epilepsie	Alle Vokale	37
Epilepsie	Vokale mit Füßen und Beinen	38
Epilepsie	I, E, U	39
Hereditärer progressiver Muskelschwund	L R T P	29
Little'sche Krankheit	U O I	22
Multiple Sklerose	L S R T	24
Parese nach Lumbalpunktion	L R T P	28
Polioenzephalitis	Konsonanten mit Stab	26
Poliomyelitis und luetische Grundlage	S R T mit den Händen	27
Progressive Muskelatrophie	R M B	30

Diagnose	Lautfolge	KG
Pseudotabes	L M R S	25
Spastische Parese, epileptiforme Anfälle	SMA LMI TMU	23
Verdauungsschwäche, Epilepsie bei Menses	IAU LMR	33

Onkologie

Diagnose	Lautfolge	KG
Status nach Brustamputation	O E M L EI B D	16

Psychiatrie/Psychosomatik

Diagnose	Lautfolge	KG
Akute psychotische Störung	Bewegungsübung mit geballten Fäusten	52
Angstzustände im Klimakterium	Eurythmietherapie mit den Füßen	19
Anorexia nervosa bei «luetischer Grundlage»	L M S R	50
Depression und Hemmung während der Menstruation	Versteifen der Beine	20
Depression, Abmagerung	E	43
Depression, Angstzustände	L M N R	41
Depression, Erschöpfung	Konsonanten	42
Hysterische Lähmung	Konsonanten in der Vorstellung	53
Manischer Erregungszustand	Konsonanten	51
Nervosität, Herzbeschwerden, Obstipation	E, Beinübungen	47
Somatoforme Beschwerden, Angstzustände	IOA LMS	45
Somatoforme Beschwerden, Schlafstörungen	LI MA RU	44

Schilddrüsenerkrankungen

Diagnose	Lautfolge	KG
Neigung zu Morbus Basedow	S M I A	7
Leichte Form von Morbus Basedow	Vokale	8
Leichte Hyperthyreose, Ermüdbarkeit bei «luetischer Grundlage»	L M S R	9

Weitere Diagnosen

Diagnose	Lautfolge	KG
Adipositas	R S L	56
Adipositas, Herzbeschwerden	L S A M I	46
Anämie, Erschöpfung	E M A	49
chronischer Knieschmerz, Verdauungsschwäche	R L, wiederholende Bewegungen	48
Muskelrheuma	R L M	21
Nervosität, Herzbeschwerden, Obstipation	E, Beinübungen	47
Stottern	G K A I	4
Stottern	Hexameter	5
Sulfurische Konstitution	Eurythmie Beine, Füße	54
Zarte Konstitution	M R O N	55

Quellenverzeichnis

Deutsches Literaturarchiv Marbach

Bestand 91.86.446 und 91.86.451 Marie Clara von Goeckingk

Ita Wegman Archiv, Arlesheim

IWA.01.D.02.95 Ordner Korrespondenz D-G 1924

IWA.01.D.03.01 Patientenbesprechung mit Rudolf Steiner A-E

IWA.01.D.03.02 Patientenbesprechung mit Rudolf Steiner F-O

IWA.01.D.03.03 Patientenbesprechung mit Rudolf Steiner P-Z

IWA.01.D.03.05 Ordner Heilmittellisten (Nr. 1-1222) Angaben und Verwendung nach Rudolf Steiner

IWA.01.D.03.07 Meditationen für Kranke (Rudolf Steiner)

IWA.01.D.03.11 Krankengeschichten A-C

IWA.01.D.03.12 Krankengeschichten D-G

IWA.01.D.03.13 Krankengeschichten H-K

IWA.01.D.03.14 Krankengeschichten L-M

IWA.01.D.03.15 Krankengeschichten N-Q

IWA.01.D.03.16 Krankengeschichten R-Sch

IWA.01.D.03.17 Krankengeschichten Schi-T

IWA.01.D.03.18 Krankengeschichten U-Z

IWA.01.D.10.02 Notizbuch Ita Wegman NB 17

IWA.01.D.10.03 Notizbuch Ita Wegman NB 60

IWA.01.F.01 Fotobox

IWA.02.D.10.01 Box im Safe: Mantrams und Texte Rudolf Steiners (u. a. Bergsma Meditation)

IWA.02.D.10.02 Box im Safe: Therapieverschreibungen von Rudolf Steiner. Ambulanzkarten.

IWA.03.D.01.01 Behandlungsbuch Heileurythmie

IWA.03.D.01.02 Nachlass Dr. Hilma Walter Notizbücher, Hefte, Blätter

IWA.07.D.01.01 Friedrich Husemann 1921-1925 / Otto Palmer 1921-1931. Ordner mit Korrespondenz der beiden Ärzte

IWA.07.D.01.02 Mappe Krankengeschichten KTI Stuttgart 1921-1924 Nachlass Dr. Friedrich Husemann

IWA.07.D.01.03 Klinik – K. G. Husemann. Leitz Mappe «Juris» Foliengröße

Rudolf Steiner Archiv, Dornach

RSA I A NB Notizbücher Rudolf Steiners

RSA I A NZ Notizzettel Rudolf Steiners

RSA I B Briefe an Rudolf Steiner

RSA IV SACH Kommender Tag

Literaturverzeichnis

Rudolf Steiner Gesamtausgabe

13 *Die Geheimwissenschaft im Umriss* (2021)

27 *Grundlegendes für eine Erweiterung der Heilkunst nach geisteswissenschaftlichen Erkenntnissen* (zusammen mit Ita Wegman, 2014)

40 *Wahrspruchworte* (2019)

115 *Anthroposophie – Psychosophie – Pneumatosophie* (2012)

128 *Eine okkulte Physiologie* (2022)

138 *Von der Initiation* (1986)

221 *Erdenwesen und Himmelserkenntnis* (2015)

233a *Mysterienstätten des Mittelalters* (2013)

267 *Seelenübungen Band I. Übungen mit Wort- und Sinnbild-Meditationen zur methodischen Entwicklung höherer Erkenntniskräfte, 1904–1924* (2018)

268 *Mantrische Sprüche. Seelenübungen Band II, 1903–1925* (2015)

277a *Die Entstehung und Entwicklung der Eurythmie* (2022)

278 *Eurythmie als sichtbarer Gesang* (2016)

279 *Eurythmie als sichtbare Sprache* (2019)

282 *Sprachgestaltung und dramatische Kunst. Dramatischer Kurs* (zusammen mit Marie Steiner-von Sivers, 1981)

308 *Die Methodik des Lehrens und die Lebensbedingungen des Erziehens* (1986)

312 *Geisteswissenschaft und Medizin* (2020)

313 *Geisteswissenschaftliche Gesichtspunkte zur Therapie* (2001)

314 *Physiologisch-Therapeutisches auf Grundlage der Geisteswissenschaft. Zur Therapie und Hygiene* (2010)

315 *Heileurythmie* (2021)

316 *Meditative Betrachtungen und Anleitungen zur Vertiefung der Heilkunst* (2008)

317 *Heilpädagogischer Kurs* (1995)

Verwendete Literatur

Barnes, Henry: *Into the Heart's Land. A Century of Rudolf Steiner's Work in North America*, Great Barrington 2005, S. 68 ff.

Baumann, Elisabeth: *Aus der Praxis der Heileurythmie. Studienmaterial der Freien Hochschule für Geisteswissenschaft Goetheanum*, 3. Aufl. Dornach 1983, S. 22 f.

Beiträge zur Rudolf Steiner Gesamtausgabe Nr. 34, 1971, S. 23.

Bockholt, Grete: «Die Heileurythmie in der Heilpädagogik», in: *Natura. Eine Zeitschrift zur Erweiterung der Heilkunst nach geisteswissenschaftlicher Menschenkunde*, 1. Jg., 1926/27, IV. Heft, S. 149–151.

Boerner, Klara: Maria Rulni, in: *Mitteilungen aus der Anthroposophischen Arbeit in Deutschland* 19. Jg., 1965, Nr. 71, S. 71 f.

Bort, Julia: «Heileurythmie und Heilpädagogik», in: *Heilende Erziehung. Vom Wesen seelenpflege-bedürftiger Kinder und deren heilpädagogischer Förderung*, Arlesheim 1956, S. 170 ff.

Cysarz, Dirk, Dietrich von Bonin, Peter Heusser, Maximilian Moser, Henrik Bettermann: «Wirkungen von Sprachtherapie auf die kardiorespiratorische Interaktion. Teil 1: Synchronisation durch Hexameter-Rezitation», in: *Der Merkurstab* Jg. 58, 2005, Heft 2, S. 98–105.

Darrell, Jesse: Dorothy Osmond siehe auch den Nachruf, in: *News Sheet for Members*, Vol. 55, 1978, Nr. 3.

Degenaar-Serlé, Sophia et al. (Hrsg.): *A. G. Degenaar. Zur anthroposophischen Medizin*, 1989.

Degenaar, A. G. van: *Krankengeschichten. Krankheitsfälle und andere medizinische Fragen, besprochen mit Rudolf Steiner*, Dornach 2008.

Degenaar: *Krankheitsfälle und andere medizinische Fragen, besprochen mit Dr. Rudolf Steiner, gesammelt im Klinisch-Therapeutischen Institut in Stuttgart*, eine Dokumentation, die als Manuskriptdruck exklusiv an Ärzte abgegeben wurde.

Ebersold, Walter: Nachruf auf Dorothea Hubler, in: *Was in der Anthroposophischen Gesellschaft vorgeht. Nachrichten für deren Mitglieder*, 8. Jg., Nr. 22, 31. 5. 1931, S. 88.

Ehrler, Petra, Albrecht Warning, Kristian Schneider, Eduard Helmert, Sibylle Stiller, Jan Vagedes, Annette Weißkircher: «Die Wirksamkeit der heileurythmischen Therapielautreihe TSRMA bei allergischer Rhinopathie – Eine qualitative Inhaltsanalyse nach Mayring», in: *Der Merkurstab* Jg. 74, 2021, Heft 1, S. 37–44.

Engel, Ludwig: «Patientenvorstellungen in Koberwitz», in: *Rundbrief der Medizinischen Sektion*, Nr. 19, 1996, S. 222.

Fels, Alice: *Vom Werden der Eurythmie*, Dornach 1986.

Gädeke, Rudolf F.: *Die Gründer der Christengemeinschaft. Ein Schicksalsnetz. 48 Kurzbiografien*, 2. Aufl. Stuttgart 2021.

Gerretsen, Anton (Hrsg.): *Meditationen für Patienten. Meditative Anweisungen und Texte von Rudolf Steiner, zusammengestellt für Ärzte*. Dieser im Selbstverlag herausgegebene Manuskriptdruck wird anthroposophisch tätigen Ärzten persönlich ausgehändigt, die mit den jeweiligen Krankengeschichten vertraut sind. Ein Exemplar befindet sich im Ita Wegman Archiv, Arlesheim.

Girke, Matthias: *Innere Medizin, Grundlagen und therapeutische Konzepte der Anthroposophischen Medizin*, 2. Aufl., Berlin 2012, S. 164.

Glas, Maria: *Experience in Remedial Eurythmy*, Stroud/Gloucestershire 1971.

Goyert, Ingeborg: *May I help you*, Paderborn 1999.

Grosse, Rudolf: *Erlebte Pädagogik. Schicksal und Geistesweg*, Dornach 1968.

Husemann, Friedwart, und Werner Priever: *Friedrich Husemann. Eine Biographie*, Dornach 2008.

Internationale Laboratorien Aktiengesellschaft: *Die Erfahrungen im Jahre 1923 mit ‹Gencydo› bei der Behandlung von Heuschnupfen*, o. O., o. J. [Arlesheim, 1923], S. 2–5.

Kirchner-Bockholt, Margarete: *Grundelemente der Heileurythmie*, Dornach 1962, 5. Aufl. Dornach 2010.

Kisseleff, Tatiana: *Eurythmie-Arbeit mit Rudolf Steiner*, Basel 1982.

Krück v. Poturzyn, M. J. (Hrsg.): *Wir erlebten Rudolf Steiner. Erinnerungen seiner Schüler*, 2. Aufl. Stuttgart 1957, S. 223 ff.

Kunstmuseum Stuttgart, Andreas Neider, Harald Schukraft: *Rudolf Steiner in Stuttgart*, Stuttgart 2011, S. 127.

Laue, Hans-Broder von, und Elke E. von Laue: *Zur Physiologie der Heileurythmie. Lautgesetze und Therapieordnungen*, 2. überarbeitete Aufl. Dornach 2016.

Lindenberg, Christoph: *Rudolf Steiner. Eine Chronik*, Stuttgart 1988.

Marti, Ernst: *Die vier Äther. Zu Rudolf Steiners Ätherlehre*, 8. Aufl. Stuttgart 2016.

Mees, L. F. C.: «Herinneringen aan Thon Degenaar», in: *Mededelingen van de Anthroposophische Vereniging in Nederland*, Jg. 37, Nr. 7/8, S. 239–241.

Palmer, Otto: «Ein Dank an Dr. Rudolf Steiner», in: *Natura* Nr. 9, 1927, S. 271–275, hier S. 274 f.

Rulni, Franz: Nachruf auf Maria Rulni, in: *Was in der Anthroposophischen Gesellschaft vorgeht. Nachrichtenblatt*, 45. Jg., Nr. 16, 18.4.1965, S. 66 f.

Schneider-Schrey, Charlotte: Nachruf auf Theresia Trommsdorff in: *Mitteilungen aus der Anthroposophischen Arbeit in Deutschland* 1969, H. 90, S. 299 f.

Selg, Peter (Hrsg.): *Anthroposophische Ärzte. Lebens- und Arbeitswege im 20. Jahrhundert*, Dornach 2000.

Selg, Peter: *«Und in der Tat, dies wirkte». Die Krankengeschichten des Buches «Grundlegendes zu einer Erweiterung der Heilkunst nach geisteswissenschaftlichen Erkenntnissen» von Rudolf Steiner und Ita Wegman*, Dornach 2007.

Selg, Peter: *Patienten-Meditationen von Rudolf Steiner*, Arlesheim 2019.

Spence, Michael: *The Story of Emerson College. Its Founding Impulse, Work and Form*, Temple Lodge 2013.

Steiner, Rudolf: Vortrag, Bremen, 3. März 1916, abgedruckt in: *Das Goetheanum*, 19. Jg., Nr. 42, 13. 4. 1940, S. 329 f. Der ganze Vortrag ist in acht Heften (Heft 37–44) verteilt abgedruckt und ist bislang noch nicht in der Gesamtausgabe erschienen. Zu dem diskutierten Sachverhalt, der auf kriminalanthropologische Untersuchungen der Zeit Bezug nimmt, siehe den Kommentar unten.

Stracke, Viktor: «Wie es zu den Arbeitervorträgen kam», in: Erika Beltle, Kurt Vierl (Hrsg.): *Erinnerungen an Rudolf Steiner. Gesammelte Beiträge aus den «Mitteilungen aus der Anthroposophischen Arbeit in Deutschland» 1947–1978*, Stuttgart 2001, S. 197–204.

Strakosch-Giesler, Maria: *Die erlöste Sphinx*, Freiburg i. Br. 1955.

Strakosch, Alexander: *Lebenswege mit Rudolf Steiner*, Dornach 1994.

Uhlenhoff, Wilhelm: *Die Kinder des Heilpädagogischen Kurses. Krankheitsbilder und Lebenswege*, Stuttgart 1994.

Villeneuve, Crispian: *Rudolf Steiner in Britain. A Documentation of his Ten Visits*, 2 Bde., Forest Row 2004.

Walter, Hilma: *Abnormitäten der geistig-seelischen Entwicklung in ihren Krankheitserscheinungen und deren Behandlungsmöglichkeiten,* Arlesheim 1955, S. 89 f.

Walter, Hilma: *Der Krebs und seine Behandlung,* Arlesheim 1953.

Walter, Hilma: *Die Pflanzenwelt. Ihre Verwandtschaft zur Erden- und Menschheitsentwicklung,* Arlesheim 1971.

Walter, Hilma: *Die sieben Hauptmetalle. Ihre Beziehungen zu Welt, Erde und Mensch,* 1966, Dornach, 2. Auflage 1999.

Walter, Hilma: *Grippe, Encephalitis, Poliomyelitis. Zur Pathogenese und Behandlung,* Arlesheim 1950.

Wegman, Ita: [Fallbeschreibungen], in: *Beiblätter der Zeitschrift Natura,* 2. Jg., Nr. 5–7, Februar 1928, Reprint Dornach 2000, S. 104.

Zeylmans van Emmichoven, J. E.: *Wer war Ita Wegman. Eine Dokumentation,* Band 1: *1876–1925,* Dornach 2004

Tabellenverzeichnis

Bildnachweis

Barnes, Henry: *Into the Heart's Land. A Century of Rudolf Steiner's Work in North America,* Great Barrington 2005, S. 68: S. 398

Deutsches Literaturarchiv, Marbach: © S. 318

Forschungsstelle Kulturimpuls, Essen: S. 57, 63, 291

Ita Wegman Archiv, Arlesheim: © S. 21, 25, 27, 31, 94, 104, 143, 162, 177, 179, 193, 203, 205, 236, 249, 250, 282, 331, 352, 353

Kirchner-Bockholt, Margarete: *Grundelemente der Heileurythmie,* Dornach 1962, 5. Aufl. Dornach 2010, S. 54: S. 452

Meyer, Thomas: *D. N. Dunlop. Ein Zeit- und Lebensbild, 2. Aufl. Basel 1996,* S. 289: S. 140

Mitteilungen aus der Anthroposophischen Arbeit in Deutschland, 19. Jg. Nr. 71, 1965, S. 71 f.: S. 155

Spence, Michael: The Story of Emerson College. Its Founding Impulse, Work and Form, Temple Lodge 2013, S. 121: S. 277

Strakosch, Alexander: *Lebenswege mit Rudolf Steiner,* Dornach 1994, S. 71: S. 401

The Devil's Porridge Museum, Eastriggs, UK: © S. 136

Verlag Freies Geistesleben, Stuttgart, Wilhelm Uhlenhoff: © S. 393, 417, 432, 439

Dank

Es ist uns ein großes Anliegen allen, die dieses Projekt unterstützt haben, unseren herzlichsten Dank auszusprechen.

An erster Stelle stehen für uns die Patientinnen und Patienten, durch deren Lebensgeschichten wir einen lernenden Einblick in die Arbeitsweise Rudolf Steiners erhalten dürfen. Ebenso möchten wir unsere Dankbarkeit den ersten Ärztinnen, Ärzten und Heileurythmistinnen gegenüber zum Ausdruck bringen, die sich mit Leidenschaft und Pioniergeist für eine Entwicklung und Erweiterung der Medizin eingesetzt haben.

Besonders dankbar sind wir Frau Prof. Annette Weißkircher, Leitung des Instituts für Eurythmietherapie, Fachbereich Künstlerische Therapien und Therapiewissenschaft der Alanus Hochschule für Kunst und Gesellschaft, Alfter bei Bonn, für die Zusammenarbeit und engagierte Unterstützung von Anfang an.

Unser großer Dank gilt den Mitarbeitenden des Ita Wegman Archivs, Prof. Dr. med. Peter Selg, Péter Barna, Gunhild Pörksen, Mirela Faldey und Felicitas Graf, für ihren stetigen tatkräftigen Beistand.

Diese Publikation wäre nicht möglich gewesen ohne die Unterstützung der folgenden Stiftungen und Organisationen: Christophorus Stiftung. Treuhänderische Stiftung in der GLS Treuhand e. V., Stiftung zur Förderung der Heileurythmie, Stuttgart, Stiftung zur Forschungsförderung – Anthroposophische Gesellschaft in Deutschland e. V., Anneliese-und Wilhelm-Zur Linden-Stiftung e. V., Karneol-Verein Dornach.

Bei der Klinik Arlesheim, insbesondere bei Alexander Faldey, bedanken wir uns für die Anerkennung und die Unterstützung.

Wir danken Herrn Dr. med. Matthias Girke und der Medizinischen Sektion am Goetheanum für die Hilfe und das fördernde Interesse.

Ein großer Dank für die unermüdliche Hilfe gebührt unserer wunderbaren Lektorin Nana Badenberg sowie dem Rudolf Steiner Verlag und Herrn Jonathan Stauffer.

Für die medizinische Beratung bedanken wir uns bei den folgenden ärztlichen Kollegen: Philipp Busche, Dr. med. Siegward Elsas, Dr. med. Robert Fitger, Judit Kedves, Dr. med. Nina Klinger, Dr. med. Severin Pöchtrager, Dr. med. Johannes Weinzirl, Dr. med. Lina Voßwinkel, Tanja Schlotter, Dr. med. Cem Yetimoglu.

Ein ganz persönlicher Dank geht an Michele Polito, Sibylle Krämer und Eduardo Torres.